跟刘渡舟学用经方

张文选　王建红　著
张一泽　协助整理

中国健康传媒集团
中国医药科技出版社

图书在版编目（CIP）数据

跟刘渡舟学用经方 / 张文选，王建红著 .—北京：中国医药科技出版社，2019.6

ISBN 978-7-5214-1095-2

Ⅰ.①跟… Ⅱ.①张… ②王… Ⅲ.①经方—研究 Ⅳ.① R289.2

中国版本图书馆 CIP 数据核字（2019）第 068217 号

美术编辑 陈君杞

版式设计 南博文化

出版 **中国健康传媒集团** | 中国医药科技出版社

地址 北京市海淀区文慧园北路甲 22 号

邮编 100082

电话 发行：010-62227427 邮购：010-62236938

网址 www. cmstp. com

规格 $787 \times 1092\text{mm}\ ^{1}/_{16}$

印张 $30\ ^{1}/_{2}$

字数 482 千字

版次 2019 年 6 月第 1 版

印次 2024 年 2 月第 5 次印刷

印刷 三河市万龙印装有限公司

经销 全国各地新华书店

书号 ISBN 978-7-5214-1095-2

定价 96.00 元

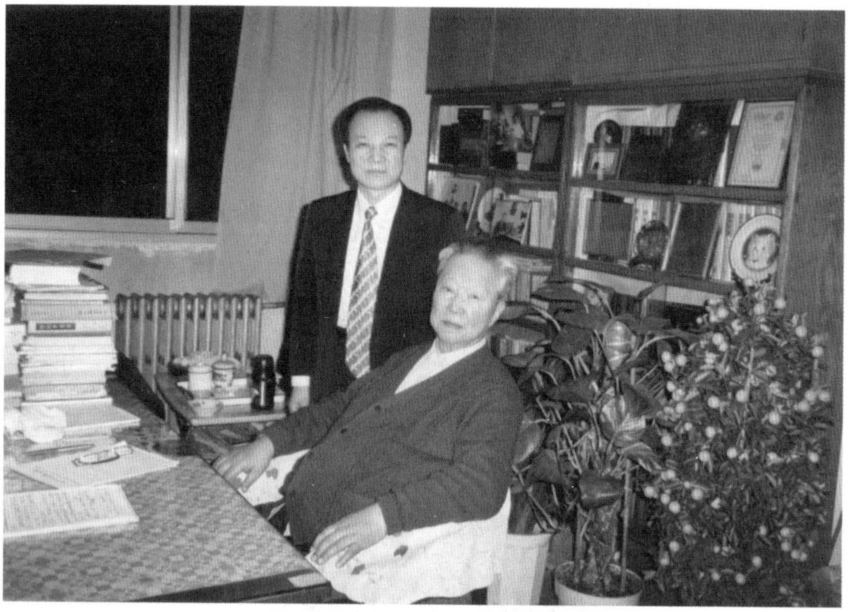

刘渡舟教授（前）与作者张文选（后）

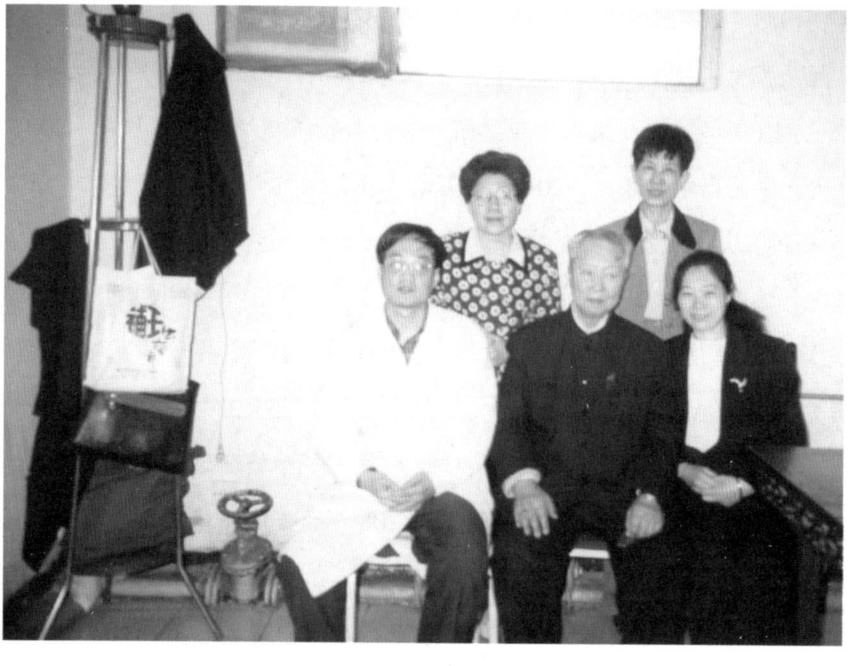

刘渡舟教授（前排中）与作者王建红（前排右）

作者简介

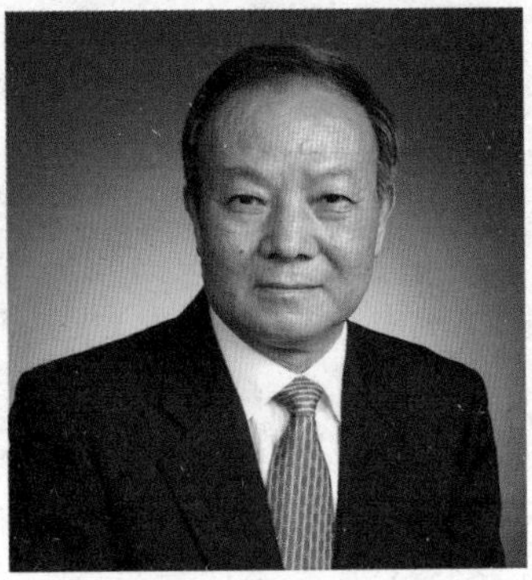

张文选近照

张文选博士，1976年毕业于陕西中医学院中医系，1980年考取同校张学文教授的硕士研究生，1983年获硕士学位后留校任教。1985年考取南京中医药大学首届温病学博士研究生，师从孟澍江教授，1987年获博士学位。1988年入北京中医药大学任教，之后晋升为教授、主任医师，在此期间，曾跟随刘渡舟教授与赵绍琴教授学医。2007年9月入香港浸会大学中医药学院任教，2014年1月转入澳门科技大学中医药学院，任教授。

近年来重点从事三方面研究：一是仲景经方方证与温病方证的研究，提出“辨方证论治体系”之辨证学理论，主张建立温病的方证体系，倡导用温病方论治杂病。在发表“论温病学理法辨治杂病”“辨方证论治体系初探”“再论温病方治疗杂病——兼论温病方证与辨温病方证的临床意义”等论文后，出版《温病方证与杂病辨治》专著一部。二是叶天士用经方的研究，从仲景经方——叶桂变通运用——吴瑭《温病条辨》方证三者的关系入手，对叶氏变通应用108首经方的基本思路与手法做了提炼与总结，出版《叶天士用经方》专著一部。继后，重新修订《温病方证与杂病辨治》，出版其增订本一部。三是遵照程门雪“余决从天士入手，以几仲师之室”（《未刻本叶氏医案·校读记》）的方法，由流返源，潜心研究《伤寒论》《金匮要略》，探索仲景原著的辨治理论以及经方的方证与临床运用，整理跟随刘渡舟先生临床抄方学习的记录，与夫人王建红合著出版《跟刘渡舟学用经方》一部。

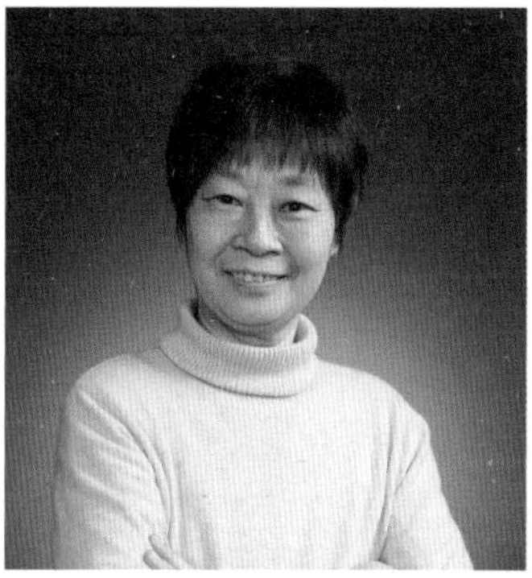

王建红近照

王建红医生，1979年毕业于陕西中医学院中医系。毕业后在西安市中医医院内科工作，后晋升为主治医师。西安市中医院是三级甲等中医医院和全国示范中医医院，作者曾在该医院内科门诊、病房、急诊各半年交替工作，从而奠定了在综合医院大内科处理病人的基本功。

1991年调入北京中医药大学校医院内科任主治医师，1995年晋升为副主任医师。从1995年开始跟随北京中医药大学刘渡舟教授临床抄方学习，按照跟诊的要求，系统背诵《伤寒论》《金匮要略》条文、方歌，以及《医宗金鉴·杂病心法要诀》歌诀，从而打下了跟随刘渡舟先生抄方的基础。多年来一边跟师出诊，一边临床，临摹先生的心法，颇多感悟。在此基础上，为提高自己运用经方的水平，进而反复聆听胡希恕先生《伤寒论》《金匮要略》讲座录音，系统研读胡希恕先生的各类书籍，并在临床上试用胡先生的经验，对经方的运用有了更多的新的感悟。以此为契机，为了增加观察刘渡舟、胡希恕先生经方运用心法的时间，遂于2001年提前退休，专心于在北京中医药大学国医堂、弘医堂中医院出诊，用纯中医方法治病。由于所用方多为经方原方，药味少，便宜而取效快，因而追随其诊病的患者很多，由此练就了大胆使用经方治疗疑难重症的胆识，积累了丰富的临床经验。

写在前面（代序）

我和夫人王建红一生最有幸的是，能有机缘跟随刘渡舟先生临证抄方学习。

这一段经历，使我们对中医有了一次大彻大悟。它彻底改变了我们临床辨证用方的思路，也使我们的临床疗效提高到了一个崭新的层次。

我一直想把师从刘渡舟教授的跟诊记录整理成册，使先生的临证心法与用方规律跃然纸上，以发扬光大；也想把自己的感悟归纳在一起，以与同道们分享。但是，由于各种原因而迟迟未能动笔。近来，在完成了《温病方证与杂病辨治》《叶天士用经方》、增订本《温病方证与杂病辨治》后，我开始琢磨撰写这本书的思路，整理相关的资料。现将跟师学习的主要感悟与体会、撰写本书的想法等做总体说明如下。

一、几点重要的启示

1.“信”与“自信”

刘渡舟教授非常“信”仲景的书，他认为《伤寒论》是“中医之魂”，其方其证均来源于实践，绝非虚言而十分可信。因此，在临床上几乎是仲景怎么说，他就怎么用。我们亲眼看到他曾用大乌头煎一味乌头，如法煎服，治疗腹痛；用膏发煎，让患者取自己的头发，照仲景法炮制治疗阴吹；用芍药甘草汤仅二味药治疗骨股头坏死髋连腿痛不能伸；用泽泻汤二味药治疗重症眩晕；用茯苓杏仁甘草汤三味药治疗心包积液胸痹；用苓桂术甘汤四味药治疗冠心病心悸；用三黄泻心汤原方治血证鼻衄、牙龈出血等。这一类用方案例，不胜枚举，且效如桴鼓。在刘渡舟先生的启示与教导下，我们才真正开始“信”经方，并在“信”的基础上，建立了运用经方原方的“自信”与勇气。如对于外感发热，即使体温在39℃以上，只要麻黄汤证在，我们就用麻黄汤四味药，多数一剂药，甚至一剂药头煎一煎，就可汗出热退而病愈。对于剧烈的偏头痛，只要有吴茱萸汤证，我们就用吴茱萸汤原方四味药，多可一剂止痛而取卓效。

因此，用仲景方，首先要“信”，要坚信仲景的方是有效的，坚信仲景原条文的方证是“方”的对应证，坚信按照仲景所描述的病证用对应的方一定会取卓效。只有“诚信”，才能刻苦地背诵原条文，才能日复一日地琢磨仲景的辨治思路，才能大胆地使用经方。只有大胆使用，才能慢慢建立起用经方的“自信”，只有自信，才能开出二味药、三味药的处方，才能去掉随意加减的陋习，才能不断地领悟出经方的奥义。

简而言之，只有“信”，才敢用。这是刘渡舟先生给我们的最重要的启示。

2.“方证相对”与“抓主证”

刘渡舟先生曾发表“方证相对论”一文，强调《伤寒论》的方与证是相互对应，扭在一起，互不分离的。并认为，“方与证，乃是《伤寒论》的核心，也是打开《伤寒论》大门的一把钥匙。”

在《伤寒论十四讲》最后一讲，刘渡舟先生曾专论“使用经方的关键在于抓主证”，并在多篇论文中论述“抓主证”运用经方的问题。什么是“主证”？不少学者误读为主要证候。在跟随先生门诊中我感悟到，其所谓的“主证”就是仲景原条文中的“方证”（或六经提纲所述之证）；其所谓“抓主证”就是“辨方证”，即抓方证的特征性症；其所谓“抓主证用经方”就是“辨方证用经方”。关于这一点，阅读先生文中所列举的“抓主证使用经方”的7个验案则自然可明。其在7则医案后按云：“由上述治案可见，抓不住主证，则治疗无功，抓住了主证，则效如桴鼓。”这里所说的“抓住”与“抓不住”正是指能不能辨识方证的特征性脉症而据方证用方。

先生在文末强调：“由此可见，‘抓主证’是辨证的最高水平。”这就说明，刘渡舟先生把辨证论治方法分为两个阶段：一是教科书中介绍的通俗的辨证论治，一是抓主证辨方证的辨治方法。后者，则是一种高层次的辨治方法。

这一点使我们豁然开悟：《伤寒论》中暗藏着一种高层次的辨治方法，掌握之，则明仲景之心法，则能提高疗效。从此，我们在临床上开始模仿老师，在辨六经八纲的基础上，进而根据仲景原条文所描述的某方的证，在病人错综复杂的症状中寻找、捕捉（即所谓“抓”），如发现某方证，辄用是方，并尽量用原方而不做加减。如“干呕，吐涎沫，头痛者”为吴茱萸汤的“主证”，临床上如遇到头痛患者，只要见到头痛与恶心、呕吐并见者，就用吴茱萸汤原方，不再用通俗的辨证论治的方法去辨头痛的部位、性质、病因、病机等，多可收到理想的疗效。

其实，刘渡舟先生在“辨方证抓主证用经方”的实践中，在对仲景原方证进行深入研究的基础上，对部分经方的方证，或者补充之，或者精简之，使其更加直观、更加具有代表性，从而建立了自己的经验证，即经验性方证的特征性症。抓主证辨方证时抓这些经验性的特征性的症，则更加快捷，更加方便，也更加准确。如苓桂术甘汤证，仲景原方证为：“心下逆满，气上冲胸，起则头眩，脉沉紧……身为振振摇者”，刘渡舟先生为之补充“舌胖大水滑”（水舌）、面色黧黑（水色），使苓桂术甘汤证的特征性更加突出，临证不管是什么病，只要发现有水舌，或兼起则头眩、心下逆满、心悸、气上冲感者，辄用苓桂术甘汤。甚至见到“舌胖大水滑”一症，就用苓桂术甘汤。再如，小柴胡汤证，仲景原方证有《伤寒论》第37条、第96条、第97条、第263条等，刘渡舟先生将之精简为“口苦”，临证但见口苦，不管什么病，则先用小柴胡汤化裁。另如，柴胡桂枝干姜汤证，仲景原方证为“胸胁满微结，小便不利，渴而不呕，但头汗出，往来寒热，心烦者”，刘渡舟先生增加便溏、腹满，总结其特征性的症为：小柴胡汤证（口苦）并见便溏，或腹满。临证但见小柴胡汤证而便溏、腹满者，辄抓主证而用柴胡桂枝干姜汤。

这些辨方证抓主证的经验用法，只有跟随其临证抄方学习者，才能真正领会其精神，真正有所感悟，才能真正学会在临床上运用。

3. 关于“辨证知机”

刘渡舟先生曾在《方证相对论》与《方证相对论——兼论辨证知机》中论述了“辨证知机”的问题。

关于这一问题，有3点需要特别说明。

第一，“知机”的含义。“机”指什么？刘渡舟教授所说的“机”，不是指“病机”（不少读者误解为病机），而是“机先”，是症状与体征，是疾病初露端倪的症状或脉、舌、色象。

此引用刘渡舟先生原文以证之：他首先明确“证”：“简而言之，凡人之疾病，反映体之内外上下，以及各种痛痒，各种异常现象，一些蛛丝马迹，都可概称之为证。证就是证明，客观存在，而领事物之先。”可见，他说的“证”，是指症状与体征。

进而先生强调：“我认为证之微妙之处在于‘机’。何谓‘机’？事物初露苗头的先兆，也叫机先，《辨奸论》则叫‘见微知著’。”

继后先生说："不要把'知机'当作玄学来看，更不要视为难以做到的畏途，古人说'月晕而风，础润而雨，唯天下之静者，乃能见微知著'。"刘渡舟先生在《方证相对论》再次说："古人说的'月晕而风，础润而雨'等见微知著的本领……如果以中医的理论衡量，实不能离开'证'的存在与反映，而机之发也不能无证。古之医家，能通天地，决生死而百发百中，而皆善于识证知机，辨证之学岂可轻视之哉。"可见，"月晕""础润"，均是现象，相当于中医可观察到的"症"。所谓"辨证知机"，绝不是辨识"病机"，而是辨识初露端倪的先兆性的"症"。

第二，辨证知机的意义。根据刘渡舟先生所述，其意义有两个方面：一是机先，根据某种外在可观察到的现象，预知所发生的事情。如"月晕而风"，月亮周围有一个类似于云雾状的白圈叫"月晕"，月晕出现时往往风平浪静，但第二天必然刮大风。月晕是起风的先兆，见此先兆即可预知第二天的大风。在中医则根据病人某种脉、色、体味、症状，可以预知将发作的疾病，或者预知疾病的变化，甚至可以预先决断生死。如扁鹊观齐桓侯之色例。二是"辨奸"而拨开"奸"象，并抓住某种细微的表现见微知著而找到本质。如《伤寒论》第50条："脉浮紧者，发当身疼痛，宜以汗解之。假令尺中迟者，不可发汗。何以知然？以荣气不足，血少故也。"本条"脉浮紧，身疼痛"为"藏奸"之证，而"尺中迟者"，为识机之症。许叔微曾据此条治一案："昔有乡人丘生者病伤寒，予为诊视，发热头痛烦渴，脉虽浮数而无力，尺以下迟而弱。予曰：'虽属麻黄汤证，而尺迟弱。仲景云：尺中迟者，荣气不足，血气微少，未可发汗。'予与建中汤加当归黄芪令饮。翌日脉尚尔，其家煎迫，日夜督发汗药，言几不逊矣。予忍之，但只用建中调荣而已。至五日，尺部方应，随投麻黄汤，啜第二服，发狂须臾稍定，略睡，已得汗矣……"

第三，辨证知机与辨方证以及通俗的辨证论治的区别。刘渡舟先生在《方证相对论——兼论辨证知机》中指出："《伤寒论》既有辨证论治的学问，也有辨证知机的奥妙。两个层次，则有高下之分，精粗之别。"关于这句话，我在撰写《温病方证与杂病辨治》第1版的时候（2007年），曾经认为，刘渡舟先生所谓的"辨证知机"就是见微知著而辨方证的意思，辨方证与通俗的辨证论治有"高下之分，粗细之别"。最近，我突然觉得当时的认识只说对了一半，由于刘渡舟先生的这段话是在"方证相对论"的前提下提出来的，因此可以这样认为。然而，细读《刘渡舟伤寒论讲稿》对于第57条（宋本为第56条）的讲解，以及后附的李士材的医案。我恍然大悟，"伤寒不大便六七日”一句藏有奸，而“小便清”为见微知著的端倪，是“识机”之征象，抓住此，就可以断明其机。

以此为契机，我把《伤寒论》中有“藏奸”、需“识机”的条文系统的整理了一遍，如《伤寒论》第50条，“发当身疼痛”为藏奸之证，而“尺中迟”为识机之脉。由此发现《伤寒论》有许多条文需要“辨奸”、需要“识机”。难怪刘渡舟先生在《方证相对论——兼论辨证知机》中论述“知机”的含义后说：“宋朝的邵康节先生说‘知机其神乎’？知机的学问，则属于《伤寒论》的神品。”由此，我才真正理解了先生“辨证知机”理论的意义。也才真正感悟到，我之前的临证水平尚停在临摹的阶段，完全没有达到辨证识机的层次。而中医所追求的最高境界应该是达到辨证识机的层次。

进而，我们认识到，中医的辨治可分为三个层次：第一，是通俗的辨证论治，这是最基本的一种辨治方法。第二个层次是辨方证论治，辨方证是一种高层次的辨治方法，如刘渡舟先生在《伤寒论十四讲·使用经方的关键在于抓主证》中强调：“由此可见，‘抓主证’是辨证的最高水平。”胡希恕先生指出：“辨方证是六经八纲的继续，亦即辨证的尖端。”（《经方传真》）第三个层次，“辨证知机”，这种方法可以包含于“辨方证”中，但却是辨方证中的极高的一种辨治方法。刘渡舟先生在《方证相对论》中列举“张仲景见侍中王仲宣”例，他自己诊治“北京石桥胡同童姓男，48岁”案，以及“秦越人入虢之诊，望齐侯之色”等，均属于“知机”之例，均需“知机”的功夫。这是中医临床的一种极高的境界。刘渡舟先生认为，《伤寒论》中有“知机”的学问，而“知机”的学问属于《伤寒论》的神品。

至此，我们开始努力钻研这种极高层次的辨治方法，一遍又一遍地研读《伤寒论》《金匮要略》的原条文，一遍又一遍地研究跟师出诊时抄录的病例处方，在临床中主动地使用这种方法，已有了初步的体会，也从更深的层面理解了先师的心法。

4.关于“药不虚发”

在一次跟诊学习中，遇到一位41岁女性刘某某患者，其病症比较复杂，刘渡舟先生为其诊脉后讲：要研究这一行，你要知道一个原则，不论什么病，有多种病集中在一身，复杂多样，要先治好一种病，如这位患者腰痛、腿痛、失眠、胃脘胀等搅在一起，你得先针对一种病用方，这叫“药不虚发”，这次先解决失眠，用半夏千里流水汤。再如，曾遇一中风后遗症患者，右侧肢体不遂，高血压，合并冠心病、失眠等，病症非常复杂，刘渡舟先生先抓心烦、大便干一证，用三黄泻心汤原方3味药，病人服后痛快地泻大便几次，心烦等症顿失。二诊仍失眠，视舌红赤，抓“心中烦”而“不得卧”一证，用黄连阿胶汤原方5味药，服药后失眠愈。一些慢性病患者数年如一日请刘渡舟先生诊治，诊次长达100余诊甚至200余诊以上，如把某一患者的记录按照诊次先后排序，就可清楚的看到，先生的处方，据证变化，一诊或两诊只解决一个主要问题，目的明确而“药不虚发”。

由此我们感悟到，“药不虚发”是辨证用方的关键之一，也是取效的关键。所谓“药不虚发”，是指对于多种疾病集于一身，临床症状复杂多样，甚至全身上下均有不适的患者，处方反而要单一精炼。每次在错综复杂的临床表现中，只根据其中某一个比较突出的病痛，或急需要解决的病证，抓其一证，单刀直入，处以某一方。每方只求解决一个问题，切忌面面俱到。

受“药不虚发”论的影响，我们面对复杂的难治性疾病，仿师之法，用方反而精而小，逐渐形成了用小方治难病的处方风格，当然也取得了更好的疗效。

5.关于“点到为止”

一患者程某某，女，35岁。患乙肝，早期肝硬化，长期请刘渡舟教授调治，见效很好。1999年4月22日。肝脾肿大，胁下痛甚，舌红赤、苔薄白。用小柴胡汤加桂枝10g、白芍10g、茜草10g、地鳖虫10g、鳖甲15g、龟甲15g、牡蛎30g、穿山甲8g、皂角刺10g、蝉蜕8g。7剂。1999年5月13日。服上方感觉很好，身体较舒服，胁痛消失，仅剑突下不舒，后背酸痛。舌偏红，苔白。用小柴胡汤加当归10g、白芍10g、川楝子10g、元胡10g、片姜黄12g、青皮10g、陈皮10g。7剂。1999年7月15日。服药有效，已无不适，舌偏红，苔白。用小柴胡汤去大枣，加牡蛎30g。7剂。在诊脉中刘渡舟先生说：“用药要点到为止。”

“点到为止”是刘渡舟先生提出的一个据证变化用方的基本原则。他主张用某方治疗某证当已见效时，就要灵活地“据证转方”，不能守一方不变。这与传统所说的“效不更方”“守法守方”的思路截然不同。它的意义在于：其一，避免过度治疗。如上案第一方用柴胡桂枝汤合入鳖甲煎丸与薛雪《湿热病篇》加减三甲散法，当7剂胁痛消失后，就不再用散结破瘀的重剂，转用归芍小柴胡汤合金铃子散与枳橘散治胁下不舒；7剂后已无特殊症状，即改用小柴胡汤去大枣加牡蛎法调和之。临床上过用攻破或过用补益造成的医源性病症屡见不鲜，如掌握了“点到为止”的原则，就可以避免这一问题。其二，提供了转换用方的思路。我们在临床上经常会有一种困惑：某些病证一诊用方很有效，二诊时反而不知道用什么方了。掌握了“点到为止”的用方原则，就会据证调方，灵活变化，解除这一困惑。

二、跟诊的意义

跟诊抄方学习与单纯读老师的书或听其讲课效果完全不同，跟诊是学习老师心法的无可替代的重要方法。此从两方面略述如下。

第一，关于“诊”。只有跟诊才能亲眼看到老师问诊望诊的思路。如问诊，刘渡舟先生从不随意发问，而是根据脉、色、舌象，有了初步的判断，有了某一方证的初步诊断，为了进一步确定，或者与其他方证做出鉴别，才进而问诊。如患者胸胁痛，他会问病人口苦不苦？如口苦，则可以初步确定为小柴胡汤证。接着问大便稀不稀？如大便稀，则是柴胡桂枝干姜汤证；如大便干，则可能是大柴胡汤证或柴胡加芒硝汤证。

再如望色，刘渡舟先生很重视望色，经常会习惯性地抬头望一下病人，如面色发黧黑者，则会诊为“水气病”或“水饮”病。如一石姓男子，先生抬头一看，见其人面色黧黑，就问，“你胃脘堵不堵”？“口渴不渴”？“心烦不烦”？病人回答：胃有时堵，口渴，心烦。刘渡舟先生就告诉我们，这个病人是支饮，木防己汤证，为其处木防己汤。这些“诊”的心法，只有跟诊，才能真正学到手。

另外，有一点需要特别说明，在问诊方面，刘渡舟先生最具特色的是：不管什么病，首先，必问口渴不渴、口干不干、口苦不苦。其次，必问大便稀不稀、大便干不干。问清楚口感与大便，就基本上把握了证的寒热虚实。

第二，关于“有感而发”。刘渡舟先生常会结合前次用方的疗效或病人脉、舌、色以及辨证用方，突然来兴趣，给我们讲出一些在书本上不可能找到的理论知识或临床经验。此举例介绍如下。

1.首辨六经而再辨方证

康某某，男，45岁。1999年8月5日。肝硬化腹水，腹大如鼓，胀满难忍，大便稀。舌红，苔薄白。处方：红人参12g、白术12g、干姜15g、炙甘草10g、制附子12g。7剂。

刘渡舟先生开完处方后提问并自答：“肝硬化腹水为什么用附子理中汤？（言下之

意：为什么不用利水方？）这个人一是大便稀；二是腹满。太阴病主证为腹满。《伤寒论》第273条：‘太阴之为病，腹满而吐，食不下，自利益甚，时腹自痛。若下之，必胸下结硬。’第277条：‘自利不渴者，属太阴，以其脏有寒故也。当温之，宜四逆辈。’上方就是理中合四逆汤。不能见腹水就利水，见腹胀就行气。这是太阴病。”

我们的感悟：刘渡舟先生的“抓主证”之说，包括抓六经提纲证与抓方证两个方面。临证须首辨六经，再辨方证。

2.六经含经络

芦某，女，42岁。1999年9月2日。三叉神经痛。右鼻根下刺痛，放射到右耳与右侧半边脸。大便干燥，3~4天1次，心烦。舌红赤，苔黄薄。处方：生地30g、玄参30g、麦冬30g、大黄4g、芒硝4g、炙甘草4g、羚羊角粉1.8g（冲服）、钩藤15g、白芍20g、丹皮12g、夏枯草16g、片姜黄12g、僵蚕8g、漏芦10g、白芷6g。7剂。

刘渡舟先生在诊中讲：“这个病人为什么用增液承气、调胃承气？疼痛部位在面部阳明经络，病属阳明。三叉神经痛部位在鼻旁以上时，药用走阳明经的白芷，加漏芦，相当有效。”

张某某，女，45岁。1999年7月1日。上诊月经淋漓10天不净，浑身乏力，头痛，大便每天1次，量少，舌正红苔白。用补中益气汤加艾叶炭8g、阿胶10g。本次来经4天即干净，不再淋漓。生气则右胁疼，吃饭不香，口苦，腹痛，腰、背两侧疼痛甚。舌正红苔白。用柴胡桂枝汤：柴胡15g、黄芩8g、半夏15g、红人参10g、炙甘草10g、大枣12枚、生姜10g、桂枝10g、白芍10g。7剂。

刘渡舟先生在诊中说：“何谓六经辨证？怎样辨六经？仲景自序讲了一句话：‘夫天布五行，以运万类，人禀五常，以有五脏；经络府俞，阴阳会通。’这里强调经络会通，也点明了六经的实质。六经包括经络，辨六经包括辨经络脏腑。这个病人口苦，为少阳病，胆热，又见腹痛、腰痛、背痛，则为少阳经脉不利，这说明脏腑与经络不能分开。你们要知道，葛根汤、桂枝加葛根汤治疗项、背痛是指项背中央一带，项背中央属太阳。但是，如果后背、脖子疼偏于两侧，甚至到肩胛也疼，就属于少阳了，两侧属少阳；腰髋也与少阳经有关，所以用小柴胡汤，加桂枝、白芍，兼顾太阳。”

我们的感悟：以上两案从刘渡舟先生的指点我们感悟到，先生关于六经包括经络，辨六经包括辨经络的理论是从实践中得来的。从临床释伤寒是刘渡舟仲景学说的一大亮点。由此我们也学会了对于六经所属经络部位的病症用六经所属方论治的思路与方法。

3.六经与六气相关

宋某某，男，53岁。1999年6月3日。胆囊炎，右上腹疼痛则难以忍耐，在床上打滚，痛从胆区向胸部放射。大便干，心烦。舌红，苔白厚腻滑，脉沉弦滑。用大柴胡汤。处方：柴胡16g、黄芩10g、半夏15g、大黄5g、枳实12g、白芍15g、生姜12g、苍术12g、厚朴14g、陈皮14g、大金钱草12g、虎杖 20g、海金沙10g（布包）、郁金10g、茵陈15g、栀子10g。7剂。1999年6月10日。疼痛减轻，可以忍受，不再打滚了，泻稀便两次。现每天1次大便，尿黄。舌正红，苔白腻，脉弦数。用大柴胡汤合平胃散加草果。处方：柴胡16g、黄芩10g、半夏15g、大黄4g、枳实12g、白芍15g、生姜12g、苍术12g、厚朴14g、陈皮12g、青皮12g、草果4g、片姜黄12g、橘叶10g。14剂。1999年6月24日。胆区胁腹疼痛已止，唯左胸有一点疼，大便偏稀，时口苦、恶心。舌正红，苔腻。用小柴胡汤。处方：柴胡16g、黄芩12g、半夏16g、生姜10g、苍术10g、陈皮10g、青皮10g、大金钱草30g、川楝子10g、元胡10g、香附10g、川芎10g。7剂。

在二诊时刘渡舟先生对我们讲："《伤寒》辨六经，《金匮》辨五脏，唐孙思邈用脏腑五脏辨证结合六气。古中医无细菌学，讲六气：风、寒、暑、湿、燥、火，六气要与五脏对号。就像宋先生这病，虽胆肝有病，而舌苔特白腻，是六气之湿热阻塞而痛，故用大柴胡汤合平胃散加草果，服完痛减了。你们看重要不重要。"

我们的感悟：刘渡舟教授认为六经与气化有关，辨六经要兼辨六气（风、寒、暑、湿、燥、火）。少阳病并见阳明病的大柴胡汤证虽已辨明，但如忽略六气之"湿"，则难以取捷效。

4.要重视时方家运用经方的经验

张某某，男，57岁。1999年6月17日。中风后遗症，癫痫小发作，时为频发，每5分钟发作一次，手足不停地抖动，心里害怕。前几诊曾用温胆汤、仁熟散加减，癫痫小发作减少，反应转清楚，心里害怕减轻。但仍抽搐，只是抽的次数少多了，抽时自己不知道。说话没底气，出虚汗，大便憋不住，有时1天4次。舌淡红，苔白。用理中汤合柴胡加龙骨牡蛎汤。处方：红人参10g、白术30g、干姜10g、柴胡10g、黄芩3g、半夏12g、桂枝10g、龙骨30g、牡蛎30g、铅丹4g（布包扎紧，同煎）、茯苓20g、生姜3g、大枣6枚、黄芪10g。7剂。

刘渡舟先生在开处方时说：本方白术为什么用这么大量？肝风有急惊风与慢惊风：急者，阳气有余，阴气不足；慢者，土不能培肝，肝气不调了。这个病人大便憋不住，提示脾虚，土不培木，木气旺而动风。因此用理中汤以红参、干姜，重用白术健脾。我的《肝病证治》中有讲解。《医宗金鉴》幼科有讲急惊风、慢脾风，我是按慢脾风治的。处方为什么不加炙甘草？这个病人还有柴胡加龙骨牡蛎汤证，用柴胡加龙骨牡蛎汤，仲景原法去甘草。

我们的感悟：先生所讲的是时方家转用理中汤治疗慢脾风的经验，由此可见，应重视经方扩展应用的研究，并汲取时方家运用经方的经验，以对仲景原方证进行补充性研究。

5.枳橘散治胁痛

许某某，女，60岁。1999年5月6日。右胁痛，右上腹连背也痛，打嗝，大便少而干，不易解，小便频。舌红，苔白黄相兼而腻。用小柴胡汤去大枣加牡蛎合枳橘散。处方：柴胡16g、黄芩10g、半夏12g、生姜10g、党参6g、炙甘草6g、牡蛎30g、片姜黄12g、陈皮10g、枳壳10g。7剂。

刘渡舟先生在诊脉后讲：胁痛要记住一句话，叫："片姜橘枳草医轻"。这句话出自《医宗金鉴·杂病心法要诀》胸胁痛篇（"右属痰气重逐饮，片姜橘枳草医轻"），右胁痛属痰气，轻者，用枳橘散（枳壳、橘皮、片姜黄、甘草）。此方很有效，与治胸痛的颠倒木金散（木香、郁金）都是好方子。这个病人大便不下，就用小柴胡汤，津液得升，大便就会自然而下，再加理气药则更易通便。

我们的感悟：通过此案，我们学到了枳橘散与颠倒木金散的用法。进而感悟到，刘渡舟先生经方与时方接轨应用的心法。

6.东垣补脾胃学说非学不可

李某某，女，44岁。1998年11月18日。头晕，耳鸣，头响，目涩，腰痛，大便偏溏。舌胖淡红，苔白。用升阳益胃汤。处方：黄芪16g、党参14g、白术10g、茯苓15g、炙甘草6g、陈皮10g、半夏10g、防风6g、柴胡6g、白芍10g、黄连3g、泽泻15g、羌活4g、独活6g、生姜3片、大枣5枚。7剂。

刘渡舟先生在诊脉中讲：东垣之法，非学不可，他代表中医的一个学派。李东垣讲脾胃，最大的一个理论是升降，升降有问题，脾胃就不和。一定要学会升清阳法，何时升清阳？如何升清阳？升清阳法对于面、耳、目、鼻、口、头、项部病变属清阳不升者有肯定疗效。早年我在大连行医，只有陈修园的书，有一位病人怎么也治不好，我就专程去上海买书，买回了李杲的《脾胃论》《内外伤辨惑论》，开始学会了升清阳之法，用升阳益胃汤治好了那位病人。

先生进而讲：东垣方有补中益气汤，偏于补虚；有调中益气汤偏于治湿；有补脾胃泻阴火升阳汤、升阳散火汤，偏于治热；有升阳益胃汤，虚、湿、热兼治。临床上脾胃病或湿多些，或热多些，或脾气虚多些，或湿多热少，或热多湿少，要据此而或偏于升阳，或偏于清火，或偏于补中气，或偏于祛湿，灵活配伍，变化运用。

我们的感悟：东垣方通过补脾气、升清阳、降浊逆、祛湿、泻火，可治疗头面五官清窍诸多病症，也治四肢末端诸病，刘渡舟先生曾用此法治愈两手湿疹浸淫流水溃烂者一例，则属于清阳不达四末者。先生的话启示我们，东垣的书有很高的临床价值，必须认真研究东垣的脾胃学说。

7.必须钻研《金匮要略》辨治杂病的方法

陈某某，女，41岁。1999年4月29日。服上方半夏泻心汤大便溏好转，心下痛减轻，但仍不能吃凉东西，饮食不注意即腹胀、肠鸣，胸堵闷、打嗝。舌红，苔黄白相兼。用生姜泻心汤合橘枳姜汤加茯苓。7剂。1999年5月6日。上方显特效，已不打嗝，胸已不闷，腹胀愈，大便转正常，胃口也很好。舌正红，苔薄白。用橘枳姜汤。处方：橘叶10g、枳壳10g、生姜10g、茯苓30g、黄芩3g。7剂。

刘渡舟先生在诊脉中说：在医学中有一句话，《伤寒》治外感，《金匮》治杂病，可是现在治杂病用《金匮》方的人很少。《金匮》怎么治杂病？怎么用《金匮》方治杂病？你们要认真研究。茯苓杏仁甘草汤治胸痹，胸中气塞；橘枳姜汤也治胸痹，胸中气塞。为什么同是胸痹，却用不同的方？

刘渡舟先生接着说：《金匮》有多少篇？每篇多少方？《金匮》四饮到底是什么？就支饮而言，有5条6方。木防己汤、木防己去石膏加茯苓芒硝汤、泽泻汤、厚朴大黄汤、葶苈大枣泻肺汤、小半夏汤。支饮同名，方为什么不同？为什么用木防己汤？里头有很多东西，没挖掘出来。你们要好好学习研究。

我们的感悟：刘渡舟先生特别喜欢用《金匮要略》方论治杂病，如不论什么病，但见面色黧黑，口渴者，辄用木防己汤；头眩晕而但见舌胖大水滑欲滴者，辄用泽泻汤；胸满而大便偏干者，辄用厚朴大黄汤等，用原方2味、3味，可获神效者，不胜枚举。如曾见用茯苓杏仁甘草汤原方3味药治疗一例心脏病心包积液患者，心包积液竟逐渐吸收而获奇效。这些临床事实均启发我们必须下大决心研读《金匮要略》的辨治心法。

8.要研读孙思邈的《千金方》

刘某某，女，41岁。北京延庆县人。1999年5月6日。神经衰弱，上方半夏千里流水汤，药后睡眠好多了，情绪也稳定了，已不烦躁。头晕，目涩，泛恶，心烦，月经量少。舌红，苔白。处方：半夏20g、秫米30g、生地30g、黄芩10g、炒枣仁30g、茯神15g、远志10g、生姜10g、橘叶10g、当归15g、白芍15g、枳壳10g、夏枯草15g、栀子10g。7剂。

刘渡舟先生在处方后问：这方子懂吗？出自《备急千金要方》胆腑篇。必须熟读的方书有4本：一为《伤寒》方，二为《金匮》方，三为陈修园《时方歌括》《时方妙用》，四为《千金方》。对于杂病，《金匮》方拿不下来时就得用《千金方》。

我们的感悟：过去我们不知道读《千金方》，刘渡舟先生的提示说明，孙思邈《千金方》有很高的实用价值，必须认真研读。

以上仅仅是举例而已，刘渡舟教授在临证时即兴讲述给我们的知识非常广泛，涉及到读书、其他医生的经验、诊断辨证思路、用方思路等，均是在课堂或书本上无法学到的，可谓珍贵至极。

三、刘渡舟先生用方

1.精于经方的运用

刘渡舟先生对《伤寒论》《金匮要略》的研究有专著与亲撰的论文，无需再做介绍。关于经方的运用，刘渡舟先生有辨六经脏腑经络论、抓主证论、方证相对论、辨证知机论、接轨论等理论为指导，用经方或用原方，或用加减方，或用合方灵活变化，不拘一格。此仅将其用经方的特点简述如下。

第一，用方范围极广。刘渡舟先生用经方的范围十分广泛。据我们了解，在《伤寒论》《金匮要略》200余方中，除侯氏黑散外，刘渡舟先生几乎全都用过。在我的跟诊中就亲眼见到其用膏发煎治疗阴吹2例，均获显效。

第二，善用原法原方。刘渡舟先生擅于遵从仲景原方原法而用经方，如用大乌头煎，必如法煎制，即处乌头一味，先用水煎，去渣，再入蜂蜜煎煮，以治腹痛。如用大黄黄连泻心汤，处大黄、黄连2味，如法用沸水浸泡（不煎）服用，以之治疗火痞。

另如用附子泻心汤，遵法以沸水浸渍三黄，附子别煮取汁，合之服用，治疗三黄泻心汤证与附子证并见者。

第三，主张遵照仲景原方证用方。刘渡舟先生对于仲景的每一个方证都有深入的研究，而且坚信仲景所述来源于实践，因此，用经方坚持遵守仲景原证治而用经方。如人们多遵照《伤寒论》第223条、224条，用猪苓汤治疗具有“渴欲饮水，小便不利”的病症，而刘渡舟先生除此之外，更常遵第319条，用猪苓汤治疗下利腹泻，或渴、烦，不得眠者。

第四，精于扩展运用。刘渡舟先生常挖掘仲景原方深意，将之扩展用于原方证以外的其他病症。如根据六经包括经络论，辨治发于小腿前外侧阳明经的丹毒、发于足次趾与足背的痛风，均从阳明经郁热考虑而用白虎汤或白虎加桂枝汤治疗。

第五，主张古今接轨。刘渡舟先生曾发表《古今接轨论》，倡导经方与时方接轨，以推广经方的应用。如用小柴胡汤合越鞠丸，名柴越合方治疗郁证；如用麻黄杏仁薏苡甘草汤合甘露消毒丹治疗湿热咳喘等。

第六，长于创制新方。刘渡舟先生在深入研究现代难治病的基础，根据经方运用的经验，对仲景原方进行加减变化，从而创制新方以治疗现代病。如深入研究“乙肝”的病症特点与因、机特点，以小柴胡汤为基础，创制出柴胡解毒汤、柴胡活络汤、柴胡鳖甲汤等方，用于治疗“乙肝”、早期肝硬化，取得了良好的疗效。

第七，深入探索方证的特征性脉症。刘渡舟先生在对于仲景原方证进行了深入的研究的基础上，根据自己的临床经验，补充或完善了部分仲景的原方证，如将苓桂术甘汤证的特征补充完善为：水舌——舌胖大苔水滑欲滴；水色——面色黧黑；水脉——脉弦。从而使苓桂术甘汤的证更加容易把握。

第八，抓主证用经方是其核心中之核心。刘渡舟先生曾提出用经方的“抓主证”说，认为要想求得用方有效，必须掌握抓主证之法。临床上先生往往“但见一证便是”而用经方，如但见口苦就用柴胡剂，但见口苦或胸胁苦满而大便溏就用柴胡桂枝干姜汤等。

第九，力倡“方证相对”而强调辨方证。刘渡舟先生临床用经方的基本思路是，首辨六经，结合六经辨脏腑、经络、六气，进而再辨方证。

第十，擅于经方的转用。刘渡舟先生深入地研究了每一经方的结构与配伍特点，在深刻理解的基础上，将其转用于完全不同于仲景所述病症的另外一些病症。如将当归贝母苦参丸转用治疗阴痒、带下，将竹皮大丸转用于治疗围绝经期综合征等。

2.广用时方

我们认为，在伤寒学界，可称为之大师者，应该是不偏执于经方，而是在精于经方运用的基础上广用时方。刘渡舟先生正是这样的学者，他在《古今接轨论》中强调："《伤寒论》为方书之祖，比作母亲，是方之源，而时方如同子孙，乃是方之流也。有源才能有流，有流才能取之不尽，用之不竭。时方中亦不乏有上乘之品，如《备急千金要方》《外台秘要》《本事方》《太平惠民和剂局方》等，驰名医坛，与经方并驾齐驱。"古方时方，"应当兼收并蓄""互相借鉴"。

先生用时方不仅范围广阔，而且有其突出的特点。这就是，如同用经方一样，以用经方的思路，方证对应的运用时方，用时方也辨方证。在辨六经八纲脏腑经络的基础上再辨时方方证而用时方。在这一方面，可谓是一种创新。

（1）《医宗金鉴》方的运用：中医界都知道《医宗金鉴》是清政府官方撰订的医书，有很高的临床价值。但是擅长运用《医宗金鉴》方在临床上治病者，却少之又少。我从西北到江南，从江南到北京，从北京到日本、澳洲，又到香港、澳门、台湾等地区，教学、行医，接触过那么多医生，就没有见到一位医生临证长于用《医宗金鉴》方者。然而，刘渡舟教授对《医宗金鉴》有深入的研究，对《医宗金鉴》方的运用积累了丰富的经验。

《杂病心法要诀》方：先生能够通背《医宗金鉴·杂病心法要诀》，对于书中绝大多数方都运用娴熟而独具心得。其手法也是根据书中歌诀所述的方证辨方证而运用之。如用千金犀角汤治疗火热关节肿痛（"犀角汤自千金方，历节四肢肿痛良，犀羚麻射栀子豉，前胡黄芩配大黄"），用加味苍柏散治疗湿热关节肿痛特别是下肢关节肿痛属实证者（"加味苍柏实湿热，二活二术生地黄，知柏芍归牛膝草，木通防己木瓜榔"），用当归拈痛汤治疗湿热关节肿痛属虚证者（"当归拈痛虚湿热，茵陈四苓与羌防，人参当归升芩草，苦参知母葛根苍"）。又如，用清胃理脾汤（"清胃理脾治湿热，伤食平胃酌三黄，大便黏秽小便赤，饮食爱冷口舌疮"）治疗湿热伤食证，用开胃进食汤（"开胃进食治不食，少食难化胃脾虚，丁木藿香莲子朴，六君砂麦与神曲"）治疗脾虚不食证，用拯阴理劳汤（"阴虚火动用拯阴，皮寒骨蒸咳嗽侵，食少痰多烦少气，生脉归芍地板贞，薏苡橘丹莲合草，汗多不寐加枣仁，燥痰桑贝湿苓半，阿胶咳血骨热深"）治疗虚劳阴虚火动证，用拯阳理劳汤（"阳虚气弱用拯阳，倦怠恶烦劳则张，表热自汗身瘦痛，减去升柴补中方，更添桂味寒加附，泻入升柴诃蔻香，夏咳减桂加麦味，冬咳不减味干姜”）治疗阳虚气弱证，用仁熟散（“恐畏不能独自卧，胆虚气怯用仁熟，柏仁地枸味萸桂，参神菊壳酒调服”）治疗胆虚恐惧不安，用寒胀中满分消汤或热胀中满分消汤（“气虚胀病分寒热，中满分消有二方，寒胀参芪归苓朴，半夏吴萸连二姜，升柴乌麻青柏泽，荜澄草蔻益木香，热缩六君知猪泽，枳朴芩连干姜黄”）治疗寒胀或热胀，用颠倒木金散（“胸痛气血热饮痰，颠倒木金血气安，饮热大陷小陷治，顽痰须用控涎丹”）治疗胸胁痛，用安肾丸（“腰痛悠悠虚不举，寄生青娥安肾丸，胡卢骨脂川楝续，桃杏茴苓山药盐”）治疗腰痛等，均是据原著方证而用之。

凡是跟诊的学生，均要通背《医宗金鉴·杂病心法要诀》，否则你就难以根据老师的指令写出处方（跟诊学生中每天必须有一位承担写处方，先生只说用什么方，学生就得把原方写出来，包括用量），当然也就看不懂老师的处方。

《妇科心法要诀》方：对于妇科疾病，先生除用《金匮要略》妇人病三篇方、《傅青主女科》方外，主要用《医宗金鉴·妇科心法要诀》方。如用过期饮（“过期血滞物桃红，附莪桂草木香通，血虚期过无胀热，双和圣愈及养荣”）治疗月经延期，用羌桂四物汤、黄芪建中汤（“经来身痛有表发，无表四物羌桂枝，经后血多黄芪建，芪桂芍草枣姜饴”）治疗经行身痛，用当归建中汤、加味乌药散、琥珀散（“经后腹痛当归建，经前胀疼气为殃，加味乌药汤乌缩，延草木香香附榔，血凝碍气疼过胀，本事琥珀散最良，棱莪丹皮元乌药，寄奴当归芍地黄”）治疗经行腹痛等。

《眼科心法要诀》方：先生对《医宗金鉴·眼科心法要诀》有深入研究，常用其中方治疗眼科疾病，且每获良效。如用洗刀散（“玉翳浮满时或疼，风热冲脑盖瞳睛，洗刀通圣羌独细，蒺元贼决蜕蔓青”）治疗目翳，用驱风散热饮（“天行赤眼四时生，传染热泪肿赤疼，受邪深浅随人化，驱风散热饮防风，牛蒡将军羌赤芍，连翘栀薄草归芎，翳膜贼连蝉蒺藜，风倍羌防热倍军”）治疗天行赤眼，用止痛没药散、大黄当归散（“急用止痛没药散，硝黄血竭引茶清，痛止大黄当归散，贼芩栀子菊苏红”）治疗眼睛出血疼痛或外伤眼病等。这几方是我们在临床上见证过有奇效的眼科方。

《外科心法要诀》方：先生对《医宗金鉴·外科心法要诀》中的常用方证不仅可通背，而且用法娴熟而别具一格。如用仙方活命饮（“仙方活命饮平剂，疮毒痈疽具可医，未成即消疼肿去，已成脓化立生肌，穿山皂刺当归尾，草节银花赤芍宜，乳没花粉防贝芷，陈皮好酒共煎奇”）治疗股骨头坏死，用四物消风饮（“四物消风饮调荣，血滋风减赤色平，荆防藓蝉兼独活，柴薄红枣水煎浓”）治疗湿疹，用通气散（“气滞闪挫通气散，木陈穿索草茴牵，血瘀不移如锥刺，日轻夜重活络丹”）治疗外科闪挫疼痛等。

《伤寒附法》方：先生对于《伤寒附法》中记载的柴葛解肌汤、防风通圣散、双解散、黄连解毒汤、栀子金花汤、三黄石膏汤、消毒犀角饮、消斑清黛饮、连翘败毒散、普济消毒饮等方证尤其重视，非常喜欢用其治疗气分、血分之火毒证。如用连翘败毒散（“连翘败毒散发颐，高肿焮红痛可除，花粉连翘柴胡蒡，荆防升草桔羌独，红花苏木芎归尾，肿面还加芷漏芦，肿坚皂刺穿山甲，便燥应添大黄疏”）治疗面部肿痛、三叉神经痛，用柴葛解肌汤治疗发热等。

《伤寒心法要诀》：先生对《医宗金鉴·伤寒心法要诀》有深入的研究，曾专题讲解此书，有音频资料留存，可听之，此不赘述。

（2）《温病条辨》方的运用：刘渡舟先生对吴瑭的《温病条辨》有深入地研究，对其中绝大多数方证都烂熟于心，并有丰富的临床运用经验。如用三仁汤合甘露消毒丹治疗湿热咳喘；用杏仁石膏汤治疗上焦郁火；用三石汤治疗肝炎转氨酶居高不下；用二金汤治疗“乙肝”；用清营汤治疗各类杂病之营血分郁热证，如皮肤病痤疮；用清营汤加钩藤丹皮羚羊角方治疗肝风；用清宫汤治疗中风窍闭，用安宫牛黄丸、至宝丹治疗中风、围绝经期综合征等；用益胃汤、沙参麦冬汤治疗阴虚胃痛，用三甲复脉汤、大定风珠治疗真阴虚损的动风等。甚至连专翕大生膏先生都用过［刘渡舟.阴火与阳火的证治［J］.中医杂志，1962，(04)：11-13阴虚火盛例，姜某案］，这些经验，我在《温病方证与杂病辨治》中已经详细介绍，此不赘述。

（3）叶桂方的运用：刘渡舟先生对叶桂医案有深入的研究，他曾发表《津液学说与临床》［中医教育，1992，(5)：44-45］，《益胃汤的临床应用》（《经方临证指南》），《三甲复脉汤的临床应用》（《经方临证指南》）等文，探讨叶桂的滋阴法及其在临床上应用的体会。

先生曾亲撰《肝病证治》专著一部，其中，除引用王泰林《西溪书屋夜话录》《王旭高医案》论治肝病的理法外，主要引用了叶桂的治肝经验。如先生擅用六君子汤、香砂六君子汤治疗肝病肝脾失调证，他曾按云：“叶天士在《临证指南医案》中运用六君子汤加柴胡、白芍；王旭高《西溪书屋夜话录》中用六君子汤加吴茱萸、白芍、木香。叶氏是扶土之中佐以疏泄，旭高则酸甘温化。”另外，他根据叶案，制定了不少治疗肝病的自拟新方，如治疗肝气乘胃所致的肝气犯胃阻隔证的“制肝安胃汤”（川黄连、川楝子、白芍、川椒、乌梅、淡姜渣、当归须、橘红）是根据《临证指南医案·木乘土》郭某案方制订的。再如治疗肝火扰魂证的加减当归芦荟丸（羚羊角、栀子、生地、龙胆草、芦荟、木通、丹参、青黛、薄荷）是根据《临证指南医案·肝火》叶某案制订的。另如“叶天士养肝阴方”“加味赤石脂禹余粮汤”“养血息风汤”“滋阴潜阳汤”“息风潜阳汤”等，均是根据叶案方制订而成。他还根据叶氏养胃阴论与通补胃阴的理论在《肝病证治》中撰写了肝火中伤胃阴一章。

在胃病论治方面，刘渡舟先生曾创制一首经验方，名“益胃和肝汤”（生地、麦冬、沙参、玉竹、枇杷叶、荷蒂、川楝子、白芍、佛手、郁金），此方也是根据叶桂养胃阴的理论与治法（益胃汤法）制订的，用于治疗肝病肝火中伤胃阴证。又曾根据叶氏养胃阴法创制“柔肝滋胃饮”（沙参、麦冬、玉竹、生地、白芍、丹皮、橘叶、佛手、川楝子），治疗肝阴虚肝胃不和证（《刘渡舟伤寒临证指要》）。

（4）薛雪《湿热病篇》方的应用：刘渡舟教授对薛雪《湿热病篇》论治湿热的理论、治法、治方有深入地研究，临床擅用薛氏方治疗杂病。如用薛氏黄连苏叶汤治疗呕吐，用薛氏地龙二藤汤治疗肢体痉挛疼痛，用薛氏加减三甲散治疗癥瘕、肢体强硬等。

（5）李杲方的应用：刘渡舟先生对东垣脾胃学说有深刻的研究，曾发表《清阳下陷的病机和证治》[北京中医学院学报，1981，（1）：23-25]、《清阳下陷及其临床治例》[中国农村医学，1982，（04）：18-19]、《我对甘温除大热的体会》[北京中医学院学报，1960，（1）：59-60]、《阴火与阳火的证治》[中医杂志，1962，（04）：11-13]等文，探讨了李东垣补益脾胃方的临床应用。

记得有一次跟先生出诊，在从兵器工业北京北方医院返回的路上（当时我和先生都住在中医药大学校园内，先生特意让我坐接送他的专车一起往返），先生给我讲：李东垣的书，你要细心研读，东垣之方，只要用对了，可获奇效。他希望我把李杲补脾胃升清阳方研究总结一下，看看东垣用何药补益脾胃之气，用何药升清阳，用何药除湿降浊，用何药泻火等，将其组方手法与规律整理出来。我遵照先生的建议，将其常用的东垣方如升阳益胃汤、补中益气汤、调中益气汤、补脾胃泻阴火升阳汤、升阳散火汤、清暑益气汤、调经升阳除湿汤等方的结构分解，结合其脾胃学说的相关理论，进行了认真的研究总结，随后并向先生做了书面汇报。先生看后点头表示满意。这一内容，我在《温病方证与杂病辨治》清暑益气汤“有关问题的讨论”中，做了扼要的介绍。

临床上，先生用东垣方非常广泛，我跟随先生出诊时，凡是遇到老师用东垣方的病案，我都认真整理，并遵照老师的用法在临床上临摹试用，也收到了非常好的疗效。

（6）孙思邈《千金方》的应用：刘渡舟教授曾对我说，一些难治的病人，用《伤寒论》《金匮要略》方或其他时方没有效时，就要在《千金方》中找治法。他常用《千金方》之方，如半夏千里流水汤、犀角地黄汤等。

（7）陈念祖《时方妙用》方的应用：刘渡舟教授系统研究过陈念祖的书，对念祖的用方有深入的研究，对《时方歌括》也背诵得滚瓜烂熟，临床上常用《时方歌括》《时方妙用》《医学从众录》中介绍的方与法治疗疑难杂病。

3.博采时人经验方

刘渡舟先生非常注重学习先辈们和现代名医们的经验，常采用同道们的经验方验之于临床。如有一次，我见先生治疗银屑病的处方中有白英，我问其他跟诊的学生，他们均不知道为什么加白英。我即直接请教先生，才知道他用的是皮肤病专家张作舟治疗银屑病的经验方解毒活血汤。另如他曾给一位乙肝胁痛的患者开了一张含草河车的处方，我不太理解，向其请教后才知道是宋孝志先生的经验方草河车汤。

四、关于跟师学习

因某一特殊的机缘，我曾冒昧地向刘渡舟教授提出，希望我的夫人王建红医生能跟他临床抄方学习，结果刘渡舟先生欣然答应，并安排王建红和他的女儿刘燕华医生一起在国医堂跟诊学习。那时候刘渡舟教授的患者很多，半天的门诊就有60多个病人。王建红每次跟诊回来以后，我都会把她抄方的记录认真地阅读一遍，结果发现：先生用方有很多奇特之处：其一，用方非常广泛，其中不少方我根本就看不懂，或者说根本就没有见过。其二，用法非常特别，如同样是一首仙方活命饮原方，不是用治外科疮毒痈疽，而是治疗杂病股骨头坏死髋骨连腿疼痛；同样是一首竹皮大丸方，不是用治“妇人乳中虚，烦乱呕逆”，而是治疗围绝经期综合征；同样是甘草干姜茯苓白术汤，不是治疗肾着腰冷痛，而是治疗妇人白带如淋等。其三，所治者以大病重病为主，而用方却多以小方制胜，如用三黄泻心汤、黄连解毒汤出奇制胜治疗莱姆病、急性感染性多发性神经根炎［吉兰－巴雷综合征（Guillain-Barré Syndrome）］、急症中风等。看到这些处方与案例，我突然感悟到，刘渡舟先生才是真正的中医大师。与此相反，我则突然感觉到自己的藐小了，觉得自己实际上就是中医的小学生。因此，我立即到先生家拜访，请其收我为学生，跟其抄方学习临床。刘渡舟先生很高兴地答应了，安排我到他出诊的兵器工业北京北方医院跟诊学习。更幸运的是，先生安排我坐在他和病人之间的位置见习。这个位子既方便看舌，更可以在老师诊脉后自己诊察病人的脉象。

1.关于跟诊学习的方法

在跟随刘渡舟先生学习中，就学习方法，我们有了点滴的心得，此简述如下。

第一，必须快速并尽可能详细地记录患者讲述的病症。

第二，必须把老师问病人和病人的回答如实并按照顺序记录下来。这一点非常重要，而绝大部分跟诊学生都忽视了这一点。因先生的发问是根据自己辨方证的思路提出的，如问病人："口苦不苦"？是已经初步判断有柴胡汤证，需进一步辨识确认。如病人回答"口苦"，则辨为柴胡剂证，进而必然会问："大便干还是稀"？如大便稀，则是柴胡桂枝干姜汤证；如大便干燥难解，则是大柴胡汤证；如大便正常，则是小柴胡汤证。如口不苦，则可能会否定小柴胡汤证。先生的问诊非常有特点：一是简单，紧紧跟着自己辨证用方思路的进展而发问，往往问一两句，就把方证确定了下来。如不这样记录问与答，就无法总结出老师的辨证用方思路。

第三，趁老师看舌时，自己尽快看准舌质舌苔。必须注意的是，要把自己诊舌的结果如实记录下来，并在旁边把老师舌诊的意见用红笔注明。因自己的视角和老师的视角不一样，如老师说此患者舌红，但自己看上去并不红，而是正常红（自己的正常红舌相当于老师的红舌）。那以后自己临摹老师的经验，实验应用老师的处方时，就要在病人证相同，且舌正常红的情况下用此方，才有可能重复出老师的疗效。反之，只听不看，当自己看到是红舌时用此方，肯定就用错了，必然无法重复出老师的疗效。

第四，一定要亲自摸脉，并把自己诊脉的结果和老师的脉诊意见分别记录下来。与舌诊一样，老师指腹的感觉和自己指腹的感觉往往是不一样的，如老师说脉弱，自己摸上去并不弱，甚至偏硬。那么，临摹老师的经验时，就要在其他证相同而自己摸脉偏硬时用老师用过的处方。反之，自己摸脉弱时，再用此方，肯定会出错，也肯定不会重复出老师的疗效。

2.关于整理抄方记录

（1）初步的整理：跟诊当天晚上，我们就开始研究见习时抄来的病案资料。研究的方法是：第一，趁热打铁，将当天没有来得及记录的病人的口述或者老师的发问、老师的提示等资料趁还没有忘记赶紧补充起来。第二，将老师处方所用的是什么方剂，在旁边一一注明。对于看不懂的处方的方剂，则通过相关文献一一查找出来，并注明方名、原方组成、出处，原主治等。第三，对老师的加减变化进行研究，注明老师的处方是原方加了什么药？为什么要加这味药？减去了什么药？为什么要减这味药？合并了什么方？为什么要合并这一方？将其道理一一作出注解。凡是搞不清楚者，将疑问也用另笔注明。对于复诊病人，如实的注明疗效，如有效、特效、效果不明显、无效、有不良反应，以及患者服药后的具体的感觉，均一一详细注明。有些医案，还要将老师所用方的原书的条文抄写在病案上，如陈念祖《时方妙用》对某方的用法，李杲《脾胃论》对某方的论述等。这算是第一次整理。

（2）再次整理：跟诊较长一段时间后，我们会分两种方法将这些病案再整理一次：一是以病人为题，将某一病人从始至终的看诊资料以日期先后为序，整理在一起。这种方法能够了解老师对一个患者整个病程中变化用方的手法。其中有些慢性病患者常年追随老师看诊，病程达1年以上甚至几年以上，或者守法守方，或者据证变方，有些病人变化用方达百方以上，非常珍贵。二是以方为题，如真武汤，将先生用真武汤的处方以及病例资料汇集在一起。这种方法能够看出老师用某一方的心法与规律。

（3）第三次整理研究：在撰写《温病方证与杂病辨治》时，我对跟诊记录的所有医案做了再一次的研究，并以跟诊学习的笔记为依据，对刘渡舟先生运用温病方论治杂病的思路、手法与经验以及相关的理论进行了系统的整理，并将先生用温病方治疗杂病的多数有效病案全部收入《温病方证与杂病辨治》之中。如果把这部分内容独立成册，则可谓《刘渡舟用温病方论治杂病》。

平时，每当我们在临床上遇到难治的患者，就翻阅跟随刘渡舟先生临证抄方的记录（笔记），一遍一遍地温习，往往能从中找到灵感，找出方法和思路。

这份笔记太可贵了，每当我翻阅之时，就想把它整理成册，以与读者分享。在《温病方证与杂病辨治》与《叶天士用经方》出版之后，我开始对跟师记录做第四次整理，并着手撰写能反映刘渡舟先生运用经方经验的这本书。

五、拓展学习

我曾经给我的学生们讲过，伤寒学界有“北斗三星”。所谓“北斗三星”是指在中国北方，有三位泰斗级的伤寒学家，他们是胡希恕、陈慎吾、刘渡舟。这三位“星”成倒“品”字形排列，胡希恕、陈慎吾位于前，刘渡舟位于后。所谓“北”，小者指北京中医药大学，中者指北京，大者指中国北方。

胡希恕与陈慎吾先生关于伤寒学的研究对刘渡舟有较大的影响，刘渡舟先生对胡、陈两位前辈也十分尊重、十分推崇。在我们跟诊过程中，他常向我们讲到胡希恕先生与陈慎吾先生关于《伤寒杂病论》与经方运用的学术见解。以此为契机，我们开始研读胡希恕先生与陈慎吾先生的《伤寒论》之学。由于胡希恕的门人近些年来出版了较多的胡希恕著作与音像资料，因此我们更多地专注于胡希恕先生著作、音频资料的学习与研究。此将胡先生对我们影响最大，也是我们感悟最深的学术见解略述如下。

1.《伤寒论》来源于《汤液经法》而与《黄帝内经》无关（《胡希恕讲伤寒杂病论·绪论》）。这就提示我们，临床上不能用《内经》与现行《中医基础理论》的思维运用经方，而要以《伤寒论》自身的理论指导经方的运用。例如，运用五苓散，如以《内经》与《中医基础理论》来看，此方为利水之方，用于气化不利的水肿。而以《伤寒论》的理论用此方，其用方指征是，太阳病，表之阳证；根据第71、72、73、74条，以口渴、小便不利为辨方证的着眼点；其效应是“多用暖水，汗出则愈”，而不是水肿消退。

2.《伤寒论》的“六经”来自八纲，仲景发展者，是在表证与里证之间增加了半表半里证，又分辨阴、阳，从而形成了辨表阳证（太阳病）、表阴证（少阴病），里阳证（阳明病）、里阴证（太阴病），半表半里阳证（少阳病）、半表半里阴证（厥阴病）。《伤寒论》有独特的辨证体系，这就是，在辨明六经八纲基础上，再辨方证。（《胡希恕讲伤寒杂病论·绪论》《经方传真·绪论》）

3.“六经”与经络脏腑无关。这就说明，《伤寒论》只辨六经八纲与方证，而不用脏腑辨证。它是一种高度概括（只辨症状、体征）的辨治体系，运用时不辨病（如伤寒、温病、杂病之某一种病），不辨病因（如风、寒、暑、湿、燥、火、瘟疫戾气），不辨脏腑（无经证、腑证与由经传腑之说），而是根据患者的症状、体征（脉、舌）先辨病位（表、里、半表半里），再辨病性病情（阳、阴、寒、热、虚、实），进而辨方证。（《胡希恕讲伤寒杂病论·绪论》《经方传真·绪论》）

4.《伤寒论》不用五行理论。（《胡希恕讲伤寒杂病论·绪论》《经方传真·绪论》）五行学说用于临床有很多的推论，会导致医者不重视“证”而用五行理论推导演绎，如青为肝，黑为肾等。而《伤寒论》只抓疾病客观反映的症状辨六经八纲与方证。这就大大减少了医者的主观臆测。

5.胡希恕先生对《伤寒论》条文解释与经方的运用有很多独特的见解。特别是《经方传真》每一方中“仲景对本方证的论述”下的“按”，全是胡先生的用方心法，如桂枝芍药知母汤按云：“慢性关节炎下肢肿痛者，用本方有良验，并以本方加石膏治年余不解的风湿热有奇效。又以本方合用桂枝茯苓丸，治疗下肢肿的脉管炎亦验。”再如泻心汤按云：“本方治吐血衄血如神。心气不定即心悸烦、精神不安之谓，以是则失眠惊狂、癫痫以及出现其他神经症等，亦有用本方的机会。高血压现本方证明显者，亦多有之，须注意。”这些可贵的经验对我们临床学用经方有重要的启示。

陈慎吾先生的论著比较少，近年仅有陈大舜整理出版的《陈慎吾伤寒论讲义》《陈慎吾金匮要略讲义》，这两部书应该是陈慎吾先生自己备课而撰写的讲稿，是自己上课专用的，因此内容非常简练、概括，要真正读懂有一定难度。但陈慎吾先生对《伤寒论》《金匮要略》的研究心得、个人见解，尽在其中，读之可以使人豁然开朗，耳目一新。如关于《伤寒论》第108条的解释，胡希恕先生仅仅讲到此条前后矛盾，一定有错误。而陈慎吾先生直截了当，尖锐地指出：“本条论纵横，说刺法，言五行，名五脏，知非仲师经文，未敢妄释。”由此也可以看出，陈慎吾先生认为《伤寒论》不论五行、不谈脏腑、不用经络，而是讲六经、八纲、方证，这一点和胡希恕先生的认识如出一辙。

另如，关于《伤寒论》第147条柴胡桂枝干姜汤证，陈慎吾解释是，“本方主治属饮家有阴证之机转者”。(《陈慎吾伤寒论讲义》)“阴证机转”点破了此方证、病机与方的奥秘。刘渡舟先生受其启发，进一步具体的解释道：本方证“是少阳之邪不解，而有脾寒……夹有一定的虚寒。”“也可以说就有阴证的机转，有太阴病这个阴证的机转”。(《刘渡舟伤寒论讲座》)进而刘渡舟先生将此证简化为“胆热脾寒”，用于小柴胡汤证而见脾寒便溏者。从而发挥了陈慎吾先生的“阴证机转”之说。

再举一例，关于《伤寒论》第143条，胡希恕先生解释说：“胸胁下满，如结胸状”“热入血室常常显柴胡证”；而“谵语”，提示“阳明证也有”。又说，“这个热入血室与前面的桃核承气汤证是一样的”。但治法仍遵仲景“刺期门”说，未自己出方。(《胡希恕伤寒论讲座》)而陈慎吾先生明确指出；“本证用小柴胡汤、桂枝茯苓丸合方，随证加大黄、石膏，皆可取效。”(《陈慎吾伤寒论讲义》)刘渡舟先生分析条文证后讲：“怎么

治?”“应当用刺法刺期门穴，泻肝胆之热。”“不要用什么泻下之法”。(《刘渡舟伤寒论讲座》)

刘渡舟先生关于《伤寒论》的研究所提出的理论或见解在许多方面与胡希恕、陈慎吾先生的观点是不同的，甚至是完全相反的。但这不仅不会影响我们的学习，反而开阔了我们临床运用经方的思路。更为重要的是，比较对照地研读三位大师的论著，使我们对《伤寒杂病论》的学习有了进一步的升华。至此，我们似乎才真正感悟到了《伤寒论》的真谛。在临床方面，也开始走向了经方运用的“自由王国”。

可以说，刘渡舟先生奠定了我们研读仲景之学的基础，如果没有刘渡舟先生的指导，没有跟随刘渡舟先生学习临床的基础，我们就不可能真正读懂胡希恕、陈慎吾先生的书，就根本不可能掌握经方运用的奥妙，也不可能感悟仲景之学的灵魂。

鉴于对胡希恕、陈慎吾学说的研究，本书在部分“临摹实践与体会”中，除了临摹先师刘渡舟先生的用方经验，还举例阐述了我们学习运用胡希恕先生或陈慎吾先生的用方手法的心得与临床体会。

六、本书的宗旨

刘渡舟教授生前亲撰并出版了《伤寒论十四讲》《伤寒论通俗讲话》《经方临证指南》《伤寒论临证指要》《伤寒论诠解》《金匮要略诠解》等专著，以及自己的全集《刘渡舟医学全集》，继后，其门人又整理出版了《刘渡舟伤寒论讲稿》《刘渡舟伤寒论专题讲座》《刘渡舟医案医话100则》等书，但是，至今尚未见从整理跟师出诊记录入手，研究先师运用经方的思路与手法的专著。因此，我们想以我们跟师门诊抄方的记录为依据，以某一方的运用为提纲，比较系统地整理出先生临床辨证的思路和用方的具体手法，再现先生的临证处方与辨治心法。

由于是以整理归纳刘渡舟先生的临床辨证思路和用方手法为目的，因此我们不采用撰写医案的方式筛选有效医案，而是选择能代表先生用方思路手法、属于先生经验用方的医案，不追求当时的有效性。换句话说，我们选择的医案不一定是有效的医案，而一定是代表了先生的用方手法，能够反映先生临床辨治思路的医案。这一点有点像叶桂的《临证指南医案》，虽然不一定是有效的医案，也不是某一个患者从初诊到末诊的完整的病例，但却能反映叶桂的临床思路与辨证用方的手法。本书不仅要介绍能代表刘渡舟先生辨证用方手法的医案，而且力图整理出先生的辨证思路、用方思路、辨证技巧、用方技巧，以及用方的规律，以达到读者能通过此书间接跟刘渡舟先生临证学习的目的。

刘渡舟先生和其他伤寒学界的学者不同，用方范围非常广泛，具体用方也神出鬼没，变化无穷，或者单独用经方，或单独用时方，或经方与经方合用，或者时方与时方合用，或者经方与时方交替运用，或者经方与时方接轨等等。要想全面整理刘渡舟先生的临床手法，其工程的浩大是难以想象的。因此，我们选择刘渡舟先生用经方的处方为主，主线为“刘渡舟用经方”。也就是说“刘渡舟用经方”是本书的重点内容，这是本书的第一部分，也是我们跟师“学”的内容。

本书的第二部分内容是写我们如何临摹先生的用方手法，自己临床实践而用经方。自己的用方部分，一部分是属于完全的临摹，一部分是我们受先生的启发，或在先生的基础上再向其他学者如胡希恕先生学习后的发挥运用。其中论述了我们的用方心得。这部分可谓“我们学习用经方”。也是我们“用”的内容。

根据以上两个重点内容，我们将此书命名为《跟刘渡舟学用经方》。所谓“学”，是指我们学习的内容。换句话说，就是刘渡舟教授的用经方的心法。所谓“用”，就是我们临摹运用的体会。

此书虽然名《跟刘渡舟学用经方》，但我们不是仅仅研究他用经方的医案。对于某一个患者而言，先生用方往往前一诊用经方，后一诊又转用为时方，时方与经方切换得非常自然、传神，何况所用时方往往是先生的经验方或能代表其心法者，这类医案，我们会把用时方的这一诊的资料处方一起做介绍，并会点出先生用此时方的思路。

此书不刻意选用有效的病案，而是选用能够反映刘渡舟先生临证思路（辨证思路、用方思路，用药思路）的医案，即不追求有效性。不追求有效性的另一原因是，有不少慢性病患者长年请诊，不可能有快效，不可能有短期效果。我们也务在求真，务必实事求是。

七、谢辞

我们要再次感谢刘渡舟先生。先生虽然已经去世10多年了，但他永远活在我们的心中。我们每次出诊看病时，仍然运用先生的思路与经验辨证处方。换句话说，先生仍然指导着我们的辨证、用方、遣药。

不仅如此，先生曾经给我们介绍了胡希恕、陈慎吾先生的经验，我们以此为契机，认真读陈慎吾、胡希恕的书，听胡希恕的讲座。在临床诊病时，这些老师的经验也会浮现在我们的脑海，他们也指导着我们的诊病处方。

我们也一直在坚守，坚守我们的信仰，坚守先生的精神，坚守用经方为处方治病。用麻黄汤就只开4味药，用三黄泻心汤就只开3味药，用泽泻汤就只开2味药。我们用过桂枝麻黄各半汤，用过桂枝二麻黄一汤，用过小柴胡加芒硝汤，每天都用。用小建中汤时药房没有饴糖，我们就从一家糖厂找来饴糖，每次用就分给患者。这样的坚守，在现今的中医现实中实在是一件不容易的事情。这全是刘渡舟先生教给我们的自信，没有先生的指导与示范，我们不可能开出这样有灵魂的处方。

每当我们在临床上遇到难治的患者，就会翻阅跟随刘渡舟先生跟诊抄方的记录（笔记），一遍一遍地翻，往往能从中找到灵感，找出方法和思路。

这份笔记太珍贵了，每当翻阅时，我们就心存一份感激，一份尊敬。

在这本书的初稿已经完成而有望出版之际，我们借此向恩师刘渡舟先生致以深深的谢意。

张文选

2018年2月于深圳观海轩

几点说明

一、本书所介绍的刘渡舟先生的医案全部是根据我们跟师门诊的记录新整理的医案。对于先生已经发表的或在其论著中介绍的医案我们概不引用。

二、新整理的刘渡舟先生医案后的“辨证用方思路”不是一般意义上的按语，不是对医案的病机用药的详细解释，而是对案中如果不做说明，读者可能不太理解的先生的辨证用方经验，或者是先生的特殊用药手法，或者是方与证的关系等，做点睛性提示或说明。原则是点到为止，说清楚为止。

三、整理刘渡舟先生医案的方法与现行医案的写法完全不同，目的在于把先生临床辨治的思路原原本本的再现出来，把原汁原味的从临床跟诊时抄来的处方记录展示给读者，以与读者一起分享。因此，医案中的部分医案或部分诊次并不一定有效，但却能体现刘渡舟先生的用方思路。这种形式有点像叶桂的《临证指南医案》，叶案就是门诊的真实记录，有效没有效无关要紧，通过叶案，我们就能学习到叶桂的辨证思路与用方遣药的手法。当然，我们选择先生的医案时还是尽量选择了有效的具有代表性的医案。

四、本书的重点虽然是“跟师学用经方”，但其中部分医案，我们并不是把某一患者连续多次诊治中仅仅使用经方的某一诊的资料挑选出来整理为医案，而是把这一诊的前几诊或后几诊用其他方的内容也一并整理出来，成为一则医案。这样做，一方面可以使读者看到先生据证换法转方的手法与心得；二方面可以使读者领略到先生活用时方的经验。

五、本书对仲景原条文不做解释，但对部分条文中一些需要特别注意的或与临床应用密切相关的问题，会特别点出，作一扼要的讨论。这些讨论是我们从临床角度研究《伤寒论》《金匮要略》的心得。

六、犀角属于禁药，本书中凡是含有犀角的古方，如犀角地黄汤、千金犀角汤等，其犀角现今均用水牛角代替。由于这些方剂是古医籍记载的古方的原名，为了便于查找原著，本书对原方名不做改动，而在方剂组成中将“犀角”一一注明“今用水牛角代替”。

目录

第一章　麻黄汤类代表方

麻黄汤与麻黄加术汤

麻黄汤　出自《伤寒论》第35条，组成为：麻黄三两（去节），桂枝二两（去皮），甘草一两（炙），杏仁七十个（去皮尖）。上四味，以水九升，先煮麻黄，减二升，去上沫，内诸药，煮取二升半，去滓，温服八合，覆取微似汗，不须啜粥。余如桂枝法将息。

仲景原条文谓："太阳病，头痛，发热，身疼，腰痛，骨节疼痛，恶风，无汗而喘者，麻黄汤主之。"

麻黄汤还见于《伤寒论》第36条："太阳与阳明合病，喘而胸满者，不可下，宜麻黄汤。"

第37条："太阳病，十日以去，脉浮细而嗜卧者，外已解也，设胸满胁痛者，与小柴胡汤；脉但浮者，与麻黄汤。"

第46条："太阳病，脉浮紧，无汗，发热，身疼痛，八九日不解，表证仍在，此当发其汗。服药已微除，其人发烦目瞑，剧者必衄，衄乃解。所以然者，阳气重故也。麻黄汤主之。"

第51条："脉浮者，病在表，可发汗，宜麻黄汤。"

第52条："脉浮而数者，可发汗，宜麻黄汤。"

第55条："伤寒脉浮紧，不发汗，因致衄者，麻黄汤主之。"

第235条："阳明病，脉浮，无汗而喘者，发汗则愈，宜麻黄汤。"

麻黄加术汤　出自《金匮要略·痉湿暍病脉证治》第20条，组成为：麻黄三两（去节），桂枝二两（去皮），甘草一两（炙），杏仁七十个（去皮尖），白术四两。上五味，以水九升，先煮麻黄，减二升，去上沫，内诸药，煮取二升半，去滓，温服八合，覆取微似汗。仲景原条文谓："湿家身烦疼，可与麻黄加术汤，发其汗为宜，慎不可以火攻之。”

一、先师应用心法

刘渡舟先生认为，《伤寒论》第35条是麻黄汤的典型的对应证，被称之为“麻黄（汤）八证”，其“八证”可概括为三组：即诸痛、寒热、无汗而喘。麻黄汤中麻黄、桂枝、甘草三药的用量比例是：3∶2∶1，用此方一定要掌握药量的比例，如药量比例不当，则会影响其发汗解表的功效。麻黄汤在临床上一是用于发热、恶寒、无汗之伤寒表实证。二是用于治疗诸种寒性疼痛证，如痹痛。三是用于治喘。四是用于治疗寒邪闭塞所引起的其他病症。（《刘渡舟伤寒论讲稿》）此介绍先生用麻黄汤与麻黄加术汤的主要医案如下。

1.用麻黄汤治疗鼻炎

钱某某，男，21岁。1998年9月30日。鼻炎，晨起喷嚏，流清涕，目干涩，食凉物即腹泻。舌淡红，苔薄白。用麻黄汤合苍耳子散。处方：麻黄2g、桂枝4g、杏仁6g、炙甘草2g、生姜2片、荆芥穗6g、炒苍耳10g、辛夷花4g。7剂。

辨证用方思路：抓主证流清涕，从风寒郁闭肺窍考虑，辨为麻黄汤证，用此方。鼻炎晨起喷嚏，合入苍耳子散。食凉物即腹泻，加生姜和胃；目干涩，加荆芥穗清利头目。这是刘渡舟先生经方与时方接轨法的经验手法。

特别提示：苍耳子散是刘渡舟先生常用的时方之一，用麻黄汤合苍耳子散更是其创新之用，此方详见“讨论与小结”之“刘渡舟先生用时方”。

2.用麻黄加术汤治疗关节痹痛

孙某某，女，42岁。1999年8月18日。关节疼痛，上方用小续命汤，疼痛未减，身无力。舌淡红，苔白润。用麻黄加术汤。处方：麻黄4g、桂枝10g、杏仁10g、炙甘草3g、白术15g。5剂。

辨证用方思路：抓主证关节疼痛，苔白润，辨为风寒湿痹麻黄加术汤证，用此方。

王某某，女，36岁。1999年3月3日。四肢关节痛，上方用加减木防己汤加苍术、白术。手足心出汗，咽痒。舌红，苔白腻。用麻黄加术汤。处方：麻黄3g、桂枝6g、杏仁10g、炙甘草3g、白术12g。5剂。1999年3月17日。关节疼痛略减，现肘关节、足掌、髋关节痛甚。舌淡红，苔薄白。用麻黄加术汤。处方：麻黄4g、桂枝10g、杏仁10g、炙甘草3g、白术6g。5剂。1999年3月31日。四肢关节疼痛，服麻黄加术汤后未能出汗，指关节疼甚，略烦。舌红，苔白。用桂枝芍药知母汤加石膏。处方：桂枝10g、白芍10g、知母10g、麻黄3g、附子10g、白术10g、防风10g、生姜10g、炙甘草2g、生石膏30g。7剂。

辨证用方思路：上诊从热痹考虑，用吴瑭加减木防己汤。3月3日，根据关节疼痛而苔白腻，辨为风寒湿痹麻黄加术汤证，用此原方。3月17日，疼痛略减，再用麻黄加术汤。3月31日，四肢关节仍痛，不可再用麻黄加术汤，改用桂枝芍药知母汤。因服麻黄加术汤不汗出而略烦，遂仿大青龙汤法，加石膏除烦。

杨某某，女，77岁。1999年6月30日初诊。类风湿关节炎，手足关节变形，关节疼痛，午后发热，出汗，自述出汗后轻松。舌偏红，苔白润。用麻黄加术汤。麻黄5g、桂枝12g、杏仁10g、炙甘草2g、白术14g。7剂。1999年7月7日二诊。服麻黄加术汤有效，药后汗出，午后已不发热，现手指关节疼。舌紫黯，苔薄白。用麻杏苡甘汤。处方：麻黄3g、杏仁10g、薏苡仁15g、炙甘草3g、防己10g。7剂。1999年7月14日三诊。手关节肿大并痒。舌红，苔白。用千金三黄汤。处方：麻黄3g、黄芪10g、黄芩6g、独活10g、细辛3g。5剂。

辨证用方思路：虽午后发热，出汗，但苔白润，出汗后轻松，据此辨为麻黄加术汤证，用原方。二诊汗出热解，手指关节痛，从“风湿”考虑，用麻杏苡甘汤。另仿加减木防己汤法加防己除湿痹。三诊根据手关节肿大，改用千金三黄汤。

特别提示：刘渡舟先生常用千金三黄汤治疗关节肿痛，此方详见“讨论与小结”之“刘渡舟先生用时方”。

杨某某，女，66岁。1997年3月12日。手足肿痛，不能屈伸，怕冷，大便秘结。舌红，苔白腻。用越婢加术汤。处方：麻黄4g、生石膏30g、生姜10g、大枣12枚、炙甘草3g、苍术10g。3剂。1997年3月16日。服药后肿痛好转，大便干，心烦。舌黯红，苔白薄腻，脉弦。用升降散加桑枝、秦艽。处方：片姜黄12g、蝉蜕6g、僵蚕10g、大黄5g、桑枝10g、秦艽10g。5剂。1997年3月21日。服药后手指能伸展，有从指内向指外攻的感觉。舌黯紫，苔白腻，脉滑。用上方加升麻、射干。处方：片姜黄10g、蝉蜕8g、僵蚕10g、大黄5g、桑枝10g、秦艽10g、升麻4g、射干10g。5剂。1997年3月26日。手指痛减，肿胀消，已能握拳，大便变软。用千金犀角汤。处方：羚羊角粉1.6g（冲服）、水牛角18g（先煎）、大黄5g、升麻15g、片姜黄16g、秦艽10g、僵蚕8g、射干10g。7剂。1997年4月2日。疼痛减轻，但手指仍痛，足底、足跟也痛，无汗。舌黯红，苔白。用小续命汤。处方：麻黄3g、桂枝10g、杏仁10g、白芍10g、党参10g、炙甘草6g、当归12g、川芎8g、防风6g、防己12g、生石膏20g、知母4g。7剂。1997年4月9日。上方有效，手指痛与足痛减轻，手小指关节仍痛甚。舌黯红，苔白润。用麻黄加术汤。处方：麻黄3g、桂枝10g、杏仁10g、炙甘草3g、白术14g。3剂 。隔日1剂。1997年6月18日。家人来问诊，述手指已不痛，时足底痛，汗出。用桂枝加附子汤。处方：桂枝12g、白芍12g、炙甘草8g、生姜10g（自加）、大枣12枚、附子10g。7剂。

辨证用方思路：一诊外见怕冷（恶寒），内见大便秘结，结合手足肿，辨为越婢加术汤证，用此方。二诊根据大便仍干燥，心烦，舌黯红，辨为郁火升降散证，用此方泻郁火，加桑枝、秦艽治关节肿痛。三诊见效，继续用二诊方，另仿千金犀角汤法加升麻、射干宣通痹气。四诊从升降散有效受到启发，改用千金犀角汤凉血治痹。五诊抓主证无汗，辨为小续命汤证，用此方。六诊抓主证舌苔白润，辨为麻黄加术汤证，用此原方。七诊根据服用麻黄加术汤后“汗出”一症，改用桂枝加附子汤调和营卫而治痹痛。

特别提示：刘渡舟先生特别喜欢用升降散治疗火郁证，用千金犀角汤治疗痹证，用《医宗金鉴》小续命汤治疗痹痛。此三方详见“讨论与小结”之“刘渡舟先生用时方”。

二、临摹实践与体会

刘渡舟先生曾反复强调，临床上不能一见感冒发热就用辛凉剂，也多次指正现今临床医生滥用辛凉的流弊。我们反复琢磨刘渡舟先生的话，临床遇到感冒发热，试图重新“矫枉过正”，首先考虑是不是麻黄汤证，如果是，就大胆用麻黄汤原方，结果收到了不可思议的效果，不少病人用半剂或1剂麻黄汤就热退而病愈。由此也积累了用麻黄汤的点滴体会，现结合医案介绍如下。

1.用于治疗感冒发热

张某某，女，14岁，2004年12月5日初诊。本学期期终考试前一天傍晚感冒，发热，体温38℃，咽喉微痛不舒，口不渴、不干，浑身发冷，手足冰凉，盖两床被子仍然觉得冷，无汗。舌红尖赤，苔白薄润，脉浮紧数。用麻黄汤。处方：麻黄6g、桂枝4g、杏仁10g、炙甘草3g。1剂。晚上7点许服药，服一煎，微微出汗，体温未降，手足仍然冰冷，继续服第2煎，至10点许，全身汗出，体温下降至正常。第二天再未发热，口微干，胃脘与腹部微痛不舒，与小柴胡汤加减和解。处方：柴胡15g、黄芩6g、半夏5g、生姜3g、大枣3枚、炙甘草5g、白芍10g、生石膏15g。1剂。痊愈。（张文选医案）

辨证用方思路：发热、浑身发冷，无汗，苔白润，为典型的麻黄汤证，虽舌尖红赤，脉数，但麻黄汤证在，故仍用麻黄汤。

特别提示：感冒发热出现麻黄汤证，用麻黄汤1剂或1煎后，往往会出现小柴胡汤证或小柴胡加石膏汤证，据证选用此两方之一稍稍和解则愈。这是胡希恕先生的经验。本案口干为小柴胡加石膏汤证，脘腹微痛为小柴胡加芍药汤证，故用上方。

任某，女，14岁。2004年12月11日初诊。昨天早晨开始发热，体温39℃左右，怕冷，盖两床被子仍寒颤，全身疼痛，骨节痛甚，无汗，口不渴，饮水不多，唇干，大便不干。舌红，苔黄，脉浮紧数。用麻黄汤。处方：炙麻黄8g、桂枝6g、杏仁10g、炙甘草6g。2剂。服1剂，汗出，体温下降至37℃，继续服第2剂三分之一，再出微汗，体温正常而愈。（张文选医案）

辨证用方思路：抓主证发热，怕冷，盖两床被子仍寒颤，全身疼痛，骨节痛，无汗，辨为麻黄汤证，用麻黄汤。

平某某，男，48岁。住北京北三环中路36号院。2002年10月30日下午初诊。患者连续高热4天，体温持续在39~40℃，经某医院检查，诊断为“病毒性感冒”。服感冒药，发热不退，后又静脉输液，体温仍不退，用西药解热药后，体温可暂时下降，但不久又会升高，嘱回家服中药治疗。后服中药制剂清开灵、感冒清热冲剂、板蓝根冲剂等，体温仍不下降，无奈之下，请求中医诊治。当天我在国医堂门诊上班，病人家属来电话咨询诊所，问能否派医生出诊，办公室工作人员请我接电话，希望我出诊诊治。到病人家后，看见病人躺在床上，盖了一床被子，又加盖了一条厚毛毯，把身体裹得严严实实，只露出了头。视其面色黑红，双眼闭着，问诊也不愿意多说话，只说全身很冷，又怕吹风（不敢开窗），有时冷得打颤，全身肌肉酸疼且沉，头痛，耳疼耳鸣，口黏腻不欲饮水，大便偏稀，小便黄。舌淡红、舌边有齿痕，苔白腻，脉浮弦。用麻黄加术汤。处方：炙麻黄10g、桂枝8g、杏仁10g、炙甘草6g、苍术4g。2剂。2002年10月31日患者家属来电话告知，服1剂药后即汗出热退，周身酸疼减轻，晚上开始想吃东西，喝了一碗粥。夜里体温36.5℃，早晨解大便1次，6点测体温37.3℃，口苦，口干，耳后刺痛，微微有点怕风，能下床自己上厕所。嘱停服第2剂药，用电话另处一方：柴胡15g、黄芩10g、半夏10g、生姜10g、党参6g、炙甘草6g、大枣7枚、生石膏30g、苍术3g、枳壳10g、桔梗10g、连翘15g、浙贝母10g。1剂。2002年11月1日来电话告知，药后口苦、头痛减轻，肌肉酸疼完全消失，口有渴感，昨天下午6点体温37.5℃，夜里体温36.5℃，大便偏软，1日2次，小便已不黄。用上方去石膏、连翘、浙贝母，嘱再服1剂。告愈。（王建红医案）

辨证用方思路：2002年10月30日抓主证身冷，怕风、寒颤，全身肌肉酸疼，头痛，辨为麻黄汤证，而肌肉沉重，用麻黄加术汤。10月31日抓主证口苦，耳痛，辨为小柴胡汤证，而口干，用小柴胡加石膏汤。另加轻剂苍术燥湿，加枳壳、桔梗、连翘、浙贝母解毒散结，治耳后刺痛。

阿尔某，男，30岁，北京中医药大学留学生，亚美尼亚人。2002年10月9日下午初诊。因昨天北京天气突然转冷，病人未能及时增加衣服而感冒，今天去校卫生所就诊，适逢周三下午诊所集体学习，遂来国医堂门诊就诊。患者发热，体温38.5℃，恶寒，怕风，无汗，头痛，四肢肌肉疼痛，鼻塞，不咳，咽喉干痛，口渴，大、小便正常。舌胖大，苔薄白，脉浮紧。用麻黄汤。处方：炙麻黄6g、桂枝6g、杏仁10g、炙甘草6g。1剂。因考虑是留学生，故反复叮嘱病人，服药可能会有不良反应，如有，请及时与我联系。10月11日我再次出诊时，患者专门来说，服药后全身微微出汗，第二天早上起来所有感冒症状全部消失，身体轻松如常。只是咽喉还有一点点痛，自服含碘片一天而愈。（王建红医案）

辨证用方思路：抓主证恶寒，发热，身痛，无汗，舌胖大苔薄白，脉浮紧，辨为麻黄汤证。用此方。

特别提示：患者虽然有口渴、咽喉干痛，但麻黄汤证很典型，而且舌胖大，苔薄白，因此，仍然要先用麻黄汤，不能加用寒凉药。

库某，女，22岁。北京中医药大学学生（我们的一位亲戚的女儿）。2001年12月2日初诊。两天前感冒，头痛，鼻塞，身冷，不发热，自服“感冒清热冲剂”两天，症状未见缓解。周六来我家后，自述头痛剧烈，全身发冷，怕风，无汗，全身肌肉酸疼，一进家门就躺在床上，盖两床厚被子还觉得冷，并把身子缩成一团。摸其头部滚烫，测体温39.6℃。望其面红，两眼微闭，昏昏嗜睡，鼻塞声重，手摸胸背腹部皮肤灼热无汗。舌淡红，苔薄白腻，脉浮紧有力。用麻黄加术汤。处方：麻黄9g、桂枝6g、杏仁10g、炙甘草6g、苍术5g。2剂。当晚先煎1剂，喝半剂。约半小时患者周身微微汗出，头痛随明显减轻，药后2小时，测体温38℃，喝热粥一碗，入睡。半夜1点令其喝剩余半剂药，第2天清晨起床，测体温36.8℃，诸症消失再未发热而愈。（王建红医案）

辨证用方思路：抓主证发冷、无汗、身痛，辨为麻黄汤证，而苔白腻则为麻黄加术汤证。用此方。

马某某，女，84岁。北京理工大学附中退休教师。2002年11月17日初诊。患高血压病中风偏瘫与糖尿病多年，本次因糖尿病使用胰岛素过量导致低血糖性昏迷住院。住院后经多种治疗3个月昏迷始终未能解除，最近并发肺部感染，用抗生素感染得到控制，但痰涎较多，4天前患者又突然发热，体温38.5~39℃，再次使用抗生素但体温始终不降，主管医生在无奈的情况下建议家属找中医诊治。诊时见病人住抢救室，呈浅昏迷状态，吸氧、鼻饲、静脉输液、插着导尿管。喉中痰声辘辘，偶有呛咳，因痰量太多经常导致呼吸道阻塞。因自己不会咯痰，需用牙刷从口中将痰掏出。测体温38.5℃，触全身肌肤干燥灼热而无汗，腹部硬满，按压腹部病人有挤眼咧嘴的痛苦表情，双手冰凉，大便干如羊屎，每隔1~2天须用开塞露通便或人工从肛门掏出粪便。舌淡红，苔薄白，脉浮紧结代。用麻黄汤。处方：麻黄5g、桂枝4g、杏仁8g、炙甘草4g。1剂。但病人家属不大相信1剂药能把热退下来，要求给药2剂。嘱家属1剂药煎2次，混合后分3次服用，微汗出即停药，用完第1剂药后务必和我联系，经我同意后方可煎用第2剂。下午病人服第1剂三分之一，没有出汗，且体温升高到39.1℃，家属着急，来电话询问怎么办，我让其把剩下的三分之二药液1次服下。结果，服药后不久，病人全身出透汗，汗液浸湿衣被，体温随降至36.5℃。早上测体温37.4℃。上午又来电话询问是否煎第2剂药，我告诉停服此方，继续观察。当天下午体温36.9℃，喉中痰涎开始减少。更为神奇的是，病人出现了肠鸣声（家属说，患者自入院以来一直没有听到过肠鸣声），腹部触摸也柔软了许多，服药后第3天，未用开塞露自行解下很多干燥大便（据说自己解大便也是入院以来的第一次），体温未再回升，今天上午体温36.8℃，发热至此告愈。家属希望再给中药方治疗，遂改用宣肺化痰、降逆平冲方调治。（王建红医案）

辨证用方思路：病人为高龄危重之症，用药须小心谨慎，但症见发热，恶寒，无汗，腹满而喘，脉浮紧，为典型的麻黄汤证，遵“有是症用是药”之训，用麻黄汤。

特别提示：患者大便干如羊屎，须用开塞露通便，为什么用麻黄汤后肠鸣动而大便自通？这说明，寒邪郁表，表郁肺气不得宣降，脏病及腑，大肠腑气不通，用麻黄汤发汗疏通表郁，宣通肺气，则腑气降而大便自解。此证如不抓重点，着眼于大便闭而加用大黄，则误矣。这也是用麻黄汤的一种特殊体会，故特别提出，加以总结。

2.用于治疗发热咳嗽

韩某某，男，3岁。住北京回龙观小区。2008年5月8日初诊。患儿于4月28日发热，咳嗽，服抗生素、止咳药热退咳减。5月3日又发热，服小儿双清颗粒、阿奇霉素及中药消积止咳药3天，发热不退，体温始终在39.8℃左右。5月4日，换抗生素用头孢霉素，症状不解，体温不退。5月6日，服某医生开的中药汤剂，热度有所下降，但又增加腹泻。5月7日测体温39℃，现仍恶寒，无汗。舌淡红，苔薄白，脉滑数。用麻黄汤。咳嗽有痰，加半夏、浙贝母。处方：炙麻黄4g、桂枝4g、杏仁5g、炙甘草3g、浙贝母6g、法半夏6g。2剂。2008年5月10日复诊。服上药1剂，汗出而热退，且未再反复。2剂后咳嗽减轻了许多，大便转正常。舌胖大、质淡红，苔薄白略腻，脉滑数。用麻黄汤去桂枝，合二陈汤加味。处方：炙麻黄4g、杏仁5g、炙甘草4g、法半夏6g、陈皮6g、茯苓10g、浙贝母6g、紫苏叶6g、神曲10g。4剂。病愈。（王建红医案）

辨证用方思路：一诊抓主证恶寒、发热、无汗，辨为麻黄汤证，用麻黄汤。咳嗽有痰，加半夏、浙贝母。二诊用麻黄汤去桂枝合二陈汤化裁调治。

朱某某，女，6岁半。住北京天通苑。2010年8月21日初诊。发热2天，昨晚体温39℃，仍恶寒，无汗，咳嗽，痰多不利，口不渴，服西药无效。两天未解大便，小便正常。舌淡红，苔薄白，脉浮滑数。用麻黄汤。处方：炙麻黄5g、桂枝6g、杏仁5g、炙甘草5g、法半夏8g、浙贝母8g。3剂。2010年8月23日复诊。服药1剂，汗出热退。服3剂，咳嗽大为减轻，大便也通。现仅晚上偶尔咳嗽，咯痰不利，口臭，不渴，大便偏稀，1日1次，小便正常。舌淡红，苔薄白，脉细弦。守法用上方。处方：炙麻黄2g、桂枝6g、杏仁5g、炙甘草5g、法半夏8g、浙贝母8g、白芍6g、五味子3g、陈皮6g、茯苓6g。2剂。病愈。（王建红医案）

辨证用方思路：一诊抓主证发热、恶寒、无汗而咳嗽，辨为麻黄汤证。用此方。痰多不利，加半夏、浙贝母。二诊守法用麻黄汤，但减麻黄量为2g，另合小青龙汤法，加白芍、五味子；合二陈汤法，加陈皮、茯苓。

3.用于治疗发热而咽痛

张某某，女，8岁。住北京市左家庄。2010年6月8日初诊。今早开始发热，体温

38.5℃，咽喉疼痛明显，身冷，无汗，口不渴，头不痛，大便日1次，不干，小便正常。咽喉充血，扁桃体不大。舌淡红，苔薄白，脉弦数。处方：炙麻黄4g、桂枝6g、杏仁6g、炙甘草4g、葶苈子10g（布包）、桔梗6g。3剂。2010年6月22日复诊。服上方后热退身凉，故没有来复诊。今天开始感觉咽喉痒而不利，说话声音不清亮，似有痰阻，大小便正常。舌淡红苔薄白，脉滑。处方：蝉衣8g、僵蚕8g、姜黄2g、桔梗6g、生甘草6g、厚朴6g、法半夏8g、苏叶6g、茯苓15g。4剂。诸症痊愈。（王建红医案）

辨证用方思路：一诊根据发热，身冷，无汗，辨为麻黄汤证，用此方。咽喉疼痛，加葶苈子、桔梗。二诊咽喉不利，似有痰阻，用升降散去大黄合半夏厚朴汤调治。

高某某，男，3岁半。住北京西坝河。2009年4月1日再次感冒来诊（最近曾感冒1次，服中药治愈），发热，体温39℃，服西药解热药，热退而复起，怕冷，摸胸背皮肤无汗，咽喉痛甚，大便干，小便正常。舌红，苔薄白微腻，脉滑。用麻黄加术汤。处方：炙麻黄4g、桂枝4g、杏仁6g、炙甘草3g、苍术3g、桔梗10g。2剂。时隔多日，其母亲来看诊时说，上方仅服半剂，就汗出热退而安。（王建红医案）

辨证用方思路：抓主证发热，怕冷，而无汗，辨为麻黄汤证，而苔腻，用麻黄加术汤。咽喉痛甚，加桔梗。

4.用于治疗不发热而咳

张某某，女，31岁。2005年8月20日初诊。上周三感冒，至今10天未愈，不发热，但全身不适，鼻塞不通气，咳嗽，浑身疼痛，少汗，恶风。舌正红，苔黄白相间而厚腻，脉浮滑数。用麻黄加术汤合麻杏苡甘汤。处方：炙麻黄8g、桂枝6g、杏仁10g、炙甘草3g、生苡仁20g、苍术10g。3剂。感冒咳嗽诸症痊愈。（张文选医案）

辨证用方思路：抓主证恶风、少汗、身痛、苔腻，辨为麻黄加术汤证；据咳嗽、浑身疼痛、苔厚腻，辨为麻杏苡甘汤证。用两方合法。

特别提示：用麻杏苡甘汤治疗风湿咳、喘，是刘渡舟先生的心法。凡是咳喘而恶风、苔白腻者，先生辄用此方。如兼湿热，舌苔黄厚腻者，用麻杏苡甘汤合甘露消毒丹。

孙某某，男，6岁。住河北省霸州。2008年12月13日初诊。咳嗽3月余，昼轻夜重，遇风即咳。服诸多中、西药，3个月不效。咳嗽，咯白黏痰，痰量多，夜里身上出汗多，大、小便正常。舌淡红，苔薄白，脉缓滑。用麻黄汤。处方：炙麻黄6g、桂枝8g、杏仁10g、炙甘草6g、法半夏10g、浙贝母10g、桔梗6g、紫菀10g。5剂。2008

年12月27日复诊。因患者晕车来诊不方便，故请他人带为问诊。药后咳嗽显著减轻，夜里出汗减少，大、小便正常，现仅饭量少。改用六君子汤调和。处方：党参6g、炒白术10g、茯苓10g、炙甘草6g、陈皮6g、法半夏10g、前胡8g、桔梗6g、焦三仙各10g、生姜2g、大枣6g。7剂。此后，其母亲来看病说，服药后食纳很好，咳嗽止，一切如常。（王建红医案）

辨证用方思路：一诊根据遇风则咳，舌淡红苔薄白，辨为麻黄汤证，用此方。咳嗽，咯白黏痰而量多，加半夏、浙贝母、桔梗、紫菀。

王某某，女，73岁，台湾人。2008年12月4日初诊。咳嗽1月余，服某医中药7剂无效。咽喉与气管痒甚，痒则咳嗽，咯白黏痰，鼻塞，早上流清涕，身热则出汗，大、小便正常。舌胖，质淡红，苔薄白，脉沉细。用麻黄汤加味。处方：炙麻黄8g、桂枝10g、杏仁10g、炙甘草6g、法半夏6g、浙贝母10g、紫菀10g、前胡10g。7剂。2008年12月11日复诊。药后咳嗽显著减轻，咯痰量减少，鼻塞好转，睡眠差，大、小便正常。舌胖、舌边有齿痕、质淡红，苔薄白，脉沉滑。用六君子汤加味。处方：党参10g、苍术10g、茯苓15g、陈皮10g、法半夏15g、炙甘草6g、生姜3g、大枣5g、苏叶10g、紫菀10g、细辛1g、五味子3g。7剂。服药后，咳嗽愈。（王建红医案）

辨证用方思路：一诊根据咳嗽，鼻塞，流清涕，辨为麻黄汤证，用此方。咯白黏痰，加半夏、浙贝母、紫菀、前胡。二诊用六君子汤加味治本。

任某某，女，75岁。北京市朝阳区粮食局。2008年12月8日初诊。咳嗽2周余，服药不愈。咳嗽频频，咽痒即咳，咯稀白泡沫痰，咽喉不利，觉有痰阻，口不渴，大便发黑，小便正常。舌淡红，苔薄白，脉沉滑。用麻黄汤。处方：炙麻黄8g、桂枝10g、杏仁10g、炙甘草10g、法半夏15g、厚朴12g、前胡10g、浙贝母10g、旋覆花10g（布包）。5剂。2008年12月13日复诊。服药后咳嗽显著减轻，痰少多了，咽痒消失，大、小便正常。现膝关节凉痛。舌淡红，苔薄白，脉沉滑。用六君子汤加味。处方：党参10g、苍术10g、茯苓15g、陈皮6g、法半夏12g、炙甘草6g、桔梗10g、枳壳10g、桃仁10g、杏仁10g、细辛2g、生姜6g、大枣12g。7剂。2008年12月22日三诊。服药后咳止，痰消失，咽痒除，现以右膝关节凉痛为主，改用身痛逐瘀汤调治。（王建红医案）

辨证用方思路：一诊根据咳嗽，咯稀白泡沫痰，口不渴，辨为麻黄汤证，用麻黄汤。咽喉不利，觉有痰阻，咽痒即咳，合半夏厚朴汤法加法半夏、厚朴。另加前胡、浙贝母、旋覆花化痰止咳。二诊用六君子汤加味善后。

5.用麻黄加石膏汤治疗麻黄汤证见阳明郁热口渴

王某某，女，11岁。2004年7月14日初诊。感冒发热1天，体温38.5℃，恶寒，不出汗，头痛，口干，口渴，不欲饮，大便正常，小便黄。舌淡红，苔薄白，脉浮数。用麻黄汤加石膏。处方：炙麻黄8g、杏仁10g、桂枝6g、炙甘草6g、生石膏30g、葛根12g。2剂。2004年7月16日二诊。服上方1剂后，即热退汗出身凉，头痛除，继续服完第2剂，再未发热。现疲乏无力，纳差，二便正常。舌淡红，苔薄白。脉细数。用小柴胡加石膏汤。处方：柴胡14g、黄芩10g、清半夏10g、党参6g、炙甘草6g、生姜6g、大枣5枚、生石膏40g、焦三仙各10g。3剂。2004年7月18日三诊。热退身和，唯平素饮食欠佳，体瘦，面色萎黄，目周青黄，大便成形，小便偏少。舌淡红，苔薄白微腻，脉滑略数。用六君子汤加味调治。（王建红医案）

辨证用方思路：一诊抓主证发热、恶寒、头痛、无汗，辨为麻黄汤证，但口干、口渴、小便黄，为阳明郁热石膏证。用麻黄加石膏汤。口干渴明显，加葛根。二诊汗出热解，改用小柴胡加石膏汤和解。

特别提示：临床上常可遇到感冒发热的患者，有典型的麻黄汤证，但又有口干渴、小便黄等阳明郁热的石膏证。此证类似大青龙汤证，但恶寒、恶风、身痛、无汗等表郁程度却不及大青龙汤证，也无典型的“烦躁”。遇此，我们常在麻黄汤中加石膏，干渴明显者，再加葛根，发现有立竿见影之效。我们把此法称为麻黄加石膏汤，以期在临床上推广应用。

高某某，男，1岁3个月。家住北京西坝河。2007年1月15日初诊。今早开始发热，体温39℃，流清涕，摸胸背等皮肤干热无汗，口唇红、干燥起皮，问其母亲得知发热时进水较多（提示口渴），精神好，纳食如常，大、小便正常。舌红，苔薄白，指纹紫，脉数。用麻黄汤。处方：炙麻黄4g、桂枝3g、杏仁6g、炙甘草2g、生石膏10g。2剂。2007年1月17日复诊。服药汗出热退，口唇红明显减轻，仅偶尔流一点点清涕，昨天解大便1次，干结明显。舌红，苔薄白，指纹紫淡。处方：紫苏叶6g、薄荷2g（后下）、荆芥4g、防风4g、桑叶6g、前胡4g、杏仁6g、连翘6g、黄芩3g、蝉衣4g、僵蚕4g、焦三仙各6g。3剂。诸症痊愈。（王建红医案）

辨证用方思路：一诊发热、流清涕、无汗，为麻黄汤证，但口唇红，干燥起皮，为石膏证，故用麻黄加石膏汤。二诊汗出热退，但偶尔流清涕，为表未尽解；大便一次而干结明显，提示阳明郁热尚存。仿陈平伯桑杏前胡汤与杨璿升降散法化裁处方，旨在轻轻透表，轻清里热。

6.用西药体温下降而麻黄汤证仍在者仍用麻黄汤

侯某某，女，15岁，北京市某中学学生。2009年1月19日初诊。患者于1月17日感冒发热，体温39.5℃。经某医院输液2天，体温下降至正常。但仍感恶寒、发冷，身热，头痛腰痛，无汗，咳嗽，咽痒，咯痰不利，入夜咳嗽加重，口渴，大便3天未解，小便黄。拍胸片正常，化验血白细胞总数正常，中性白细胞高。舌淡红，苔薄白微腻，脉弦滑数。用麻黄加术汤。处方：炙麻黄10g、桂枝8g、杏仁10g、炙甘草8g、苍术8g。3剂。2009年1月21日复诊。服药1剂，即全身出汗、发冷除，大便解，未再发热。现咳嗽，流清涕，今早月经来潮，腹痛，经量不多，食纳可，大便正常，小便利。舌淡红，苔薄白，脉缓滑。用小柴胡汤加味。处方：柴胡15g、黄芩8g、法半夏12g、党参10g、茯苓15g、白术12g、干姜6g、香附10g、延胡索10g、砂仁6（后下）g、炙甘草6g、大枣12g。3剂。感冒愈，咳嗽止，月经渐净而安。（王建红医案）

辨证用方思路：一诊虽然用西药后体温下降至正常，但仍恶寒，身热，无汗，头痛、腰痛，咳嗽，麻黄汤证仍在，故用麻黄汤。苔薄白微腻，加苍术。虽口渴、大便3天未解、小便黄，颇似阳明郁热，但舌质淡红，苔薄白微腻，没有用石膏的依据，故先用麻黄加术汤解表，表郁解则里郁之热自散。二诊月经来潮，腹痛，经量少，用小柴胡汤和解之。

7.扁桃体肿大化脓而有麻黄汤证者必须用麻黄汤

张某某，男，14岁。2006年9月6日初诊。发热1天，体温38.5℃，浑身冷，无汗，服藿香正气软胶囊与百服宁发热不退，现仍感身冷，头痛，全身大关节痛，肌肉酸痛，鼻塞流清涕，口渴，咽痛，咽红，右侧扁桃体肿大有化脓点，大便1天未解，小便黄。舌边尖红，苔薄白微腻，脉浮数。用麻黄加术汤。处方：炙麻黄8g、桂枝6g、杏仁10g、炙甘草6g、苍术10g、连翘15g。2剂。2006年9月7日复诊。服药后汗出热退，今早体温36.5℃，胸背皮肤湿润，关节肌肉疼痛大减，右扁桃体脓液减少。现以咽干、咽痛、口渴为主，大便昨天已解，小便黄，咽红。舌红，苔白腻，脉沉滑。用小柴胡加石膏汤。处方：柴胡20g、黄芩10g、法半夏10g、生姜6g、红人参3g、炙甘草6g、大枣4枚、生石膏45g（先煎）、连翘15g、板蓝根15g、桔梗10g、枳壳10g、玄参15g、浙贝母10g。4剂。咽痛、扁桃体化脓等症痊愈。（王建红医案）

辨证用方思路：一诊抓主证证发热，身冷，无汗，鼻塞流清涕，头痛、身痛，辨为麻黄汤证，用麻黄汤。苔腻，加苍术；咽痛、扁桃体肿大化脓，加连翘。二诊汗出表解热退，据口渴、咽痛，用小柴胡加石膏汤再加清热解毒、排脓散结药调和清解。

特别提示：一诊虽然有口渴、咽痛、扁桃体肿大化脓等，但有典型的麻黄汤证，因此，要先用麻黄汤发汗解表，不能早用或过用寒凉药。此方仅仅加连翘15g，既可清热解毒，又不会影响麻黄汤的发汗作用。

蔡某某，男，4岁4个月。住北京小关。2006年12月1日初诊。发热2天，体温37.5~38.2℃，打喷嚏，咳嗽，服抗生素与止咳药发热不退，现体温38.2℃，仍怕冷，无汗，打喷嚏。视咽部，咽红，左侧扁桃体肿大有脓性分泌物。大、小便正常。舌红，苔薄白，脉滑数。由于患者家远看诊不方便，希望多开几剂药。因此处2方。处方一：炙麻黄6g、桂枝5g、杏仁6g、炙甘草3g。2剂。处方二：炙麻黄5g、杏仁8g、生石膏30g、炙甘草4g、法半夏8g、牛蒡子6g、蝉衣8g、芦根15g、白茅根15g。3剂。2006年12月4日复诊。服处方一1剂，即全身出汗，热退。电话咨询时嘱停服处方一第2剂，转服处方二。处方二服3剂，热未再发，左侧扁桃体化脓灶消失，咳嗽止，诸症愈。（王建红医案）

辨证用方思路：本案虽咽红、扁桃体肿大化脓，但发热、怕冷（恶寒）、无汗，是典型的麻黄汤证，故处方一用麻黄汤。据我们经验，用麻黄汤后多可转为小柴胡加石膏汤证，而有咳嗽者，则多可转为麻杏石甘汤证，故备用处方二用麻杏石甘汤加味。

刘某儿子，男，7岁。2005年8月27日，刘某给自己诊病时说，她的儿子发高烧，体温39℃，已经3天，扁桃体化脓肿大，每天去某医院输抗生素，体温仍不退，要用酒精擦洗降温，问能不能给代开一张处方。细问，擦酒精时皮肤干烧，没有汗，头痛，口不渴，发冷甚，大夏天还喜欢盖上被子。细想尽管扁桃体肿大化脓，但表证未解，麻黄汤证仍在，应用麻黄汤。处方：麻黄8g、桂枝6g、杏仁10g、炙甘草3g。2剂。随后电话询问得知，此方显特效，服1剂，出不少汗，体温随之下降至正常，剩1剂药未再服而愈。（张文选医案）

辨证用方思路：发热，发冷，而无汗，是典型的麻黄汤证，用麻黄汤。

特别提示：扁桃体肿大化脓不一定都是热证，寒邪郁表，遏滞气血，出现咽痛、扁桃体肿大化脓者，比比皆是，只要麻黄汤证在，一定要先用麻黄汤发汗解表，汗出、表解、热退，再据证用小柴胡加石膏汤或其他方调治。如果不顾麻黄汤证，只注意发热、扁桃体肿大化脓，早用、过用寒凉清热解毒，不仅表不能解，热不能退，还会导致热邪内陷。正如叶桂《温热论》所说："卫之后方言气，营之后方言血……若不循缓急之法，虑则动手便错。"

此类病案还有下述"王某某，女，6岁9个月"案，可互参。

8.先用麻黄汤发汗继用小柴胡加石膏汤和解是治外感发热的重要手法

罗某，男，48岁。北京时代毛纺织品进出口公司。2007年12月5日初诊。发热3天，体温37.6℃。服感冒清热冲剂、西黄丸、螺旋霉素等热不退，现仍发热，周身怕冷，肌肉、关节紧张疼痛，无汗，流清涕，头痛，口渴欲饮，(有糖尿病)，咽喉微痛，大、小便正常。舌胖大、质淡黯，苔水滑，脉沉紧有力。用麻黄加术汤。处方：炙麻黄10g、桂枝6g、杏仁6g、炙甘草8g、苍术10g。2剂。2007年12月7日复诊。服至第2剂第1煎药后，全身汗出，热退，头痛、肌肉关节疼痛均消失。现体温37℃，身有微汗，微恶寒，口苦，口干，微咳，食纳差。舌黯红，苔薄白，脉细弦。用小柴胡加石膏汤。处方：柴胡15g、黄芩10g、法半夏10g、生姜6g、红人参4g、炙甘草6g、大枣4枚、生石膏40g(先煎)、炙麻黄2g、枳壳6g、桔梗6g。3剂。热尽解而诸症痊愈。(王建红医案)

辨证用方思路：一诊抓主证发热、恶寒、无汗、头身痛，流清涕，辨为麻黄汤证，而舌苔水滑，用麻黄加术汤。二诊根据汗出热解而口苦、口干，辨为小柴胡加石膏汤证，用此方。微微恶寒，加少许麻黄疏解太阳。微咳，加枳壳、桔梗。

特别提示：之一，先用麻黄汤，继用小柴胡汤加石膏汤的医案还有上述"张某某，女，14岁"案、"平某某，男，48岁"案、"王某某，女，11岁"案、"侯某某，女，15岁"案、"张某某，男，14岁"案等，可互参。

之二，用麻黄汤汗出表解后，如邪郁半表半里，表现为小柴胡汤证而口干者，则用小柴胡加石膏汤。这是胡希恕先生的经验。关于应用胡希恕先生经验的体会，我们在"讨论与小结"中作具体介绍，此从略。

9.麻黄加术汤有止腹痛治便溏之效

谷某某，女，3岁。住北京天通苑。2006年6月2日初诊。发热3天，体温38.9℃。恶寒，无汗，流清涕，不咳，肚脐周围不时疼痛，大便溏不成形，无脓血，小便正常。服抗生素2天无效。舌淡红，苔薄白腻，脉滑数。用麻黄加术汤。处方：炙麻黄4g、桂枝3g、杏仁6g、炙甘草3g、苍术4g。2剂。2006年6月3日复诊。服药1剂，汗出热退，体温36.5℃。精神复常，肚脐周围痛止，大便成形，日1次。小便黄，手心较热。舌淡红，苔薄白略腻，脉滑。用麻黄连翘赤小豆汤合黄芩滑石汤化裁。处方：炙麻黄2g、连翘10g、赤小豆10g、杏仁6g、桑白皮8g、黄芩5g、滑石10g、茯苓10g、生薏仁10g、苍术5g、炙甘草3g。3剂。诸症痊愈。（王建红医案）

辨证用方思路：一诊抓主证发热、恶寒、无汗、流清涕，辨为麻黄汤证。而苔腻，用麻黄加术汤。二诊见小便黄、手心热、苔略腻，提示风寒夹湿已郁而成为湿热，故用黄芩滑石汤合麻黄连翘赤小豆汤发散郁热，清泄湿热。

特别提示：一诊证见肚脐周围不时疼痛，大便溏，但方用麻黄加术汤原方，未加任何药，为什么服药后腹时痛解，大便溏愈？这一疗效提示，麻黄加术汤通过发散寒湿，开宣肺气作用，能够治疗外感风寒夹湿所致的腹痛、便溏。另外，麻黄汤通过发散风寒、开宣肺气，也有开通腑气，治大便干硬的作用，如上述“朱某某，女，6岁半”案。

10.用麻黄加生姜汤治麻黄汤证见呕吐者

王某某，女，6岁9个月。住北京北苑。2008年3月13日初诊。发热1天，体温38.3℃，恶寒，无汗，无精神，呕吐清水1次，口不渴，大、小便正常。舌淡红，苔薄白微腻，脉浮数。咽喉红，双侧扁桃体肿大Ⅱ度，充血明显。用麻黄加术汤。处方：炙麻黄8g（先煎）、桂枝6g、杏仁6g、炙甘草4g、苍术6g、生姜5g。3剂。2008年3月15日复诊。服药后出汗，体温下降，昨晚至今早体温36℃，未再呕吐，大便两天未解。舌淡红，苔薄白，脉滑。用桂枝汤小和之。处方：桂枝6g、白芍6g、炙甘草4g、生姜4g、大枣2枚、紫苏叶6g、枳实6g、神曲10g、陈皮4g。3剂。大便解而诸症愈。（王建红医案）

辨证用方思路：一诊抓主证发热、恶寒、无汗，舌淡红，苔薄白微腻，辨为麻黄加术汤证，用此方。呕吐，加生姜。二诊汗出热解，用桂枝汤调和之。

特别提示：之一，一诊用麻黄加术汤后汗出热退，虽大便两天未解，但舌淡红、苔薄白，无阳明热实之征，提示并非承气大黄证，故不能随意加大黄，用桂枝汤小和之则可。营卫和，表气通，则腑气亦通。

之二，仲景虽无麻黄加生姜汤法，但我们在临床上体会到，如麻黄汤证或麻黄加术汤证兼见呕吐者，可加生姜，呕甚者，加生姜、半夏，往往可以收到理想的疗效。

11.用麻黄汤合桂枝附子去桂加白术汤治麻黄汤证兼见术附汤证者

张某，女，41岁。北京高通公司。2006年6月5日初诊。感冒，腰酸痛，腰部肌肉僵硬，活动受限，经按摩治疗有所减轻。周身怕冷，无汗，遇风腰痛加重，服某中成药后腹泻，小便利。舌黯红，苔薄白，脉沉滑。用麻黄汤合桂枝附子去桂加白术汤。处方：炙麻黄8g、桂枝6g、杏仁10g、炙甘草6g、苍术12g、茯苓15g、制附子5g。3剂。2006年6月8日复诊。服药后，覆被发汗，汗出，腰酸痛减轻，活动比以前自如，现腕关节、指关节冷疼，大便成形，小便利。舌黯红，苔薄白，脉弦滑略数。守法继用上方，加粉防己6g。3剂。2006年6月12日三诊。药后腰疼减，右腕及指关节冷疼明显减轻，总感身体左侧没有右侧轻松，出汗少，大小便正常。用五积散。处方：炙麻黄4g、桂枝10g、当归12g、川芎10g、白芍10g、苍术12g、厚朴10g、陈皮10g、茯苓15g、桔梗10g、枳壳10g、白芷6g、制附子4g、炙甘草6g、生姜5g、大枣9g。5剂。腰痛与关节疼痛渐愈。（王建红医案）

辨证用方思路：一诊抓主证腰痛、怕冷、无汗，辨为麻黄汤证；据脉沉、怕冷、关节痛，辨为桂枝附子去桂加白术汤（简称术附汤）证。用两方合法。二诊守法加防己治痹痛。三诊改用五积散调治。

特别提示：之一，仲景有桂枝加附子汤法，而无麻黄加附子汤法。临床上常可见到麻黄汤证与附子证并见者，对此，于麻黄汤或麻黄加术汤中合术附汤法，加入附子，往往能够获得理想的疗效。

之二，本案用麻黄加术汤加附子，再加茯苓，其中用苍术、茯苓、附子三药配伍的手法，来自胡希恕先生的经验。胡希恕先生多次强调，用术、附、苓配伍，治寒湿肌肉关节疼痛有卓效。我们临摹胡先生此法，常于基础方中加入这三味药以治寒湿痹痛，发现有可靠疗效，故特别提出，以期推广应用。

12.用麻黄汤合真武汤治身痛肿胀

肖某某，女，48岁。住北京来广营。2009年1月7日初诊。双膝以下肿胀、沉重，小腿肌肉发凉酸疼月余。腰冷痛，背部肌肉拘紧。全身发冷，无汗，只是在遇热后能出点汗。头晕，口干，口水少，但又不想喝水。大便干，小便频数。舌边尖红，苔薄白腻、水滑，脉沉。用麻黄汤合真武汤。处方：炙麻黄8g、桂枝10g、杏仁10g、炙甘草6g、苍术10g、制附子6g、茯苓15g、生姜10g、大枣12g。7剂。2009年1月16日复诊。服药后全身酸痛、拘紧减轻80%，怕冷感大为减轻，足能出汗，小便频数减少，但手指仍凉，大便仍干。舌边尖红，苔薄白略腻、水滑，脉沉尺弱。继续用上法化裁。处方：炙麻黄8g、桂枝10g、杏仁10g、炙甘草6g、白芍10g、制附子10g、茯苓15g、苍术15g、生姜10g、大枣12g、泽泻12g、砂仁6（后下）。7剂。2009年1月23日三诊。腿酸沉疼痛明显减轻，仅行走时间长时腰痛，口干好转，开始想喝水，也能喝下去。身体开始能正常出汗，大便偏干，小便已不频，排出通畅。舌边红，苔薄白，仍滑，脉缓滑。再守前法调治。处方：制附子10g、茯苓15g、苍术10g、生姜10g、炙麻黄6g、桂枝12g、炙甘草6g、泽泻12g、砂仁6g（后下）、白芷10g、羌活6g、独活6g。10剂。（王建红医案）

辨证用方思路：一诊抓主证身痛、无汗、浑身冷，辨为麻黄汤证；而怕冷，下肢肿胀、沉重，苔薄白腻水滑，为真武汤证。用两法合方。无汗，去白芍；苔腻水滑，加苍术。二诊时见显效，开始出汗，故真武汤不减白芍。口干而不想喝水，为水郁津液不升的五苓散证，故合五苓散法加泽泻。苔腻，加砂仁。三诊为善后巩固疗效方，加白芷、羌活、独活，一在调畅气机，二在除湿止腰腿痛。

特别提示：麻黄汤证是表实阳证，真武汤证是里虚阴证，但两方证在此案中同时出现，故遵“有是证用是方”之训，用两方合法处方。

13. 用麻黄汤合小柴胡汤治经期感冒发热

岳某某，女，45岁。住北京通州区。2008年1月4日初诊。感冒3天，发热，体温37.5~38.5℃，今早体温37.5℃。全身怕冷，无汗，身疼痛，头痛，眼眶痛，咽痛，咳嗽，有白黏痰不易咯出，口干、口中发热，正在行经第3天，腹胀痛，经量不多。大便软而不畅，小便正常。舌淡黯有瘀斑，苔薄白、水滑，脉细弦数。用麻黄汤合小柴胡汤。处方：炙麻黄8g、桂枝10g、杏仁10g、炙甘草6g、柴胡20g、黄芩10g、法半夏12g、红人参3g、生姜10g、大枣4枚。2剂。2008年1月5日复诊。服药后全身出微汗而热退，身痛减轻，仍咳嗽，咯白痰带黄，咯痰不利，口干口苦，大便两天未解，小便正常。舌淡红，苔薄白腻，脉滑数。体温36.8℃。用甘露消毒丹。处方：藿香12g、白蔻仁10g（后下）、茵陈10g、滑石18g、通草3g、石菖蒲12g、黄芩10g、连翘15g、浙贝母10g、射干8g、薄荷3g（后下）、杏仁10g、生薏仁30g、生冬瓜仁30g、炙麻黄3g、海蛤壳30g。4剂。咳愈而安。（王建红医案）

辨证用方思路：一诊抓主证发热、恶寒、身痛、无汗，辨为麻黄汤证；而月经适来，口干、口中发热，腹胀痛，经量不多，为热入血室之小柴胡汤证。用两方合法。二诊抓方证苔白腻，咯白痰带黄，辨为甘露消毒丹证。用此方。另合麻杏苡甘汤祛风湿，治咳嗽。再仿苇茎汤法加冬瓜仁祛湿痰；仿黛蛤散法加海蛤壳化热痰。

特别提示：之一，仲景有柴胡桂枝汤法，尚无柴胡麻黄汤法。但临床贵在“悟”，如麻黄汤证与小柴胡汤证并见者，则可用柴胡麻黄汤，本案即是体验之一。

之二，甘露消毒丹治疗湿热咳嗽是刘渡舟先生的创新用法。用麻杏苡甘汤合甘露消毒丹治疗风湿、湿热咳喘亦是刘渡舟先生的经验之法。这些用法详见《温病方证与杂病辨治·甘露消毒丹》，此不重复介绍。本案服麻黄汤后，证转为湿热咳嗽甘露消毒丹证，故用此方而效。

14.用麻黄去桂枝汤治疗咳嗽

薛某某，男，9岁。住北京马甸桥。2008年11月19日初诊。患者咳嗽1月余，服中西药不见好转，不流涕，咯白痰，大、小便正常。舌淡红，苔薄白，脉滑。用麻黄汤加减。处方：炙麻黄5g、杏仁10g、炙甘草6g、桔梗10g、前胡10g、浙贝母10g。3剂。2008年12月3日复诊。上方服1剂，咳嗽大减，服3剂，咳即止，故未再来诊服药。昨天感冒，鼻塞，微咳，希望再服中药。问大、小便正常。舌淡红，苔薄白，脉弦滑。用荆防败毒散合杏苏散化裁。处方：荆芥8g、防风8g、杏仁10g、前胡10g、桔梗6g、枳壳6g、浙贝母10g、茯苓10g、陈皮6g、紫菀6g、生姜3g、大枣6g。3剂。（王建红医案）

辨证用方思路：本案无表证，但咳嗽，从咯白痰辨为麻黄汤证，用此方。无需发汗，故去桂枝。加桔梗、前胡、浙贝母，既可化痰止咳，又性偏寒凉，可制麻黄辛温发汗之性，而存其止咳平喘之功。

15.用麻黄加术汤治寒湿郁表怪病

任某，男，16岁。北京市某中学学生，住北京朝阳区西坝河。2002年10月30日其母亲来诊室找某医生诊病，但该医生因故未来上班，其母亲即向我述说患者的病情，问我能否给开一处方。患者曾患过肾炎，现在患“乙肝”“大三阳”。其症偏头痛，有“三幻症”，恶心，胃脘胀满，每天饭量很少，心烦急躁，口苦，耳鸣，大便干结数周不解，小便正常。据病情，我为其处大柴胡汤原方2剂。2002年11月3日患者来诊。诉及服大柴胡汤后呕吐两次，仍恶心，口苦，口中有酸干辣味，未解大便，嗜睡。舌红，苔白厚腻，脉弦滑。为处两方：一方：温胆汤3剂；二方：薛雪黄连苏叶汤（黄连、苏梗、苏叶）3剂。2002年11月10日三诊。服处方一仍呕吐，恶心，改服处方二后，恶心、呕吐止。但仍头晕，学习注意力不集中，口渴不欲饮，“三幻症”仍存在，大便1周未解，小便黄。神情呆滞，面色晦黑，不愿多说话，诉说病情均以家长为主。

舌红，苔薄白腻，脉弦数。从精神抑郁考虑，用防己地黄汤3剂。此后病人未来复诊。至2003年3月26日下午，患者同其母亲来找另一位医生又未遇见，遂又找我诊治。本次症为：恶寒发热，浑身怕冷，无汗，全身肌肉、关节串痛，头痛，以左侧太阳穴痛为重。咽痛，口不渴，心中恐惧，大便已3~4周未解，小便正常。纳呆，无食欲，任何东西都不愿意吃，只喜欢喝可乐。细细追问，患者发热之症已有多年，经常午后发热，并伴随许多症状，以头身痛为最多最主要，因此患者很少能全勤上学1周，曾到很多医院检查，但均未明确诊断。舌体偏胖，舌淡红，苔白厚腻，舌根厚腻尤其显著，脉浮紧。用麻黄加术汤。处方：麻黄8g（先煎去沫）、桂枝6g、杏仁10g、炙甘草6g、生白术30g。2剂。嘱温服，避风寒，微汗出即可，不可令大汗淋漓。2003年3月28日上午其母亲来电话告诉，服第1剂未出汗，服第2剂即全身微汗出透，患者顿觉全身舒适了许多，下午烧退，上述诸症亦随之消失。此后鼻衄1次，血色紫红，血量不多，鼻出血后反而精力充沛，全身清爽，饭量大增，本周竟全勤上学。更奇的是，长期的白厚腻苔全部退净，连患者的母亲也称之为奇。脉之紧象亦失。其后，患者又以头痛、身体出冷黏汗、身体困重、头晕眼花等症来诊数次，分别以泽泻汤、五苓散、香砂养胃汤等方调理而诸症渐渐消退。（王建红医案）

辨证用方思路：2003年3月26日诊时不考虑精神疾患问题，而抓主证发热、恶寒、无汗、头痛、身痛，辨为麻黄汤证，苔腻，用麻黄加术汤。

特别提示：之一，《伤寒论》第46条载：“太阳病，脉浮紧，无汗，发热，身疼痛，八九日不解，表证仍在，此当发其汗。服药已微除，其人发烦目瞑，剧者必衄，衄乃解。所以然者，阳气重故也。麻黄汤主之。”本案服麻黄汤后出现鼻衄，鼻衄后全身轻松清爽，从而验证了仲景的论说。胡希恕先生认为，“发烦目瞑”是病欲解而发作的瞑眩状态，瞑眩发作剧者，又可出现鼻衄。瞑眩为服药有验的一种反应，看似惊人，少时即已，而且所病亦必随之而愈，古人有“若药弗瞑眩，厥疾弗瘳”的说法。

之二，本案类似精神抑郁病，前几诊问诊时没有注意到常时发热，恶寒，无汗，头痛、身疼痛等麻黄汤证的特征性表现，故三治而无效。第四诊甩开精神性疾病的束缚而直接抓方证，用麻黄加术汤治疗，结果获奇效。由此提示，精神性疾病如果存在麻黄汤证或麻黄加术汤证者，发散寒湿，疏解寒湿之郁，则气血畅通，抑郁病可治。

三、讨论与小结

（一）刘渡舟先生用麻黄汤的思路与手法

刘渡舟先生用麻黄汤的主要手法有以下几点：第一，用麻黄汤合苍耳子散治疗过敏性鼻炎、鼻窦炎。如上述“钱某某，男，21岁”案。先生在《古今接轨轮》中讲述了“麻黄汤与苍耳子散接轨”的手法。即用小剂量麻黄汤宣散肺经风寒，开利鼻窍，兼以“脱敏”；用苍耳子散疏解胃经寒热邪气，兼透脑止嚏。两方合法，治疗鼻炎偏于风寒闭窍之证。

第二，用麻黄加术汤治疗风寒湿痹身痛，关节肌肉疼痛。辨证的要点是，肌肉关节疼痛而兼沉重，或肿胀。或者伴有恶寒、无汗，关节遇冷疼甚等特征。由于风湿性关节炎、类风湿性关节炎等痹证病程长，见效慢，治疗难度大，因此，刘渡舟老师多用麻黄加术汤与小续命汤、加减木防己汤、桂枝芍药知母汤、千金犀角汤、当归拈痛汤、加味苍柏散等方交替使用。

刘渡舟先生在《古今接轨论》中曾介绍用麻黄汤合六味地黄汤治疗小儿遗尿的经验，自称为“麻黄汤与六味地黄汤接轨”法，属于“奇兵”之用。其构思之巧，用法之神，值得细细品味与研究。

虽然我们在跟诊中没有见到刘渡舟先生用麻黄汤治疗外感伤寒表实证的案例，但是，刘渡舟老师常给我们讲麻黄汤在外感表证治疗中的重要性。这一思想见于他的亲自撰写的两篇论文中，即《汗法小议》与《论发汗解表中的片面性》。在《汗法小议》中先生深刻地论述了自己对外感风寒麻黄汤证因畏惧麻、桂而误用辛凉的教训，讲述了他用麻黄汤原方治疗某患者外感风寒自用寒凉药遏闭表阳，发为无汗症的经验。在《论发汗解表中的片面性》中，刘渡舟先生不仅进一步强调了寒邪伤人的普通性与麻黄汤辛温发汗解表的重要性，而且提出了夏月“空调病”的概念。认为夏天贪凉嗜用冷气所致的感冒所出现的“恶寒，发热，身痛，气喘，无汗”，脉浮弦或浮紧，舌苔白润不干等证，与《伤寒论》第35条所述的“麻黄八证”极为相似，推举用麻黄汤治疗。这些论点均来源于临床，对于麻黄汤的应用具有重要的指导意义，为我们在表证发热中大胆使用麻黄汤给予了重要的启示。

（二）学习理解与临证感悟

1.方证对应与抓方证的特征性症

麻黄汤方　本方用麻黄发汗以解散风寒。用桂枝助麻黄发汗，兼以平冲、止身痛；用杏仁助麻黄宣肺，兼以平喘。用甘草调和诸药，顾护胃气，而佐制麻、桂，以防发汗太过。本方为发汗第一方，具有发汗解表、发散风寒、平喘之功，主治太阳表实恶寒、无汗、身疼痛而喘者。

麻黄汤证　“头痛，发热，身疼，腰痛，骨节疼痛，恶风，无汗而喘者。(《伤寒论》第35条）”此即所谓“麻黄汤八证”。另外还有：“太阳与阳明合病，喘而胸满者。”（第36条）“太阳病，脉浮紧，无汗，发热，身疼痛者。”（第46条）“伤寒脉浮紧，不发汗，因致衄者。”（第55条）

麻黄汤证的特征性症（主证）　外感病，以发热，恶寒，无汗，浑身肌肉、关节疼痛，口不干、不渴，脉浮紧而数为辨方证的要点。杂病以肌肉、关节疼痛，无汗，恶风、恶寒，口不干、不渴，舌淡红偏胖，苔润滑为辨方证的要点。

麻黄加术汤方　白术燥湿，善于除湿痹，加于麻黄汤中，则发散风寒而除湿，主治风寒湿痹而身体烦疼者。

麻黄加术汤证　风湿阻痹经脉，关节肌肉疼痛而沉重。

麻黄加术汤证的特征性症（主证）　麻黄汤证而见舌苔白腻，或身体沉重疼痛，或身肿者。

2.辨方证的疑难点

（1）麻黄汤证的口感： 辨麻黄汤证时最关键的是要细细询问病人的口感，只要口不苦，口不干，口不渴，也就是说，只要“口中和”，而见麻黄汤证，如发热、恶寒、无汗者，就可以率先用麻黄汤。

（2）麻黄汤证的脉： 在外感发热出现麻黄汤证时，脉一定是数脉，多浮紧而数，因为发热，甚至高热而无汗，脉不可能不数。万万不能纸上谈兵，认为是风寒而非风热，脉不会数；也万万不能一见脉数，就误认为是外感温热而不是麻黄汤证。

（3）麻黄汤证的舌： 外感发热、无汗时，麻黄汤证舌多见红，甚至红赤、红绛，但苔不黄、不干而润，苔上水分较多，甚至滑。万万不可一见舌质红、赤、绛，就误认为是热证而不是麻黄汤证。

（4）体温高低不能作为辨识麻黄汤证的要点：外感病，麻黄汤证既可以恶寒、无汗而不发热，也可以恶寒、无汗而发热，甚至高热，体温在39℃以上。辨麻黄汤证绝对不能以发热时体温的高低作为辨证标准，即使发热近40℃，只要恶寒、无汗、浑身疼痛，而口中和，口不干、不渴，舌苔润，就可以用麻黄汤。

（5）扁桃体红肿化脓不能排除麻黄汤证：扁桃体肿大或化脓是体征，不是热证的辨证指标。感冒发热出现典型的麻黄汤证时，不少病人，特别是儿童，往往可以出现扁桃体红肿，或有脓点，如上述“张某某，男，14岁”案、“蔡某某，男，4岁4个月”案、“刘某儿子”案等。对此，不能一见扁桃体红肿就认为是热毒壅盛，而否定麻黄汤证的诊断。其实，这是太阳寒邪束表，表郁而气血壅郁的一种表现，同类表现还有咽喉肿痛、咽后壁充血等。用麻黄汤发散风寒，汗出而表郁解除，则气血壅郁状态也随之解除。此时（麻黄汤证存在）如果只着眼于扁桃体而用清热解毒或寒凉清解，则遏制病邪外达，延误病机，甚至导致表证入里而发为种种变证。

3.方的结构与拓展证——扩展应用的思路

麻黄汤　从方的结构分析，本方由两组药构成：一是麻黄的“发汗”功用与桂枝、甘草配伍，形成麻、桂、草组，功在发散风寒，发汗解表，能够治疗外感风寒表实证；二是麻黄的“平喘”功用与杏仁、甘草配伍，形成麻、杏、草组，功在止咳平喘，能够治疗外感风寒所致的咳喘，或者没有表证的寒性咳喘。

方中麻黄凭借发散风寒的功用，配伍长于温通经脉的桂枝，长于甘缓的甘草，则能止痛，可以治疗风寒凝滞肌肉经脉的肌肉关节痹痛。

方中麻、桂、杏、草发散风寒，宣达肺气，可以治疗风寒郁闭毛窍所致的疮肿，皮肤瘙痒，鼻塞不通，或者流涕不止等。据此，本方能够治疗过敏性的皮肤病，以及鼻渊，鼻炎，鼻窦炎，尤其是过敏性的鼻炎等。刘渡舟先生认为，麻黄汤有“脱敏”功效，其理则在于此。

麻黄加术汤　白术燥湿、利水，加于具有发汗、利水作用的麻黄汤中，善于治疗水肿兼有风寒表证者。白术除湿痹，麻黄汤发散风寒、温通经脉，麻黄汤加白术，能够治疗风寒湿凝滞肌肉经脉的风寒湿痹证。白术燥湿，麻黄加术汤尤其善于治疗外感麻黄汤证见舌苔厚腻、身体沉重疼痛者。

4.几点特别体会

（1）麻黄汤是一首无可替代的解热良方：我们不厌其烦的介绍临床应用麻黄汤的

医案，就是想说明，麻黄汤对于外感发热有特效，是一首无法用其他方替代的发汗解表、发散风寒的好方剂。我们用麻黄汤的有效医案可谓不胜枚举。北京服装学院一位老师的女儿（2岁）感冒发热，怕冷，手足发凉，无汗，我们用麻黄汤原方（麻黄4g、桂枝3g、杏仁6g、炙甘草2g），仅服第一剂药的一煎，就汗出热解而痊愈。这位老师觉得此方治感冒特别有效，就把这张处方贴在客厅的柜子上，凡是学校的老师谁家孩子感冒发热，症状和她的女儿相似者，就让其来抄写此方，取药自服，结果个个有效。学校老师们彼此相传，都知道这位老师家有一张治疗感冒发热的神方。这位张姓老师后来找我们看病时告诉我们她给别人用此方的经历，我们听后吓了一跳，让她赶紧把那张处方撕下来，不要随便给别人用，以免用于非麻黄汤证的感冒。这一事实说明，感冒发热只要有麻黄汤证，也就是说只要对证，麻黄汤用之辄效。而且安全、平稳，不必要畏惧此方而弃之不用。我们的体会有两点：一是用麻黄汤一定要有用此方的依据，也就是说一定要有麻黄汤证。二是方中麻黄、桂枝的用量要根据年龄老幼、体质强弱等酌情变化。只要把握住了这两点，就可以放心使用麻黄汤。

（2）用麻黄汤发汗后须据证转方：外感发热，一开始表现为麻黄汤证者，用麻黄汤发汗后，多数病人可以热退表解而愈，但部分患者则不能尽解，用一剂或者一剂药的一煎，汗出而病机转化，会转变为其他方证，这时需要据证转方，灵活应对。我们在临床上体会到，最常见的转化证是小柴胡汤证、小柴胡加石膏汤证，或小柴胡加石膏麻黄汤证。其次是桂枝二麻黄一汤证，或桂枝麻黄各半汤证，或桂枝汤证。再次是麻杏石甘汤证。另外还有甘露消毒丹证、杏苏散证等。病机与方证转化以后，就不能再固守麻黄汤而太过发汗。

（3）用麻黄汤需酌情加减：临床上如果麻黄汤证比较典型者，我们喜欢用麻黄汤或麻黄加术汤原方，不随意加减，但如果在麻黄汤证外，明显兼见其他方证、药证者，也当据证加减。在以上所介绍的医案中，我们常用的加减法有：呕吐者，加生姜，如“王某某，女，6岁9个月”案。唇红干燥，或口干渴者，加石膏，如“王某某，女，11岁”案。脉沉、肢冷、畏寒辨证为阳虚者，加附子，如“张某，女，41岁”案。咳嗽痰多者，加半夏、浙贝母，如“韩某某，男，3岁”案、“朱某某，女，6岁半”案等。咽喉痛或扁桃体肿大化脓者，或加连翘，或桔梗，如“张某某，男，14岁”案、“蔡某某，男，4岁4个月”案。如咳嗽为主，有汗，无需再发汗者，减桂枝，如“薛某某，男，9岁”案。我们的体会是，虽要据证加减，但不能无的放矢地过多加药，加某药必须要以加此药的药证为依据。

(4)合并其他方证者则需合方合法：如果麻黄汤证典型而单纯，则需要抓主要矛盾而单刀直入，单独用麻黄汤。如果麻黄汤证与另一方证同时并见，则需两方合法应用。从我们以上介绍的医案来看，主要的合方有：并见湿咳者，合麻杏苡甘汤，如“张某某，女，31岁”案。并见术附汤证，表现为周身冷痛，脉沉者，合入术附汤法，如“张某，女，41岁”案。并见真武汤证，表现为下肢浮肿，脉沉者，合入真武汤，如“肖某某，女，48岁”案。并见小柴胡汤证，表现为胸胁苦满，口苦心烦者，合小柴胡汤，如“岳某某，女，45岁”案。

(5)要注意麻黄汤的不良反应：如果以麻黄汤证为依据用麻黄汤，其不良反应很少见。但我们在临床上也遇到个别患者用麻黄汤后有失眠现象，如曾经碰到一个水肿病人用麻黄加术汤后，虽一夜尿了很多，水肿大减，但却彻夜不能入睡，此案改用越婢加术汤，并重用石膏后，未再发生失眠。这可能与麻黄的兴奋作用有关。此特别提出，以引起注意。

(6)胡希恕先生汗后表解用小柴胡加石膏汤的经验：胡希恕先生有一经验，感冒发热表已解，而邪入半表半里出现了小柴胡汤证，如咽干、口苦、脉弦等，则用小柴胡汤和解。如口舌干燥者，加石膏；如咽痛者，加桔梗；如还有一点点微微恶寒，有一点点表证者，则于小柴胡加石膏汤中再加一点点麻黄，稍稍透解。胡希恕先生的这一经验十分珍贵，我们试用于临床，有历验不爽之效，如上述“罗某，男，48岁”案。在临摹胡希恕先生这一经验的基础上，我们拓展此法，将之用于治疗感冒发热，已经用了中、西药，有汗，但还发热，微微恶寒，主证表现为小柴胡汤证的患者，据证或用小柴胡汤加麻黄，或用小柴胡加石膏汤加麻黄，也收到不可思议的疗效。特此介绍，以期使胡希恕先生的这一经验进一步发扬光大。

(三)刘渡舟先生用时方

刘渡舟先生在用麻黄汤或麻黄加术汤时，合方或转方运用的时方主要有以下几首，此扼要介绍如下。

1.苍耳子散

苍耳子散　出自严用和《济生方》卷5。组成为：辛夷仁半两、苍耳子二钱半、香白芷一两、薄荷叶半钱。上晒干，为细末。每服二钱，食后用葱、茶清调下。主治鼻渊。鼻塞不闻香臭，流浊涕不止，前额头痛，舌苔薄白或白腻。

刘渡舟先生则是根据《医宗金鉴·杂病心法要诀》运用此方，其歌括云："苍耳散治鼻渊病，风热入脑瞑头疼，涕流不止鼻寒热，苍耳辛夷芷薄葱。"并根据此书所论，以苍耳子散治疗鼻渊初病，鼻塞，流涕，目眩，头痛，伤风为甚者；以黄连防风通圣散治疗鼻渊久病，郁而热重者。

2.千金三黄汤

千金三黄汤 出《金匮要略·中风历节病》附方，"治中风手足拘急，百节疼痛，烦热心乱，恶寒，经日不欲饮食。"此方组成为：麻黄五分，独活四分，细辛二分，黄芪三分，黄芩三分。上五味，以水六升，煮取二升，分温三服，一服小汗，二服大汗。心热加大黄二分，腹满加枳实一枚，气逆加人参三分，悸加牡蛎三分，渴加瓜蒌根三分，先有寒，加附子一枚。

刘渡舟先生常用此方治疗关节肌肉疼痛。其辨方证的要点是，风寒郁滞关节肌肉而卫气不足，浑身或关节冷痛，恶风，且内热心烦者。

3.升降散

升降散 原名赔赈散，出自陈良佐《二分析义》，制方人不详。杨璿将之更名为升降散，收载于《伤寒温疫条辨》。组成为：白僵蚕（酒炒）二钱，全蝉蜕（取土）一钱，广姜黄（去皮）三分，川大黄（生）四钱。称准，上为细末，合研匀。病轻者分四次服，每服一钱八分二厘五毫，用黄酒一盅，蜂蜜五钱，调匀冷服，中病即止。病重者，分三次服，每服重二钱四分三厘三毫，黄酒盅半，蜜七钱五分，调匀冷服。最重者，分二次服，每服三钱六分五厘，黄酒二盅，蜜一两，调匀冷服。胎产亦不忌。炼蜜丸，名太极丸，服法同前，轻重分服，用蜜、酒调匀送下。

在北京中医药大学，擅用升降散治疗杂病者，首推赵绍琴教授。他用此方主治郁火之证，见心烦急躁，心中愦愦然者。赵绍琴先生运用此方的手法与经验，我们在《温病方证与杂病辨治》升降散中已做了详细的介绍。

刘渡舟教授也喜欢用升降散治疗杂病火郁之证。凡心烦急躁，大便干，舌红赤者，辄用此方。因方中有姜黄，可止关节痛，故火郁证兼见关节疼痛者，则首选此方。

4.千金犀角汤

千金犀角汤 出自《备急千金要方》卷第八，诸风，"治热毒流于四肢，历节肿痛"。组成为：犀角（今用水牛角代替）二两，羚羊角一两，前胡、栀子仁、黄芩、射干各三两，大黄、升麻各四两，豉一升。上九味，㕮咀，以水九升，煮取三升，去滓，分三服。

刘渡舟先生常用此方治疗风湿热、类风湿关节炎、痛风等关节肿痛属于热者。其辨识此方证的要点为：关节肿痛，舌红赤苔黄，心烦，大便偏干者。关于本方中用射干的意义，我曾请教过先生，先生说："射干善通痹气"，凡痹痛而经络痹塞，内热气郁者，可仿千金犀角汤用射干。先生所背歌括为："犀角汤自千金方，历节四肢肿痛良，犀羚麻射栀子豉，前胡黄芩配大黄"。

4.小续命汤

小续命汤 出自《备急千金要方》卷第八，诸风，引小品方。组成为：麻黄、防己、人参、黄芩、桂心、甘草、芍药、芎䓖、杏仁各一两，附子一枚，防风一两半，生姜五两。上㕮咀，以水一斗二升，先煮麻黄三沸，去沫，纳诸药，煮取三升，分三服，甚良。不愈，更合三四剂，必佳。

刘渡舟先生则根据《医宗金鉴·杂病心法要诀·中风》所载用此方，其歌诀云："小续命汤虚经络，八风五痹总能全，麻杏桂芍通营卫，参草归芎气血宣，风淫防风湿淫已，黄芩热淫附子寒，春夏石膏知母入，秋冬桂附倍加添。"先生把此歌括背诵得滚瓜烂熟，在疼痛性病患中频繁使用本方。其辨识此方证的着眼点是，关节肌肉疼痛，怕风，无汗或汗少者。主要加减法也遵从《医宗金鉴》用法：如风寒湿郁，郁热内生者，加石膏、知母。如寒湿伤阳，脉沉者，加附子。兼湿热郁阻经络者，加防己等。

葛根汤

葛根汤 出自《伤寒论》第31条，组成为：葛根四两，麻黄三两（去节），桂枝二两（去皮），生姜三两（切），甘草二两（炙），芍药二两，大枣十二枚（擘）。上七味，以水一斗，先煮麻黄、葛根，减二升，去白沫，内诸药，煮取三升，去滓。温服一升。覆取微似汗。余如桂枝法将息及禁忌。诸汤皆仿此。

仲景原条文谓："太阳病，项背强几几，无汗，恶风，葛根汤主之。"

葛根汤还见于《伤寒论》第32条："太阳与阳明合病者，必自下利，葛根汤主之。"

《金匮要略·痉湿暍病脉证治》第12条："太阳病，无汗而小便反少，气上冲胸，口噤不得语，欲作刚痉，葛根汤主之。"

一、先师应用心法

刘渡舟先生主张六经与经络有关，认为葛根汤不仅主治太阳与阳明经表同时受邪之证（既表现为恶寒发热，头项强痛等太阳经表证，又有缘缘面赤、额头作痛、目痛鼻干等阳明经表证），而且是"阳明经证的正治之方"。先生认为，白虎汤证并非阳明经证，而葛根汤证才是阳明经证。他根据《医宗金鉴·伤寒心法要诀》关于阳明经表证的认识（歌诀："葛根浮长表阳明，缘缘面赤额头痛，发热恶寒身无汗，目痛鼻干卧不宁。"自注："此为阳明经表病也。"），为《伤寒论》第49条"面色缘缘正赤"补出"额头作痛、目痛鼻干，卧不宁"等症。

先生认为，葛根汤以葛根为主药，配麻、桂能解肌发表，又升津液、濡筋脉，善治项背强几几。葛根可入脾胃，升发清阳，鼓舞胃气，故也治下利。（《刘渡舟伤寒论讲稿》）临床上常用此方治疗太阳阳明两经经脉受邪，经脉阻滞所致的疼痛、痉挛等病证。此介绍有关用法如下。

1.用于治疗强直性脊柱炎

王某某，男，20岁。南京某大学学生。1999年5月27日上午初诊。患者被南京某医院确诊为强直性脊柱炎，专程来北京找刘渡舟先生诊治。骶骨与左髋关节疼痛，走路受限，走路时向一边拐，睡觉起来浑身强硬，坐下来臀部里面痛，胸部有像布带束捆一样的感觉。先生问："颈部疼不疼？出汗吗？"患者答："颈部痛，平时不出汗。"过去大便一天3~4次，现在一天1~2次。面苍，舌淡红，苔白微厚。用葛根汤。处方：葛根16g、麻黄4g（前两味药先煎5分钟，撇去上沫）、桂枝12g、白芍12g、炙甘草8g、大枣12枚、生姜12g。3剂。嘱服药后盖被子令出微汗。1999年6月3日上午二诊。服上药出汗，颈不强而疼，大椎穴处痛，左髋关节僵硬，抬不起来，膝痛，胸骨痛，左肩痛。先生问："口渴不渴？"患者答："有点渴，喝水不多。"先生问："腿肚子胀吗？"患者答："不胀，脚面疼"。大便正常。舌正红，苔白。用加味苍柏散加减。处方：苍术10g、黄柏6g、当归20g、白芍30g、熟地20g、川芎10g、木瓜10g、牛膝10g、天花粉12g、枳壳10g、槟榔6g、防己12g、龙胆草6g、柴胡8g、豨莶草30g。7剂。1999年6月10日上午三诊。疼痛好些了，口渴。舌正红，苔薄白，脉沉细略数。用小续命汤。处方：麻黄3g、桂枝10g、杏仁10g、白芍10g、党参10g、川芎8g、当归12g、炙甘草6g、防己12g、防风6g、生石膏20g、知母4g。7剂。1999年6月17日上午四诊。痛已好转，胸闷，髋骨疼得厉害。舌正红，苔黄白相兼偏腻。用柴胡桂枝汤。处方：柴胡16g、黄芩10g、半夏12g、党参6g、桂枝15g、白芍15g、炙甘草6g、生姜10g、大枣12枚。7剂。

辨证用方思路：一诊抓主证从颈部至骶骨、髋关节疼痛而强，辨为葛根汤证。问“颈部疼不疼？出汗不出汗？”意在进一步确认葛根汤证。如法用葛根汤原方治疗。二诊根据髋关节疼痛僵硬、膝关节痛、足面痛，辨为加味苍柏散证，但没有用原方。因已经发汗，故去其中羌活、独活等发散风寒药，合入四物汤养血活血。另从疼痛部位在胆经考虑，加少量柴胡、龙胆草疏利胆经湿热。三诊根据口渴、痹痛，辨为《医宗金鉴》所载小续命汤证，用此方。四诊根据胸闷、髋关节疼，从疼痛部位经络考虑辨为柴胡桂枝汤证，用此方原方调治。此案患者是学生，希望一边上学一边就医，因此三诊后返回南京。

特别提示：加味苍柏散是刘渡舟先生最喜欢用的时方之一，此方详见“讨论与小结”之“刘渡舟先生用时方”。

2.用于治疗颈背强硬或疼痛

丁某某，男，50岁。1999年9月2日上午。患者1998年10月15日曾就诊，当时头前额部沉晕10个月，血压不高，耳不鸣，大便不干，易上火。刘渡舟先生说这是“内热外风”。用川芎茶调散。处方：川芎8g、白芷6g、薄荷3g（后下）、炙甘草3g、羌活4g、菊花10g、细辛2g、茶叶1撮、荆芥穗8g、防风8g、生石膏16g、半夏12g。7剂。此方服之有效，头额沉晕愈。现颈与颈下部发硬发紧，背强急，无汗。舌红，苔白腻，脉浮紧弦。用葛根汤。处方：葛根14g、麻黄3g（前2味先煎10分钟，去上沫）、桂枝12g、白芍12g、炙甘草8g、大枣7枚、生姜8g。7剂。

辨证用方思路：一诊根据头前额沉晕，从阳明经风热考虑，遵《医宗金鉴》杂病伤风、头痛治法，用川芎茶调散，并遵《医宗金鉴》此方加减法之“荆防痰半热膏清”一句，加石膏、半夏。二诊抓主证颈部、后背强急，无汗，辨为葛根汤证，用葛根汤。

特别提示：刘先生常根据《医宗金鉴》所载用川芎茶调散治疗头痛、头晕等，其用法详见“讨论与小结”之“刘渡舟先生用时方”。

赵某某，男，73岁。1998年5月6日初诊。后脑酸麻，颈项背部酸痛，胸闷，身无汗，舌淡红，苔白滑而剥。用葛根汤。处方：葛根16g、麻黄3g、桂枝14g、白芍14g、生姜10g、炙甘草8g、大枣12枚。5剂。前2剂，每日1剂。后3剂，隔日1剂。

辨证用方思路：颈项背部酸痛而无汗，为葛根汤证，用葛根汤。

3.用于治疗颈项强痛

朱某某，男，50岁。1997年3月19日初诊。胸痛，颈项强痛，无汗。舌红，苔白，脉浮紧。用葛根汤。处方：葛根16g、麻黄3g、桂枝12g、白芍12g、生姜10g、炙甘草6g、大枣8枚。5剂。1997年4月2日二诊。服上方葛根汤颈项强痛减轻。现胸脘痛，晨起腰痛。舌红，苔白。用柴葛解肌汤。处方：柴胡16g、葛根10g、黄芩10g、白芍10g、桔梗10g、白芷10g、炙甘草6g、生石膏10g、羌活6g、生姜3g、大枣5枚、杏仁10g、厚朴14g。7剂。1997年4月9日三诊。颈项强进一步减轻，现胸疼。舌边尖红，苔白。用小柴胡汤合小陷胸汤与颠倒木金散化裁。处方：瓜蒌20g、半夏14g、柴胡6g、黄芩10g、党参6g、炙甘草6g、生姜10g、大枣7枚、香附10g、郁金10g。7剂。

辨证用方思路：一诊虽胸痛，但颈项强痛，无汗，为典型的葛根汤证，故先用此方。刘渡舟先生常说，颈为太阳，项为阳明，胸胁为少阳。二诊从太阳阳明少阳三经经气不利考虑，用柴葛解肌汤。三诊抓主证胸痛，用柴陷汤合颠倒木金散。

特别提示：刘渡舟先生常用柴葛解肌汤，更喜欢用颠倒木金散，此两方的运用思路与手法详见“讨论与小结”之“刘渡舟先生用时方”。

4.用于治疗肩背拘紧疼痛

杨某某，女，32岁。1998年5月20日初诊。素患“乙肝”，最近肩背拘紧疼痛，平时无汗。舌淡红，苔薄白。用葛根汤。处方：葛根16g、麻黄4g（前两味药先煎5分钟，撇去上沫）、桂枝12g、白芍12g、炙甘草8g、大枣12枚、生姜12g。5剂。1998年5月27日二诊。服上方肩背拘紧疼痛愈，仅偶尔肩部不适。舌正红，苔薄白，脉弦。用柴胡桂枝汤。处方：柴胡15g、黄芩10g、半夏14g、党参8g、炙甘草8g、生姜10g、大枣7枚、桂枝15g、白芍15g。7剂。1998年7月1日三诊。服上方肩部不适痊愈，因此未再来诊。本次月经延后，至今未来潮，舌红，苔薄白，脉弦。用血府逐瘀汤。处方：当归15g、生地10g、川芎10g、赤芍12g、桃仁12g、红花10g、炙甘草6g、柴胡12g、桔梗10g、枳壳10g、牛膝10g。7剂。1998年7月15日四诊。服用上方月经来潮，月经量少，现月经已净。舌正红，苔薄白，脉弦细。用圣愈汤。处方：川芎10g、当归15g、白芍15g、黄芪10g、党参10g、熟地15g。7剂。

辨证用方思路： 肩背拘紧疼痛，而无汗，为太阳经气不利的葛根汤证，故一诊用此方。肩不适与太、少两经经脉不利有关，故二诊用柴胡桂枝汤。三诊用血府逐瘀汤活血行气通经。四诊月经来潮，改用圣愈汤养血。

特别提示： 刘渡舟先生临证常用血府逐瘀汤与圣愈汤，其用法详见“讨论与小结”之“刘渡舟先生用时方”。

5.用于治疗高血压病颈项强

高某某，女，42岁。1999年1月6日。素有高血压病、胆囊息肉。最近头晕，目涩，颈项强。舌正红，苔白。用葛根汤。处方：葛根15g、麻黄3g、桂枝12g、白芍12g、大枣12枚、生姜10g、炙甘草8g。5剂。

辨证用方思路： 虽有高血压病眩晕，但其证颈项强而表现为葛根汤证，故用葛根汤。

6.用治冠心病心肌梗死见葛根汤证

李某某，男，52岁。1998年8月5日初诊。患有心绞痛，心肌梗死。现胸闷气憋，气喘气短，身无力，多黏汗。舌胖大有齿痕，苔白腻。用桂枝甘草汤加味。处方：桂枝12g、炙甘草10g、白术10g、党参15g、黄芪15g。7剂。1998年8月12日二诊。胸闷，目胀。舌胖，苔白腻滑。用苓桂术甘汤。处方：茯苓30g、桂枝15g、白术10g、炙甘草10g、泽泻20g。7剂。1998年8月19日三诊。颈项强。舌胖有齿痕，苔白滑。上方去甘草加葛根。处方：泽泻20g、白术12g、茯苓30g、桂枝15g、葛根12g。7剂。1998年8月26日四诊。颈项强，背紧。舌胖大有齿痕，苔白腻。用葛根汤。处方：葛根15g、麻黄3g、桂枝16g、白芍16g、炙甘草6g、生姜10g、大枣12枚。7剂。1998年9月2日五诊。颈项强、背紧愈。足底痛，上肢痛。舌淡红，苔白。用当归拈痛汤调治。

辨证用方思路： 本案患者长期请刘渡舟先生诊治，诊治经过很长，此处仅介绍相关的五诊。一诊根据胸闷气憋辨为桂枝甘草汤证，用此方。气短气喘、身无力而多黏汗，加参、术、芪补气固汗。二诊抓主证目胀，舌胖大、苔白腻滑，辨为水气上冲苓桂术甘汤证，用原方。另合泽泻汤法，加泽泻。三诊兼见颈项强，故用仿桂枝加葛根汤法，以二诊方去甘草，加葛根。四诊抓主证颈项强而背紧，辨为葛根汤证，用轻量麻黄之葛根汤。五诊抓主证足底痛，用当归拈痛汤。

特别提示： 三诊为什么要用苓桂术甘汤去甘草加葛根，而不是直接加葛根？这是因为刘渡舟先生喜欢用自制苓桂术甘汤变通方，变通方有去甘草，而加另一药的手法，如苓桂术姜汤、苓桂术附汤。本案用的是苓桂术葛汤。

7.用于治疗眶上神经痉挛

唐某某，男，36岁。1999年11月3日初诊。眶上神经痉挛，眼肌抽动2年，睁眼费力，欲闭眼。舌红，苔白，脉弦滑。用葛根汤加味。处方：葛根14g、麻黄4g、桂枝12g、白芍12g、生姜10g、大枣12枚、炙甘草6g、羚羊角粉2.1g、钩藤15g。7剂。1999年11月17日二诊。上方效果不明显，眉心及眼肌痉挛，喜闭眼。舌红，苔黄腻。用当归饮子加羚羊角、钩藤。处方：当归30g、白芍30g、生地20g、川芎10g、黄芪6g、何首乌10g、炙甘草10g、荆芥穗8g、防风6g、白蒺藜10g、钩藤6g、羚羊角粉2.1g（冲服）。7剂。

辨证用方思路：葛根善解肌，对于肌肉痉挛者，刘渡舟先生常用葛根汤，本案一诊即是这种用法。另外，眶上神经在额，为阳明经所过，此处痉挛，属于葛根汤证。抽动也为动风之征，故仿羚角钩藤汤法，加羚羊角、钩藤。这也是经方与时方接轨的用法。因用葛根汤未效，二诊一改常法，用当归饮子治疗。

特别提示：为什么二诊要用治疗皮肤病的当归饮子治疗眶上神经痉挛之眼肌抽动？此灵感来源于《医宗金鉴·外科心法要诀》歌括："当归饮子脓疥久，痒添血燥不能除，四物黄芪何首草，荆防蒺入风自疏。"取其"养血疏风"的功效，以治此病。刘渡舟先生常有这样的出奇制胜的手法，此是其之一。

当归饮子是刘渡舟先生常用时方之一，此方用法详见"讨论与小结"之"刘渡舟先生用时方"。

8.用治运动神经元损伤

张某某，男，69岁。1999年1月6日初诊。患运动神经元损伤，从1998年12月8日开始诊治，主要表现：肌肉萎缩，腿疼痛，双足肿，上方用加减木防己汤，足肿见消，腿疼，咽有痰，大便调。舌红紫黯胖大，苔薄腻略黄。继续用加减木防己汤。处方：防己15g、桂枝12g、石膏30g、杏仁10g、薏苡仁30g、蚕沙10g、滑石15g、通草12g、海桐皮12g、姜黄12g、石见穿10g、木瓜10g、牛膝10g、茵陈10g、苍术10g、黄柏8g。7剂。1999年1月13日二诊。下肢沉重疼痛。舌胖紫黯，苔薄白腻。用麻黄加术汤。处方：麻黄4g、桂枝10g、杏仁10g、炙甘草3g、白术15g。7剂。1999年1月27日三诊。大便2日1次，腿疼不减，足肿，颈项痛，尿少，心烦，睡眠差。舌偏红，苔白。用加味苍柏散。处方：苍术10g、白术10g、羌活6g、独活6g、生地10g、当归12g、白芍12g、知母10g、黄柏10g、牛膝10g、炙甘草4g、木通8g、防己12g、木瓜10g、槟榔10g、枳壳10g。7剂。1999年2月10日四诊。腿痛，有痰，大便干。舌红，苔厚腻。用当归拈痛汤。处方：当归16g、茵陈12g、猪苓20g、茯苓30g、泽泻20g、白术10g、羌活6g、防风6g、党参10g、升麻3g、黄芩6g、炙甘草6g、苦参10g、知母10g、葛根12g、苍术10g。15剂。1999年3月17日五诊。上方用羌活胜湿汤、加减木防己汤。腿疼减轻，颈椎疼，无汗，有痰，少寐，大便成形而通畅。舌淡红，苔白腻。用葛根汤。处方：葛根14g、麻黄3g、桂枝12g、白芍12g、炙甘草6g、大枣12枚、生姜10g。5剂。1999年3月24日六诊。服药颈项强减轻，现入睡难，咽有痰。舌胖黯红，苔薄白、中剥脱，脉弦滑。用芩连温胆汤。处方：黄芩4g、黄连4g、半夏16g、陈皮10g、茯苓20g、竹茹20g、枳实10g、炙甘草6g、生姜8g、当归12g、白芍12g、葛根12g。7剂。1999年3月31日七诊。大便干，口糜，口不渴，阵发性头晕，肩背恶寒。舌黯，苔白中剥。用柴葛解肌汤。处方：柴胡14g、葛根12g、羌活4g、白芷6g、桔梗10g、黄芩6g、白芍16g、炙甘草6g、生石膏15g、生姜3片、大枣5枚。7剂。1999年4月7日八诊。失眠，心烦，大便干，数日不解，午后项背痛，腿已不痛。舌红胖，苔白。用升降散加味。处方：大黄4g、僵蚕10g、蝉蜕5g、片姜黄10g、枳壳10g、桔梗8g、藏红花1g、当归12g、鸡血藤10g、葛根14g。7剂。

辨证用方思路：本案患者长期请刘渡舟先生诊治，病案很长，此仅取相关几诊作了介绍。一诊根据腿疼痛、双足肿，舌红、苔腻黄，辨为湿热痹加减木防已汤证，用此方加味。二诊证转下肢沉重疼痛，舌胖苔白腻，据此辨为寒湿麻黄加术汤证，用原方。三诊抓主证腿疼不减、足肿、尿少、心烦，辨为湿热痹加味苍柏散证，用此方加味。四诊抓主证腿痛、大便干，辨为当归拈痛汤证。用此方原方。五诊根据颈椎疼而无汗，辨为葛根汤证，用葛根汤原方。六诊抓主证入睡难，用芩连温胆汤。颈项强减轻，加归、芍、葛根以巩固疗效。七诊根据口糜、头晕、肩背恶寒、前诊颈项强，辨为三阳合并之柴葛解肌汤证，用此方。八诊抓主证失眠、烦躁、大便干，辨为升降散证，用此方加味。

特别提示：当归拈痛汤是刘渡舟先生特别喜欢用的时方，此方用法详见“讨论与小结”之“刘渡舟先生用时方”。

二、临摹实践与体会

遵从刘渡舟先生运用葛根汤的手法，我们在临床上试用葛根汤，有了较为深刻的体验，现介绍有关验案如下。

1.用于治疗颈项背强紧

刘某，女，49岁。住民航宿舍。2008年2月27日初诊。头晕，活动加重，颈项背强紧，活动受限，但不痛，无汗，大便干，小便频急不利，口干口渴。舌淡胖，苔薄白润，脉沉滑。用小柴胡汤合五苓散。处方：柴胡15g、黄芩10g、法半夏12g、红人参3g、桂枝8g、苍术12g、茯苓15g、猪苓10g、泽泻10g、炙甘草6g、生姜10g、大枣4枚。7剂。2008年3月5日复诊。服药后仍头晕，昨天晚上加重，头不能动，动则欲倒，但口渴感减轻，肩膀出了点汗，出汗后感觉舒服，肩背怕风怕冷，小便频急减轻，大便干。舌淡，苔薄白微腻，脉沉滑。用葛根汤加苓术附。处方：葛根30g、炙麻黄6g、桂枝12g、白芍12g、炙甘草6g、生姜8g、大枣4枚、茯苓15g、苍术15g、制附子3g。4剂。2008年3月10日三诊。服药出汗不多，头晕减轻，颈项背僵硬大为减轻，但背部仍怕冷。舌淡红，薄白润，脉沉滑缓。继续用上方。处方：葛根15g、麻黄12g、桂枝10g、白芍10g、炙甘草6g、生姜8g、大枣4枚、制附子6g、茯苓15g、苍术10g、羌活3g。4剂。2008年3月14日四诊。服上方至第4剂，身上出汗逐渐增多，颈肩背肌肉已经松软，脖子活动已变灵活，之前胃凉不舒也明显好转，饭量增加，大便已正常，小便仍频，经常憋不住尿。舌淡红，苔薄白微腻，脉弦滑。改用春泽汤合陈念祖开肺气法调制。处方：桂枝8g、苍术12g、茯苓15g、猪苓10g、泽泻10g、红人参3g、制附子3g、桔梗6g、升麻2g、炙麻黄0.5g。14剂。（王建红医案）

辨证用方思路：一诊从小便频急不利，口渴辨为五苓散证；根据头晕眩辨为小柴胡汤证，用两方合法。二诊抓主证颈项背强紧，活动受限，肩膀出微汗后感觉舒服，辨为葛根汤证；根据肩背怕风怕冷，辨为附子证。用葛根汤加术附苓。三诊见显效，故守法继续用二诊方，减葛根量，加羌活。四诊抓主证小便频，憋不住尿，辨为五苓散证，方用春泽汤法加人参，合术附苓去寒湿，另仿陈修园开肺气法以治疗小便频急。

特别提示：之一，陈念祖开肺气法出自《时方妙用·癃闭》，方用五淋散加麻黄、杏仁，治疗癃闭小便点滴不通。陈氏云："如滴水之器，闭其上窍而倒悬之，点滴不能下也；去其上闭，则下窍通矣。有用五淋散加麻黄、杏仁以取微汗者……有用人参、麻黄各一两水煎服者。"并说："麻黄力猛，能通阳气于至阴之地，下肺气，主皮毛，配杏仁以降气，下达州都，导水必自高原之义也。"《医学从众录·癃闭》

也有类似记载。本案虽非癃闭，而是尿频、憋不住尿，但病机相同，故仿陈修园法治之。

之二，术、附、苓并用治疗寒湿痹痛、僵硬是胡希恕先生的经验，本案遵之于葛根汤加此三味以治疗项背僵硬。

2. 用于治疗头痛颈两侧筋发紧

樊某某，女，51岁。住北京市团结湖。2008年3月8日初诊。头痛20余年，多在月经前发作，近期左侧头后部疼痛明显，伴恶心，呕吐，吐出物为食物。因疲劳全头痛连及颈痛，心前区疼，心烦，口黏不苦。月经先后不定期，经量多，行经时间长。面部黄褐斑多。大便偏干，小便黄。舌淡红，苔薄白腻，脉弦滑数。用吴茱萸汤合柴胡桂枝汤。处方：柴胡15g、黄芩10g、法半夏10g、生姜10g、炙甘草6g、红人参3g、大枣4枚、桂枝8g、白芍8g、吴茱萸6g、川芎10g、白芷10g、郁金10g、全蝎5g。4剂。2008年3月12日二诊。服药后头痛减轻，但颈后两侧各有一条筋发紧，午后易头痛，大、小便正常。舌淡黯，苔薄白，脉弦滑。用葛根汤。处方：葛根15g、炙麻黄10g、桂枝10g、白芍10g、炙甘草8g、生姜10g、大枣4枚、苍术15g、制附子6g、茯苓15g、全蝎3g。5剂。2008年3月17日三诊。服药颈后筋脉发紧痊愈，昨天饮食不当致胃痛，时恶心，胸闷痛，口干。舌淡红，苔薄白，脉弦细。改用柴芍六君子汤调治。处方：柴胡10g、白芍10g、红人参6g、苍术10g、茯苓15g、炙甘草6g、法半夏12g、陈皮10g、生姜6g、大枣2枚、木香6g、砂仁6g（后下）。7剂。2008年3月24日四诊。服药头痛、胃痛均减轻。现行走快则胸痛，两胁不适，颈部怕冷，大便软，小便正常。舌淡红，苔薄白，脉缓滑。用小柴胡汤合桂枝甘草汤与颠倒木金散化裁。处方：柴胡12g、黄芩6g、法半夏15g、生姜10g、红人参5g、大枣4枚、炙甘草6g、桂枝10g、郁金10g、木香10g、羌活6g。3剂。2008年4月12日五诊。服药胸疼减轻，现仅感右胁肋不适，胃胀，后背痛，月经3月30日来潮，经前头痛未见发作。舌淡红，苔薄白，脉细弦。用四逆散加味调治。处方：柴胡10g、枳实10g、白芍10g、炙甘草6g、法半夏10g、生姜6g、青皮6g、陈皮6g、三棱10g、莪术10g、桔梗10g、大枣4枚。7剂。（王建红医案）

辨证用方思路：一诊抓主证头痛、呕吐，辨为吴茱萸汤证；根据头痛多在月经前发作、疼痛部位以左侧头后部为明显的特点（太少两经），辨为柴胡桂枝汤证，用两方合法。另加川芎、白芷、全蝎止头痛；仿颠倒木金散法加郁金治胸痛。二诊抓主证颈后两侧筋发紧，辨为葛根汤证。用葛根汤。另加术、附、苓治寒湿痹痛，加全蝎止头痛。三诊用柴芍六君子汤合香砂六君子汤调肝胆脾胃而治胃痛呕吐。四诊抓主证胸痛，两胁不舒，用小柴胡汤、桂枝甘草汤、颠倒木金散三方化裁。颈部怕冷，加羌活。五诊守法用四逆散加味调治。

3.用于治疗腰椎骨质增生而腰痛腰肌挛急

韩某某，女，35岁。中科院软件所。2008年3月5日初诊。腰椎第4、5椎体骨质增生，伴椎体轻度滑脱，黄韧带肥厚。现腰痛，沉困重着，20余天不愈。腰部肌肉紧张，无汗，无冷感，活动受限，腰部裹着皮制护腰带。大、小便正常。舌淡红，苔薄白，脉沉细。用葛根汤加味。处方：葛根20g、炙麻黄10g、桂枝12g、白芍12g、炙甘草6g、生姜6g、苍术10g、制附子6g、茯苓15g。6剂。2008年3月12日复诊。服药后腰部肌肉紧张度缓解，右侧腰疼明显减轻，出汗不明显，偶有嗳气打嗝。舌淡红，苔薄白，脉细弦。用五积散。处方：苍术12g、厚朴12g、陈皮10g、茯苓12g、炙麻黄15g、桂枝10g、桔梗12g、枳壳10g、当归12g、川芎10g、白芍10g、干姜10g、白芷6g、制附子10g、炙甘草6g。6剂。2008年3月19日三诊。服上方腰部肌肉紧张感进一步减轻，腰痛次数减少，持续时间缩短。服第1剂药后感觉胃部舒服，再服胃不舒愈。手凉，仍有时呃逆。舌淡，苔薄白，脉沉。继续用五积散化裁。处方：苍术12g、厚朴15g、陈皮10g、茯苓12g、炙麻黄15g、桂枝12g、桔梗12g、枳壳10g、当归12g、川芎10g、白芍12g、干姜10g、白芷6g、制附子15g、羌活6g、独活6g。6剂。2008年3月26日四诊。服药后腰疼日益好转，肌肉紧张沉重进一步减缓，腰背部已能出汗，呃逆减轻，手仍凉。月经应24日来潮，但至今未来。大、小便正常。舌淡红，苔薄白润，脉沉滑。改用柴胡桂枝汤加味调治。处方：柴胡12g、黄芩6g、法半夏10g、红人参3g、桂枝8g、白芍8g、炙甘草6g、生姜10g、大枣4枚、茯苓15g、羌活3g、独活3g、藏红花0.5g。7剂。（王建红医案）

辨证用方思路：一诊抓主证腰痛、腰部肌肉紧张而活动受限（类似强急），无汗，辨为葛根汤证。根据腰痛而沉困重着，辨为寒湿术附汤证，遵胡希恕先生手法，加术、附、苓。二诊根据刘渡舟先生用《医宗金鉴》以五积散治寒湿脚气的手法，用五积散化裁。三诊守法用五积散加减。四诊根据月经延期，结合病史腰痛，遵刘渡舟先生经验，用柴胡桂枝汤调治。另仿桂枝茯苓丸法加茯苓、藏红花以通经。

特别提示：刘渡舟先生常根据《医宗金鉴》用五积散治疗寒湿脚气的记载，用此方治疗寒湿疼痛。另外，叶橘泉先生对五积散的运用有独到的经验，以此方治疗风寒湿痹、筋骨痛、腰肌冷痛、脚膝拘挛疼痛、坐骨神经痛、疝气腹中冷痛、胃内停滞寒饮宿食、胃痛等病证(《中医临床家叶橘泉·五积散的临床应用》)我们临摹刘渡舟与叶橘泉先生的经验，临床常用此方治疗疼痛性疾病，每可取效。《医宗金鉴》歌括云："内伤生冷外感寒，五积平胃半苓攒，麻桂枳桔归芎芍，姜芷加附逐阴寒，腹痛呕逆吴萸入，有汗除麻桂枝添，虚加参术除枳桔，妇人痛经艾醋煎。"遵此歌括，我们用此方治疗难治性痛经多例，均显卓效。

4.用于治疗腰痛

林某某，男，71岁。住北京和平街。2009年5月22日初诊。腰疼痛反复发作20余年，今日加重，脊椎正中沉重疼痛，卧床时尤著，身怕冷，无汗，大、小便正常。舌淡红，苔薄白，脉沉弦。用葛根汤合术附苓。处方：葛根15g、炙麻黄6g、桂枝12g、白芍12g、炙甘草6g、生姜10g、大枣12g、苍术10g、制附子6g、茯苓15g、生苡仁30g。5剂。2009年5月27日复诊。服药后腰疼缓解许多，腰椎正中疼痛也大为减轻，头部汗出，但身上仍无汗。舌胖大、质黯红，苔薄白，脉缓滑。继续用上方化裁。处方：葛根30g、炙麻黄3g、桂枝12g、白芍12g、炙甘草10g、生姜10g、大枣12g、苍术15g、制附子10g、茯苓15g、羌活5g、独活5g。7剂。(王建红医案)

辨证用方思路：腰脊椎正中痛、身冷，而无汗，为葛根汤证；腰痛而沉重，脉沉，为寒湿伤阳术附苓证，故用两法合方。另加薏苡仁除湿痹。

特别提示：本案遵胡希恕先生葛根加苓术附汤、葛根加薏苡仁汤的手法处方。胡希恕先生用葛根汤的经验详见"讨论与小结"。

5.用于治疗脊柱关节病腰脊髋部疼痛

王某某，男，34岁。北京中智人才顾问有限公司。2008年11月20日初诊。腰脊疼痛、双髋关节痛2年，经北京两家医院检查诊断为脊柱关节病，服中药疼痛减轻。但今年10月中旬疼痛再次发作，以腰骶部疼痛为主，腰凉明显，腰脊部怕风，无汗，腿凉，大便正常，小便利。舌偏红，苔薄白微腻，脉沉缓滑。用葛根汤加术附苓。处方：葛根20g、炙麻黄12g(先煎)、桂枝10g、白芍10g、炙甘草6g、生姜10g、大枣12g、茯苓15g、苍术12g、制附子8g(先煎)。4剂。2008年11月24日复诊。服药后躯干部出汗，腿部未出汗，腰髋部疼痛减轻，腰部凉感显著减轻，口微渴。舌偏红，苔薄白，脉弦滑。继续用葛根汤加味。处方：葛根20g、炙麻黄6g、桂枝12g、白芍12g、炙甘草10g、生姜10g、大枣12g、苍术10g、制附子10g（先煎）、茯苓15g、当归10g。4剂。2008年12月1日三诊。服药后腰髋关节疼痛已明显减轻，腰脊出汗后已不怕风，腿沉痛感向下行走，右足明显，左足踝拘紧，偶发头晕，片刻即愈，日3~4次。大、小便正常。舌偏红，苔薄白，脉弦缓。用桂枝汤加参附。处方：桂枝12g、白芍12g、炙甘草10g、生姜10g、大枣12g、制附子8g（先煎）、党参6g。7剂。2008年12月8日四诊。腰髋部已不痛，但左髋关节发紧，行走时明显，具体部位不明确，双上肢时发疼痛，大、小便正常。舌淡红，苔薄白，脉沉细。用大黄附子汤合芍药甘草汤。处方：制附子10g、细辛6g、生大黄8g、白芍10g、炙甘草10g。5剂。（王建红医案）

辨证用方思路：一诊抓主证腰骶部疼痛、腰凉、腰脊怕风，而无汗，辨为太阳伤寒葛根汤证，用葛根汤。另根据下肢凉、苔白微腻，脉沉缓滑，辨为寒湿伤阳术附汤证，仿胡希恕先生用术附苓的手法，加苓、术、附。二诊身体部分汗出，故守方而减轻麻黄用量。另仿当归拈痛汤法加当归养血止痛。三诊汗出痛减，而偶发头晕，故不再用麻黄剂，改用桂枝汤调和，加人参扶正，加附子止痛。四诊根据左髋关节一侧发紧，呈现为“偏痛”，故用胡希恕先生与叶橘泉先生的经验，用大黄附子汤主治偏痛。因在髋关节，故根据刘渡舟先生用芍药甘草汤经验，合入芍药甘草汤。

特别提示：《伤寒论》第46条有服麻黄汤后病症减轻，而“其人发烦目瞑”的记载，胡希恕先生认为这是一种“瞑眩”状态，是服药有验的一种反应，看似惊人，少时即已。本案两服葛根汤后，出现“偶发头晕，片刻即愈”，这也是“瞑眩”的一种表现，无需担心。

6.用于治疗太阳与阳明合病发热而下利

廖某某，女，15岁。住北京舞蹈学院。2006年10月23日初诊。昨天晚上发热，体温39.1℃，服退热药出汗后热度有所减轻，现体温38℃，身冷无汗，头疼，肌肉关节不痛，今天大便稀，已解3~4次，便中有许多泡沫，排气多。舌淡，苔薄白，脉滑数。用葛根汤。处方：葛根30g、炙麻黄8g、桂枝10g、白芍10g、炙甘草6g、生姜8g、大枣4枚、苍术6g、黄连4g。2剂。第2天患者的母亲打电话来说，此方只吃了1剂，就汗出、热退而腹泻止。（王建红医案）

辨证用方思路：本案发热，身冷，无汗，头痛，而下利，故不是麻黄汤证而是葛根汤证，方用葛根汤。另仿葛根芩连汤法加黄连，仿麻黄加术汤法加苍术。

特别提示：《伤寒论》第32条载葛根汤可治“太阳与阳明合病”“自下利”，此案疗效突出，从而印证了仲景的经验。

易某，男，22岁。2006年6月10日初诊。头痛2天，昨天夜里发热，体温38.5℃，无汗，肌肉酸疼，双眼皮剧痛，腹泻，昨夜至今3次，泻下稀糊状大便。自服清热解毒颗粒剂不效。口鼻干燥，但不渴，小便黄少。舌边尖红，苔白腻，脉弦。用葛根汤。处方：葛根30g、炙麻黄9g、桂枝8g、炙甘草6g、白芍8g、生姜6g、大枣12g。2剂。2006年6月12日复诊。服药后身出汗而热退，肌肉酸痛解除，头痛、眼皮疼痛消失，服药1剂即腹泻止，大便正常。口干。舌边红，苔薄黄，脉缓。用桂枝汤加味调和。处方：桂枝10g、白芍10g、炙甘草6g、生姜6g、大枣12g、陈皮10g、法半夏10g、神曲10g、茯苓10g。3剂。病愈。（王建红医案）

辨证用方思路：本案发热，无汗，头痛身痛，而腹泻，是典型的太阳与阳明合并葛根汤证，故用葛根汤显卓效。二诊抓主证脉缓，用桂枝汤调和。另仿保和丸法，加陈、夏、曲、苓调和脾胃。

7.用于治疗太阳邪陷阳明而腹泻

孙某，男，37岁。北京摩立特公司。2008年11月8日初诊。身体容易疲乏，食辛辣食物即腹泻，大便急迫，便前腹痛，每到春天鼻过敏，喷嚏多，时发寒热，颈强不舒。舌红胖大，苔薄白微腻，脉细弦。用葛根汤。处方：葛根20g、炙麻黄8g、桂枝10g、白芍12g、炙甘草6g、生姜10g、大枣12g、苍术6g。7剂。2008年11月17日复诊。服药后腹泻止，大便成形，1天1次，腹痛也止。口微干。舌黯红偏胖、舌边有瘀血点，苔薄白微腻，脉弦滑。用四逆散调治。处方：柴胡12g、白芍15g、枳实10g、炙甘草10g、生石膏30g、葛根30g、苍术10g。7剂。病愈。（王建红医案）

辨证用方思路：一诊抓主证腹泻、大便急迫而颈强不舒，辨为葛根汤证。用原方，苔腻，仿麻黄加术汤法加苍术。二诊根据脉弦，遵胡希恕先生用四逆散治下利的手法，用四逆散调治。口微干，加石膏、葛根；苔微腻，加苍术。

8.用葛根加石膏汤治外感发热

林某，男，16岁。2004年9月1日初诊。发热1天，体温39℃，无汗，恶寒，头疼，骨节肌肉疼痛，颈项强痛，不恶心，口渴欲饮，小便少，大便溏，大便时肛门有热感1天。舌边尖红，苔黄厚腻，脉弦紧数。用葛根汤加石膏。处方：葛根30g、炙麻黄12g、桂枝10g、白芍10g、生姜10g、大枣4枚、生石膏60g（先煎）。1剂。2004年

9月2日二诊。服药半剂后小便通利，再服半剂即全身出汗，热退，身疼骨节疼除，颈强痛止，体力增加，口渴减，大便泻1次，口苦。舌紫黯，苔白腻，脉弦滑。用小柴胡汤。处方：柴胡24g、黄芩10g、清半夏12g、党参6g、炙甘草6g、生姜10g、大枣4枚、白蔻仁10g、杏仁10g、苍术6g、陈皮10g。2剂。病愈。（王建红医案）

辨证用方思路：发热、恶寒、头身痛，无汗，为麻黄汤证，而兼颈项强痛、下利，则为葛根汤证。但口渴欲饮，大便时肛门灼热，又为葛根加石膏汤证。故用此方。一剂得效，证转口苦，为小柴胡汤证，故转用小柴胡汤。苔白腻，为湿郁三焦，故仿三仁汤法加杏、蔻、苍、陈分消湿邪。

特别提示：用葛根汤加石膏汤并重用石膏的手法是临摹了胡希恕先生的经验。胡先生的这一手法详见“讨论与小结”。

王某某，男，5岁。2004年7月22日初诊。发热4天，体温37.5~39.5℃，服解热药与抗生素未效。现仍发热，今早体温37.8℃，恶风，鼻塞流涕，无汗，眼睛分泌物多，口干欲饮，大便干燥，小便黄，唇红。舌红，苔薄白，脉浮数。用葛根汤。处方：葛根12g、炙麻黄6g、桂枝6g、白芍6g、炙甘草4g、生姜4g、大枣2枚、生石膏30g。2剂。2004年7月23日二诊。服上方第1剂三分之二，即汗出而热退身凉，体温36.3~36.7℃，停服第2剂。现仅有一点鼻塞，大便昨日未解，小便黄，口渴不明显。舌淡红，苔薄白，脉浮滑数。用桂枝汤加味。处方：桂枝6g、白芍6g、炙甘草4g、生姜3g、大枣2枚、生大黄4g、辛夷4g、苍耳子4g、杏仁10g。3剂。再未发热，大便通畅而愈。（王建红医案）

辨证用方思路：一诊发热、恶风、无汗，为麻黄汤证，而口干欲饮、小便黄则为葛根加石膏汤证，故用此方。二诊根据鼻塞、大便昨日未解、脉浮数，辨为桂枝加大黄汤证，用此原方。另合苍耳子散法，加辛夷、苍耳子、杏仁宣通鼻窍。

王某某，女，11岁。2004年7月14日初诊。发热1天，体温38.5℃，恶风寒，不出汗，头痛。口干口渴，但不欲饮，小便黄，大便正常。舌淡红，苔薄白，脉浮数。用葛根加石膏汤。处方：葛根12g、炙麻黄8g、桂枝6g、白芍6g、炙甘草6g、生石膏30g。2剂。2004年7月15日二诊。服上方1剂后，汗出热退身凉，头痛除，停服第2剂药。现疲乏无力，纳差，二便正常。舌淡红，苔薄白，脉细数。用小柴胡加石膏汤。处方：柴胡14g、黄芩10g、清半夏10g、党参6g、炙甘草6g、生姜6g、大枣5枚、生石膏40g。3剂。身和而愈。（王建红医案）

辨证用方思路：一诊发热、恶寒、头痛、无汗，为麻黄汤证，而口干口渴，则为葛根加石膏汤证，用此原方。一剂得效。二诊疲乏无力，纳差，类似《伤寒论》第37条所载："太阳病，十日已去，脉浮细而嗜卧者，外已解也。设胸满胁痛者，与小柴胡汤"，故用小柴胡汤加石膏和解之。

9.用葛根加石膏汤治脑后痛麻

胡某某，女，33岁。2004年12月4日初诊。脑后部偏右侧痛，时有麻木感，时有突然眩一下的感觉，口干，大便正常。舌红尖赤，苔白滑水分多，脉浮弦紧。用葛根汤。处方：葛根30g、麻黄3g、桂枝6g、白芍20g、炙甘草6g、生姜6g、大枣4枚、生石膏45g、柴胡15g。6剂。2004年12月11日二诊。服此方有显效，脑后痛止，不麻木、不眩。奇怪的是，患者两下肢承山、丰隆穴附近与小腿后侧，患大片牛皮癣，服上药也有减轻，脸上的痤疮也减轻了许多。舌红苔白，脉弦。改用赵炳南除湿丸化裁。处方：栀子10g、连翘10g、黄芩10g、黄连6g、当归10g、生地10g、紫草10g、茜草10g、丹皮10g、赤芍10g、泽泻10g、茯苓10g、威灵仙10g、白鲜皮10g、葛根15g、大黄5g。6剂。（张文选医案）

辨证用方思路：脑后为太阳经所过，连及颈，此处痛麻，为葛根汤证，而口干，舌红尖赤，则为葛根加石膏汤证，故用此方。脑后偏于右侧痛，涉及少阳经，故加柴胡。方中白芍量较大，合甘草，为芍药甘草汤法，以解脑后颈部挛急。

10.用葛根加石膏汤治颈椎部痛

孔某，男，25岁。2004年9月18日初诊。颈椎部痛1年余，颈部有累感，背痛，背部也有累感，有汗，大便偏干。舌红，苔白略腻，脉沉细略弦。用葛根加石膏汤合羌活胜湿汤。处方：葛根15g、麻黄5g、桂枝10g、白芍10g、炙甘草6g、生姜5g、大枣7枚、生石膏45g、羌活6g、独活10g、川芎10g、蔓荆子10g、藁本10g、防风10g。6剂。2004年9月25日二诊。服药有显效，颈椎部与背部疼痛明显减轻，已几乎不痛，仅偶尔颈后有点不舒服。服药有汗，但出汗不多，小便不利，半天尿不出来。舌红，苔白，脉沉细弦。继续用葛根加石膏汤。小便不利，合五苓散。处方：葛根15g、麻黄8g、桂枝10g、白芍10g、炙甘草6g、生姜6g、大枣7枚、生石膏30g、茯苓30g、泽泻15g、猪苓10g。6剂。（张文选医案）

辨证用方思路：颈背痛，为葛根汤证，而有汗，则为葛根加石膏汤证。背痛、苔略腻，为羌活胜湿汤证，故用两方合法。二诊见效，继续用葛根加石膏汤。小便不利，合五苓散。

三、讨论与小结

（一）刘渡舟先生用葛根汤的思路与手法

刘渡舟先生用葛根汤的主要手法有以下几点：

第一，根据仲景原方证所述，用葛根汤治疗颈项疼痛、颈背强急、颈项背部酸痛等，如“丁某某，男，50岁”案、“赵某某，男，73岁”案、“朱某某，男，50岁”案等，用方的指征是，凡疼痛强急的部位在颈项或颈项附近，经络分部在太阳、阳明经，证见口中和、舌苔润，无汗者，就用葛根汤。即使没有典型的恶寒、发热等麻黄汤证，也用之。

值得重视的是，刘渡舟先生用葛根汤绝不受西医诊断的影响，即使是高血压病、冠心病，只要有颈项痛强，只要辨方证是葛根汤证，就用葛根汤治疗。如“高某某，女，42岁”案、“李某某，男，52岁”案等。特别是高血压病，不少患者在高血压病的基本症状中，多伴有头痛、颈项强硬，遇此，刘渡舟先生常用葛根汤。他认为本方虽然有麻、桂发散升散，容易动阳，但其与葛根辛凉配伍，则可疏通经脉，再与芍药甘草配伍，则善解除经脉血管的痉挛，因此，高血压病绝不禁忌葛根汤。

第二，用葛根汤治肩背拘紧疼痛者。肩背与太阳经脉有关，凡是肩背痛，舌不红，苔白润，无汗者，辄用葛根汤。

第三，用葛根汤治疗强直性脊柱炎表现为葛根汤证，如“王某某，男，20岁”案。此病疼痛主要发生在髋关节与骶骨，虽无颈项强痛等葛根汤证的特征性表现，但病变在足太阳膀胱经，如口中和不渴，舌不红苔白滑，无汗者，则为寒邪凝滞太阳经脉，就可用葛根汤发散风寒、解经脉肌肉挛急疼痛而治疗此病。

第四，根据葛根汤中葛根善于解肌，芍药、甘草善于解痉挛，麻、桂善于发散风寒而止痛的特点，常用葛根汤治疗神经痉挛性疾病，如眶上神经痉挛之眼肌抽动症（“唐某某，男，36岁”案）。

第五，用葛根汤治疗运动神经元损伤之肌肉萎缩，肢体疼痛，如“张某某，男，69岁”案。这种病肌肉萎缩而疼痛明显，葛根汤解肌肉凝滞而止痛，故用之。

第六，关于葛根汤的煎服法，刘渡舟先生多严格遵守仲景的煎服法，用葛根汤时强调要先煎麻黄、葛根，去上沫，然后再纳诸药。认为这样煎药，一方面可以缓麻黄、葛根的辛散之性，防止发汗力太强，汗出过多；另一方面可以减弱麻黄走散之性，以免药后发生心悸、心烦、头晕等副作用。(《刘渡舟伤寒论讲稿》)

第七，关于麻黄及其他各药的用量，刘渡舟先生认为，葛根汤不是麻黄汤加葛根，是桂枝汤加麻黄、葛根而成。如果用麻黄汤加葛根，麻黄汤发汗力强，如再加葛根，则升阳发表作用更强，恐怕汗出太多。用桂枝汤加麻、葛，则既可发散风寒而解肌，又可因其中的芍药、甘草、大枣滋阴血、护胃气而缓经脉之急，不会造成过汗伤津。基于这一认识，刘渡舟先生用葛根汤时麻黄的用量特别谨慎，只用3g，或4g。而葛根常用14~16g；桂、芍常用12g，有时用14g。这一点是值得留意的。

(二)学习理解与临证感悟

1.方证对应与抓方证的特征性症

葛根汤方 本方是桂枝加葛根汤再加麻黄，因无汗，故加麻黄，以麻黄、桂枝相合发散风寒而发汗。因颈项强几几，故加葛根，以解颈项经脉挛急。葛根另有升阳止下利的功效，加葛根也治太阳与阳明合病的自下利。陈慎吾先生认为，本方是麻黄汤与桂枝汤合方，分量加重，又去杏仁、加葛根。本方证为麻桂证较重，无杏仁证而有葛根证者。(《陈慎吾伤寒论讲义》)陈慎吾先生的这一认识是颇有见地。

葛根汤证 “太阳病，项背强几几，无汗，恶风”者(《伤寒论》第31条)。“太阳与阳明合病”，“自下利”者(《伤寒论》第32条)。“太阳病，无汗而小便反少，气上冲胸，口噤不得语，欲作刚痉”者(《金匮要略·痉湿暍病脉证治》第12条)。

葛根汤证的特征性症(主证) 凡外感病，只要发热，恶寒，无汗，而项背强痛者，则为葛根汤证。如葛根汤证并见便溏、腹泻者，也是葛根汤证。凡是杂病，只要见到颈项、项背强痛，或太阳经与阳明经所过部位肌肉、关节痉挛疼痛，无汗，口中和，舌润苔滑者，则可用葛根汤。

2.辨方证的疑难点

(1)葛根汤所主下利的特征：葛根汤所治下利具有鲜明的特征，这就是，下利而须有葛根汤证的表现。其下利或为腹泻，或为便溏，但必须伴有发热，恶寒，无汗，颈项、项背强急疼痛等葛根汤证。如以上介绍的“廖某某，女，15岁”案、“易某，男，22岁”案、“孙某，男，37岁”案，其腹泻均伴有比较典型的葛根汤证，故用葛根汤有理想的疗效。

（2）葛根汤证的拓展：从《伤寒论》第31条看，葛根汤证以“颈项强几几”为特征性表现。不过，从临床实际看，葛根汤的运用并不局限于此。项为阳明经所过部位，颈为太阳经所过部位，只要风寒之邪郁闭于太阳、阳明两经，其经气凝滞不通，表现为经气不利的疼痛、强硬、痉挛者，均可用葛根汤治疗。如前述刘渡舟先生用葛根汤治疗眶上神经痉挛案，我们用葛根汤治疗“脑后痛麻”案、“腰痛”案等，均是从辨太阳、阳明经络入手用葛根汤的。

3.方的结构与拓展证——扩展应用的思路

从方的结构分析，葛根汤寓有麻黄汤去杏仁加葛根法，麻黄汤能发散风寒，发散水气，葛根善于发散风邪，解肌肉痉挛。因此，本方能够治疗风寒夹水湿痹阻肌肉经络所致的关节肌肉痹痛、肿胀类疾病。

葛根汤含有芍药甘草汤，能够治疗“脚挛急”，用之可使“其脚即伸”。芍药甘草汤合麻黄、桂枝、葛根，能够散寒、止痛、解痉挛治疗腿脚挛急疼痛。

葛根辛凉发散，并有直接的透疹功效。这一功效与麻黄、桂枝配伍，善于透发风寒水湿之郁，再与芍药配伍，能够发散血分风寒湿毒瘀滞，治疗多种皮肤疮疡、发疹性病症。《皇汉医学》记载，用葛根汤或加桔梗，或加薏苡仁，或加术、附，或加术、附、苓，或加大黄等，治疗痘疮、梅毒腐烂焮痛、面发肿毒、便毒、疮疔、痱疮、丹毒、瘰疬、肚脐腐烂、妇人阴处起脓痒不可言、脊髓炎、髓痨等外科疾病。其机理可以从葛根汤能够透疹，以及透发风寒湿毒来理解。《神农本草经》谓其“起阴气，解诸毒”，这也可能是葛根汤治疗皮肤外科肿毒类疾病的机理之所在。

4.几点特别体会

胡希恕先生《经方传真》葛根芩连汤方后，附有5首葛根汤加味方。分别是：葛根加生石膏汤、葛根加桔梗汤、葛根加薏苡仁汤、葛根加术附汤、葛根加苓术附汤。这5首葛根汤的加味方均来源于《皇汉医学》。除此，《皇汉医学》记载的葛根汤加味方还有：葛根加枳实桔梗汤，葛根加桔梗石膏汤、葛根加术汤、葛根加苓术汤、葛根加大黄汤、葛根加桔梗大黄汤、葛根加桔梗薏苡仁汤等方。我们遵照胡希恕先生的介绍，参考《皇汉医学》原治证，试用这些葛根汤加味方，对其中2方有较深刻的体会，现介绍如下。

（1）葛根加石膏汤：《皇汉医学》载：“葛根汤加石膏20~100g，煎法用法同前。”

主治为："本方可作为葛根汤与白虎汤合方，故治葛根汤证之有身热，头痛，咽痛，烦渴等症。"胡希恕先生特别推崇葛根加石膏汤，其用法是，"于葛根汤加生石膏45~100g，煎服法同原方。治葛根汤证口舌干燥者。"

我们在临床上常仿此法，以葛根汤加生石膏，治疗葛根汤证口舌干燥，或口渴者，发现有很好的疗效。此法治疗外感发热，解热作用极佳。如前述"林某，男，16岁"案、"王某某，男，5岁"案、"王某某，女，11岁"案。此法治疗杂病见葛根汤证而口干或渴者，也有良效，如前述治脑后痛麻"胡某某，女，33岁"案、颈椎痛"孔某某，男，25岁"案。均收到了很好的疗效。

（2）葛根加苓术附汤：《皇汉医学》载：葛根加术汤：葛根汤中加白术，"主治葛根汤证之有术证者，而此方可用于霍乱。"葛根加苓术汤：葛根加术汤中加茯苓，"主治葛根加术汤证之有茯苓证者。"葛根加术附汤：葛根加术汤中加附子，"主治葛根加术汤证之有附子证者。"葛根加苓术附汤：葛根加苓术汤中加附子，"主治葛根加苓术汤证之有附子证者。余用本方于脊髓炎或髓痨俱效。"

胡希恕先生对葛根汤加苓术附法有深刻的体会，其用法是，葛根加术附汤：于葛根汤加白术、附子各10g，"治葛根汤证而关节疼烦者。"葛根加苓术附汤：于葛根汤加术附汤再加茯苓10g，"治葛根加术附汤证而有茯苓证者。此和上方（指葛根加术附汤）对于腰背拘急痛尤效，试用于脊髓炎亦有良效。"（《经方传真》）

遵照胡希恕先生的经验，参考《皇汉医学》的记载，我们常用此法治疗寒湿肌肉关节疼痛，发现有很好的疗效。如前述用治头痛的"樊某某，女，51岁"案、用治腰椎骨质增生而腰痛腰肌挛急的"韩某某，女，35岁"案、用治腰痛之"林某某，男，71岁"案、用于治疗脊柱关节病腰脊髋部疼痛之"王某某，男，34岁"案等，均是用葛根汤加术附苓法，均收到了理想的疗效。

胡希恕先生运用葛根汤的经验另有两点值得重视：其一，胡先生在《经方传真》与《胡希恕伤寒论讲座》中反复强调，根据他自己的经验，葛根汤对于外感咳喘须发汗者，用之机会颇多，尤其发热无汗而恶寒剧甚者，不问项背急与否，多用此方。也就是说，咳喘见于外感恶寒恶风特别甚者，需用葛根汤。这一经验我们在临床上曾反复验证，实可谓胡希恕先生的经验有得之见。其二，胡希恕先生认为葛根汤可以治疗没有表证的腰痛，"如腰肌劳损，与本方治之屡验。"其根据是，《神农本草经》谓葛根主"诸痹"，认为凡是痛、痉、痹，皆得之"肌不和"，均属于痹，可用葛根汤治之。这一点，我们已经有较深的体验，观以上“临摹实践与体会”介绍的医案则可证之。

（三）姜佐景对葛根汤证的见解

姜佐景《经方实验录》认为，葛根汤为仲景论治太阳温病的主方。他将《伤寒论》第6条（“太阳病，发热而渴，不恶寒者，为温病。”）与第31条（“太阳病，项背强几几，无汗恶风，葛根汤主之。”）联系在一起，“二条为一”，认为“葛根汤主治温病者也”。提出“渴”与“项背强几几”同是太阳温病“伤津”之外证，同为太阳温病葛根汤证之主症。（上卷，葛根汤证其一）进而，姜佐景指出，葛根汤证的另一特点是“恶风不恶寒”，或者“微恶寒”。（上卷，葛根汤证其二）结合第6条、31条，还有发热、无汗。

总而言之，姜佐景对葛根汤证有了创新性认识。他将葛根汤证的特征性症概括为：发热，恶风，或微恶寒，无汗，而渴，项背强几几。姜氏的认识具有重要的临床意义。

（四）刘渡舟先生用时方

刘渡舟先生在运用葛根汤中，合用或交替使用的时方主要有以下几首。

1.加味苍柏散

加味苍柏散 录自《医宗金鉴·杂病心法要诀》脚气门。组成为：羌活、独活、苍术、白术、生地黄、知母、黄柏、赤芍、当归、牛膝、甘草、木通、防己、木瓜、槟榔。其歌括云：“加味苍柏实湿热，二活二术生地黄，知柏芍归牛膝草，木通防己木瓜榔。”

刘渡舟先生常用此方治疗湿热痹证、痛风等病关节红肿疼痛，特别是下肢关节肿痛属于湿热者。其辨方证的要点是，关节肿痛，小便黄，舌红、苔黄偏腻者。

2.川芎茶调散

川芎茶调散 出自《太平惠民和剂局方》卷二，组成用法为：川芎、荆芥去梗，各四两，白芷、羌活、甘草炙，各二两，香附炒八两，（别本作细辛去芦，一两），防风去芦，一两半，薄荷叶不见火，八两。上为细末。每服二钱，食后，用茶清调下。原书载：本方“治丈夫、妇人诸风上攻，头目昏重，偏正头痛，鼻塞声重；伤风壮热，肢体疼烦，肌肉蠕动，膈热痰盛；妇人血风攻疰，太阳穴疼，但是感风气，悉皆治之。”

刘渡舟先生用此方则是根据《医宗金鉴·杂病心法要诀》伤风门与头痛门所载用法应用的。其伤风歌括云："参苏饮治虚伤风，实者茶调及头疼。芎芷薄草羌茶细，荆防痰半热膏清。"头痛歌括云："风热便利茶调散，雷头荷叶苍与升。痰热滚痰芎作引，虚寒真痛附参芎。"

先生临床特别喜欢用此方，他在给一位高血压头痛、眩晕患者（"郭某某，男，40岁"案）用此方时，见其见效明显，遂即兴给我们讲，"你们不要小看川芎茶调散，我家的一个孩子发高烧，烧退了头疼，疼得没办法，送中日友好医院，医院没办法要上杜冷丁，换我老爷子，给川芎茶调散吃了就好了。小方不能轻视。"刘渡舟先生不仅用此方治疗头痛，也用此方治疗高血压病头眩、过敏性鼻炎、鼻窦炎、花粉症等病。其手法多用小剂，诸风药用量很轻。加减也宗《医宗金鉴》法。此举我们抄录的刘渡舟先生医案三则如下。

秦某某，男，22岁。1999年9月22日。慢性鼻炎，喷嚏，鼻痒，嗅觉差。舌红苔薄黄。用川芎茶调散。处方：川芎8g、白芷8g、薄荷3g（后下）、炙甘草3g、羌活4g、茶叶4g、细辛2g、荆芥穗6g、防风8g、生石膏30g。7剂。1999年10月13日。服上方有效，诸症见轻。处方：川芎10g、白芷10g、薄荷3g（后下）、羌活6g、茶叶10g、细辛2g、荆芥穗6g、防风6g、生石膏30g、炒苍耳子10g、金银花10g、连翘10g。7剂。

郭某某，男，40岁。1999年5月20日。高血压，心跳快，头疼，头晕，鼻子不通气，痰多，咽干，乏困，特疲劳。舌嫩红，苔白略腻，脉弦数浮。处方：川芎6g、白芷6g、薄荷2g、炙甘草3g、羌活3g、茶叶10g、细辛2g、荆芥穗、防风4g、半夏10g、石膏30g、黄芩10g、当归10g、连翘10g。7剂。1999年5月27日。服药后主症减轻，自觉好多了。头晕，血压时高时低，鼻子还有点不通气，紧张，劳累则血压升高。舌正红苔白，脉浮弦而滑。仍用川芎茶调散加减。处方：川芎6g、白芷6g、薄荷2g、青茶1撮、细辛2g、荆芥穗4g、防风4g、生石膏20g、夏枯草16g。7剂。刘渡舟先生强调说："头疼见浮脉为表证，为太阳证。不管什么病，见浮脉就要用发散解表药"。

杨某某，男30岁。1999年9月2日。素有肝病，服中药肝病好多了。现花粉过敏，眼睛流泪，鼻子不舒服。舌红苔薄白，脉浮略数。处方：川芎6g、白芷6g、薄荷2g、炙甘草3g、羌活3g、茶叶1撮、细辛2g、荆芥穗4g、防风4g、半夏10g、生石膏30g。7剂。

3.柴葛解肌汤

柴葛解肌汤 出自陶节庵《伤寒六书》卷3，"治足阳明胃经受邪，目疼鼻干，不眠，头疼，眼眶痛，脉来微洪。宜解肌，属阳明经病。”组成用法为：柴胡、干葛、甘草、黄芩、羌活、白芷、芍药、桔梗。水二盅，姜三片，枣二枚，捶法，加石膏末一钱，煎之热服。

《医宗金鉴·伤寒心法要诀·伤寒附法》歌括云：“四时合病在三阳，柴葛解肌柴葛羌，白芷桔芩膏芍草，利减石膏呕半姜。”刘渡舟先生临证多根据此歌括应用此方。具体用法除用于治疗外感三阳合病外，还根据其配伍意义，治疗太阳、阳明、少阳三经所过部位肌肉、经脉痉挛，疼痛类疾病，如三叉神经痛、偏头痛、头额痛、脑后或侧面头痛、头痛连及颈项强痛、颈椎病颈肩痛、面肌痉挛等病症。我们记录的医案很多，此仅介绍4则如下。

芦某，女，42岁。1999年7月8日。三叉神经痛，右鼻根旁电击样下疼，放射到右耳，右半边脸抽痛。吞咽唾沫时则颈部不舒。大便干，每周2次。舌红苔白略腻，脉浮弦。处方：柴胡12g、葛根15g、羌活3g、白芷5g、桔梗10、黄芩10g、生石膏30g、白芍10g、炙甘草6g、钩藤15g、忍冬藤16g、秦艽10g、海风藤10g、丝瓜络10g、蜈蚣1条、栀子10g、丹皮10g、羚羊角粉1.8g（冲服）。7剂。

辨证用方思路：刘渡舟先生给我们说，三叉神经痛很难治，从中医看，病发部位与少阳、阳明、太阳三经有关。如切脉，有浮象者，就用柴葛解肌汤，效果很好。本案处方合入了薛雪《湿热病篇》第4条方，此方我们在《温病方证与杂病辨治》薛氏地龙二藤汤中作了介绍，可参考。

魏某某，男，42岁。1999年8月5日。后脑部头疼，火辣辣的，右脸胀疼，右头额疼，后也背疼。舌红苔白，脉弦。处方：柴胡15g、葛根12g、羌活3g、白芷4g、桔梗6g、黄芩4g、生石膏30g、白芍20g、炙甘草6g、当归30g、川芎10g、海风藤10g、地龙10g、络石藤10g、钩藤10g。7剂。

王某某，男，20岁。1997年4月30日。头脑后疼，似有物阻塞，鼻内疼，流涕多。舌红，苔白。脉浮弦。处方：柴胡12g、葛根14g、白芷10g、羌活6g、黄芩8g、桔梗10g、生石膏16g、白芍10g、炙甘草6g、生姜3g、大枣5枚、防风6g、荆芥6g、炒苍耳子10g、连翘10g。7剂。

王某某，男，27岁。1998年10月14日。前额头疼，晨起口苦，口渴，项强，乏力。舌红，苔白腻，脉弦。处方：柴胡15g、葛根15g、羌活4g、白芷6g、桔梗10g、黄芩10g、生石膏30g、白芍15g、炙甘草6g、生姜8g、大枣4枚。7剂。

4.颠倒木金散

颠倒木金散 录自《医宗金鉴·杂病心法要诀·胸胁痛》，组成为：木香、郁金。为末，每服二钱，老酒调下。属于气郁痛者，以倍木香君之。属于血瘀痛者，以倍郁金君之。虚者，加人参更效。其歌括云："胸痛气血热饮痰，颠倒木金血气安，饮热大陷小陷治，顽痰须用控涎丹。"

刘渡舟先生特别喜欢用颠倒木金散治疗胸胁痛，如小柴胡汤证而胸胁痛甚者，用小柴胡汤合颠倒木金散；如越鞠丸证表现为胸胁痛者，用越鞠丸合颠倒木金散等，运用非常频繁。

5.血府逐瘀汤

血府逐瘀汤 出自王清任《医林改错》卷上："头痛，胸痛，胸不任物，胸任重物，天亮出汗，食自胸右下，心里热（名曰灯笼病），瞀闷，急躁，夜睡梦多，呃逆，饮水即呛，不眠，小儿夜啼，心跳心忙，夜不安，俗言肝气病，干呕，晚发一阵热。"此方组成：当归三钱、生地黄三钱、桃仁四钱、红花三钱、枳壳二钱、赤芍二钱、柴胡一钱、甘草二钱、桔梗一钱半、川芎一钱半、牛膝三钱。

刘渡舟先生临床常用此方治疗血瘀而肝气郁滞、肝脾不调的病证。认为本方含有四逆散法（柴胡、赤芍、枳壳、甘草）与柴胡疏肝散法（柴胡、赤芍、枳壳、甘草、桔梗、川芎）。其中桃红四物汤可以活血化瘀，而四逆散、柴胡疏肝散则可以疏利肝气、调和肝脾。临床上只要见到桃红四物汤证与四逆散证并见者，即用本方。

6.圣愈汤

圣愈汤 原出自于李杲《兰室秘藏》卷下，由生熟二地、川芎、当归、人参、黄芪组成。朱震亨将此方中生地改为白芍，也名圣愈汤，收载于《脉因症治》卷下。清代吴谦等编《医宗金鉴》中的《删补名医方论》《杂病心法要诀》《妇科心法要诀》《正骨心法要旨》均载有圣愈汤，其组成与朱震亨方同，即用四物汤加人参、黄芪。唯《外科心法要诀·肿疡主治类方》所载圣愈汤比前方多柴胡一味，仍名圣愈汤。

刘渡舟先生遵从《医宗金鉴》四物汤加参、芪之圣愈汤及其用法，广泛用于临床，治疗血虚元气不足的各种病证。现介绍跟诊记录几则如下。

张某某，男，32岁。1999年12月1日。脱发，上方用玉屏风散合当归芍药散。乏力，口干，大便已成形，偏干，日1次。舌淡红，苔薄白，脉细弦。处方：当归15g、白芍15g、熟地30g、川芎10g、党参15g、黄芪15g。7剂。

卜某，男，30岁。1999年5月26日。右手肌肉萎缩，上方用黄芪桂枝五物汤。舌淡红，苔薄白，脉细弦。处方：黄芪30g、当归15g、白芍20g、熟地30g、川芎10g、党参15g、穿山甲8g、地龙10g、红花6g、鸡血藤12g。7剂。

陈某某，女，19岁。1999年12月15日。闭经，上方用过期饮，月经仍未来，药后胃不舒，大便干少，肌肉抽动。舌红，苔薄白。处方：当归20g、白芍20g、熟地20g、川芎10g、党参10g、黄芪10g、炙甘草6g。7剂。

郭某某，女，34岁。2000年2月22日。月经量少，头晕恶心。舌红，薄白。处方：当归15g、白芍15g、熟地15、川芎8g、黄芪16g、红参10g、柴胡16g、黄芩10g、半夏15g、生姜10g、炙甘草8g、大枣7枚。7剂。

王某某，男，41岁。1998年7月29日。足根作痛，双足跟内脂肪垫萎缩疼痛。上方用当归拈痛汤效果不明显。舌淡胖，苔白。处方：当归20g、白芍20g、熟地30g、川芎10g、黄芪30g、党参15g、藏红花1.5g、牛膝10g、桃仁6g。14剂。

吴某某，男，43岁。1999年7月7日。心悸气短，左面颊麻木，头晕少寐。舌淡红，苔白薄。处方：当归20g、白芍20g、熟地20g、川芎10g、黄芪15g、党参10g、柴胡12g、葛根12g、白芷4g、桂枝12g。7剂。

武某，女，27岁。1999年7月14日。左手肌肉萎缩。上方用归芍六味地黄汤。舌淡红，苔白。处方：当归15g、白芍15g、熟地15g、川芎10g、黄芪15g、党参15g、桂枝3g、红花3g。7剂。

杨某某，女，32岁。1998年7月15日。“乙肝”，月经量少，上方用血府逐瘀汤。舌淡红，苔白。处方：川芎10g、当归15g、白芍15g、黄芪10g、党参10g、熟地15g。7剂。

于某某，女，35岁。1997年5月14日。初诊。流产后，疲乏，头晕，面色萎黄，目涩。舌淡红，苔白。处方：当归20g、白芍20g、熟地20g、川芎10g、黄芪20g、党参15g、黄柏3g。7剂。

7. 当归饮子

当归饮子　录自《医宗金鉴·外科心法要诀·疥疮》，其歌括云：“当归饮子脓疥久，痒添血燥不能除，四物黄芪何首草，荆防蒺入风自疏。”组成为：当归、生地、白芍、川芎、何首乌、荆芥、防风、白蒺藜各一钱，黄芪、甘草各五分。水二钟，煎八分，食远服。

刘渡舟先生常用此方治疗皮肤病辨证属于血虚血燥生风，皮肤损害处干燥而痒者。也常取此方养血疏风的功效，治疗眼肌抽动、神经肌肉痉挛等病症。

8.当归拈痛汤

当归拈痛汤 出自张元素《医学启源》，主治“湿热为病，肢节烦痛，肩背沉重，胸膈不利，遍身疼，下注于胫，肿痛不可忍。”《医宗金鉴·杂病心法要诀·脚气》载有此方，用于治疗湿热脚气而形气虚者。组成为：当归、茵陈、白术、茯苓、猪苓、泽泻、羌活、防已、人参、升麻、黄芩、甘草、苦参、知母、葛根、苍术。其歌括云：“当归拈痛虚湿热，茵陈四苓与羌防，人参当归升芩草，苦参知母葛根苍。”

刘渡舟先生根据《医宗金鉴》方歌，用此方治疗痹证、痛风，或疼痛性疾病。辨方证的要点是，肢体、关节疼痛，而血虚发麻者。偏于下肢者，更多用之。具体用法，各药用10g左右，而唯独当归用量颇重，一般为30g。

《医宗金鉴·外科心法要诀·腿游风》也载当归拈痛汤，即上方加黄柏，用治腿游风，两腿里外忽生赤肿，形如堆云，焮热疼痛，由营卫风热相搏，结滞而成者。可见本方也可治疗下肢皮肤病红赤肿痛痒等症。

大青龙汤

大青龙汤 出自《伤寒论》第38条，组成为：麻黄六两(去节)，桂枝二两(去皮)，甘草二两(炙)，杏仁四十枚(去皮尖)，生姜三两(切)，大枣十枚(擘)，石膏如鸡子大(碎)。上七味，以水九升，先煮麻黄，减二升，去上沫，内诸药，煮取三升，去滓，温服一升，取微似汗。汗出多者，温粉粉之。一服汗者，停后服。若复服，汗多亡阳，遂(一作逆)虚，恶风烦躁，不得眠也。

仲景原条文谓：“太阳中风，脉浮紧、发热恶寒，身疼痛，不汗出而烦躁者，大青龙汤主之。若脉微弱，汗出恶风者，不可服之。服之则厥逆，筋惕肉瞤，此为逆也。”

大青龙汤还见于《伤寒论》第39条：“伤寒脉浮缓，身不疼，但重，乍有轻时，无少阴证者，大青龙汤发之。”

《金匮要略·痰饮咳嗽病脉证并治》第23条：“病溢饮者，当发其汗，大青龙汤主之；小青龙汤亦主之。”关于溢饮，《金匮要略·痰饮咳嗽病脉证并治》第2条云：“……饮水流行，归于四肢，当汗出而不汗出，身体疼重，谓之溢饮……”

一、先师应用心法

刘渡舟先生认为，大青龙汤是麻黄汤重用麻黄，再加石膏、生姜、大枣而成，在《伤寒论》主治麻黄汤证不汗出而烦躁者。认为本证并不见口渴引饮等阳明里证，说明其“烦躁”不是阳明里热所致，而是寒邪闭表，阳郁不伸，“不汗出”所造成的。因此全方的重点是峻发在表之邪以宣泄阳郁之热，则表可解而烦躁得去。方中用石膏不在清阳明里热，而是配麻黄解肌以开阳郁，又清热以除烦躁。大青龙汤在《金匮要略》用于治疗溢饮，取其发汗以解水毒之功，治疗水邪在末梢、皮下所致的身体疼痛。（《刘渡舟伤寒论讲稿》）此介绍先生用此方的医案如下。

1.用于治疗痛风

罗某某，男，66岁。1999年5月27日初诊。痛风，手指关节肿痛，手指与耳朵发痒，因出差广州时吃蚝油炒青菜而加重，胸闷，大便尚可。舌深红，苔黄略厚，脉沉弦。用大青龙汤。处方：麻黄3g、桂枝5g、石膏20g、杏仁10g、炙甘草3g、生姜6g、大枣4枚。5剂。1999年6月3日二诊。手指微疼，发痒消失，但皮肤起红疹，时起时落。用大青龙汤加枇杷叶。处方：麻黄3g、桂枝6g、石膏20g、杏仁10g、炙甘草3g、生姜6g、大枣4枚、枇杷叶12g。7剂。1999年6月10日三诊。服药后身体轻松了，指关节仅有一点痛，刘渡舟先生问：“手关节胀吗？”患者答：“不胀，有点酸。”大便不痛快。舌深红，苔黄白相间略腻，脉沉弦。用桂枝二越婢一汤加苍术。处方：桂枝10g、白芍10g、麻黄4g、生石膏25g、炙甘草3g、大枣3枚、生姜3g、苍术10g。7剂。

辨证用方思路：痛风关节肿痛而兼手指耳朵发痒，痒为风，肿痛为水湿，据此辨为溢饮大青龙汤证。刘渡舟先生在一诊时讲：“仲景说：‘病溢饮者，当发其汗，大青龙汤主之。’这个病就是溢饮。”处方用大青龙汤原方。二诊已经见效，虽不痒而皮肤起红疹，红疹时起时落也是风，故仍用大青龙汤。另仿枇杷清肺饮法加枇杷叶清宣肺热而治红疹。三诊指关节痛再减，遂改用大青龙汤的轻剂桂枝二越婢一汤继续调治。苔腻，加苍术。问手关节胀不胀，是进一步确认大青龙汤证。因第39条有“身不疼，但重”，就手指关节而言，“胀”，类似于“重”，就是水饮在皮下关节的依据。

特别提示：刘渡舟先生认为，桂枝二越婢一汤组成近似于大青龙汤，但剂量很轻，可看作大青龙汤的轻剂，用于大青龙汤证已减轻，只需要小发其汗时用此方。刘渡舟先生的这一认识对于理解大青龙汤证及其运用具有重要的临床意义。

2.用于治疗周身关节痹痛

刘某某，女，40岁。1998年5月6日初诊。手指关节及腰、膝关节疼痛，背疼，胸堵，易生气，生气则关节疼痛更重，月经量少。舌胖，苔白，脉弦。用柴胡桂枝汤。处方：柴胡16g、黄芩10g、半夏12g、党参6g、桂枝15g、白芍15g、炙甘草6g、生姜6g、大枣12枚、片姜黄10g、藏红花1g、炮穿山甲6g。7剂。1998年5月27日二诊。全身关节仍疼痛，身无汗，劳累则不舒，全身沉，大便日1~2次。舌胖，苔薄白腻，脉沉滑。用大青龙汤。麻黄2g、桂枝15g、杏仁10g、生石膏30g、炙甘草3g、生姜10g、大枣7枚、当归12g、薏苡仁15g、防己12g。7剂。1998年6月3日三诊。手指关节疼，乏力，心悸气短，大便日2~3次。舌胖，苔白。用甘草附子汤。处方：炙甘草10g、附子6g、桂枝15g、白术12g。7剂。

辨证用方思路：一诊根据胸堵、易生气，以及背痛、腰痛，辨为柴胡桂枝汤证，用此方。疼痛甚，加片姜黄、藏红花、穿山甲活血通络止痛。二诊抓主证无汗，身沉重，舌胖，辨为大青龙汤证，用原方。另仿当归拈痛汤法，加当归止痛；仿吴瑭加减木防己汤法加薏苡仁、防己逐湿通痹。三诊抓主证大便溏，心悸、气短，舌胖苔白，辨为甘草附子汤证，用原方温阳逐湿通痹。

3.用于治疗四肢关节肿痛

修某某，男，58岁。1999年11月3日初诊。四肢关节肿胀疼痛，手指肿疼明显，夜间尤甚，肩疼，夜出汗，口干，足肿，左手握力不好。舌胖大，苔白腻。用越婢加术汤。处方：麻黄5g、生石膏30g、生姜10g、大枣12枚、炙甘草6g、苍术12g。3剂。1999年11月10日二诊。自觉服药有效，手足关节疼痛有减。膝关节疼痛加重，行走困难，手肿不能握拳，足肿，恶寒，舌胖苔白，脉浮弦。用防己黄芪汤。处方：黄芪30g、防己15g、白术18g、炙甘草8g、生姜3片、大枣3枚、茯苓皮30g。7剂。1999年12月1日三诊。四肢关节肿大疼痛且发热，手指关节灼热，夜间疼痛加重，出汗，汗出疼痛缓解，足肿，尿不利，尿热。舌胖大，苔白腻，脉弦滑。用大青龙汤。处方：麻黄5g、桂枝12g、杏仁10g、生石膏30g、生姜10g、大枣7枚、炙甘草6g。7剂。1999年12月8日四诊。服药后汗出，疼痛明显减轻，尿利，腿肿痛减，夜眠较前好转，大便正常，舌胖大质黯红，苔白。用大青龙汤。处方：麻黄5g、桂枝10g、杏仁10g、生石膏30g、生姜10g、大枣10枚、炙甘草6g。7剂。1999年12月15日五诊。关节疼痛减轻，疼痛时间缩短，尿黄，尿不利，手凉，手肿依然。舌胖边有齿痕，苔薄黄。用加减木防己汤。处方：防己15g、桂枝12g、生石膏30g、杏仁10g、生薏苡仁30g、通草10g、滑石16g、蚕沙10g、片姜黄10g、海桐皮10g、石见穿10g、枳壳10g。14剂。

辨证用方思路：一诊抓主证足肿，口干，出汗，舌胖大苔腻，辨为越婢加术汤证，用原方。二诊根据手肿胀，足肿，恶风，辨为防己黄芪汤证，用此方。另仿防己茯苓汤法加茯苓皮利水。三诊抓特征性表现汗出而疼痛缓解，辨为大青龙汤证，用原方。四诊见效，守用大青龙汤。五诊见尿黄不利，苔薄黄，辨为湿热痹吴瑭加减木防己汤证，用此方。仿吴瑭中焦宣痹汤及其方后加减法加蚕沙、片姜黄、海桐皮逐湿止痛；另加石见穿治痹痛，枳壳调气机。

特别提示：刘渡舟先生常用吴瑭加减木防己汤与中焦宣痹汤治疗湿热痹，且颇有心得，此两方详见“讨论与小结”之“刘渡舟先生用时方”。

4.用于治疗鼻渊

张某某，女，54岁。1997年3月19日初诊。素有哮喘、下肢肿、鼻窦炎，近来鼻窦炎加重，流清涕涓涓不止，鼻不闻香臭，口渴甚。舌淡红，苔薄白，脉沉。用麻黄附子细辛汤。处方：麻黄3g、制附子10g、细辛2g。7剂。1997年3月26日二诊。上方疗效不明显，仍流清涕不停止，鼻痒，打喷嚏，心烦。舌红，苔白，脉沉。用大青龙汤。处方：麻黄2g、桂枝4g、杏仁10g、石膏20g、生姜10g、大枣5枚、炙甘草6g、制附子8g、荆芥穗3g。5剂。1997年4月2日三诊。鼻塞流涕、鼻痒明显减轻，自觉咽堵有痰。舌正红，苔白。用半夏厚朴汤。处方：厚朴16g、紫苏叶8g、半夏20g、茯苓20g、生姜10g、桂枝8g。7剂。

辨证用方思路：一诊据脉沉一证，辨为少阴病麻黄附子细辛汤证，用原方。二诊根据鼻痒，打喷嚏，心烦，辨为风寒郁肺，郁热由生的大青龙汤证，用原方。因脉沉，仿麻黄附子细辛汤法加附子；鼻痒，加荆芥穗疏风。三诊时见效，证以咽堵有痰为主，据此辨为半夏厚朴汤证，用此方调治。

特别提示：刘渡舟先生常用麻黄附子细辛汤治疗鼻渊、过敏性鼻炎，此案一诊虽然效果不明显，但能反映先生用麻黄附子细辛汤的这一手法。

二、临摹实践与体会

学习刘渡舟先生应用大青龙汤的手法，我们在临床上运用大青龙汤已积累了一些经验，也有一些自己的心得与体会。此结合医案介绍如下。

1.用于治疗感冒发热

祁某某，女，21岁，北京中医药大学学生。2007年3月31日。发热1天，体温37.6~39.2℃，无汗，髋与腕关节疼痛，头晕，前额疼，自服麻黄汤1剂未出汗，现发热，体温39℃，恶寒，无汗，颈项酸沉，口渴，烦躁，大便今天未解，小便少。舌红，苔薄白，脉浮弦数。用大青龙汤。处方：炙麻黄10g、桂枝6g、杏仁10g、生石膏40g（先煎）、炙甘草6g、生姜10g、大枣7枚。2剂。此患者是跟我学习的学生，次日来告知，此方只服了1剂药全身出了些汗，随之热退身凉而痊愈。（王建红医案）

辨证用方思路：抓主证发热、恶寒、无汗，而口渴、烦躁，辨为大青龙汤证，用此方。

树某，男，23岁。北京朝阳区劲松。2008年1月7日初诊。发热3天，体温38.7℃左右，服西药解热药热退后不久又发热，身上冷，无汗，头疼，眉棱骨疼，眼珠疼，肌肉关节酸疼，咳嗽，咯黄黏痰量不多，口渴欲饮，饮不解渴，口唇红起皮，心烦，口气臭，咽红，咽喉壁充血有淋巴滤泡增生。舌红苔黄厚腻，脉弦紧。用大青龙汤。处方：炙麻黄12g、桂枝10g、杏仁10g、生石膏60g（先煎）、炙甘草8g、生姜10g、大枣4枚、苍术10g。2剂。2008年1月9日复诊。服上药至第2剂，出汗热退后再未发热，身冷除，肌肉疼减轻，口渴减，仅后背有点紧张，舌淡红，苔薄白，脉细弦。用桂枝加葛根汤。处方：葛根30g、桂枝12g、白芍12g、炙甘草8g、生姜10g、大枣7枚。3剂。（王建红医案）

辨证用方思路：一诊抓主证发热、身冷、恶寒、头身痛，而口渴欲饮、心烦，辨为大青龙汤证，用此方。苔厚腻，加苍术。二诊据背有点紧张一症，辨为桂枝加葛根汤证，用此方。

庞某，女，51岁，住北京朝阳区大屯。2009年1月15日初诊。昨天下午发热，体温38.1℃，身冷身热交作，出汗，腰膝及各关节疼痛，胸胁疼，打喷嚏，流黄鼻涕，咳嗽，咯黄白痰，咽痛，声哑，口渴，口唇肿痒，手指缝痒有小水泡，大便今天未解，小便黄。舌胖舌边尖红，苔薄白腻，脉浮紧。用大青龙汤。处方：炙麻黄15g、桂枝

10g、杏仁10g、生石膏40g（先煎）、炙甘草8g、生姜10g、大枣15枚。2剂。2009年1月17日复诊。服药后汗出热退，关节疼痛全消失，现口鼻干燥，口渴，口中冒火，咳嗽有痰，胸疼，大便黏腻，肛门灼热。舌黯红，苔薄白，脉滑。用葛根芩连汤加石膏。处方：葛根20g、黄芩10g、黄连10g、炙甘草10g、生石膏45g（先煎）、桑白皮30g、荆芥穗4g、防风4g、桔梗10g。3剂。2009年1月22日三诊。服药大便黏腻消失，肛门灼热除，咳嗽止，口干口渴减轻，现口唇周围起黄水疮而痒，大便色黑，大便干，小便正常。用防风通圣散。处方：生大黄6g（后下）、生甘草10g、连翘15g、焦山栀10g、黄芩10g、薄荷6g（后下）、竹叶6g、生石膏30g、荆芥6g、防风6g、苍术12g、升麻10g、泽泻10g、桔梗10g。5剂。药后黄水疮痊愈。（王建红医案）

辨证用方思路：一诊抓主证身冷、浑身痛而口渴、唇肿痒，辨为大青龙汤证，用此方。二诊根据大便黏腻、肛门灼热，辨为葛根芩连汤证，而口鼻干燥，口渴，口中冒火则为石膏证，故用葛根芩连加石膏汤。另加桑白皮、桔梗清肺化痰止咳；荆芥、防风疏风。三诊根据口唇周围起黄水疮而痒，大便干，辨为防风通圣散证，用此方。

特别提示：胡希恕先生提出，外感咳喘须发汗者，用葛根汤的机会很多，尤其发热无汗而恶寒剧者，不问项背急与否，多属于本方证。如葛根汤证口舌干燥者，加生石膏45~100g，为葛根加石膏汤。（《经方传真》）

2.用于治疗过敏发热

杨某，女，65岁，住北京胜古家园。2007年10月29日初诊。患者在中日友好医院注射流感疫苗后第三天，因家里装修，油漆气味较大而引发咽痛声哑，头痛头晕，鼻腔内痛，频繁打喷嚏，流清涕，但不发热。到中日友好医院就诊被诊断为过敏，服抗生素与抗过敏药无效。自第五天开始发热，身微冷，偶有汗出，体温37.8℃，今晨体温37.4℃，咽痛加剧，以至于呼吸、喝水咽喉都疼，不能说话，口渴，心烦急躁，胸口憋闷，大便干结，小便正常。舌红，苔薄白，脉浮紧数。用大青龙汤。处方：炙麻黄8g、桂枝6g、杏仁10g、生石膏45g（先煎）、炙甘草10g、生姜10g、大枣4枚、桔梗6g。3剂。2007年11月1日复诊。服上药后身体出汗多，体温恢复正常（36℃），心烦，口渴大减，咽喉疼痛与声嘶哑减轻，大便不干，小便通利。第二天下午2~3点开始咳嗽，持续2~3小时，咯出大量的黄黏痰。舌胖质淡，苔薄白，脉弦滑。改用射干麻黄汤3剂而愈。（王建红医案）

辨证用方思路：一诊根据发热、身冷而口渴、心烦辨为大青龙汤证，用此方。另加桔梗利咽。二诊根据咳嗽特点辨为射干麻黄汤证，用此方。

3.用于治疗关节痹痛

康某，女，16岁，山西临汾人，2006年7月19日初诊。患者全身不舒，疲乏，肌肉酸疼有跳动感，肘膝关节疼痛明显，腰髋关节酸沉甚，肢体以沉重抬举费力为主，全身有汗，但时多时少，口干口渴，目畏光，时有口腔出溃疡。大便日1次，小便不利。经山西医学院附属医院诊为强直性脊柱炎，来京就医于协和医院，协和医院否定了强直性脊柱炎的诊断，但也没有明确诊断。舌淡红，苔薄白，脉滑。用大青龙汤。处方：炙麻黄10g、桂枝6g、杏仁10g、生石膏50g（先煎）、炙甘草6g、生姜10g、大枣7枚、苍术10g。3剂。2006年7月24日复诊。服药1剂，关节痛酸沉大为减轻，全身轻松了许多，2~3剂后，仅走路时有点腰痛，头部有短暂的跳动感，口仍渴，饮水不解渴，胃中不适，有恶心感，小便极不利，需要用流水诱导才能解出小便。舌红，苔薄白，脉滑。用五苓散。处方：桂枝6g、茯苓15g、猪苓12g、泽泻15g、苍术12g、红人参3g。3剂。2006年7月27日三诊。服药后身出汗，小便比以前痛快，小便时有力，仍尿频，口渴减轻，身体肌肉跳动感减轻，各关节疼痛及酸沉感已不明显。舌偏红，苔薄白，脉滑。继续用五苓散。处方：桂枝5g、茯苓20g、猪苓12g、泽泻15g、苍术12g、杏仁10g、红人参3g。5剂。因患者急于回山西原籍而停诊。（王建红医案）

辨证用方思路：一诊抓主证关节痛、口干渴，辨为大青龙汤证，用此方。另加苍术燥湿。二诊抓主证小便不利、口渴，辨为五苓散证，用五苓散。另仿春泽汤法加红参补胃气、止口渴。二诊方中用苍术，是遵照胡希恕先生喜欢将白术改为苍术的经验，以苍术代替白术。

4.用于治疗四肢沉重下肢浮肿

李某，女，23岁。2006年9月9日初诊。患者自觉四肢沉重无力，下肢浮肿，身无汗，无关节疼痛，大便正常，小便利。舌淡红苔薄白，脉滑数。用大青龙汤。处方：炙麻黄10g、桂枝6g、杏仁10g、生石膏45g（先煎）、炙甘草6g、生姜10g、大枣21g、苍术10g。3剂。2006年9月23日复诊。服药后四肢沉重消失，腿浮肿减轻，停药1周后手沉胀复发，但没有之前严重。药后身上没有出汗。舌红，苔薄白，脉浮滑数。再用大青龙汤。处方：炙麻黄10g、桂枝6g、杏仁10g、生石膏45g（先煎）、炙甘草6g、生姜10g、大枣21g。5剂。服药后身微汗而手沉胀腿肿消失。（王建红医案）

辨证用方思路：一诊根据《伤寒论》第39条，抓主证四肢沉重，辨为大青龙汤证，用此方。另加苍术燥湿。二诊继续用大青龙汤。

5.用于治疗眩晕

姜某某，女，36岁。北京朝阳区团结湖小学教师。2007年9月8日初诊。头晕四个月，加重1周。今年5月以来出现阵发性头晕，步态不稳，到医院检查脑CT，眼底等均未见异常。近1周头晕加重，不论静态还是动态都眩晕，曾在上课时晕倒在教室1次。头晕伴有项背僵硬，上臂不能抬举，即使头晕轻微时，上课时也难以举臂写字，总有一种向下之力把胳膊往下拉的感觉。手指关节酸疼，身有汗，怕风，心烦躁，小便频数而不利，大便不干。月经、白带正常。舌胖大质淡，苔薄白，脉沉细。用小柴胡合五苓散。处方：桂枝8g、茯苓15g、猪苓10g、苍术12g、泽泻12g、柴胡20g、黄芩10g、法半夏12g、红人参6g、炙甘草6g、生姜10g、大枣7枚。4剂。2007年9月12日复诊。药后3剂头晕减轻，小便频数减少。但肌肤出现蚁行感，手指关节及上臂仍酸硬发胀，仍怕风，心烦。舌淡红，苔薄白，脉沉滑。用大青龙汤。处方：炙麻黄10g（先煎）、桂枝8g、生石膏45g（先煎）、杏仁10g、炙甘草8g、生姜10g、大枣12枚。3剂。2007年9月17日三诊。服上方2剂，身体有微微出汗，头晕即消失，指关节及肩臂肌肉酸疼胀硬感顿消，皮肤蚁走感也消失，小便仍频但利。舌淡红，苔薄白，脉弦滑。用吴茱萸汤合小半夏加茯苓汤。处方：吴茱萸6g（滚水洗7次）、红人参6g、炙甘草6g、生姜10g、大枣7枚、法半夏15g、茯苓15g。7剂。2007年10月3日再次来诊，上述症状未再发生，只是在劳累的情况下有轻微头疼，但不晕，小便次数也明显减少，又以健胃益气，温通气机之剂调理而痊愈。（王建红医案）

辨证用方思路：一诊抓主证小便不利，辨为五苓散证；根据心烦、眩晕，辨为小柴胡汤证。用两法合方。二诊出现皮肤蚁走感，此为水气在皮下之征，据此，并结合怕风，心烦，辨为大青龙汤证，用此方。三诊根据小便频一症，从“胃虚则溲便为之变”考虑，先治其胃，用吴茱萸汤合小半夏加茯苓汤，另加炙甘草和中。此方半夏、人参、茯苓配伍，为叶桂变通大半夏汤法，可通补胃阳。

6.用于治疗唇风

蔡某某，女，37岁。2006年2月28日一诊。鼻孔下与上下唇发疱疹，溃烂，疼痛，反复发作。浑身肌肉疼痛，后背、肩部、膝关节、足后跟痛甚。口干渴，想喝水。从上周四开始浑身发冷，一阵阵冷，体温37.2℃。二便正常。舌淡红有瘀点，苔白中心略厚，脉沉细滑。用大青龙汤。处方：炙麻黄15g、桂枝8g、杏仁10g、生石膏50g、炙甘草6g、生姜10g、大枣4g。4剂。2006年03月07日二诊。服上方有特效，诸症痊愈，仅见鼻孔下与口唇疱疹初愈后的痕迹。月经来潮。现膝上髌骨处下蹲时痛，足后跟仍痛。上周五生气1次，随后肝区疼痛，连续痛至昨天渐渐减轻。口干喜饮水。舌嫩红有瘀点，苔薄腻，脉浮滑。用柴胡桂枝汤加石膏。处方：柴胡18g、黄芩10g、清半夏10g、生晒参3g、桂枝10g、白芍10g、炙甘草6g、生姜8g、大枣4枚、当归10g、生石膏40g、当归10g。5剂。（张文选医案）

辨证用方思路：一诊抓主证发冷，浑身痛而口干渴、唇起疱疹溃烂，辨为风寒郁表，阳明郁热由生之大青龙汤证。用此方。二诊抓主证生气后胁痛，膝关节痛，辨为柴胡桂枝汤证，用此方。口渴加石膏；月经期，加当归。

7.用于治疗荨麻疹

许某某，女，26岁。2006年6月15日初诊。患者出荨麻疹已3天，感冒3~4天，鼻塞，流清涕，身微热，体温38℃，少汗，咽喉不利，咽痒，咽痒则咳，咯白色泡沫黏痰，夜间咳重，咳嗽甚则呕，喉中有痰鸣，口渴欲饮，大便黏溏，日1次，小便黄。舌红，苔黄白腻，脉浮滑数。用大青龙汤。处方：炙麻黄8g、桂枝6g、杏仁10g、炙甘草6g、生石膏50g（先煎）、生姜10g、大枣7枚、苍术12g。2剂。2006年6月17日复诊。服药身出汗较多，体温下降至正常，身体轻松，荨麻疹减少，但仍咳嗽，咯白黏痰，喉中有痰鸣，清晨重，口渴，大便黏腻，小便黄。舌尖红，苔白腻，脉滑。用葛根芩连汤。处方：葛根25g、黄连10g、黄芩10g、炙甘草6g、苍术15g、生石膏30g（先煎）。3剂。2006年6月19日三诊。药后荨麻疹消退。汗出减少，仍有微咳，咯白黏痰，大便黏腻量少，小便黄。改用杏苏散合半夏厚朴汤加减，处方：杏仁10g、紫苏子10g、紫苏叶10g、法半夏14g、陈皮10g、茯苓15g、厚朴12g、桔梗10g、紫菀12g、款冬花12g、炙甘草6g、生姜6g、大枣6枚。5剂。病愈。（王建红医案）

辨证用方思路：一诊抓主证身热、少汗而口渴欲饮，辨为大青龙汤证，用此方。苔腻，加苍术。二诊根据大便溏黏、口渴，辨为葛根芩连汤证，而口渴明显为葛根芩连加石膏汤证，用此方。三诊用杏苏散合半夏厚朴汤加减调治咳嗽。

8.用于治疗面部脂溢性皮炎

雷某，女，39岁，住河北燕郊。2008年11月13日初诊。面部脂溢性皮炎，用维生素B_6软膏与湿毒清无效，面红，头皮及耳后痒甚，起白屑，面色黑黯，有大面积黄褐斑，眼睛干涩，口干口黏，大便软黏不成形，1日1次，小便不黄，月经提前，行经时间长，6~7天，经量、血色正常。舌边红，苔薄白腻，脉沉细滑。用桃红四物汤合赵炳南全虫丸。处方：桃仁10g、红花10g、生地10g、当归12g、赤芍12g、皂角刺10g、全蝎3g、威灵仙30g、白鲜皮30g、黄柏6g、白蒺藜15g、炒槐花15g。7剂。2008年11月20日复诊。服药后无明显变化，面部皮肤发硬，起白屑，头皮、耳后发痒，口唇干燥，口渴欲饮，饮不解渴，心烦急躁，身无汗，夜眠差，大便黏腻不成形，小便正常。舌淡红，苔薄白，脉细弦滑。用大青龙汤。处方：炙麻黄10g、桂枝10g、杏仁10g、生石膏45g（先煎）、炙甘草6g、生姜10g、大枣12g、桃仁10g、红花10g、白鲜皮15g。6剂。2008年12月1日三诊。服药后身体出汗，头皮耳后痒消失，面部皮肤发硬紧张感减轻，口唇干燥减轻，口渴减，月经刚干净，经量比以前增多。舌淡红，苔薄白腻，脉弦。改用桃红四物汤合全蝎丸加减。处方：桃仁10g、杏仁10g、红花10g、当归10g、川芎6g、生地10g、熟地10g、赤芍10g、白鲜皮15g、秦艽6g、全蝎3g、皂角刺10g、炒槐花30g、生地榆15g、桔梗12g、炙麻黄3g、生大黄1g。7剂。2008年12月13日四诊。服上药面部皮肤好转，皮肤不硬了，触摸柔软，黄褐斑也变浅了，大便已正常，小便利，现后背冷，夜眠差，月经中期腹疼，有淡黄色分泌物。舌淡红，苔薄白，脉弦滑。用柴胡桂枝汤合桂枝茯苓丸调治。处方：柴胡12g、黄芩10g、法半夏10g、党参10g、桂枝10g、白芍15g、炙甘草6g、生姜10g、大枣12g、茯苓15g、苍术12g、泽泻12g、当归10g、川芎10g、石菖蒲15g。7剂。此患者是我们的一位亲戚，常有联系。此后，得知其面部皮肤完全恢复正常，并且比以前皮肤还要湿润清爽。（王建红医案）

辨证用方思路：一诊从皮肤病局部辨证，用桃红四物汤合赵炳南全蝎丸，效果不明显。二诊从头皮痒、面部起白屑为风，而口渴欲饮考虑，辨为表有风，内有郁热之大青龙汤证，用此方。另加桃、红活血调经，白鲜皮祛风湿止痒。三诊得效，复改用桃红四物汤合全蝎丸加减治皮肤病。四诊根据月经中期腹痛，用柴胡桂枝汤合桂枝茯苓丸调治。

9.用于治疗口唇干裂起皮

李某某，女，39岁。2005年2月12日初诊。患感冒3天，自服常用感冒成药无效。自觉发冷恶寒，发热不明显，体温未量，头额至头顶疼，鼻子不通气，流清鼻涕，鼻孔周围发红、发赤，唇肿烂、干裂、起皮，口不渴，大便正常。舌略红，苔白水滑，脉弦滑，不太数。用大青龙汤。处方：炙麻黄10g、桂枝5g、炙甘草6g、杏仁6g、生姜6g、大枣5g、生石膏45g。3剂。此方显特效，仅服用1剂，鼻孔周围发红，唇肿烂、干裂起皮消失。服2剂，感冒症解除，服3剂后，鼻通畅而告愈。（张文选医案）

辨证用方思路： 恶寒发冷，苔白水滑，无汗，是表寒麻黄汤证，而口唇肿烂、干裂起皮等则为内有郁热之石膏证，用大青龙汤。

三、讨论与小结

（一）刘渡舟先生用大青龙汤的思路与手法

从我们跟诊的记录来看，刘渡舟先生用大青龙汤主治两方面病证，一是风湿、寒饮留于肢体所致的疼痛。二是风邪郁闭太阳经，内生郁热的病症。

关于第一种用法，在辨方证方面有三个要点：其一，大青龙汤证的疼痛多兼有沉重，这是水饮在皮下关节的特征性表现，如“刘某某，女，40岁”周身关节痛案。其二，关节疼痛而肿胀，如“修某某，男，58岁”案。其三，兼有风邪郁闭肌表的特征，如皮肤发痒，皮肤起红疹等，如“罗某某，男，66岁”痛风案。用方多用大青龙汤原方。其中有一点值得重视：当用大青龙汤后，汗出痛减，则改用大青龙汤的轻剂桂枝二越婢一汤继续调治。如“罗某某，男，66岁”痛风案。

关于第二种用法，我们仅仅见到一则医案，即“张某某，女，54岁”鼻渊案。虽仅一则，我们却能看出刘渡舟先生用大青龙汤的另一思路，就是不论什么病，只要出现风寒郁闭太阳经证，如恶风，无汗，鼻塞流涕等，同时并见内生郁热证，如烦躁、口渴、口干等，即可辨为大青龙汤证，用大青龙汤治疗。

（二）学习理解与临证感悟

1.方证对应与抓方证的特征性症

大青龙汤方 本方用麻黄汤（麻黄、桂枝、杏仁、甘草）再加生姜，发散太阳风寒；用石膏清泻郁热而治烦躁。用大枣合甘草护胃气生津液，并反佐麻、桂，防发汗太过；反佐石膏，防过寒伤胃。主治麻黄汤证而见石膏证之烦躁者。

大青龙汤证 麻黄汤证（脉浮紧、发热恶寒、身疼痛、不汗出）与石膏证（烦躁）并见之证（《伤寒论》第38条）。身体重（第39条）。溢饮，不汗出，身体疼重（《金匮要略·痰饮咳嗽病脉证并治》第23条）

大青龙汤证的特征性症（主证） 恶寒，无汗（或少汗），肌肉关节疼痛，而烦躁，或口干渴者。但见此证，即可用大青龙汤。

2.辨方证的疑难点

（1）口唇干燥、干裂、起皮或红肿、疼痛与大青龙汤证：我们在临床上体会到，大青龙汤治疗口唇干燥、干裂、起皮，或红肿、疼痛有特殊的疗效，其辨证的要点是，这种口唇变化一定要与恶风，或恶寒，无汗并见，才能用此方。

（2）口渴与大青龙汤证：大青龙汤原证有“烦躁”，并无口渴，因此临证辨识大青龙汤证不一定要有口渴。只要有烦躁，或者无烦躁，而有口干，就可辨证为大青龙汤证。

3.方的结构与拓展证——扩展应用的思路

从方的结构分析，本方是麻黄汤与白虎汤的合法，用麻黄汤（麻黄、桂枝、杏仁、甘草）再加生姜发散风寒，治太阳风寒郁表证；用减味白虎汤（白虎汤去知母，用大枣代替粳米）以石膏、甘草、大枣清泻阳明，治疗阳明郁热证。风寒郁表证如怕冷、怕风，鼻塞鼻痒、流清涕，头痛、身体疼痛、关节痛、肌肉痛，无汗等；阳明郁热证如烦躁，口干口渴，唇干唇裂唇溃烂，小便黄等。

本方含越婢汤（麻黄、生姜、石膏、甘草、大枣），是越婢汤与麻黄汤的合方。越婢汤治“风水，恶风，一身悉肿，脉浮不渴，续自汗出，无大热”证。这是水气郁表，或外寒、内水郁结所致。因此，大青龙汤可治疗麻黄汤证与越婢汤证并见之证。麻黄汤证如恶风寒，无汗，身痛，喘；越婢汤证如浮肿，身重，溢饮身体疼重。

本方含麻黄杏仁甘草石膏汤，可治疗麻黄汤证与麻杏甘石汤证并见之证，如喘咳，发热，恶寒，无汗等。

本方与《古今录验》续命汤有相似的结构。续命汤由大青龙汤去大枣，以干姜代替生姜，加人参、当归、川芎组成，主治中风痱。其中麻黄、桂枝、石膏、杏仁、甘草是两方共有的。因此，大青龙汤能治疗身重、身体疼重等类似中风痱的病症。刘渡舟先生就有用大青龙汤加片姜黄、藏红花、穿山甲，或当归、防己、薏苡仁等治疗痹痛的手法。

本方配伍关键是麻黄、桂枝、生姜辛温药为一组；石膏辛寒为一组；甘草、大枣甘温为一组。特别是前两组，麻、桂、生姜配石膏，则变为辛凉之剂，可以透发郁热，发越郁火，治疗火郁不得发越之证，如火郁营血分所致的皮肤发疹、皮肤瘙痒、疮疡等，火郁脾胃经所致的口唇肿胀、溃烂等，火郁肺经所致的鼻塞不利、鼻孔周围发红等。另外，其中桂枝配石膏，又可泻热通痹，治疗热痹关节肿痛，或关节红肿热痛等。

4.几点特别体会

（1）关于石膏与麻桂生姜的用量：临床应用大青龙汤时，一定要注意麻、桂与石膏的用量比例。如果表郁重，无汗，恶风寒明显，就加大麻黄、桂枝的用量，麻黄可用10g、15g，如果表郁证轻，麻黄则用8g、6g，或更小剂量。桂枝量要小于麻黄，一般用10g、8g、6g。因原方麻黄用六两，桂枝仅用二两。如果郁热深重，发热重，口渴甚，舌红，脉数者，石膏量要大，重则用50g、45g，轻则用30g、20g。如果麻黄量小，石膏量大，则药后不会出汗。我们体会到，只要掌握了麻黄与石膏的用量，使用大青龙汤很安全，根本不用担心过汗伤津伤阳的问题。

（2）关于大青龙汤的疗效：大青龙汤如果辨方证准确，用方药量到位，则有奇效，如上述医案用于治疗感冒发热的“李某某，女，39岁”案、“祁某某，女，21岁”案，均1剂药则汗出热解而愈。另外，不管是什么病，只要外见恶风，内见烦躁，出现了典型的大青龙汤证，就要敢于舍病求证，用大青龙汤，往往可以收到不可思议的疗效。

（3）大青龙汤治疗唇干裂起皮有神效：本人王建红在上大学时，有一年冬天，患病有三症：一是特别怕风，不是怕冷，而是怕风，如果坐在教室的第一排，教室门有一个缝隙没有关严，就冷得受不了。二是口干渴，每天抱着一个瓶子喝水，饮不解渴。三是口唇干燥、起皮、干裂、流血。三个症状每日持续着，十分痛苦。当时找了好几位有名的老师诊治，所用方很多，有滋阴者，有补中益气者，有补阳者，有清热者，但无一方有效。怕风、口渴、唇干裂依然如故。毕业后我分配至西安中医院内科，症状如故，随请求时任中医院院长的黄保中先生诊治。当时有咽痛，穿衣多、厚则烦热，减衣被则怕风、冷甚。黄院长诊脉后开了一张处方，是大青龙汤原方加连翘。结果，服1剂，怕风、口渴除而口唇干裂愈。当时3剂药仅仅九毛九分钱。这是自己第一次体会大青龙汤的运用。虽然有了这样的体会，但是由于对《伤寒论》经方临床应用的功底不够，辨方证用经方的思路没有树立，因此，临床运用此方的机会还是不多。自从跟随刘渡舟教授临床抄方学习之后，对如何用经方有了新的感悟与升华，从而真正感悟到大青龙汤的奥妙与神奇作用，也才能游刃有余地运用大青龙汤。如本人1995年11月3日。感冒后多日不愈，恶风，最突出的症状是口唇干裂、起皮，肿痛红赤不舒，口渴，无汗，脉浮略滑略数，舌红，苔薄微黄。辨为风寒在表，郁热挟胃火上逆之大青龙汤证。处方：炙麻黄6g、桂枝6g、杏仁10g、生石膏50g（先煎）、炙甘草5g、大枣10枚、生姜3g、赤芍12g、丹皮10g。3剂。服1剂口渴止，恶风除，唇干裂、肿痛顿减，3剂告愈。1999年3月31日。感冒3日，因气候反常，春天寒气逼人，小区按期停放暖气，屋内寒冷而感冒。恶风，唇干裂、起皮，红肿灼烧感尤甚。自觉胃内积滞，矢气恶臭。口微渴。舌红边尖明显，苔薄不腻，略泛黄色，脉浮滑。用大青龙汤合泻黄散化裁。处方：炙麻黄4g、防风6g、生石膏20g、栀子10g、藿香6g、麦芽10g、蝉衣10g、枳实10g。3剂。服药1剂唇肿干裂减轻，口渴、恶风大减，3剂告愈。

（三）刘渡舟先生用时方

刘渡舟先生在用大青龙汤治疗痹证疼痛时，特别喜欢交替用吴瑭《温病条辨》的加减木防已汤与中焦宣痹汤，现介绍此两方如下。

1.加减木防已汤

加减术防已汤 出自《温病条辨·中焦篇·湿温》第68条：“暑湿痹者，加减木防已汤主之。”此方组成为：防已六钱、桂枝三钱、石膏六钱、杏仁四钱、滑石四钱、白通草二钱、薏仁三钱。水八杯，煮取三杯，分温三服。见小效不即退者，加重服，日三夜一。

吴瑭推崇此为“治痹之祖方”。刘渡舟先生特别喜欢用本方治疗湿热痹，他曾撰写《加减木防已汤治疗湿热痹》一文，载于《经方临证指南》，详细论述了运用此方的心得。我在《温病方证与杂病辨治》加减木防已汤方证中介绍了刘渡舟先生运用此方治疗杂病湿热痹的经验。临床上先生辨此方证的要点为：类风湿性关节炎、风湿热、痛风等病，关节红肿疼痛，活动不利，口干渴，小便黄短，舌红赤苔黄腻，脉滑数等。用方手法，主张石膏用量要重，或再配知母、银花等。疼痛甚者，仿吴瑭中焦宣痹汤用法，加片姜黄、海桐皮。湿热伤及营血，血分瘀热者，加丹皮、赤芍、紫草、生地等。瘀血者，加红花、桃仁、丹参、乳香、没药等。

2.中焦宣痹汤

中焦宣痹汤 出自《温病条辨·中焦篇·湿温》第65条：“湿聚热蒸，蕴于经络，寒战热炽，骨骱烦疼，舌色灰滞，面目痿黄，病名湿痹，宣痹汤主之”。此方组成为：防已五钱、杏仁五钱、滑石五钱、连翘三钱、山栀三钱、薏苡五钱、半夏（醋炒）三钱、晚蚕沙三钱、赤小豆皮三钱。水八杯，煮取三杯，分温三服。痛甚加片子姜黄二钱，海桐皮三钱。

刘渡舟先生特别喜欢用中焦宣痹汤治疗湿热痹，包括风湿热、类风湿关节炎、痛风、强直性脊柱炎等疼痛性疾病。此方和加减木防己汤相比，其中无石膏，口干渴可以不明显；而有连翘、栀子、赤小豆皮等，清热解毒凉血作用较强，如兼发热，皮肤红斑结节、皮肤发黄者，则首选此方。

小青龙汤

小青龙汤 出自《伤寒论》第40条，组成为：麻黄（去节）、芍药、细辛、干姜、甘草（炙）、桂枝各三两（去皮），五味子半升，半夏半升（洗）。上八味，以水一斗，先煮麻黄减二升，去上沫，内诸药，煮取三升，去滓，温服一升。若渴，去半夏，加栝楼根三两；若微利，去麻黄，加荛花，如一鸡子，熬令赤色；若噎者，去麻黄，加附子一枚，炮；若小便不利、少腹满者，去麻黄，加茯苓四两；若喘，去麻黄，加杏仁半升，去皮尖。且荛花不治利，麻黄主喘，今此语反之，疑非仲景意。

仲景原条文谓："伤寒表不解，心下有水气，干呕发热而咳，或渴，或利，或噎，或小便不利，少腹满，或喘者，小青龙汤主之。"

小青龙汤还见于《伤寒论》第41条："伤寒心下有水气，咳而微喘，发热不渴，服汤已渴者，此寒去欲解也。小青龙汤主之。"

《金匮要略·痰饮咳嗽病脉证并治》第23条："病溢饮者，当发其汗，大青龙汤主之；小青龙汤亦主之。"《金匮要略·痰饮咳嗽病脉证并治》第35条："咳逆倚息不得卧，小青龙汤主之。"

《金匮要略·妇人杂病脉证并治》第7条："妇人吐涎沫，医反下之，心下即痞，当先治其吐涎沫，小青龙汤主之；涎沫止，乃治痞，泻心汤主之。"

一、先师应用心法

刘渡舟先生认为，《伤寒论》第41条小青龙汤证虽有"伤寒表不解"如发热，但关键是"水气"。水气是咳喘以及诸多复杂或然证的根本病机。干姜、细辛、五味子三药合用，是仲景治肺胃寒饮的重要药组。再合以半夏、桂枝，也说明本方以治水饮为主。因此，即使没有伤寒表证，仅寒饮内停而见咳、喘等症者，也可用小青龙汤。《金匮要略》用小青龙汤治疗溢饮与支饮（咳逆倚息不得卧）也可证之。（《刘渡舟伤寒论讲稿》）临床上，先生主要用小青龙汤治疗咳喘，此介绍其医案一则如下。

李某某，男，40岁。1998年11月4日初诊。咳嗽，有白痰，夜甚，流清涕，无汗，胸不闷，二便正常。舌淡红，苔滑。用小青龙汤。处方：麻黄3g、桂枝12g、细辛2g、干姜10g、半夏14g、五味子6g、白芍10g、炙甘草4g。7剂。1998年11月11日复诊。服药有显效，咳嗽止。现左手指麻，纳差，睡眠易醒。舌淡红，苔白腻。用桂枝汤。处方：桂枝14g、白芍14g、炙甘草6g、生姜10g、大枣12枚、炒穿山甲6g、藏红花1g、地龙8g。7剂。1998年11月25日三诊。服上药手已不麻，失眠，气短，疲倦。舌淡红，苔白，脉细。用归脾汤。处方：黄芪15g、党参12g、白术12g、当归15g、龙眼肉12g、茯苓20g、远志10g、酸枣仁30g、木香4g、炙甘草15g、生姜3片、大枣7枚。7剂。1998年12月16日四诊。服上方睡眠好转，但仍睡眠不实，头出汗较多。舌红，苔薄白。用大补阴丸合酸枣仁汤。处方：熟地10g、黄柏6g、知母10g、龟甲10g、茯苓15g、酸枣仁30g、川芎8g、炙甘草6g、龙骨30g、牡蛎30g。7剂。

辨证用方思路：流清涕提示肺与肌表风寒尚存，痰白提示寒饮，据此辨为小青龙汤证，用原方。二诊抓主证左手指麻，因偏于一侧，又无其他明显的脉证，故从营卫不调，阴阳不和考虑，用桂枝汤，另加穿山甲、藏红花、地龙活血通络。三诊抓主证失眠、气短、疲倦、舌淡，辨为归脾汤证，用此方。四诊抓主证睡眠不实，头汗多，舌红，辨为阴液不足，阳不入阴，用大补阴丸合酸枣仁汤调治。

特别提示：之一，以穿山甲、藏红花、地龙为一组药，合入基本方中，治疗肢体发麻、麻痹不仁等，这是刘渡舟先生的经验用法。

之二，刘渡舟先生临床常用归脾汤治疗心脾两虚的失眠，本案即是一例。也常用大补阴丸治疗阴虚火旺证。此两方及其用法详见“讨论与小结”之“刘渡舟先生用时方”。

二、临摹实践与体会

学习刘渡舟先生应用小青龙汤的思路与手法，我们在临床上也用此方治疗咳喘证，现介绍主要治验如下。

1. 用于治疗发热咳嗽

于某某，男，51岁。2008年11月24日初诊。初病发热，咳嗽，在望京医院就诊静脉点滴抗生素2天烧退，但咳嗽未减轻，每到夜里3点咳嗽加重，呈痉挛性咳嗽，咯白沫痰，咳痰不利，伴有痰喘，甚者咯痰带有血丝，恶心，后背冷怕风，打喷嚏，口不渴，小便不利，尿少，排尿无力，大便不成形，日4~5次。患者有"风心病"二尖瓣狭窄，已作换瓣手术。舌黯红，苔薄白，脉弦紧。用小青龙汤。处方：炙麻黄10g、桂枝10g、干姜8g、细辛4g、法半夏15g、五味子12g、白芍12g、炙甘草6g、茯苓15g。3剂。2008年11月29日复诊。服药身恶寒消失，咳嗽显著减轻，痰量减少，痰喘消失，仍时有喷嚏，大便次数减少，日2~3次，小便比以前有力且顺畅。舌偏红，苔薄白腻，脉沉滑。用附子理中汤。处方：制附子6g、党参10g、茯苓12g、苍术10g、干姜8g、炙甘草10g、炙麻黄6g、细辛3g、桔梗10g。5剂。2008年12月4日三诊。药后咳嗽减轻，现偶有阵咳，痰白量不多，痰鸣消失，口干口苦，大便不成形，日2~3次，小便正常。舌大质红、苔薄白黏腻，脉弦滑。用小柴胡汤。处方：柴胡15g、黄芩6g、干姜8g、法半夏15g、细辛3g、五味子12g、炙甘草6g、党参10g、大枣12g、茯苓15g、厚朴10g、紫苏叶12g。5剂。（王建红医案）

辨证用方思路：一诊抓主证后背冷、咳嗽咯白沫痰，辨为小青龙汤证，用此方。小便不利，加茯苓。二诊抓主证大便溏（次数虽已减少），辨为附子理中汤证，用此方。恶寒虽消失而时有打喷嚏，脉沉，考虑少阴阳虚而表未尽解，合入麻黄附子细辛汤解少阴之表。苔腻，加苍术、茯苓；咳痰加桔梗。三诊抓主证口干口苦，辨为小柴胡汤证，用此方。另根据陈念祖用小柴胡汤加姜、细、味治咳心法，加姜、细、味，温化痰饮。再合苓甘五味姜辛汤法，加茯苓；合半夏厚朴汤法加厚朴、紫苏叶。

2. 用于治疗老年感冒发热引发宿疾咳喘重症

高某某，男，87岁。北京中医药大学职工家属。2002年10月30日初诊。患者平素喜咯稀白黏痰，近来天气转阴转冷，加之搬入新居，房子阴冷潮湿，昨天开始感觉身冷，继之发热（体温38.3℃），身上不出汗，咳嗽，咯稀白黏痰量多，气喘，气短不能平卧，咳喘剧烈时常遗尿于裤子或床上。口不渴，大便偏干，小便频数。在望京医院急诊拍胸片提示支气管炎，医院劝其住院治疗。但患者觉得住院不方便，要求带抗生素、解热药回家治疗。在家使用抗生素治疗两天，体温下降不明显，咳喘如故，痰量仍很多，想加用中药治疗，遂打电话让我前去诊治。诊时患者靠墙坐在床上，面目通红，气喘气促，张口抬肩，呼吸显得很是吃力，不停地咳嗽咯白黏痰，手几乎不能离开痰杯，昼夜不能入睡。触其肌肤干热无汗，问家属曾出汗多少，家属说服西药解热药后曾出过些汗，但出过汗后，体温又回升如前。舌胖大质淡，苔薄白腻滑，苔面沾满痰涎，脉弦滑数。用小青龙汤。处方：炙麻黄5g、桂枝5g、细辛2g、干姜3g、半夏10g、五味子4g、白芍10g、杏仁5g。2剂。2002年11月5日二诊。服药后咳喘大减，发热退，体温恢复正常。因患者怕喝中药而停用药，继续用抗生素治疗。但停服中药2天，虽继续用西药，而体温反而又上升到37.7~38℃，咳喘也再次加重，无奈之下，又打电话让我去调方。诊时见咳喘比初诊所见平缓，精神萎靡不振，嗜睡，正在诊问病情时就闭目而睡着了，稍摇晃身子醒来说几句话即又昏昏入睡。自己已无冷热感觉，咯白痰量仍多，气短，胸满，气喘，口不渴，面潮红，肌肤湿润有微汗，四肢冷，大便软，小便频数而量少。舌胖大质淡，苔白厚腻，脉弦滑数。此心肾之阳已衰，不得再用小青龙汤，改用桂枝甘草汤合苏子降气汤化裁。处方：桂枝10g、炙甘草6g、紫苏子10g、半夏10g、陈皮10g、厚朴6g、前胡6g、当归6g、肉桂3g、沉香3g、茯苓10g、生姜6g。2剂。服药1剂，体温即有下降趋势，服2剂，体温已接近正常。家属认为此方疗效很好，自行停用西药，又取此方4剂，服后咳喘基本消失，能平卧休息，咯痰量大为减少，饮食量增加，渐能下床活动，恢复到这次病前的状态。（王建红医案）

辨证用方思路：一诊抓主证咳痰白黏量多，咳逆倚息不得卧，舌胖大质淡、苔薄白腻滑，辨为小青龙汤证，用此方。因痰壅，肺气郁闭，故去甘补甘守之甘草，加杏仁开宣肺气。二诊精神萎靡不振，嗜睡，甚至昏昏入睡，心肾之阳已衰，故用桂枝甘草汤合苏子降气汤。方中桂枝配生姜自可透汗解热，故虽发热而不再费用解散透热药。

3.用于治疗感冒后咳嗽不愈

张某某，女，39岁。2006年11月9日初诊。感冒三四天后引发咳嗽，20余天不愈，服抗生素与止咳药无效。咳嗽遇冷加重，入夜咳剧，阵咳不止，咯白色泡沫稀痰，身恶寒，口微渴但不欲饮，服“念慈菴”口干加重，大小便正常。舌淡红苔薄白，脉弦缓滑。用小青龙汤。处方：炙麻黄8g、桂枝6g、干姜6g、细辛3g、法半夏15g、五味子14g、白芍10g、炙甘草6g。4剂。2006年11月13日复诊。服药后咳嗽大为减轻，仅遇冷偶尔咳几声，咯痰减少且容易咯出。口苦有异味，大小便正常。舌红，苔薄白，脉细弦。用小柴胡汤与小青龙汤合方。处方：柴胡24g、黄芩10g、法半夏12g、党参

6g、炙甘草6g、大枣4枚、炙麻黄3g、干姜6g、细辛3g、五味子14g、射干6g。4剂。咳嗽痊愈。（王建红医案）

辨证用方思路：一诊抓主证咳嗽、咯白色泡沫稀痰，身恶寒，辨为小青龙汤证，用此方。二诊抓主证口苦一症，辨为小柴胡汤证，用小柴胡汤与小青龙汤合方化裁。另仿射干麻黄汤法加射干治咳。

阮某某，女，47岁。住香港沙田。2012年11月17日初诊。20多天前感冒，经某医院诊治感冒愈，但咳嗽不止，越咳越重，痰多，但不容易咯出，为白色黏痰，咽喉痒，咽痒也咳，声音嘶哑，胸异常憋闷，时胸痛，鼻流清涕如水，有鼻水倒流，不断打喷嚏。因咳嗽，胃口不好，不思饮食，平时大便偏溏。舌黯红，苔白厚腻，脉弦滑。用小青龙汤。处方：炙麻黄10g、桂枝6g、细辛3g、干姜10g、法半夏10g、五味子12g、白芍10g、炙甘草6g。3剂。服1剂咳嗽顿时减轻，服完3剂，不仅咳嗽痊愈，而且胃口开，喜饮食，大便溏也愈。（张文选医案）

辨证用方思路：根据鼻流清涕如水，咳嗽，咳吐白黏痰，辨为小青龙汤证，用此方。

李某某，女，24岁。住北京团结湖民航宿舍。2007年11月12日初诊。感冒4天，不发热，但头痛厉害，以左半边痛为甚，晚上尤剧，不恶心，咳嗽，咯白色泡沫痰，口干渴，饮不解渴，且越喝越渴，喝后胃内不舒，口水较多，大便干，小便不利，尿频。舌胖大质淡青紫，苔薄白润，脉沉细。用小青龙汤。处方：炙麻黄8g、桂枝6g、干姜8g、细辛3g、法半夏15g、五味子10g、白芍14g、炙甘草6g、厚朴10g。4剂。2007年11月16日复诊。服药咳嗽明显减轻，咳出白痰量增加，现胸闷，大便已不干，小便仍频。舌胖质淡，苔滑腻，脉沉细。用半夏厚朴汤合苓桂术甘汤。处方：紫苏子10g、紫苏叶10g、法半夏15g、厚朴18g、茯苓15g、炙甘草6g、桂枝6g、苍术10g、陈皮10g、干姜6g、桔梗10g、枳壳10g。5剂。2007年11月21日三诊。药后咳止，痰量减少，饮食正常，仍感胸闷呼吸不畅快，喜长出气，大便偏干，1~2天1次，小便频好转。舌淡红，苔薄白，脉弦滑。用厚朴大黄汤。处方；厚朴18g、枳实12g、生大黄6g。3剂。2008年2月20日因胃病来诊，问及上次服药情况，得知服上药诸症痊愈。

辨证用方思路：一诊抓主证舌胖大苔润，咳嗽咯白色泡沫痰，辨为小青龙汤证，用此方。另加厚朴下气止咳。二诊根据舌苔滑腻，辨为湿咳半夏厚朴汤证；根据胸闷，辨为苓桂术甘汤证。用两法合方。另加干姜温肺化饮，加陈皮、桔梗、枳壳祛湿开宣肺气。三诊抓主证胸满、大便干，辨为厚朴大黄汤证，用此方。

特别提示：之一，本案一诊虽口干渴，饮不解渴，且越喝越渴，但喝后胃内不舒，口水较多，小便频而不利，这是水气痰饮内停使然，故仍用小青龙汤。

之二，《金匮要略·痰饮咳嗽病脉证并治》第26条载："支饮胸满者，厚朴大黄汤主之。"刘渡舟先生非常喜欢用厚朴大黄汤治疗胸满。三诊用方即遵刘渡舟先生用法而处方。

4.用于治疗咳喘并作

易某，女，36岁。住北京市大屯。2008年3月13日初诊。咳喘1周，不发热，服抗生素及氨茶碱症状缓解，但咳吐白色泡沫黏痰不愈，痰量多，痰黏不易咳出，咳吐时痰黏在口腔里须用手拽出，拽出之痰成丝状。早晨咳1个多小时，晚上则喘，喘发时不能活动，口不干不渴，恶寒怕风，无汗，气短胸闷，大便少，小便利。舌黯红，苔薄白，脉沉弦滑。用小青龙汤。处方：炙麻黄12g、桂枝10g、干姜10g、细辛5g、法半夏15g、五味子12g、白芍12g、炙甘草10g。4剂。2008年3月17日复诊。服上药喘减，能正常行走，咳嗽也大为减轻，痰量明显减少，且容易咳出，痰拉丝状消失，已不太恶风寒。现后背发紧。舌黯红，苔薄白，脉弦滑。用苓甘五味加姜辛夏杏仁汤。处方：茯苓30g、炙甘草10g、五味子14g、干姜10g、细辛3g、法半夏15g、杏仁10g、紫苏叶10g。7剂。2008年3月24日三诊。药后咳止、喘停，后背紧除，现鼻腔有时堵塞。舌淡红，苔薄白，脉缓滑。用六君子汤调治。处方：党参10g、炒白术10g、茯苓15g、炙甘草6g、陈皮10g、法半夏15g、桔梗10g、枳壳10g、五味子6g、杏仁10g、生姜6g、大枣2枚。7剂。（王建红医案）

辨证用方思路：一诊根据咳吐白色泡沫黏痰，痰量多，恶寒怕风，无汗，辨为小青龙汤证，用此方。二诊抓主证背发紧，辨为苓甘五味加姜辛夏杏仁汤证，用此方。另加紫苏叶代替麻黄疏散风寒。三诊用六君子汤加味标本同调。

刘某，女，32岁，中国青年政治学院职工。2007年12月29日初诊。咳嗽气喘1周，咯痰黄白相兼，不易咯出，胸闷，晚上易喘，口不渴，很少饮水，饮食差，身恶寒，后背凉，手冷，大小便正常。舌胖大、边有齿痕、舌质青嫩，苔薄白，脉沉细滑数。用小青龙汤。处方：炙麻黄10g、桂枝8g、干姜10g、细辛3g、法半夏15g、五味子12g、白芍12g、炙甘草6g、茯苓12g。6剂。2008年1月4日复诊。服上药咳喘均消失，但仍感气管不利，咽喉有痰，痰黄黏，咯出不畅，现口干渴欲饮。舌胖大、舌质淡青，苔薄白，脉弦滑。用越婢加半夏汤。处方：炙麻黄10g、生石膏30g（先煎）、炙甘草6g、生姜10g、大枣7枚、法半夏15g、紫菀10g、款冬花10g、茯苓15g。7剂。2008年1月11日三诊。服药后咳嗽止，痰已不多，体疲倦改善，纳食增进，现后背仍冷，怕风，夜里胃胀。舌淡青，苔薄白润，脉缓滑。用六君子汤调治。处方：红人参4g、茯苓10g、苍术10g、炙甘草6g、陈皮10g、法半夏12g、桔梗6g、紫苏叶10g、生姜2g、大枣2枚。7剂。（王建红医案）

辨证用方思路：一诊抓主证咳喘而后背凉，辨为寒饮小青龙汤证，用此方。方中加茯苓，是根据《金匮要略·痰饮咳嗽病脉证并治》"夫心下有留饮，其人背寒冷如手大"之论，合苓桂术甘汤法，温化痰饮。二诊见效而证转，从口干渴欲饮，辨为越婢加半夏汤证，用此方。另加茯苓治水，加紫菀、款冬花止咳喘。三诊用六君子汤加味治本。

特别提示：《伤寒论》第41条云："服汤已渴者，此寒去欲解也。"本案一诊不渴，服小青龙汤后咳喘止而出现了口渴欲饮。由此证明仲景的观察是来源于临床实际的。

5.用于治疗咳嗽伴腿痛

赵某某，女，34岁。住北京芍药居。2007年12月10日初诊。右髋关节至膝关节疼痛发木，近四五天咽痛咽痒则咳，平躺咳嗽加剧，咯白泡沫稀黏痰，浑身酸疼，但身不冷，大小便正常。舌淡红，苔薄白，脉沉滑无力。用小青龙汤。处方：炙麻黄10g、桂枝6g、干姜10g、细辛3g、法半夏15g、五味子10g、白芍10g、炙甘草6g。3剂。2007年12月13日复诊。服上药咳嗽明显好转，已几乎不咳，劳动过重则咽喉不适，咽有痰阻，但痰量减少。右髋、膝关节疼，右腿总有伸不开之感，手足凉。舌边红，苔薄白，脉沉细。右侧偏一侧髋、膝关节痛，为大黄附子汤证；右腿伸展不开，为芍药甘草汤证，用两法合方。处方：制附子10g、细辛3g、生大黄5g、白芍12g、炙甘草10g、苍术10g。4剂。2007年12月20日三诊。服上药右髋、膝关节疼减轻，拘挛感也缓解，现用力不疼了，坐时间久腿容易麻。大便干，小便正常。舌边红，苔薄白，脉沉细紧。守法继续用上方。处方：制附子12g、细辛5g、生大黄10g、白芍10g、炙甘草10g。6剂。（王建红医案）

辨证用方思路：一诊根据咳嗽而咯白泡沫稀黏痰，辨为小青龙汤证，用此方。二诊根据右侧偏一侧髋、膝关节痛，辨为大黄附子汤证；右腿伸展不开，为芍药甘草汤证。用两法合方。另加苍术逐湿。三诊继续用大黄附子汤合芍药甘草汤。

特别提示：之一，用大黄附子汤治疗右侧髋、膝关节疼痛，是遵照胡希恕先生与叶橘泉先生用此方治疗偏痛的经验。另外，也借鉴了卢崇汉先生用大黄附子汤治疗寒湿咳嗽的经验。（详见《胡希恕金匮要略讲座》《中医临床家叶橘泉》《咳嗽之辨证论治》）

之二，《金匮要略·痰饮咳嗽病脉证并治》云："胸中有留饮，其人短气而渴，四肢历节痛。"从本案治疗效果来看，其咳嗽与右髋、膝、腿痛均由寒饮所致，小青龙汤温散寒饮，不仅可治疗咳嗽，也有助于治寒饮髋、膝痛。

6.用于治疗咳嗽而便溏

苏某，女，43岁。住北京芍药居。2008年5月12日初诊。患支气管炎，咳嗽2月不愈，痰不多，咽痒，遇异味则咳，胸口憋闷，食纳可，口臭，大便日3~4次，溏稀不成形，小便正常。舌淡，苔薄白，脉弦滑。用小青龙汤。处方：炙麻黄8g、桂枝10g、法半夏15g、干姜10g、五味子10g、细辛3g、白芍10g、炙甘草10g、紫菀10g、款冬花10g、茯苓12g。6剂。2008年5月19日复诊。服药咳嗽减轻，大便日1~2次，已不溏，小便正常。但遇冷则鼻痒打喷嚏，咳嗽无痰，气憋。舌淡红，苔薄白，脉沉缓滑。用麻黄附子细辛汤证与苓甘五味姜辛汤，处方：炙麻黄6g、制附子6g、细辛6g、干姜10g、五味子10g、肉桂6g、茯苓15g、苍术10g、炙甘草6g。6剂。2008年5月26日三诊。咳嗽愈，胸憋闷除，偶遇异味则咳，鼻痒喷嚏减少，月经5月24日来潮，量少，腹疼甚。舌淡青苔薄白，脉细弦。改用麻黄附子细辛汤合活血调经药调治而愈。（王建红医案）

辨证用方思路：一诊根据咳嗽而大便溏，舌淡，辨为小青龙汤证，用此方。另加紫菀、款冬花、茯苓止咳、利水。二诊根据遇冷则鼻痒打喷嚏，脉沉缓，咳嗽，辨为麻黄附子细辛汤证与苓甘五味姜辛汤证，用两方合法。另加肉桂温阳，苍术逐湿。

特别提示：《伤寒论》第40条或然证有"或利"一症，本案咳嗽而便溏，提示小青龙汤可以上治咳喘，下治便溏。

7.用于治疗久咳

高某某，女，51岁。住北京安贞西里。2007年12月13日初诊。咳嗽2个月，服通宣理肺丸、痰咳净、甘草片等药仍咳不止，咯白泡沫痰，量多，入夜咳嗽加重，咽喉有痰鸣声，遇冷则鼻塞，流清涕，身上怕冷，出冷汗，口不渴，大小便正常。舌胖大质淡红，苔白厚腻，脉沉缓滑。用小青龙汤。处方：炙麻黄8g、桂枝6g、干姜10g、细辛3g、法半夏15g、五味子14g、白芍12g、炙甘草10g、厚朴10g、紫苏叶10g。6剂。2007年12月17日复诊。服药咳嗽显著减轻，痰量减少，痰鸣消失，口略干，大小便正常。舌胖大质黯红，苔薄白腻，脉沉缓滑。用苓桂味甘汤合六君子汤善后。处方：茯苓12g、苍术10g、桂枝10g、五味子6g、炙甘草6g、党参10g、陈皮10g、法半夏10g、炙麻黄3g、紫苏叶10g、生姜6g、大枣4枚。7剂。（王建红医案）

辨证用方思路：一诊根据身怕冷、咯白泡沫痰，辨为小青龙汤证，用此方。另加厚朴、紫苏叶止咳。二诊用苓桂味甘汤合六君子汤调治。

黄某某，女，44岁。宁夏人。2007年11月5日初诊。咳嗽1个月，口服抗生素及住院静脉点滴抗生素均未见效。咳嗽咯黄白痰，咯痰不利，身冷，口不渴，大便偏干，小便利。曾住天坛医院要做脑部手术。舌胖大尖红，苔薄白，脉沉滑。用小青龙汤。处方：炙麻黄8g、桂枝6g、干姜10g、细辛3g、法半夏15g、五味子12g、白芍14g、炙甘草6g、桔梗6g、厚朴10g。3剂。2007年11月8日复诊。药后咳嗽明显减轻，唯凌晨时咳嗽1~2次，白天已不咳嗽，痰量减少，身冷减轻，口不渴，大便不畅，小便利，咽喉不利，声音不清亮。舌胖大质淡青紫，苔水滑，脉弦滑。用射干麻黄汤。处方：炙麻黄10g、射干8g、细辛3g、法半夏15g、五味子14g、紫菀10g、款冬花10g、生姜10g、大枣12g、炙甘草6g、桔梗10g、厚朴10g。4剂。2007年11月12日三诊。咳嗽止，但声音仍不清亮，咽喉时痒不利，有时有痰，身冷除，微鼻塞，口不渴，大小便正常。舌胖大尖微红，苔薄白润，脉沉缓无力。改用半夏厚朴汤调治。处方：紫苏子10g、紫苏叶10g、法半夏15g、厚朴12g、茯苓15g、生姜6g、陈皮10g、桔梗6g、枳壳6g。3剂。（王建红医案）

辨证用方思路：一诊根据咳嗽而身冷、口不渴，辨为小青龙汤证，用此方。另加厚朴、桔梗止咳化痰。二诊抓主证咽喉不利，辨为射干麻黄汤证，用此方。另加厚朴、桔梗止咳化痰利咽。三诊根据咽喉时痒不利，辨为半夏厚朴汤证，用此方。另加陈皮、桔梗、枳壳化痰行气利咽。

三、讨论与小结

（一）刘渡舟先生用小青龙汤的思路与手法

根据我们跟诊的记录，刘渡舟先生用小青龙汤主要治疗风寒郁表，内有寒饮的咳嗽，或者单纯寒饮内停的咳喘。

刘渡舟先生说，本方治疗无外感风寒而寒饮内停的咳喘，辨证时要注意以下特点：

第一，“水色”。多表现为面色发青，或黧黑；或下眼睑呈现青黯之色。这是水寒郁遏阳气的表现。第二，“水斑”。面部出现对称性色素沉着。这则是寒饮阻滞，营卫气血运行不利之征。第三，“水气”。面部虚浮，或眼睑微微浮肿。第四，“水舌”。舌苔水滑。第五，“水脉”。脉弦。第六，特殊的痰。咳吐大量白色泡沫痰，落地成水；或咳吐冷痰，自觉痰凉如粉，痰色似蛋清样半透明，连续不断。临床凡遇咳喘，只要见到这些特征性表现，就可率先用小青龙汤。

（二）学习理解与临证感悟

1.方证对应与抓方证的特征性症

小青龙汤方　本方由麻黄汤去杏仁，加干姜、细辛、五味子、半夏、芍药组成。也可理解为，由桂枝汤去生姜、大枣，加麻黄、干姜、细辛、五味子、半夏而成。此方用麻黄、桂枝、芍药、甘草发汗以祛风寒，用干姜、细辛、五味子、半夏温化以祛寒饮，主治外寒、内饮所致的咳喘，以及寒饮所致的呕、利、噎、小便不利、少腹满，或身体痛重，或妇人吐涎沫等病症。

小青龙汤证　干呕发热而咳，或渴，或利，或噎，或小便不利，少腹满，或喘者（《伤寒论》第40条）；咳而微喘，发热不渴者（《伤寒论》第41条）。咳逆倚息不得卧（《金匮要略·痰饮咳嗽病脉证并治》第35条）；溢饮，身体痛重（《金匮要略·痰饮咳嗽病脉证并治》第23条）。妇人吐涎沫，心下痞者。（《金匮要略·妇人杂病脉证并治》第7条）

小青龙汤证的特征性症（主证）　凡咳、喘而见舌偏胖大、苔白水滑，痰白者。或咳喘而见恶寒、背冷者，即可辨为小青龙汤证。

2.辨方证的疑难点

（1）咽喉痒或咽痒则咳：见咽喉痒，容易误辨为热证，但临床上小青龙汤证常可出现咽喉痒，甚至咽喉干痒。这是由寒饮内停，水气不能升化津液所致。只要咳喘而见舌水滑，痰白，就可以辨为小青龙汤证，不要受咽喉痒的干扰，《伤寒论》第40条有“或渴”“或噎”，则是明证。

（2）痰黏难以咳出：见痰黏，容易被误诊为燥痰。但小青龙汤证往往出现痰黏，颇难咯出，甚至痰黏咳吐如吐丝线，粘连不断。这是水饮阻滞阳气，阳气不化，寒饮凝结的表现。辨证时要以舌、脉为依据，不可被此症迷惑而辨为燥咳、热咳。

（3）**干咳无痰**：干咳无痰也有小青龙汤证，只要见到舌水滑，脉弦，或背冷、恶寒者，就可用小青龙汤。

3.方的结构与拓展证——扩展应用的思路

从方的结构分析，本方主要由两组药组成：一为麻黄、桂枝、芍药、甘草组；一为干姜、细辛、五味子、半夏组，两组药配合，既长于发散风寒，又长于温肺、温中，温化痰饮，因此，本方能够治疗寒与饮互结为病机的多种病症。从以上我们治疗的病症来看，虽以咳嗽、哮喘为主，但兼证可见腰膝髋痛、下利便溏、胸满等，均由寒与饮互结所致。

本方是麻黄汤、桂枝汤、甘草干姜汤、半夏干姜散、桂苓五味甘草汤、苓甘五味姜辛汤、苓甘五味加姜辛半夏杏仁汤的合法，故可治疗风寒郁表（发热、恶寒、无汗、身体痛）与寒饮内停（咳喘、咳逆倚息不得卧、吐、利、吐涎沫）并见之证。

本方含用麻黄汤（麻黄、桂枝、杏仁、甘草）去杏仁，加细辛；含桂枝汤（桂枝、芍药、甘草、生姜、大枣）去姜、枣，加干姜、半夏。两法合用，散寒止痛，能够治疗风寒夹饮凝滞经脉所致的身体关节疼痛沉重之证。

方中含半夏干姜散，故可治疗小青龙汤证见“干呕吐逆”“吐涎沫”者。

方中含甘草干姜汤，故可治疗小青龙汤证见类肺痿之“吐涎沫而不咳”“必遗尿，小便数”“必眩，多涎唾”者。

本方干姜、细辛、半夏、桂枝、甘草配伍，含桂苓五味甘草汤、苓甘五味姜辛汤、苓甘五味加姜辛半夏杏仁汤法，善于温化寒饮，可治疗《金匮要略》所述的这三个方证，如多唾口燥，气从小腹上冲胸咽，手足痹，其面翕热如醉状，小便难，时复冒；咳嗽，胸满；其人形肿等。

4.几点特别体会

（1）**要有敢用小青龙汤的胆识**：我们不厌其烦的介绍小青龙汤的医案，是想提示大家，临床上咳喘属于小青龙汤证者十分多见，只要有小青龙汤证的特征性表现，就可辨为此方证，就可用小青龙汤，用之则效，且安全而稳妥。万万不可畏其麻黄、细辛、桂枝、干姜、半夏太过温散而不敢使用。此方中有芍药甘草汤可和可缓，有五味子可收可补，只要麻黄、桂枝用量得当，并无过汗之弊。

（2）**干咳频发无痰也可用小青龙汤**：在香港曾遇到一位咳嗽患者，王某，男，46岁，中学教师。2012年夏天患咳嗽，经西医、中医治疗一个多月咳嗽不愈。咳嗽为阵发性，咳作则连续频咳，泪涕并出，咽干咽痒，无痰。饮食二便正常。舌深红，苔少薄白，舌上水分较多，脉弦长。细细阅读以前服用过的中药处方，有从肺热论治者，有从湿热论治者，有从肺燥论治者，无一有效。再细问病人，得知只要到空调下面，遇冷风则咳嗽发作，周身不适。据此一症，虽干咳无痰，舌深红，也辨为小青龙汤证。处方：麻黄6g、桂枝10g、细辛3g、干姜6g、法半夏10g、五味子12g、白芍10g、炙甘草6g。3剂。嘱第一剂药连煎两次，兑匀，晚饭后分两次服下。服药后关闭空调，盖被子发微汗。如出汗，后两剂药仅温服而不再盖被子特意发汗。结果当天晚上服完一剂药，全身微微出汗，第二天咳嗽即止。继续服完两剂药停药。两周后来诊，未再咳嗽，希望再服中药以调理身体。（张文选医案）

本案有两点启示：第一，虽然咯多量白色稀痰是辨识小青龙汤证的重要指征，但不是唯一指征，干咳无痰也有小青龙汤证。第二，怕空调冷气是小青龙汤证的特征性表现之一，有待进一步验证。

（三）姜佐景用小青龙汤心法

《经方实验录》中卷小青龙汤证其一、其二案中，姜佐景论述了他应用小青龙汤的心法。第一，所谓“心下有水气”，是指胃有水气。本方所用之药，属胃者多，属肺者少。第二，小青龙汤所治之咳多由多水浴、游泳，或多食饮水果、茶汤所致。认为水气者，言邪气之属于水者也。因游泳而得水气，为其一；如因多进果品冷饮而得水气，为其二；如因远行冒雨露而得水气，为其三；如素患痰饮，为风寒所激而得水气，为其四。“凡此种水气之咳，本汤皆能优治之”。第三，小青龙汤证，在里为水气，在表为咳嗽，此证在咳之前咽喉间常作痒；其舌苔亦不必限于白腻。第四，认为小青龙汤为《伤寒论》中第一类和平方，与小柴胡汤、小建中汤不差上下。稍稍辨证，即不致误用。并说，他用本方，如家常便饭，甚有但咳嗽无他病者，其苟稔其属于水气，无不用本汤愈之。

姜佐景的认识实属经验有得之见，我们在临床上多有同样的体验，故特别提出，以与同道们分享。

（四）吴瑭用小青龙汤治疗寒湿咳喘的意义

《温病条辨》下焦篇寒湿第47条，吴瑭论述了小青龙汤方证。其原条文谓：“秋湿内伏，多寒外加，脉紧无汗，恶寒身痛，喘咳稀痰，胸满，舌白滑，恶水不欲饮，甚则倚息不得卧，腹中微胀，小青龙汤主之。脉数有汗，小青龙去麻，辛主之；大汗出者，倍桂枝，减干姜，加麻黄根。”吴瑭自注云：“即如此症，以喘咳痰稀，不欲饮水，胸满腹胀，舌白，定其为伏湿痰饮所致。以脉紧无汗，为遇寒而发，故用仲景先师辛甘酸之小青龙，外发寒而内蠲饮，龙行而火随，故寒可去；龙动而水行，故饮可蠲。”

在这里，吴瑭将小青龙汤拓展用于治疗寒湿，对于小青龙汤证，补出“舌苔白滑”“恶水不欲饮”“胸满”“腹胀”等。从而发展了仲景小青龙汤方证，具有重要的临床意义。

（五）刘渡舟先生用时方

刘渡舟先生在运用小青龙汤的医案中，曾转用归脾汤、大补阴丸。现介绍此两方及用法如下。

1.归脾汤

归脾汤 出自《正体类要》卷下，组成为：白术、当归、白茯苓、黄芪（炒）、龙眼肉、远志、酸枣仁（炒）各一钱，木香五分，甘草（炙）三分，人参一钱。加生姜、大枣，水煎服。

刘渡舟先生多根据《医宗金鉴·杂病心法要诀》治虚劳法用此方。《医宗金鉴》歌诀云：“归脾思虑伤心脾，热烦盗汗悸惊俱，健忘怔忡时恍惚，四君酸远木归芪。”先生广用此方治疗气血虚损所致的各种病症。

2.大补阴丸

大补阴丸 出自朱震亨《丹溪心法》卷三，组成为：黄柏（炒褐色）、知母（酒浸，炒）各四两，熟地黄（酒蒸）、龟甲（酥炙）各六两。上为末，猪脊髓、蜜为丸。每服70丸，空心盐白汤送下。主治阴虚火旺证。

刘渡舟先生运用大补阴丸的思路出自《医宗金鉴·杂病心法要诀·虚劳》，其歌诀云：“大补阴丸制壮火，滋阴降火救伤金，龟板知柏地髓剂，二冬归芍草砂仁。”（“滋阴降火”，指滋阴降火汤，由大补阴丸加麦冬、天冬、当归、白芍、炙甘草、砂仁组成。）先生广用此方治疗阴虚火旺证。

小青龙加石膏汤

小青龙加石膏汤　出自《金匮要略·肺痿肺痈咳嗽上气病脉证治》第14条，组成为：麻黄、芍药、桂枝、细辛、甘草、干姜各三两，五味子、半夏各半升，石膏二两。上九味，以水一斗，先煮麻黄，去上沫，内诸药，煮取三升。强人服一升，羸者减之，日三服，小儿服四合。仲景原条文谓："肺胀，咳而上气，烦躁而喘，脉浮者，心下有水，小青龙加石膏汤主之。"

一、先师应用心法

刘渡舟教授认为，小青龙加石膏汤既散寒化饮，又清热除烦，其功介于越婢汤与大青龙汤之间，寒热并进，两不相碍。主治小青龙汤证内生郁热而烦躁者。(《金匮要略诠解》)此举其医案一则如下。

冯某某，女，45岁。1999年12月1日，初诊。每年冬季均发咳嗽，本次咳嗽尤其重，频繁咳嗽，咯黄痰，大便正常。舌红，苔薄白，脉浮弦。用小青龙加石膏汤。处方：麻黄3g、桂枝10g、白芍10g、干姜8g、细辛3g、半夏14g、五味子8g、炙甘草6g、生石膏30g（先煎）。7剂。

辨证用方思路：每逢冬季咳嗽发作，提示与感寒气有关，结合苔薄白，辨为小青龙汤证，而咯黄痰，提示肺胃郁热，为小青龙加石膏汤证，用此方。

二、临摹实践与体会

学习刘渡舟先生应用小青龙加石膏汤的手法，我们在临床上也用此方治疗小青龙汤证而兼肺胃郁热的咳嗽。此介绍有关治验如下。

1.用于治疗感冒后干咳鼻水如注

苏某，女，41岁。住香港。2013年10月6日。感冒1周余，感冒症状渐减，而咳嗽逐渐增重。看了西医，服2天西药而作用不大。现不停地流鼻水，频频干咳，头重昏沉，头顶感觉很紧。至10月10日，咳嗽更加剧烈，无痰干咳，口干、口渴，小便略黄，大便正常，已不恶寒，咽喉不痛，有正常汗出。舌正红，苔薄白，脉浮略紧。用小青龙加石膏汤。处方：炙麻黄6g、桂枝10g、细辛3g、干姜6g、法半夏10g、五味子10g、炙甘草6g、白芍10g、生石膏20g、杏仁10g。3剂。服1剂咳嗽顿渐，3剂咳嗽痊愈。（张文选医案）

辨证用方思路：头紧、头重提示太阳表证未解，结合不停流鼻水、频频咳嗽，辨为小青龙汤证，但口干、口渴，小便黄，则阳明郁热已伏，为小青龙加石膏汤证，用此方。另加杏仁宣肺止咳。

2.用于治疗感冒后咳嗽

刘某某，女，51岁，住北京团结湖水碓子19号。2008年3月15日初诊。患者从去年1月感冒咳嗽，至今不愈，入夜咳剧，不喘，痰不多，怕风，牙痛，心烦，口不渴，大小便正常。舌淡红，苔薄，黄白相间而腻，脉沉细。从咳嗽恶风、舌淡红，辨为小青龙汤证，口虽不渴，但牙痛，心烦，则阳明郁热，为小青龙加石膏汤证。处方：炙麻黄10g、桂枝8g、细辛3g、干姜6g、法半夏15g、五味子12g、白芍14g、炙甘草8g、生石膏30g（先煎）、浙贝母10g。4剂。2008年3月19日复诊。服上方咳嗽明显减轻，牙痛止，口微渴，大便稀，日1次，小便正常。舌淡红，苔薄白腻，脉沉滑。用小青龙汤合苓甘五味姜辛夏仁汤。处方：炙麻黄8g、桂枝10g、细辛3g、干姜10g、法半夏15g、五味子12g、炙甘草10g、茯苓15g、苍术10g、杏仁10g、大枣4枚。5剂。咳嗽愈。（王建红医案）

辨证用方思路：一诊从咳嗽恶风、舌淡红，辨为小青龙汤证；口虽不渴，但牙痛，心烦，则阳明郁热已显，为小青龙加石膏汤证，用小青龙加石膏汤。苔见黄而腻，为肺中痰热，加浙贝母清化之。二诊见大便稀，提示阳明郁热已解，不得再用石膏，用小青龙汤合苓甘五味姜辛夏仁汤法。另仿理中汤法，加苍术。

3.用于治疗哮喘

蔡某某，女，75岁。2006年4月4日初诊。最近每夜3点开始作喘，咽喉中有喘鸣音，咯多量白沫痰，憋气，打喷嚏，大小便正常。舌嫩红而淡，苔薄白水滑，脉浮大滑应指，左尺偏小。用射干麻黄汤。处方：射干10g、炙麻黄12g、细辛3g、清半夏15g、五味子12g、紫菀10g、款冬花10g、生姜8g、大枣5g、茯苓3g、桂枝6g。7剂。2006年4月11日复诊。服药哮喘明显减轻，咯痰减少，但还能听到肺与气管中痰鸣而呼噜呼噜的声音，痰色白，喝水不多，大便正常。舌淡嫩苔少，脉已变小，仍应指而滑。用小青龙加石膏汤。处方：炙麻黄10g、桂枝8g、细辛3g、干姜8g、清半夏15g、五味子12g、生白芍10g、炙甘草6g、生石膏30g（先煎）、麦冬30g。7剂。2006年4月18日三诊。此方有显效，喘停，肺中呼噜呼噜之痰鸣音消失，为巩固疗效患者希望继续服药。脉缓滑，舌嫩红，少苔。处方：炙麻黄10g、桂枝8g、细辛3g、干姜8g、清半夏12g、五味子12g、生白芍10g、炙甘草6g、麦冬20g。7剂。（王建红医案）

辨证用方思路：一诊抓主证喘而喉鸣，舌淡、苔白水滑，辨为射干麻黄汤证，用此方。舌苔水滑，为苓桂术甘汤证，故加茯苓、桂枝。二诊痰白，为小青龙汤证，但脉应指而滑，为阳明郁热石膏证，据此辨为小青龙加石膏汤证，用此方。舌淡嫩而苔少，提示肺胃阴液不足，故加麦冬。

三、讨论与小结

（一）刘渡舟先生用小青龙加石膏汤的思路与手法

从我们跟诊的记录来看，刘渡舟先生用小青龙加石膏汤的病例较少。典型者虽仅此一案，但也能够看出先生用此方的手法。这就是，冬寒（或外寒）引动内饮，发为咳嗽，表现为小青龙汤证而兼见肺胃郁热，如痰黄、心烦者，则用小青龙加石膏汤。

（二）学习理解与临证感悟

1.方证对应与抓方证的特征性症

小青龙加石膏汤方　本方用小青龙汤发散风寒，温化水饮；用石膏清泻郁热。主治小青龙汤证而见石膏证之烦躁者。

小青龙加石膏汤证　从《金匮要略·肺痿肺痈咳嗽上气病脉证治》第14条所载来看，小青龙加石膏汤证以小青龙汤证（咳而上气，喘，脉浮）与石膏证（烦躁）并见为特点。

大青龙汤证的特征性症（主证）　小青龙汤证兼见烦躁，口干或口渴者。

2.辨方证的疑难点

关于烦躁：我们在临床上体会到，用小青龙加石膏汤时并不一定要有烦躁，只要小青龙汤证并见口干，或口唇干燥，就可用小青龙加石膏汤。“烦躁”不是必然证，口干、唇燥却是必见之症。

3.方的结构与拓展证——扩展应用的思路

从方的机构分析，本方是小青龙汤与白虎汤的合法，用小青龙汤发散风寒、温化水饮；用减味白虎汤（白虎汤去知母、粳米）清泻阳明郁热。因此，凡是小青龙汤所治之病而兼阳明郁热出现烦躁、口干、口渴者，均可用小青龙加石膏汤治疗。

第二章　小柴胡汤类代表方

小柴胡汤

小柴胡汤　出自《伤寒论》第96条，组成为：柴胡半斤，黄芩三两，人参三两，半夏半升（洗）、甘草（炙）、生姜（切）各三两，大枣十二枚（擘）。上七味，以水一斗二升，煮取六升，去滓，再煎取三升。温服一升，日三服。若胸中烦而不呕者，去半夏、人参，加栝楼实一枚。若渴，去半夏，加人参合前成四两半，栝楼根四两。若腹中痛者，去黄芩，加芍药三两。若胁下痞硬，去大枣，加牡蛎四两。若心下悸、小便不利者，去黄芩，加茯苓四两。若不渴、外有微热者，去人参，加桂枝三两，温覆微汗愈。若咳者，去人参、大枣、生姜，加五味子半升、干姜二两。

仲景原条文谓："伤寒五六日，中风，往来寒热，胸胁苦满，嘿嘿不欲饮食，心烦喜呕，或胸中烦而不呕，或渴，或腹中痛，或胁下痞硬，或心下悸、小便不利，或不渴、身有微热，或咳者，小柴胡汤主之。"

本方证还见于《伤寒论》第37条："太阳病，十日以去，脉浮细而嗜卧者，外已解也，设胸满胁痛者，与小柴胡汤；脉但浮者，与麻黄汤。"

第97条："血弱气尽，腠理开，邪气因入，与正气相搏，结于胁下，正邪分争，往来寒热，休作有时，嘿嘿不欲饮食，脏腑相连，其痛必下，邪高痛下，故使呕也，小柴胡汤主之。服柴胡汤已，渴者属阳明，以法治之。"

第98条："得病六七日，脉迟浮弱，恶风寒，手足温，医二三下之，不能食，而胁下满痛，面目及身黄，颈项强，小便难者，与柴胡汤，后必下重；本渴饮水而呕者，柴胡汤不中与也，食谷者哕。"

第99条："伤寒四五日，身热，恶风，颈项强，胁下满，手足温而渴者，小柴胡汤主之。"

第100条："伤寒，阳脉涩，阴脉弦，法当腹中急痛，先与小建中汤；不差者，小柴胡汤主之。”

第101条：“伤寒中风，有柴胡证，但见一证便是，不必悉具。凡柴胡汤病证而下之，若柴胡证不罢者，复与柴胡汤，必蒸蒸而振，却复发热汗出而解。”

第144条：“妇人中风，七八日续得寒热，发作有时，经水适断者，此为热入血室。其血必结，故使如疟状，发作有时，小柴胡汤主之。”

第148条：“伤寒五六日，头汗出，微恶寒，手足冷，心下满，口不欲食，大便硬，脉细者，此为阳微结，必有表，复有里也。脉沉，亦在里也。汗出，为阳微。假令纯阴结，不得复有外证，悉入在里，此为半在里半在外也。脉虽沉紧，不得为少阴病。所以然者，阴不得有汗，今头汗出，故知非少阴也，可与小柴胡汤。设不了了者，得屎而解。”

第149条：“伤寒五六日，呕而发热者，柴胡汤证具，而以他药下之，柴胡证仍在者，复与柴胡汤。此虽已下之，不为逆，必蒸蒸而振，却发热汗出而解。若心下满而硬痛者，此为结胸也，大陷胸汤主之。但满而不痛者，此为痞，柴胡不中与之，宜半夏泻心汤。”

第229条：“阳明病，发潮热，大便溏，小便自可，胸胁满不去者，与小柴胡汤。”

第230条：“阳明病，胁下硬满，不大便而呕，舌上白苔者，可与小柴胡汤。上焦得通，津液得下，胃气因和，身濈然汗出而解。”

第231条：“阳明中风，脉弦浮大而短气，腹部满，胁下及心痛，久按之，气不通，鼻干不得汗，嗜卧，一身及目悉黄，小便难，有潮热，时时哕，耳前后肿，刺之小差，外不解，病过十日，脉续浮者，与小柴胡汤。脉但浮，无余证者，与麻黄汤。若不尿，腹满加哕者，不治。”

第266条：“本太阳病不解，转入少阳者，胁下硬满，干呕不能食，往来寒热，尚未吐下，脉沉紧者，与小柴胡汤。”

第379条：“呕而发热者，小柴胡汤主之。”

第394条：“伤寒差以后，更发热，小柴胡汤主之。脉浮者，以汗解之；脉沉实者，以下解之。”

《金匮要略·黄疸病脉证并治》第21条：“诸黄，腹痛而呕者，宜柴胡汤。”

《金匮要略·妇人产后病脉证治》第2条：“产妇郁冒，其脉微弱，呕不能食，大便反坚，但头汗出。所以然者，血虚而厥，厥而必冒。冒家欲解，必大汗出。以血虚下厥，孤阳上出，故头汗出。所以产妇喜汗出者，亡阴血虚，阳气独盛，故当汗出，阴阳乃复。大便坚，呕不能食，小柴胡汤主之。”

一、先师应用心法

刘渡舟先生认为，太阳行于体表，向上向外，以固护周身；阳明主于肠胃，其气向下向里，以通降为顺。少阳外从太阳之开，内从阳明之阖，在表里之间，有枢机之职。少阳枢机不利，外不能从太阳之开而表现为寒热往来，内不能从阳明之降而表现为喜呕。肝胆之气抑郁则神情嘿嘿；气郁化热，则心烦；肝胆经脉不利则胸胁苦满。

少阳包括足少阳胆与手少阳三焦。少阳胆气一郁，半表半里之气不和，则上、中、下三焦之气不利，可表现为在上、在下气机不利的症候，如在上表现为心悸，在下表现为小便不利等。

小柴胡汤为少阳主方，可以利枢机而外从太阳之开，内从阳明之降，又开达三焦，从而疏利表里内外上下之郁。(《刘渡舟伤寒论讲稿》)

刘渡舟先生讲：通常人们把小柴胡汤的治疗作用说成是“和解少阳”，但“和解少阳”四个字绝对不能概括小柴胡汤治疗作用的方方面面。本方既有祛邪之品，又有扶正之药，集寒热补泻与一体之中，具有升达少阳生气，疏解肝胆气郁的作用，能开郁调气而利升降之枢。枢转气活，则内外上下，表里阴阳之气得以通达和利，气血津液随之周流而布达身形各部，从而气血条畅，脏腑安和。

小柴胡汤治疗范围之广，是任何方剂不能比拟的。临床医家，若能知少阳为枢之奥义，掌握小柴胡汤解郁利枢的作用，反复实践，逐渐体会，即可以执柴胡剂而治百病，起沉疴，去顽疾。因此说，小柴胡汤善开肝胆之郁，故能推动气机而使六腑通畅，五脏安和，阴阳平衡，气血谐和，其功甚捷，而其治甚妙。此方无麻桂而能发汗，无硝黄而能通便，无苓术而能利水，无常山草果而能治疟。所谓不迹其行而独治其因，郁开气活，其病可愈。(《经方临证指南》)

基于以上认识，刘渡舟先生在临床上最擅长用小柴胡汤，在诸经方中，小柴胡汤使用频率最高，治病范围最广，可列为刘氏经方应用之首方。现根据我们跟师抄方学习的记录，整理有关医案介绍如下。

（一）原方应用

刘渡舟先生在临床上常用小柴胡汤七味药，不作加减，原方应用，如以下医案。

1.用治胃痛

李某某，女，28岁。1999年1月6日。胃痛，胃脘胀，胁胀，胸闷，口苦，大便干。舌淡红，苔薄白，脉沉弦。用小柴胡汤。处方：柴胡16g、黄芩12g、半夏10g、生姜10g、党参6g、炙甘草6g、大枣7枚。7剂。

辨证用方思路：抓主证口苦、胸闷、胁胀，辨为小柴胡汤证，虽为胃痛脘胀，而只用小柴胡汤，不赘用止胃痛、消胃胀药。

2.用治恶心欲呕

汤某某，男，36岁。1999年11月3日初诊。腰痛，恶心欲呕，头晕，腹胀便溏，尿频。舌红，苔白，脉弦。用小柴胡汤。处方：柴胡15g、黄芩5g、半夏15g、党参12g、炙甘草10g、生姜10g、大枣7枚。7剂。

辨证用方思路：抓主证欲呕、头眩、脉弦，辨为小柴胡汤证。虽腰痛，而但用小柴胡汤。便溏，黄芩量仅用5g；欲呕，半夏量用15g。

3.用治生气后胁痛

徐某某，男，68岁。1998年4月8日初诊。生气后肝区疼，头眩晕。舌红，苔白腻，脉弦。处方一：柴胡16g、黄芩10g、半夏15g、党参6g、炙甘草6g、生姜10g、大枣7枚。7剂。处方二：木香4g、藿香4g、砂仁5g、白蔻仁6g、丁香3g、檀香2g、党参10g。7剂。

辨证用方思路：胁痛、头眩、脉弦，为小柴胡汤证；生气而舌苔白腻，为气滞湿郁木香调气饮证。以两方交替用。

特别提示：木香调气饮是刘渡舟先生常用时方之一，此方详见“讨论与小结”之“刘渡舟先生用时方”。

4.用治脂肪肝

赵某某，男，40岁。1999年8月18日初诊。脂肪肝。近日胁疼，连及背痛，睡眠差，口苦。舌红，苔白，脉弦。用小柴胡汤。处方：柴胡16g、黄芩10g、半夏10g、生姜10g、党参6g、炙甘草6g、大枣7枚。7剂。

辨证用方思路：抓主证胁痛及背、口苦，辨为小柴胡汤证，用此方。

5.用治眩晕

侯某，男，38岁。1998年8月26日初诊。眩晕，晕至不能说话，说话则晕甚，恶心，口干。舌红，苔白，脉弦。用小柴胡汤。处方：柴胡16g、黄芩10g、半夏16g、党参6g、炙甘草6g、生姜12g、大枣7枚。7剂。

辨证用方思路：抓主证眩晕、恶心、口干、脉弦，辨为小柴胡汤证。用此方，恶心明显，半夏量用至16g、生姜量用至12g。

6.用治头痛

李某某，女，72岁。1999年4月28日初诊。高血压病，（BP150/90mmHg），高脂血症，血糖高。近日头晕，头痛，大便干燥，睡眠差，口不渴。舌红紫黯，苔白腻，脉弦滑。用栀子金花汤。处方：黄芩8g、黄连10g、大黄4g、栀子10g、黄柏8g、生石决明30g、夏枯草20g。7剂。1999年5月12日二诊。头已不晕，大便1日1次。舌红，苔白腻。上方加龙胆草6g。7剂。1999年5月26日三诊。血压下降，睡眠好转，但又发头晕，午后头痛甚，口苦，大便黏滞不畅。舌红略胖，苔薄白腻，脉弦。用小柴胡汤。处方：柴胡16g、黄芩10g、半夏12g、生姜10g、党参6g、炙甘草6g、大枣7枚。14剂。

辨证用方思路：一诊根据头晕、头痛、大便干燥、失眠等，辨为火证三黄泻心汤证，火重，用栀子金花汤。头晕、血压高，加夏枯草、石决明平肝潜阳。二诊再加龙胆草泻肝。三诊大便不干燥而黏滞不爽，口苦，头痛，已非三黄泻心汤证，而为小柴胡汤证，即改用此方。

特别提示：刘渡舟先生发明"火证论"，擅用三黄泻心汤、栀子金花汤治疗火证，本案即是一例。

7.用治"甲亢"

邓某某，女，35岁。1997年9月3日。甲状腺功能亢进，上方用小柴胡汤加味。现心慌，气短，身颤，手足颤，汗多，晨起恶心。舌红苔白，脉弦。用小柴胡汤。处方：柴胡16g、黄芩10g、半夏10g、生姜10g、红人参10g、炙甘草6g、大枣7枚、麦冬15g。7剂。

辨证用方思路：抓主证晨起恶心、脉弦，辨为小柴胡汤证，用此方。心慌、气短，用红参量至10g；另取生脉散法，加麦冬。

8.用治慢性肾炎

池某某，女，30岁。1999年8月25日初诊。慢性肾炎，恶心呕吐，肝区痛，谷丙转氨酶高，腹胀，尿黄，浮肿明显，大便稀，月经后延，量少。用越婢加术汤。处方：麻黄4g、生石膏20g、炙甘草4g、生姜10g、大枣12枚、苍术12g、琥珀3g、益母草10g、泽兰10g、藏红花1g。7剂。1999年9月22日二诊。服上方浮肿消失，肝区胀痛，自觉发低热，尿黄，尿化验有红细胞，大便稀。舌红，苔白。用小柴胡汤。处方：柴胡16g、黄芩8g、半夏10g、生姜10g、党参6g、炙甘草6g、牡蛎30g、茯苓20g。7剂。

辨证用方思路：一诊抓主证浮肿、尿黄，辨为越婢加术汤证，用原方。月经延迟、经量涩少，为血水互结，故加琥珀、益母草、泽兰、藏红花，活血利水。二诊抓主证胁（肝区）胀痛一症，辨为小柴胡汤证，用此方。遵仲景原法：胁痛，去大枣加牡蛎；尿不利，加茯苓。

9.用治前列腺炎

崔某某，男，36岁。1998年5月6日初诊。前列腺炎，服西药引起恶心，不欲食。口苦，高血压，面黧黑，发热。舌红，苔白腻。用小柴胡汤。柴胡16g、黄芩10g、半夏16g、生姜10g、党参6g、炙甘草6g、大枣7枚、陈皮10g、竹茹20g。7剂。

辨证用方思路：抓主证苦口、不欲饮食、发热，辨为小柴胡汤证，用此方。恶心，仿橘皮竹茹汤法，加陈皮、竹茹。

10.用治便秘或大便不通畅

韩某某，男，81岁。1999年4月29日。每天大便2次，但大便不下，无力气向下推大便，用开塞露无效。口苦，不恶心。血压高，心慌，心跳快。舌淡红，苔腻。小柴胡汤用红参。处方：柴胡16g、黄芩10g、半夏15g、生姜10g、红人参10g、炙甘草10g、大枣7枚。7剂。

辨证用方思路：抓口苦一症，辨为小柴胡汤证，用原方。胃气虚弱，无力推动大便下行，故红参用10g。

特别提示：跟诊当时，刘渡舟先生一边口述处方一边背《伤寒真方歌括》小柴胡汤："脉弦胁痛小柴胡，夏草姜芩参枣扶，和解少阳为正法，阳明兼证岂殊途。"并强调说：阳明即胃肠，此胆气郁结，胃肠不和，用小柴胡汤可以使"上焦得通，津液得下，胃气因和"，脾升胃降而大便通畅。

毛某某，女，29岁。1999年10月20日初诊。头晕，心悸，心慌，目干，胸闷，便秘。舌淡红胖，苔白滑。用苓桂术甘汤。处方：茯苓30g、桂枝15g、白术10g、炙甘草10g、泽泻20g。7剂。1999年11月3日二诊。服药头晕、心悸好转。精神不佳，胸闷，大便秘结。舌淡红胖，苔白滑。用小柴胡汤。处方：柴胡16g、黄芩10g、半夏12g、生姜10g、党参6g、炙甘草6g、大枣7枚、瓜蒌30g（先下）。7剂。

辨证用方思路：一诊抓主证头眩、心悸、舌胖苔滑，辨为苓桂术甘汤证，用此方。头眩晕，合泽泻汤法加泽泻。二诊根据胸闷、精神不佳而大便秘结，辨为小柴胡汤证，用此方。另加瓜蒌，开胸下气以通大便。

特别提示：本案大便秘结，但舌不红，苔不黄燥，脉不实大滑数，故非“承气”、大黄证，不得用承气汤法。此枢机不利，胃气不降而便秘。小柴胡汤可利枢机，和降胃气以治便秘。

11.用治风湿热

郭某某，女，20岁。1997年9月10日初诊。风湿热1年，抗“O”高。头晕，恶心，不欲食，心烦，心慌。舌红，苔白腻，脉弦。用小柴胡汤。处方：柴胡16g、黄芩10g、半夏15g、党参6g、炙甘草6g、生姜10g、大枣7枚。7剂。

辨证用方思路：抓主证头眩、恶心、不欲食、心烦，辨为小柴胡汤证，虽为风湿热，而用小柴胡汤。

12.用治偶发性“房早”

王某，女，58岁。1997年7月30日初诊，偶发性“房早”，心悸，头晕，乏力，口苦，大便日2~3次，大便不畅。舌红，苔白，脉弦。用小柴胡汤。处方：柴胡16g、黄芩10g、半夏14g、党参10g、炙甘草8g、生姜6g、大枣7枚。7剂。

辨证用方思路：虽为偶发性“房早”，但头眩晕、口苦、乏力、脉弦，为典型的小柴胡汤证，故用此方。

13.用治流产后胁胀

危某某，女，40岁。1997年9月3日初诊。曾做人工流产术时大出血，继而出现两胁胀满不舒，两目酸痛，夜间胸闷。舌红，苔白，脉弦。用小柴胡汤。处方：柴胡15g、黄芩10g、半夏12g、党参6g、炙甘草6g、生姜10g、大枣7枚。14剂。

辨证用方思路：抓主证胸闷、胁胀、目酸痛、脉弦，辨为小柴胡汤证，不考虑出血病史，但用小柴胡汤。

14.用治淋巴管炎

刘某某，男，59岁。1997年9月3日初诊。周身淋巴管炎，心情不舒畅，左乳房肿胀，乳头凹陷，有溢液，周身疼。舌红，苔白。用仙方活命饮。处方：炮穿山甲10g、皂角刺10g、当归12g、天花粉12g、防风6g、白芷6g、浙贝母14g、连翘10g、柴胡10g、牛蒡子10g、苏木6g、川芎6g、玄参10g、忍冬藤30g、桔梗10g、枳壳10g、板蓝根20g、夏枯草20g、漏芦10g。7剂。1997年9月10日二诊。周身淋巴管炎，乳头溢液，左乳房胀痛。舌红，苔白。用小柴胡汤。处方：柴胡16g、黄芩10g、半夏15g、党参6g、炙甘草6g、生姜10g、大枣7枚、夏枯草15g。7剂。

辨证用方思路：一诊根据乳头凹陷、有溢液，辨为仙方活命饮证，用此方，另合入连翘败毒饮法，加连翘、漏芦等。二诊抓主证左侧乳房肿胀，辨为小柴胡汤证，用此方。另加夏枯草散结。

（二）加减应用

刘渡舟先生对小柴胡汤的加减应用主要有两方面：一是遵照《伤寒论》方后加减法，依法化裁；二是据证加减，多结合自己的经验，灵活加减。现介绍有关医案如下。

1.小柴胡汤生姜易干姜

杨某某，男，33岁。1999年6月17日。“乙肝”，“澳抗”已转阴，肝区胀满不适，晨起恶心，大便偏溏，每天2~3次。舌红，苔薄白。用小柴胡汤以生姜易干姜。处方：柴胡16g、黄芩4g、半夏10g、干姜10g、红人参4g、炙甘草6g、大枣7枚。7剂。

辨证用方思路：抓主证右胁胀满、恶心，辨为小柴胡汤证，用小柴胡汤。大便溏，减黄芩量为4g，加干姜而去生姜。

王某某，男，36岁。1999年7月1日。“乙肝”，脂肪肝。肝区偶尔隐疼，大便时溏，口不苦，腹不胀。舌红，苔白，脉弦。用小柴胡汤以生姜易干姜。处方：柴胡16g、黄芩4g、半夏10g、干姜10g、党参6g、炙甘草6g、大枣7枚。7剂。

辨证用方思路：抓主证脉弦、胁痛，辨为小柴胡汤证，用小柴胡汤。大便时溏，用干姜代生姜，并减黄芩量，仅用4g。

2.小柴胡汤去大枣加牡蛎

李某某，女，64岁。1998年5月27日初诊。两胁胀痛，胁下胀气尤著，口干、目干。舌红有齿痕，苔白，脉弦。用小柴胡汤去大枣加牡蛎。处方：柴胡16g、黄芩

10g、半夏12g、生姜10g、党参6g、炙甘草6g、牡蛎30g（先煎）。7剂。1998年6月3日二诊。服上方见效，两胁胀痛止，仍目干，胃脘时痛不适。用柴越合方。处方：柴胡16g、黄芩10g、半夏12g、生姜10g、党参6g、炙甘草6g、大枣7枚、香附10g、栀子10g、苍术10g、川芎10g、神曲10g。7剂。

辨证用方思路：一诊抓主证胁胀痛、目干，脉弦，辨为小柴胡汤证，用小柴胡汤。并遵仲景原方加减法，胁胀痛，去大枣，加牡蛎。二诊根据胃脘时痛不舒，改用小柴胡汤合越鞠丸调治。

特别提示：越鞠丸是刘渡舟先生特别喜欢用的时方。最巧者，是将越鞠丸与小柴胡汤合方运用，自称“柴越合方”。此方详见“讨论与小结”之“刘渡舟先生用时方”。

3.小柴胡汤去夏增参加瓜蒌根

常某某，男，65岁。1999年5月6日。口渴厉害，但多喝水胃难受，心烦，面赤，耳鸣。舌红，苔薄腻，脉弦细。用小柴胡汤。处方：柴胡16g、黄芩10g、生姜10g、党参15g、炙甘草10g、大枣7枚、天花粉15g。7剂。

辨证用方思路：抓主证心烦、耳鸣、脉弦细，辨为小柴胡汤证，用此方。面赤、口渴，似为阳明病，但多饮水则胃中不适，提示病仍在少阳，故遵仲景方后加减法（“若渴，去半夏，加人参合前成四两半，栝楼根四两”）去半夏，增人参量，加天花粉。

特别提示：当时在诊病中刘渡舟先生讲：“你们说少阳口渴，仲景怎么治？仲景用法是，增人参量，去半夏，加天花粉。此乃少阳相火伤津而渴，仍要用小柴胡汤化裁。

另外，《金匮要略·疟病脉证并治》附方二，柴胡去半夏加瓜蒌根汤，“治疟病发渴者”，刘渡舟先生此案用法也参考了这一方证。

4.小柴胡汤去参草枣加五味干姜或小柴胡汤加姜细味

金某，女，35岁。1999年9月2日。咳嗽2个月不愈，曾多次请中医诊治，所用药均为寒凉清肺化痰方。现仍咳嗽，牵引胸胁痛甚，痰不易咳出，晨起咳绿痰，早晨咳重，大便干。舌红绛，苔白。用小柴胡汤去参姜枣加干姜、细辛、五味子。处方：柴胡16g、黄芩8g、半夏12g、炙甘草6g、细辛3g、干姜4g、五味子6g。7剂。

辨证用方思路：抓主证咳引胸胁痛甚，辨为小柴胡汤证，用此方。遵仲景原加减法，去参、姜、枣加五味子、干姜。另仿《金匮要略》小青龙汤变化方苓甘五味姜辛汤法，合用干姜、细辛、五味子。

特别提示：陈念祖对仲景小柴胡汤去人参、大枣、生姜，加五味子、干姜治疗咳嗽的手法有深刻的体验，刘渡舟先生常遵修园之法治疗咳嗽。关于陈念祖的具体论述，我们将在“讨论与小结”中详细介绍。

安某某，女，56岁。1999年7月8日初诊。哮喘40年，最近又开始喘。刘渡舟先生问：“口干吗？”患者答：“不干，不爱喝水。”痰不多，气短，两胁痛，大便正常。素有重度脂肪肝，左肾囊肿。舌红，苔白滑，脉弦滑。用小柴胡汤原方加姜、细、味。处方：柴胡16g、黄芩8g、半夏15g、生姜10g、红人参10g、炙甘草10g、大枣7枚、干姜8g、细辛2g、五味子5g。7剂。1999年7月22日二诊。哮喘好多了，仅微咳，舌红，苔白腻。用小柴胡汤合三仁汤。处方：柴胡16g、黄芩8g、半夏15g、生姜10g、红人参10g、炙甘草10g、大枣7枚、杏仁10g、薏苡仁15g、白蔻仁6g、厚朴10g。7剂。

辨证用方思路：一诊根据两胁痛、脉弦，辨为小柴胡汤证，用此方。哮喘，苔滑，加干姜、细辛、五味子。长期哮喘而气短，红参用量至10g。二诊根据苔白腻，用小柴胡汤合三仁汤法分消湿邪。

特别提示：刘渡舟先生对仲景小柴胡汤去人参、生姜、大枣，加干姜、五味子治咳的手法有所发挥，常用小柴胡汤原方加干姜、细辛、五味子治疗咳喘，本案即是一例。

徐某，女，56岁。1999年6月6日初诊。支气管扩张并发肺炎，咳痰，胸闷，口苦，口黏腻，口干不欲饮，出汗，乏力。舌黯红，苔薄白。用小柴胡汤加姜细味。处方：柴胡16g、黄芩10g、半夏10g、生姜10g、党参6g、炙甘草6g、大枣7枚、干姜4g、细辛2g、五味子4g。7剂。

辨证用方思路：苦口、胸闷，为小柴胡汤证，用小柴胡汤。咳痰、口干不欲饮，为寒饮姜细味证，故用小柴胡汤加姜、细、味。

（三）加味方应用

刘渡舟先生常在小柴胡汤中加一味、两味或多味药，制订出比较固定的小柴胡汤加味方，在临床上广泛应用。其最常用的加味方主要有以下三首。

1.归芍小柴胡汤

当归、白芍既可补阴血，也可活血，两药合用是当归芍药散、当归散、逍遥散、当归四逆汤的基本药对。刘渡舟先生根据归芍在这些方中的用法，将这一药对合于小柴胡汤中，制订出归芍小柴胡汤，使小柴胡汤增加了滋补阴血，柔肝，活血的新功效。

（1）用治圆形脱发

马某某，女，44岁。1999年8月26日。斑秃，头发全部脱光，未见长出来。平时爱生气，胸闷，口不苦。舌正红，苔白腻。用归芍小柴胡汤。处方：柴胡15g、黄芩8g、半夏14g、生姜10g、红人参6g、炙甘草8g、大枣12枚、当归15g、白芍15g、香附10g。7剂。

辨证用方思路：抓主证易生气，胸闷，辨为小柴胡汤证，方用小柴胡汤原方。此案脱发为肝胆气机郁滞而气血内虚，故用小柴胡汤疏利气机，加用归、芍合红参、大枣补益气血。另仿越鞠丸法加香附行肝胆气郁。刘渡舟先生当时边处方边说："这种脱发还是有希望治愈的"。说明先生对斑秃治疗是有把握的。

（2）用治痛经

陈某某，女，16岁。1998年8月5日初诊。痛经，经来呕吐，恶心，出汗，不发热，经期准。舌红，苔白，脉弦。用归芍小柴胡汤。处方：柴胡14g、黄芩10g、半夏16g、生姜10g、党参10g、大枣7枚、炙甘草6g、当归15g、白芍20g、丹皮10g、延胡索10g。7剂。

辨证用方思路：抓主证经来呕吐、恶心，辨为小柴胡汤证。痛经，用归芍小柴胡汤法，更加丹皮、元胡，活血以止腹痛。

（3）用治经期头痛

伊某，女，35岁。1997年3月19日初诊。经来头痛，头晕，胃脘不适，两胁痛，月经量多。舌红，苔白。用归芍小柴胡汤。处方：柴胡16g、黄芩10g、半夏15g、党参6g、炙甘草6g、生姜10g、大枣7枚、当归20g、白芍20g、川芎10g。7剂。

辨证用方思路：抓主证胁痛、经来头痛、眩晕，辨为小柴胡汤证。适逢月经期，用归芍小柴胡汤，另加川芎止头痛。

2.丹栀小柴胡汤

丹皮、栀子合用是丹栀逍遥散的手法，刘渡舟先生仿此，将丹、栀加于小柴胡汤中，组成了丹栀小柴胡汤法，使小柴胡汤增加了清热凉血、清解郁热、清泄肝胆的新功效。

（1）用治郁火

何某，女,27岁。1999年4月21日初诊。月经提前，经期长达10余天，淋漓不尽，小腹痛，口苦，心烦，手心热，易上火。舌红，苔白，用丹栀逍遥散。处方：丹皮10g、栀子10g、当归15g、白芍15g、柴胡14g、茯苓20g、白术10g、炙甘草6g、生姜1片、薄荷2g。7剂。1999年5月19日二诊。心烦，口苦，食纳呆，胃脘不舒，大便干。舌红，苔黄腻。用丹栀小柴胡汤。处方：丹皮10g、栀子8g、柴胡16g、黄芩10g、半夏14g、党参8g、炙甘草6g、生姜5g、大枣7枚。7剂。

辨证用方思路：一诊抓主证心烦、手心热、易上火、口苦，辨为郁火丹栀逍遥散证，用原方。二诊出现食纳呆、胃脘不舒、大便干等，这是胃气不和降之证，提示逍遥散已非所宜，结合口苦、心烦，则为典型的小柴胡汤证，故用小柴胡汤。心烦、舌红，苔黄腻，郁火较重，故仿丹栀逍遥散法加丹皮、栀子，调和胆胃之中兼清散郁火。

（2）用治冠心病

钱某，男，68岁。1999年1月20日初诊。冠心病心绞痛史，身体疲倦，口干，心烦急躁，出汗多，头晕，夜寐易醒，有痰。舌红赤，苔薄黄，脉弦。用丹栀小柴胡汤。处方：栀子10g、丹皮10g、柴胡15g、黄芩10g、半夏12g、党参10g、炙甘草10g、生姜6g、大枣7枚。7剂。1999年1月27日二诊。服药后睡眠好转，心烦减轻。晨起头晕，乏力，出汗。舌黯红，苔黄，脉弦。用上方加归、芍。处方：当归15g、白芍15g、丹皮10g、栀子10g、柴胡15g、黄芩10g、半夏14g、党参10g、炙甘草10g、生姜8g、大枣7枚。7剂。

辨证用方思路：心烦、头眩、脉弦，为小柴胡汤证，但口干、出汗、舌红赤，则为火郁丹栀证，方用丹栀小柴胡汤。二诊见效，头晕、出汗，提示肝之阴血不足，故合归芍小柴胡汤法，继续调治。

3.柴胡石膏汤

柴胡石膏汤是刘渡舟先生变通小柴胡汤的经验方，由小柴胡汤加石膏、连翘、桔梗、枳壳、板蓝根、玄参而成。刘渡舟先生常用此方治疗小柴胡汤证兼见咽喉肿痛、淋巴结肿大、耳前耳后肿痛、牙龈肿痛等热毒郁结的病症。

（1）用治外感发热

陈某某，男，30岁。1999年5月27日。发热，体温39.6℃，头痛，咽喉肿痛，颈淋巴结肿大，胸部痒，腰痛，口苦，口干渴。舌红，苔白。用柴胡石膏汤。处方：柴胡15g、黄芩10g、半夏12g、生姜6g、党参6g、炙甘草6g、大枣7枚、生石膏30g、连翘10g、桔梗10g、枳壳10g、玄参10g、板蓝根15g。7剂。

辨证用方思路： 发热、口苦，为小柴胡汤证；而口干渴、咽喉肿痛、颈淋巴结肿大，则为热毒上壅之柴胡石膏汤证，用柴胡石膏汤。

王某，男，18岁。2000年3月15日。发热20余天，体温38℃，时恶寒，身痛，动则出汗，口干不渴。用柴胡石膏汤。处方：柴胡16g、黄芩10g、半夏10g、生姜10g、党参6g、炙甘草6g、大枣7枚、生石膏30g、连翘10g、桔梗10g、枳壳10g、芦根30g。7剂。

辨证用方思路： 虽时恶寒、身痛，但动则汗出，口干，则非麻黄汤证。时恶寒，发热，汗出，属小柴胡汤证。口干，发热20余日，为柴胡石膏汤证，用此方。无咽肿、喉胀等热毒证，去板蓝根、玄参；发热较重，加芦根。

孙某某，男，36岁。1999年7月21日初诊。午后发热不退，咽痛，关节肌肉疼，头痛，指关节痛，尿黄，大便秽臭。舌红，苔白腻。用三仁汤。处方：杏仁10g、白蔻仁10g、薏苡仁10g、半夏10g、厚朴14g、通草10g、滑石16g、竹叶12g、大豆黄卷12g、连翘10g、麻黄2g。7剂。1999年7月28日二诊。仍午后发热，周身酸痛，头皮痛，指关节痛肿，口干苦，咽痛，牙痛。舌红，苔薄白。用柴胡石膏汤。柴胡16g、黄芩10g、半夏10g、生姜6g、党参6g、炙甘草6g、大枣7枚、生石膏30g、连翘10g、桔梗10g、枳壳10g、板蓝根10g。7剂。

辨证用方思路： 一诊抓主证午后发热、苔白腻，辨为三仁汤证，用此方。咽痛，加连翘。另据关节痛，仿麻黄杏仁薏苡甘草汤法加少量麻黄，以开宣上焦、透邪达表。二诊根据午后发热、口干苦，辨为小柴胡汤证，而咽痛、牙痛，用柴胡石膏汤。

特别提示： 三仁汤是刘渡舟先生特别喜欢用的温病方，尤其是用此方加少许麻黄的手法更是创新之用。这是从麻黄杏仁薏苡甘草汤领悟出来的，刘渡舟先生甚至认为三仁汤是从麻黄杏仁薏苡甘草汤变化而出。此方详见“讨论与小结”之“刘渡舟先生用时方”。

张某，女，20岁。1999年7月7日初诊。感冒，发热，体温37℃，恶风，汗出，咽痛，喜饮，咳嗽，月经提前来临。舌红，苔薄白。用柴胡石膏汤。处方：柴胡15g、黄芩10g、半夏12g、党参10g、炙甘草10g、生姜6g、大枣7枚、生石膏30g（先煎）、桔梗10g、枳壳10g、连翘10g、板蓝根12g。7剂。

辨证用方思路： 感冒，发热而月经先期来临，从热入血室考虑，用小柴胡汤。而咽痛、喜饮、汗出，则为石膏证，故用柴胡石膏汤。

（2）用治感冒耳胀

高某某，男，26岁。2000年1月12日初诊。感冒，流清涕，头眩晕，耳痒，耳胀，口不苦，口干。舌红，苔白。用柴胡石膏汤。处方：柴胡15g、黄芩10g、半夏12g、党参6g、炙甘草6g、生姜10g、大枣7枚、生石膏20g、桔梗10g、枳壳10g、连翘10g。5剂。

辨证用方思路：抓主证头眩，耳痒，耳胀，口干，辨为热毒郁结之柴胡石膏汤证，用此方。热毒较轻，耳胀而咽喉不痛，去板蓝根、玄参。

（3）用治外感鼻疖肿痛

李某，男，20岁。2000年3月15日。感冒，周身不适，鼻内疖子肿痛，汗出，口渴。舌红，苔白。用柴胡石膏汤。处方：柴胡15g、黄芩10g、半夏10g、党参6g、生姜8g、大枣7枚、炙甘草6g、生石膏30g、连翘10g、桔梗10g、枳壳10g。7剂。

辨证用方思路：抓主证鼻内疖子肿痛，汗出，口渴，辨为柴胡石膏汤证，用此方，无咽喉痛，去板蓝根、玄参。

（4）用治外感发热齿痛

孙某某，男，1999年7月28日。感冒，发热午后热重，周身酸疼，头皮痛，指关节痛肿，口干苦，牙痛。舌红，苔薄白。用柴胡石膏汤。处方：柴胡16g、黄芩10g、半夏10g、生姜6g、党参6g、炙甘草6g、大枣7枚、生石膏30g、连翘10g、桔梗10g、枳壳10g、板蓝根10g。7剂。

辨证用方思路：抓主证口干苦，牙痛，辨为柴胡石膏汤证，用此方。

（5）用治外感发热咽痛

蔡某某，女，36岁。1998年7月22日初诊。在空调房间受冷感冒，发热，胸痛，憋气，咽痛，咳黄痰，左乳房痛。舌红，苔薄白。用柴胡石膏汤。处方：柴胡16g、黄芩10g、半夏15g、党参6g、炙甘草6g、生姜10g、大枣7枚、生石膏30g、连翘10g、桔梗10g、枳壳10g、板蓝根14g。7剂。

辨证用方思路：抓主证发热、胸痛、咽痛、乳房痛，辨为柴胡石膏汤证，用此方。

（6）用治外感发热扁桃体肿痛

鲁某某，女，18岁。1998年4月8日初诊。感冒，发热，扁桃体炎，两侧扁桃体化脓肿痛，鼻出血，头痛，胁胀，耳部不适。舌红，苔白。用柴胡石膏汤。处方：柴胡16g、黄芩10g、半夏10g、生姜10g、党参6g、炙甘草6g、大枣7枚、生石膏30g、连翘10g、桔梗10g、枳壳10g、板蓝根12g、玄参15g。7剂。

辨证用方思路：发热、胁胀、耳部不适，为小柴胡汤证，而扁桃体化脓肿痛、鼻出血，则为柴胡石膏汤证，用此方。

（7）用治亚急性甲状腺炎

鞠某某，女，52岁。1998年6月24日初诊。亚急性甲状腺炎，服用泼尼松。疲乏无力，心悸，出汗，心烦急躁，失眠，大便干。舌黯，苔薄黄。用当归六黄汤。处方：当归15g、生地16g、黄芪20g、黄芩6g、黄连6g、黄柏6g、栀子6g、党参15g、麦冬15g、炙甘草10g。7剂。1998年7月15日二诊。服上方有显效，诸症减轻，汗多。继续用上方化裁。处方：黄芩8g、黄连8g、黄柏8g、生地30g、当归20g、黄芪35g、浮小麦30g、龙骨30g。7剂。1998年9月30日三诊。近日感冒，发热，身痛，颈痛，心悸，气短，咽痛，周身不舒。舌黯红，苔薄黄。用柴胡石膏汤。处方：柴胡16g、黄芩10g、半夏14g、党参6g、炙甘草6g、生姜8g、大枣7枚、生石膏30g、连翘10g、桔梗10g、枳壳10g、板蓝根12g。7剂。1998年12月23日四诊。已经停用激素，出现"甲减"，全身肿，尿少，无汗，咽堵，身无力，大便稀。舌黯红，苔白。用越婢加术汤。处方：麻黄4g、生姜10g、生石膏30g、炙甘草3g、大枣12枚、苍术12g。7剂。

辨证用方思路：一诊抓主证疲乏无力、出汗、心烦急躁、失眠，辨为当归六黄汤证；心悸、汗出，为生脉散证。用两法合方。二诊继续用当归六黄汤，多汗，加浮小麦、龙骨。三诊根据发热、咽痛，辨为柴胡石膏汤证，用此方。四诊抓主证浮肿、尿少、无汗，辨为越婢加术汤证，用此原方。

特别提示：当归六黄汤是刘渡舟先生最常用的时方之一，此方详见"讨论与小结"之"刘渡舟先生用时方"。

（8）用治荨麻疹

余某某，男，47岁。1999年6月2日初诊。全身起荨麻疹，疹色红，痒甚，大便不畅，关节痛，足痛。舌红，苔白腻，脉滑。用荆防败毒散。处方：荆芥穗6g、防风6g、羌活4g、独活4g、前胡10g、柴胡10g、枳壳10g、桔梗10g、炙甘草6g、茯苓15g、川芎10g、生姜1片、薄荷2g、蒲公英10g、茜草10g、丹皮10g、紫花地丁10g、当归15g、白蒺藜10g、半枝莲20g。7剂。1999年6月6日二诊。服药荨麻疹明显消退，开始发热，口渴，咽痛，恶心欲吐，尿少，大便黏滞。舌红，苔黄。用柴胡石膏汤。处方：柴胡16g、黄芩10g、半夏16g、党参8g、炙甘草6g、生姜10g、大枣7枚、生石膏30g、桔梗10g、枳壳10g、连翘10g、板蓝根14g。7剂。

辨证用方思路：一诊根据荨麻疹特点，用荆防败毒散加味。二诊得效，抓主证发热、恶心欲吐，辨为小柴胡汤证，而咽痛、口渴，用柴胡石膏汤。

特别提示：用荆防败毒散加茜草、丹皮、地丁、蒲公英、半枝莲，是刘渡舟先生治疗荨麻疹、颜面皮炎等皮肤病的经验方，使用频率很高，疗效也很好。关于刘渡舟先生用此方的经验，详见“讨论与小结”之“刘渡舟先生用时方”。

（四）接轨方应用

接轨方应用即合方应用，刘渡舟先生曾有《古今接轨论》一文，专门论述合方应用的心得。先生对小柴胡汤的合方应用更加广泛，有与经方合用者，有与温病方合用者，有与其他时方合用者，此择其主要合方介绍如下。

1.小柴胡汤合白虎汤

（1）用治少阳阳明并见证

安某某，女，59岁。1999年6月3日初诊。素有肾囊肿，小便频，憋不住尿，夜里尿多。汗多，尤其头上汗多，脖子的汗跟流水一样，口渴，能喝水，心烦，口苦，白带多。舌红，苔白。刘渡舟先生在诊脉中说：“口渴，多汗在头，是白虎汤汤证，心烦，口苦是小柴胡汤证。用柴白汤”。处方：柴胡10g、黄芩10g、半夏15g、生姜5g、党参10g、大枣7枚、生石膏20g、知母8g、粳米20g、炙甘草6g。7剂。1999年6月10日二诊。服药挺好，能憋住尿了，夜里不再起床。头汗多，动则头汗出，口渴，口发黏，口苦，咽喉有痰不利。舌红，苔薄白，脉沉弦滑。仍用小柴胡汤合白虎汤。处方：柴胡15g、黄芩10g、半夏15g、党参10g、生石膏30g、知母8g、炙甘草6g、大枣7枚、生姜5g、粳米20g。7剂。1999年6月17日三诊。口渴、头汗等症均明显减轻。但感冒咳嗽，痰多，咯黄痰。舌红，苔黄白相间而腻。用甘露消毒丹。处方：白蔻仁10g、藿香10g、茵陈10g、黄芩3g、滑石15g、通草3g、石菖蒲10g、连翘10g、浙贝母10g、射干10g、薄荷6g、杏仁10g、薏苡仁15g、厚朴10g、芦根30g、紫菀10g。7剂。1999年7月8日四诊。咳嗽愈，痰已不黄，口渴，喜喝热茶，腰酸。舌淡红，苔白腻。用五苓散。处方：茯苓30g、猪苓20g、白术10g、桂枝12g、泽泻20g。7剂。

辨证用方思路：一诊用小柴胡汤合白虎汤，药后尿频、憋不住尿见效明显。结合

《伤寒论》第219条："三阳合病，腹满，身重，难以转侧，口不仁，面垢，谵语，遗尿……若自汗出者，白虎汤主之"来看，此案症状颇似"三阳合病"，故用柴胡白虎汤有效。二诊口中黏，口苦为小柴胡汤证，头汗多，口渴，为白虎汤证，故仍用前法，加大石膏量而用之。三诊感冒咳嗽，以咳为主，痰黄，苔腻，据此辨为湿热咳甘露消毒丹证，用原方。另仿三仁汤法加杏、朴、薏分消三焦湿热；仿桑菊饮法加芦根清肺热。四诊抓主证口渴而喜热饮，辨为五苓散证，用此方。

特别提示：用甘露消毒丹治疗湿热咳喘是刘渡舟先生的发明。对此，我们在《温病方证与杂病辨治》中有详细的论述。此方详见"讨论与小结"之"刘渡舟先生用时方"。

（2）用治头面背颈发热而牙痛

贾某某，男，19岁。1998年7月29日初诊。背发热，颈及头面均热，口渴，牙痛，吐痰，时咳。用小柴胡合白虎汤。处方：柴胡15g、黄芩10g、半夏14g、大枣7枚、生姜6g、党参6g、炙甘草6g、生石膏30g、知母10g、粳米20g、葛根14g。7剂。服药有效，牙痛止，背、颈、头面发热愈。咳嗽，痰多、口渴。舌红，苔薄黄。用杏仁石膏汤。处方：杏仁10g、生石膏30g、栀子10g、半夏10g、黄柏6g、枇杷叶12g、芦根20g、川贝母10g。7剂。

辨证用方思路：背、颈、头面发热为小柴胡汤证；口渴、牙痛，为白虎汤证。用两法合方。

特别提示：杏仁石膏汤是刘渡舟先生常用的温病方之一，此方详见"讨论与小结"之"刘渡舟先生用时方"。

（3）用治少阳阳明并见证

熊某某，男，38岁。1999年5月13日初诊。多汗，咳嗽，有痰，鼻咽部不舒畅，总是有痰，口渴，矢气多。舌偏红，苔白，脉弦。用小柴胡合白虎汤。处方：柴胡10g、黄芩6g、红人参3g、半夏10g、生石膏30g、知母10g、粳米20g、炙甘草10g、枇杷叶12g、芦根30g、白茅根30g。7剂。1999年5月27日二诊。出汗好些了，仍口渴，痰从鼻腔出来，鼻腔有热感，稍不注意即腹泻，舌红，苔白。用白虎汤。处方：石膏30g、知母10g、炙甘草10g、粳米30g。7剂。

辨证用方思路：刘渡舟先生在诊脉中说：口渴、多汗，为白虎汤证；咳，脉弦，为少阳脉，非阳明脉。此为木火刑金。方用白虎汤清阳明，小柴胡汤清疏少阳，加枇杷叶、芦根、白茅根清肺金。二诊抓口渴一症，纯用白虎汤清泄阳明。

特别提示：刘渡舟先生把小柴胡汤合白虎汤加枇杷叶芦根方称为“小白煎”，用治少阳阳明手太阴（肺）并见之证。

2. 小柴胡汤合栀子豉汤

（1）用治风心病心烦

尹某某，女，62岁。1998年5月20日。“风心病”“心衰”，心悸、气短，失眠，心烦甚，胃胀满，呃逆，嗳气，口苦，下肢浮肿。舌边尖红赤，脉弦滑。用小柴胡汤合栀子豉汤。处方：柴胡16g、黄芩8g、半夏12g、生姜10g、党参6g、炙甘草6g、大枣7枚、栀子10g、豆豉10g。7剂。

辨证用方思路：本案患者因“风心病”长期请刘渡舟先生诊治。本次抓主证心烦、失眠、呃逆、嗳气、口苦，辨为小柴胡汤证；心烦甚、胃胀满（类似“心中结痛”“胸中窒”），舌红赤，为栀子豉汤证。用两法合方。

（2）用治围绝经期综合征

阴某某，女，50岁。2000年1月12日初诊。围绝经期综合征，不食不眠，心中烦乱，胡思乱想，悲伤欲死，委屈伤感，常欲奔跑出屋外，不能独处，胸胁胀，痛经。舌红，苔薄白。处方一：柴胡16g、黄芩10g、半夏14g、生姜10g、党参6g、炙甘草6g、大枣7枚、栀子10g、豆豉10g。7剂。处方二：局方至宝丸2丸，每日1丸，分2次，温水化服。2000年1月19日二诊。服药后诸症明显减轻，已能自述病情，眼能睁开，能独自行走，大便4~5天未解，对周围事物无兴趣。舌红，苔白。处方一：柴胡16g、黄芩10g、半夏15g、生姜10g、大黄4g、枳实10g、白芍16g、大枣7枚、栀子10g、淡豆豉10g。7剂。处方二：局方至宝丹2丸。每日1丸，分2次，温水化服。2000年2月2日三诊。服药诸症再减，大便通畅。用小柴胡汤合栀子豉汤与越鞠丸。处方：柴胡16g、黄芩10g、半夏14g、生姜8g、党参8g、炙甘草8g、大枣7枚、川芎10g、苍术10g、香附10g、神曲10g、栀子10g、豆豉10g、丹皮10g。14剂。

辨证用方思路：一诊抓主证胸胁胀、心烦，辨为小柴胡汤证；心中烦乱甚，为栀子豉汤证，用两法合方。另据明显的精神症状，辨为心窍郁闭之至宝丹证，间服此丹。二诊见效，抓大便四五日不行一症，改用大柴胡汤合栀子豉汤；继续用至宝丹。三诊大便通畅，用小柴胡汤合越鞠丸与栀子豉汤继续调治。

特别提示：刘渡舟先生常用至宝丹芳香开窍治疗杂病，此案用治围绝经期综合征可谓是一种创新。此方详见“讨论与小结”之“刘渡舟先生用时方”。

（3）用治郁火

梁某某，36岁。1997年9月29日初诊。眩晕，耳鸣，口苦，心烦尤甚。舌红，苔白。用小柴胡汤合栀子豉汤。处方：柴胡16g、黄芩10g、半夏16g、生姜10g、党参8g、炙甘草8g、大枣7枚、栀子10g、豆豉10g。7剂。

辨证用方思路：口苦、眩晕，为小柴胡汤证；心烦甚，为栀子豉汤证，用两方合法。

（4）用治外伤后头晕心烦

任某某，男，35岁。1999年8月25日初诊。外伤后头痛，头晕，左胁痛，呃逆，胸闷气短，心烦，咳嗽。舌红，苔白腻。柴胡16g、黄芩10g、半夏15g、党参6g、炙甘草6g、生姜10g、大枣7枚、栀子10g、淡豆豉8g。7剂。

辨证用方思路：胸闷、胁痛、呃逆，为小柴胡汤证；心烦，为栀子豉汤证。用两法合方。

3.小柴胡汤合栀子厚朴汤

季某，男，40岁。1999年7月8日。上方用大黄黄连泻心汤，心烦比以前好多了，但还有烦，胸堵闷，怕事，心慌难受，头晕，头晕时天旋地转，心里难受就头晕，头如压一大石头之感，打嗝，脘腹胀。舌嫩红，苔白，脉沉弦。用小柴胡汤合栀子厚朴汤。处方：柴胡16g、黄芩10g、半夏16g、生姜10g、栀子12g、枳实10g、厚朴16g。7剂。

辨证用方思路：抓主证心烦、头眩、打嗝，辨为小柴胡汤证；心烦，脘腹胀，为栀子厚朴汤证。用两法合方。脘腹满，去参、草、枣。

特别提示：刘渡舟先生特别喜欢用栀子厚朴汤治疗“虚烦脘腹满”证。此证的辨识要点为：栀子豉汤证，腹满或脘腹满而大便不秘者。

4.小柴胡汤合小陷胸汤

（1）用治胃痛

李某某，女，46岁。1999年8月26日。胃脘痛，胃脘不胀，时打嗝，有时恶心，右胁不舒服。大便2天1次，偏干。舌红，苔黄白相兼略腻，脉弦。用“柴陷合方”。处方：柴胡15g、黄芩10g、半夏15g、党参10g、炙甘草10g、大枣7枚、生姜10g、黄连10g、瓜蒌20g、片姜黄10g。7剂。

辨证用方思路：抓主证右胁不适，恶心，脉弦，辨为小柴胡汤证；根据心下胃脘痛，苔腻，大便偏干，辨为小陷胸汤证。用两方合法。另仿橘枳散法加片姜黄治右胁不适，并止胃痛。

特别提示：刘渡舟先生特别喜欢用小柴胡汤与小陷胸汤合方治疗两方证并见之证。

卢某某，男，45岁。1999年5月19日初诊。胃痛，十二指肠肠溃疡，两胁胀，大便干。舌红，苔白腻。用柴陷汤。处方：柴胡16g、黄芩10g、半夏12g、生姜10g、党参6g、炙甘草6g、大枣7枚、全瓜蒌30g、黄连10g。7剂。1999年5月26日。服药有效，胃痛减轻，大便变软，吞酸。舌黯红，苔白腻。用上方合平胃散化裁。处方：柴胡16g、黄芩6g、半夏14g、生姜10g、党参14g、炙甘草10g、大枣7枚、黄连10g、苍术10g、陈皮10g、厚朴14g。7剂。

辨证用方思路：胁胀，为小柴胡汤证；胃痛正在心下，大便干，为小陷胸汤证。用两法合方。二诊得效，大便变软，故去瓜蒌；留黄连、半夏，仍寓小陷胸汤法，可苦辛开泄胃脘痞结。苔腻，合平胃散。

特别提示：平胃散是刘渡舟先生最常用的时方之一，将其与小柴胡汤合用，组成柴平汤，更是先生喜用之方。此方详见“讨论与小结”之“刘渡舟先生用时方”。

宋某某，女，62岁。1998年6月9日。萎缩性胃炎，胃痛不适，嗳气，口苦，胁胀，大便干，3日1次。舌黯红，苔白腻。用柴陷汤。处方：柴胡16g、黄芩10g、半夏16g、生姜10g、党参6g、炙甘草6g、大枣7枚、糖瓜蒌30g（先煎）、黄连4g。7剂。1998年6月16日。胃痛减轻，大便已不干，失眠，心烦。舌红，苔白腻滑。用柴胡温胆汤。处方：柴胡14g、黄芩10g、半夏16g、生姜10g、党参6g、炙甘草6g、大枣7枚、黄连10g、陈皮10g、茯苓20g、枳实10g、竹茹20g。7剂。

辨证用方思路：一诊抓主证口苦、胁胀，辨为小柴胡汤证，而胃脘痛，大便干，则为小陷胸汤证。用柴陷汤。二诊大便通畅，胃痛减轻，而心烦、失眠，则为柴胡温胆汤证，用此方。心烦甚，加黄连，合黄芩也寓芩连温胆汤法。

张某某，男，40岁。1999年5月26日初诊。反流性食道炎，胃痛，胃胀，胸胁痛，胸骨后灼热，口不苦。舌红苔白，脉弦。用柴陷汤。处方：柴胡16g、黄芩10g、半夏10g、生姜10g、党参6g、炙甘草6g、大枣7枚、全瓜蒌30g、黄连10g。7剂。

辨证用方思路：胸胁痛为小柴胡汤证，而胃脘痛、胸骨后灼热为小陷胸汤证。用两法合方。

（2）用治肺结核肺积水

刘某某，男，70岁。1997年6月18日。肺结核，肺积水，胸憋，气短，心烦，发热，大便干。舌红，苔白腻，脉弦。用柴陷汤。处方：柴胡16g、黄芩10g、半夏15g、生姜10g、全瓜蒌30g、黄连8g、郁金10g、香附10g、栀子10g、豆豉10g。7剂。

辨证用方思路：胸憋闷、心烦、发热，为小柴胡汤证；而大便干、肺积水，为小陷胸汤证。用两法合方。心烦，合栀子豉汤；胸憋，仿越鞠丸法加郁金、香附。

（3）用治胸痛

乌某某，女，40岁。1999年11月15日。胸痛，遇劳累生气则疼甚，背痛，乳房胀痛，多梦，大便调。舌红，苔白腻。用柴陷汤。处方：柴胡16g、黄芩10g、半夏15g、党参6g、炙甘草6g、生姜10g、大枣7枚、全瓜蒌30g（先煎）、黄连10g。7剂。

辨证用方思路：乳房胀痛、生气则胸痛，为小柴胡汤证；而胸痛、苔腻，为小陷胸汤证。用两法合方。

5.小柴胡汤合枳橘散

许某某，女，60岁。1999年5月6日初诊。患中风后遗症，半身不遂，但可走路，长期请刘渡舟先生诊治。本次症见大便少而干，不易解，小便频。右上腹至右胁连右背痛，打嗝，四肢不便利。舌红，苔白黄相兼而腻。用小柴胡汤去大枣加牡蛎，合橘枳散。处方：柴胡15g、黄芩10g、半夏15g、生姜5g、党参10g、炙甘草6g、牡蛎30g、青皮10g、片姜黄12g。7剂。1999年5月13日二诊。服上方右上腹右胸胁右背疼已止，大便已解。现腰疼，舌嫩红，苔腻。用肾着汤。处方：茯苓30g、白术20g、炙甘草6g、干姜14g。7剂。

辨证用方思路：一诊抓主证右上腹右胸胁痛（类似“胸胁苦满”）一症，辨为小柴胡汤证，根据仲景原法（“胁下痞硬枣易牡”）去大枣加牡蛎。另合《医宗金鉴·杂病心法要诀》胁痛门橘枳散。二诊抓主证腰痛一症，用肾着汤。

特别提示：之一，橘枳散是刘渡舟先生最喜欢用的时方小方，此方用法详见“讨论与小结”之“刘渡舟先生用时方”。

之二，刘渡舟先生特别强调：本案大便不下，非大黄证，用小柴胡汤，使津液得升，则大便自下，再加理气活血药，更易通便。这是先生的经验之谈。

6.小柴胡汤合四逆散

刘某，女，29岁。1999年5月6日初诊。练气功出偏差，自觉全身窜气，口苦。

舌红，苔白，脉弦。用小柴胡汤合四逆散。处方：处方：柴胡16g、黄芩10g、半夏15g、生姜5g、党参10g、大枣7枚、炙甘草6g、枳实10g、白芍10g。7剂。1999年5月13日二诊。上方效果明显，气窜减轻，口苦。舌正红，苔黄略腻，脉弦细滑。继续用上方。7剂。1999年5月20日三诊。气窜再减轻。舌红，苔薄黄，脉弦。用柴越合方。7剂。

辨证用方思路：一诊抓主证口苦，辨为小柴胡汤证；气窜感，由阳郁气机不通所致，为四逆散证。用两法合方。二诊继续用一诊方。三诊改用小柴胡汤合越鞠丸调治。

7.小柴胡汤合苓桂术甘汤

（1）用治心律失常

曹某某，男，80岁。1999年8月19日。心律失常，早搏，心率慢，半年来又出现心动过速，心慌，刘渡舟先生问："胸闷吗？"答曰："有时闷"；先生问："口苦吗？"答曰："不苦"；先生问："头晕吗？"答曰："有点晕"。胃有时泛酸。舌红，脉虚弦略大。刘渡舟先生说："心脏病分两种：一是血液（血分），二是气机（气分）。你心脏问题是血分还是属气分？根据你的舌、脉，你在气分。心情不得舒畅。"先生接着问："大便好不好？"答曰："正常"；先生问："胸部疼吗？"答曰："不疼"；先生问："背疼吗？"答曰："不疼"。舌淡红偏胖大，苔白。用小柴胡汤和苓桂术甘汤。处方：柴胡15g、黄芩6g、半夏14g、党参10g、炙甘草10g、生姜10g、大枣7枚、桂枝15g、茯苓30g、白术10g。7剂。

辨证用方思路：在诊脉中如果诊得弦脉，刘渡舟先生就会初步判断有小柴胡汤证，因此会据脉问诊，如"口苦不苦"？"胸胁胀闷不胀闷"？"头晕不晕"等，以确定小柴胡汤证。本案即是一例。早搏、心慌、胸闷、舌胖，是苓桂术甘汤证，故用两法合方。

特别提示：刘渡舟先生关于心脏病分血分（血液）与气分（气机）的论述颇具临床意义。所谓气分，属气机问题，方证如苓桂术甘汤证、瓜蒌薤白白酒汤类方证等；所谓血分，属于血脉阻滞，血液凝滞问题，方证如血府逐瘀汤证、刘渡舟先生自拟的苓桂茜红汤证等。

（2）用治痛风心悸

罗某某，男，60岁。1999年4月29日。患痛风，大拇指指关节与指掌关节肿痛，腿胀。上方用四妙勇安汤加味，拇指关节疼痛减轻，腿胀减轻。现大便不干，但不易排下，口苦，血压偏高，自觉心悸有间歇。舌红，苔黄白相兼而厚腻。用小柴胡汤合苓桂术甘汤。处方：柴胡16g、黄芩10g、半夏15g、生姜10g、党参10g、炙甘草10g、大枣7枚、桂枝15g、茯苓15g、白术10g。7剂。

辨证用方思路：抓主证口苦、大便不易排出，辨为枢机不利小柴胡汤证；根据心悸而间歇，辨为苓桂术甘汤证。用两方合法。

（3）用治风心病心悸

毕某，男，63岁。1999年5月26日初诊。风心病，心慌，气短，心悸，面晦暗，心烦，口苦，胁胀不舒。舌胖，苔白水滑，脉细弦。用小柴胡汤合苓桂术甘汤。处方：茯苓30、桂枝15g、白术10g、炙甘草10g、柴胡12g、黄芩4g、半夏12g、生姜6g、党参10g、大枣7枚。7剂。

辨证用方思路：心悸、气短、面色晦黯，舌胖苔水滑，为水气上冲苓桂术甘汤证；而口苦、心烦、胁胀，为小柴胡汤证。用两法合方。

（4）用治抑郁症

魏某某，女，57岁。1999年12月8日初诊。颜面浮肿，头晕欲倒，目眩，心悸，心烦，悲伤欲哭，胸胁憋闷，口渴，失眠。舌胖大，苔薄黄，脉沉弦滑。在其诉说病程中即悲伤落泪不止。来此前不久，曾因夜间心慌，气短，头晕不能耐受而倒地，急诊就医于中日友好医院。用柴胡苓桂术甘汤。处方：柴胡14g、黄芩6g、半夏16g、生姜10g、党参8g、大枣7枚、炙甘草4g、茯苓30g、桂枝12g、白术10g、泽泻20g、杏仁10g。7剂。1999年12月15日二诊。服上方头晕目眩、心慌均减轻，尤其是颜面浮肿明显消退，悲伤郁闷的心情开朗了许多。现口渴较著，仍有心烦，但较上诊为轻。舌胖，苔薄白，脉沉弦数。用泽泻汤、五苓散、桂苓甘露饮加减。处方：泽泻30g、白术15g、茯苓30g、猪苓12g、桂枝12g、杏仁10g、滑石16g、寒水石10g。7剂。2000年1月19日三诊。服上方头晕头眩、面目浮肿再减，但排尿不利，恶心。舌淡红，苔薄白，脉沉滑而弱。用春泽汤。处方：红参8g、白术10g、茯苓30g、猪苓15g、泽泻20g、桂枝14g。7剂。

辨证用方思路：头晕目眩，心烦，悲伤欲哭，胸胁胀，为小柴胡汤证；头眩欲倒，心悸，舌胖大，为苓桂术甘汤证。用两方合法。眩甚，加泽泻，合白术，为泽泻汤法；胸憋闷，加杏仁，合茯苓，为茯苓杏仁甘草汤法。二诊诸症减轻，口渴、心烦，用桂苓甘露饮；浮肿、头眩，用泽泻汤合五苓散。三诊抓主证小便不利，用五苓散加红参。

特别提示：刘渡舟先生曾撰文论述小柴胡汤可以解郁，治疗气郁之病，如抑郁症、焦虑症等，本案即是一例。

8.小柴胡汤合泽泻汤

刘某某，男，68岁。1998年6月9日初诊。高血压病，脑梗死，头眩晕，入睡难，睡后易醒，口苦，大便稀，日2次。舌胖，苔白腻水滑，脉滑、结代。用小柴胡合泽泻汤。处方：白术12g、泽泻20g、柴胡12g、黄芩6g、半夏15g、党参10g、炙甘草10g、生姜10g、大枣7枚。7剂。

辨证用方思路：抓主证口苦，辨为小柴胡汤证；头眩晕、舌胖苔水滑，为泽泻汤证。用两法合方。

9.小柴胡汤合五苓散

张某，男，74岁。1999年6月24日。“心梗”住院，现出院胸已不闷。最近前列腺炎加重，小便不利，但小便时尿道不痛。口不渴，口苦，大便正常，不怕冷。舌偏红苔黄白相兼。用柴苓汤。处方：柴胡12g、黄芩6g、半夏12g、生姜10g、党参10g、炙甘草6g、大枣7枚、茯苓30g、猪苓20g、泽泻20g、白术12g、桂枝10g、紫菀10g、枳壳10g。7剂。

辨证用方思路：抓主证口苦一症，辨为小柴胡汤证；据小便不利一症，辨为五苓散证。用两法合方。另加紫菀、枳壳，开达肺气以治水之上源。

10.小柴胡汤合半夏厚朴汤

（1）用治梅核气

王某某，女，34岁。2000年1月26日初诊。梅核气，咽中如有物堵。心烦，胸闷，时呃逆。舌红，苔白。用小柴胡汤合半夏厚朴汤。处方：柴胡16g、黄芩10g、半夏15g、党参6g、炙甘草6g、生姜10g、大枣7枚、紫苏叶8g、厚朴14g、茯苓20g、竹茹30g。7剂。

辨证用方思路：心烦、胸闷，为小柴胡汤证；梅核气，咽堵，为半夏厚朴汤证。用两法合方。呃逆，加竹茹。

（2）用治胃脘胀咽堵

王某某，女，30岁。1999年6月30日初诊。胸闷痛，嗳气，食则脘腹痛，大便日2次。舌红，苔白。用柴陷汤。处方：柴胡16g、黄芩6g、半夏16g、生姜8g、大枣6枚、炙甘草6g、全瓜蒌30g、黄连10g、陈皮10g、茯苓20g。7剂。1999年7月7日二诊。胸痛减轻，食后胃脘憋胀，咽憋，有痰，咳痰不利。舌红，苔白腻。用半夏厚朴汤合小柴胡汤。处方：厚朴16g、半夏16g、紫苏叶8g、茯苓20g、生姜10g、柴胡16g、黄芩6g、党参6g、炙甘草3g、大枣7枚。7剂。1999年7月14日三诊。咽憋、脘胀愈，病情稳定，紧张则手出汗，手足凉，大便干，胸憋。舌淡红胖，薄白滑，脉沉。用苓桂术甘汤。处方：茯苓30g、桂枝16g、炙甘草10g、白术10g。7剂。

辨证用方思路：一诊嗳气、胸闷，为小柴胡汤证；胸痛、脘痛，为小陷胸汤证。用两法合方。嗳气较明显，再合二陈汤法，加陈皮、茯苓。二诊抓主证咽憋有痰，辨为半夏厚朴汤证；胸痛，为小柴胡汤证。用两法合方。三诊抓主证胸憋，舌胖苔滑，辨为苓桂术甘汤证，用此方。

11.小柴胡汤合三黄泻心汤

许某某，男，30岁。1999年8月19日。头晕1年多，晨起尤著，颈项正常。刘渡舟先生问："口苦吗？"患者答："口不苦"；先生问："大便稀还是干？"患者答："大便正常"；先生问："血压高不高？"患者答："不高"。心烦急躁。舌赤绛，苔黄白相兼，脉沉弦数。用小柴胡汤合三黄泻心汤。处方：柴胡12g、黄芩10g、半夏15g、生姜10g、黄连10g、大黄2g、白芍15g、丹皮10g、夏枯草15g。7剂。

辨证用方思路：抓主证心烦、头眩，辨为小柴胡汤证；舌红赤，苔黄，心烦急躁，为三黄泻心汤证。用两方合法化裁。火热内郁，小柴胡汤去参、草、枣；舌绛，在三黄泻心汤中合入犀角地黄汤法，加白芍、丹皮。另加夏枯草清肝治头眩。

特别提示：用三黄泻心汤治疗火证是刘渡舟先生的心法。本案用小柴胡汤合三黄泻心汤可谓是心法中之心法。

12.小柴胡汤合芍药甘草汤

（1）用治脐上痛

韩某某，女，27岁。1998年7月22日初诊。脐上作痛1年，咽痒，口苦，本月月经淋漓不净，大便不畅，2~3天1次。舌红，苔薄白，脉滑。用小柴胡合芍药甘草汤。处方：柴胡16g、黄芩10g、半夏14g、党参8g、炙甘草8g、生姜10g、大枣7枚、白芍30g。7剂。

辨证用方思路：抓主证口苦，辨为小柴胡汤证；而肚脐上痛、大便不畅，为芍药甘草汤证。用两法合方。

（2）用治小腹痛下坠

于某某，男，65岁。1997年6月4日初诊。高血压，胸闷，头眩晕。舌胖大，苔水滑。用苓桂杏甘汤。处方：茯苓30g、桂枝14g、杏仁10g、炙甘草6g。7剂。服上方头眩晕、胸闷减轻。小腹痛，下坠，大便2天1次，口苦，睡眠差。用小柴胡合芍药甘草汤。处方：白芍30g、炙甘草6g、柴胡16g、黄芩10g、半夏10g、生姜10g、党参6g、大枣7枚。7剂。

辨证用方思路：一诊抓主证头眩晕，舌胖大、苔水滑，辨为水气上逆苓桂术甘汤证，而胸闷明显，用苓桂术甘汤的变化方苓桂杏草汤。二诊抓主证口苦，辨为小柴胡汤证；腹痛、下坠，为芍药甘草汤证。用两法合方。

特别提示：刘渡舟先生曾撰《水证论》，推苓桂术甘汤为治水气上冲证之前锋，并根据自己的临床经验，变化出一系列苓桂术甘汤加减方。苓桂杏草汤即是其变化方之一。此方是由《金匮要略》治胸痹方茯苓杏仁甘草汤与苓桂术甘汤合方化裁而成，治苓桂术甘汤证而水饮内停见胸满、胸痹者。

（3）用治胃痛

张某某，男，30岁。1998年10月21日初诊。十二指肠球部溃疡，胃脘不舒，夜间胃抽痛，食后胃胀，两胁胀闷，大便正常。舌红，苔白，脉弦细。用小柴胡合芍药甘草汤。处方：柴胡15g、黄芩10g、半夏15g、党参10g、炙甘草10g、生姜10g、大枣7枚、白芍30g。7剂。

辨证用方思路：抓主证两胁胀闷，辨为小柴胡汤证；胃抽痛类似痉挛性疼痛，为芍药甘草汤证。用两法合方。

13.小柴胡汤合白头翁汤

岳某某，男，39岁。1999年8月26日。慢性结肠炎，右胁下不舒，有时大便带脓血，大便不痛快。口不渴，但喜饮水。颈部不舒，额头及面颊部有黑褐色斑。舌嫩红，苔白偏腻，脉弦滑。用小柴胡汤合白头翁汤。处方：柴胡15g、黄芩10g、半夏15g、生姜10g、党参10g、炙甘草6g、大枣7枚、白头翁10g、黄连10g、黄柏8g、秦皮10g、白芍20g。7剂。

辨证用方思路：据右胁下不舒，脉弦，辨为小柴胡汤证；据大便带脓血而不爽，喜饮水，辨为白头翁汤证。用两法合方。另加白芍，合甘草为芍药甘草汤治下利、止腹痛。

14.小柴胡汤合当归贝母苦参丸

（1）用治小便热痛不利

王某某，女，63岁。1999年4月29日初诊。患者有中风后遗症，长期请刘渡舟先生诊治。最近膀胱炎发作，小便热，尿时有火辣辣的感觉，疼痛不适。大便干，不易解。自觉胃内发热，口中火热。口苦，眼干。舌正红，苔白厚腻。用小柴胡汤和当归贝母苦参丸加三石。处方：柴胡15g、黄芩10g、半夏15g、党参10g、炙甘草10g、大枣12枚、生姜10g、当归30g、浙贝母12g、苦参10g、滑石15g、寒水石15g、生石膏15g。7剂。1999年5月6日二诊。服药后小便热减轻，尿痛不舒好多了，夜尿频减少。右腰窜疼，右颈少阳经所过部位疼痛。打嗝，嗳逆。大便不成形，解便不痛快。舌正红，苔白厚腻。用小柴胡汤合当归贝母苦参丸加味。处方：柴胡15g、黄芩10g、半夏15g、党参10g、炙甘草10g、大枣12枚、生姜10g、当归30g、浙贝母12g、苦参10g、杏仁10g、枳壳10g、紫菀10g。7剂。（后知此方有效，小便热痛诸症痊愈。）

辨证用方思路：一诊抓主证口苦，辨为小柴胡汤证；根据眼干，小便热，辨为血虚湿热当归贝母苦参丸证；根据口中火热，辨为湿热蕴郁三焦三石汤证。用三方合法。二诊守法用小柴胡汤合当归贝母苦参丸。口中火热已无，故不用三石汤法而去“三石”。大便不成形而解便不畅，加杏仁、枳壳、紫菀以开达肺气。

特别提示：之一，刘渡舟先生主张六经包括经络，在本案二诊时他强调说：有人写文章说六经非经，我看经络很重要，你们看这个病人，腰痛、颈部侧面痛，正是少阳经所过的部位。

之二，刘渡舟先生常用当归贝母苦参丸，认为此方证以血虚有湿热为特点，其证以小便热痛不利，或阴痒，脉弦而细为辨证要点。

之三，湿热弥漫三焦，上见口干口渴，口中火热，下见小便热痛不利者，刘渡舟先生常用吴瑭三石汤。本案仅仿其法而用了“三石”。此方详见“讨论与小结”之“刘渡舟先生用时方”。

（2）用治阴痒带下

朴某某，女，49岁。1998年7月22日初诊。头痛，头晕，头脑昏热不清，食后恶心，耳鸣。阴痒，带下多，偏黄色，月经量少。舌红偏黯，苔白。用小柴胡汤合当归贝母苦参丸。处方：柴胡16g、黄芩10g、半夏10g、生姜10g、党参6g、大枣7枚、炙甘草6g、苦参10g、浙贝母10g、当归20g、白芍30g、川芎10g。7剂。

辨证用方思路：头晕、恶心、耳鸣，为小柴胡汤证；阴痒、带下，为当归贝母苦参丸证。用两法合方。月经量少，提示肝血不足，加白芍、川芎，合当归，为四物汤法，以补肝血。

（3）用治泌尿系感染尿痛不利

朱某某，女，1998年6月3日初诊。泌尿道感染，腰痛，小便痛，尿频量少，尿热。晨起面与下肢浮肿，口苦，胁胀。尿化验有红、白细胞。舌红，苔黄，脉弦。用当归贝母苦参丸合小柴胡汤。处方：当归15g、浙贝母10g、苦参12g、柴胡15g、黄芩10g、半夏10g、生姜10g、党参16g、炙甘草6g、大枣7枚。7剂。

辨证用方思路：口苦、胁胀，为小柴胡汤证；尿痛、尿黄，为当归贝母苦参丸证。用两法合方。

15.小柴胡汤合三仁汤

张某，女，49岁。1998年4月8日初诊。肝囊肿，脂肪肝，胸胁胀，呼吸憋闷，胸脘痞满，不欲饮食，肘关节痛。舌红，苔黄白相兼厚腻。用小柴胡汤合三仁汤。处方：柴胡16g、黄芩10g、半夏14g、生姜10g、党参10g、炙甘草8g、大枣7枚、杏仁10g、白蔻仁8g、厚朴14g、薏苡仁15g、滑石12g、通草6g、竹叶6g。7剂。

辨证用方思路：胸胁胀，不欲饮食，为小柴胡汤证；舌苔厚腻，胃脘痞满，为湿郁三焦三仁汤证。用两方合法。

特别提示：之一，三仁汤为“分消上下之势”代表方，可分消三焦湿热。三焦属少阳，少阳枢机不利，不仅可见小柴胡汤证，而且也可见湿郁三焦的三仁汤证。此两方合用，有深刻的意义。这也是刘渡舟先生的创新用法。

之二，三仁汤是刘渡舟先生的常用时方之一。此方用法，详见“讨论与小结”之“刘渡舟先生用时方”。

16.小柴胡汤合达原饮

（1）用治糖尿病

蔡某某，女，50岁。1997年9月24日。糖尿病，身发热，右胁痛。舌红，苔白厚腻如积粉。用小柴胡汤合达原饮。处方：柴胡16g、黄芩10g、半夏10g、厚朴15g、草果10g、槟榔10g、知母10g、白芍10g、青皮8g、炙甘草4g。14剂。

辨证用方思路：抓主证身发热、右胁痛，辨为小柴胡汤证；据舌苔白厚如积粉一症，辨为达原饮证。用两法合方。胁痛，仿俞根初柴胡达原饮法，加青皮。湿浊内盛，去人参、大枣、生姜。

（2）用治周期性发热

张某某，男，72岁。1997年10月8日。周期性发热，半月发作1次，不治疗可自然热退，发热原因不明。两胁痛，腹痛。舌红，苔白厚腻如积粉。用小柴胡汤合达原饮。处方：厚朴16g、草果8g、槟榔10g、黄芩10g、白芍10g、知母10g、炙甘草3g、柴胡14g、半夏10g、生姜10g、苍术10g。7剂。服上方后，仍发热，胁腹痛随减，大便正常，胃时不舒。舌边尖红，苔白厚腻如积粉，脉弦。继续用小柴胡合达原饮。处方：柴胡14g、黄芩10g、草果8g、槟榔10g、厚朴14g、半夏12g、生姜10g、苍术10g。7剂。

辨证用方思路：发热、苔厚腻如积粉，为达原饮证；两胁痛而发热，为小柴胡汤证。用两法合方。苔腻湿重，去人参、大枣，加苍术。二诊再去甘草。

（3）用治长期发热

许某某，男，46岁。1999年4月22日。长期发热，查不出原因，服上方杏仁石膏汤体温降至37~38℃，大便不干，口苦，有汗，能进少量饭，面苍黄，体弱。舌红，苔厚腻，脉细虚数。用小柴胡汤合达原饮。柴胡16g、黄芩10g、草果8g、槟榔10g、厚朴14g、半夏12g、生姜10g、炙甘草3g。7剂。

辨证用方思路：抓主证口苦，辨为小柴胡汤证；舌苔厚腻、发热，为达原饮证。用两法合方。苔厚腻，去人参、大枣。

特别提示：之一，刘渡舟先生在诊治此患者时给我们讲：小柴胡汤证有夹风、夹湿、夹寒之不同。夹湿者，要与化湿、燥湿方合用。可谓经验之谈。

之二，达原饮是刘渡舟先生特别喜欢用的温病方，此方详见“讨论与小结”之“刘渡舟先生用时方”。

（4）用治杂病少阳湿郁证

梁某，女35岁。1998年6月17日初诊。头晕，心烦急躁，睡眠差，咳嗽，腰痛，月经正常。舌红，苔白厚腻如积粉，脉滑。用小柴胡汤合达原饮。处方：柴胡12g、黄芩0g、半夏10g、草果6g、厚朴14g、槟榔6g、知母10g、栀子8g、白蔻仁10g、杏仁10g、薏苡仁15g、滑石16g、藿香8g。7剂。

辨证用方思路：头晕、心烦，为小柴胡汤证；舌苔厚腻如积粉，为达原饮证。用两方合法。苔腻湿重，去参、草、枣、芍，合分消上下湿热之三仁汤法，加杏、蔻、薏、滑、藿以分消湿热。烦躁甚，仿栀子豉汤法加栀子。

17.小柴胡汤合二金汤与宣清导浊汤

王某某，男，50岁。1999年4月22日。胆囊息肉，高血脂，脂肪肝，体胖，右胁连上腹胀痛，唇红。舌黯红，苔黄白相兼而腻。用小柴胡汤合二金汤与宣清导浊汤化裁。处方：柴胡15g、黄芩10g、半夏10g、党参6g、炙甘草6g、生姜10g、鸡内金10g、海金沙10g、厚朴10g、猪苓10g、酥炙皂角6g、大金钱草20g、虎杖15g。7剂。

辨证用方思路：右胁胀痛，为小柴胡汤证；胆囊息肉、脂肪肝，右上腹胀，苔腻，为肝胆湿热二金汤证与宣清导浊汤证。用三法合方化裁。

特别提示：之一，二金汤与宣清导浊汤是刘渡舟先生常用温病方。宣清导浊汤的具体用法，详见"讨论与小结"之"刘渡舟先生用时方"。

之二，宣清导浊汤中有皂荚子，刘渡舟先生在诊治此案时说："皂荚可以去油脂，我把它用于脂肪肝。"这是先生用皂荚的经验之谈，值得重视。

18.小柴胡汤合吴氏桃仁承气汤

薛某，女，33岁。1999年11月24日初诊。心情压抑，两胁痛，睡眠不实，月经60日未至，大便干。舌红，苔白，脉沉弦。用小柴胡合桃仁承气汤。处方：柴胡16g、黄芩10g、半夏10g、生姜6g、党参6g、炙甘草6g、大枣7枚、当归15g、桃仁10g、大黄5g、牡丹皮10g。7剂。

辨证用方思路：心情郁闷、两胁痛，为小柴胡汤证；大便干、经闭，为吴氏桃仁承气汤证。用两法合方。

特别提示：吴氏桃仁承气汤是刘渡舟先生常用温病方之一，此方详见"讨论与小结"之"刘渡舟先生用时方"。

19.小柴胡汤合越鞠丸

越鞠丸主治诸郁，特别是气火之郁。刘渡舟先生特别喜欢将小柴胡汤与越鞠丸合法，治疗两方证并见之证。他将这一合方简称为"柴越合方"。现举例介绍其用法如下。

（1）用治乳腺增生

罗某，女，25岁。1999年5月27日初诊。患乳腺增生，易生气，心烦，刘渡舟先生问："手心热不热？""怕冷不怕冷？"患者答："特别怕冷，手心有点热。"舌偏红，苔偏黄，脉弦。先生讲：这是气郁化火，肝气旺，伤肝血，有内热。用柴越合方加夏枯草、连翘。处方：柴胡16g、黄芩10g、半夏15g、党参10g、炙甘草10g、大枣12枚、生姜10g、川芎6g、苍术8g、香附10g、栀子10g、神曲10g、夏枯草20g、连翘10g。7剂。1999年6月3日二诊。患者自述：服药后心烦好多了，吃饭特别好，跟饿狼一样。平时皮肤易过敏，对紫外线、花粉等都过敏，最近又出现皮肤过敏性皮疹，色红，痒。舌红赤，苔黄腻。用荆防败毒散合平胃散。处方：荆芥穗5g、防风5g、薄荷2g、羌活5g、独活5g、柴胡10g、前胡10g、桔梗10g、枳壳10g、茯苓6g、川芎5g、炙甘草5g、生姜1g、苍术10g、厚朴10g、陈皮10g、地丁10g、茜草10g。7剂。1999年6月10日三诊。服药有特效，皮疹几乎全消了，好多了。素有痛经，每次来月经都腹痛，快来月经了，希望预治。舌红，苔黄滑。用丹栀逍遥散和金铃子散。处方：丹皮10g、栀子10g、当归15g、白芍15g、柴胡14g、茯苓20g、白术10g、炙甘草6g、生姜1片、薄荷2g、川楝子10g、元胡10g。7剂。1999年6月17日四诊。服药感觉很好，月经来了，未再发痛经，腹已不胀，过敏症状痊愈，素有卵巢囊肿。舌红，苔薄黄。用柴越合方。处方：川芎6g、苍术8g、香附10g、栀子10g、神曲10g、柴胡10g、黄芩6g、半夏15g、生姜10g、党参10g、炙甘草6g、大枣7枚、滑石15g、薏苡仁15g、竹叶10g、连翘8g。7剂。

辨证用方思路：一诊抓主证易生气、心烦、脉弦，辨为小柴胡合越鞠丸证，用两法合方。另加夏枯草、连翘，治乳腺增生。二诊根据过敏性皮疹特点，用荆防败毒散加地丁、茜草凉血疏风。苔腻，合平胃散。三诊根据既往有痛经，经前预防性治疗，用丹栀逍遥散合金铃子散。四诊再用柴越合方，另仿薏苡竹叶散法加滑石、薏苡仁、竹叶、连翘，祛暑湿以治皮肤过敏。

特别提示：用荆防败毒散加茜草、赤芍、紫花地丁等治疗过敏性皮疹、皮炎，是刘渡舟先生的经验用法。本案用之获显效，即验证了此方的临床意义。

（2）用治呃逆

黄某某，女，43岁。1998年4月15日初诊。胸痛热，头晕，憋气，心烦，睡眠差，嗳气、打嗝。舌红，苔白。用柴越合方。处方：柴胡16g、黄芩10g、半夏15g、生姜10g、党参6g、炙甘草6g、大枣7枚、苍术10g、香附10g、栀子10g、川芎10g、神曲10g。7剂。1998年4月29日二诊。服上方见效，打嗝停止，憋气、胸痛等症减轻。头胀，气短，手足麻而窜疼，胸背腹灼热窜痛，心烦不安。用归芍小柴胡汤。处方：柴胡16g、黄芩10g、半夏12g、生姜10g、党参6g、炙甘草6g、大枣7枚、当归20g、白芍20g。7剂。

辨证用方思路：胸痛、头眩、心烦，为小柴胡汤证；打嗝、憋气，为越鞠丸证。用两法合方。二诊根据手足发麻窜痛，从阴血不足考虑，辨为归芍小柴胡汤证，用此方。

杜某某，女，45岁。1998年10月21日初诊。晨起入食即气憋胸闷，口苦，胁胀，呃逆，目昏花，睡眠差，月经不正常。舌红，苔薄白。处方：柴胡16g、黄芩10g、半夏15g、党参6g、炙甘草6g、生姜10g、大枣7枚、苍术8g、香附10g、栀子10g、神曲10g、川芎10g。7剂。上方柴越合方见效，打嗝减轻，食后脘胀也见好转。少寐，易忘。舌红，苔薄白。继续用上方。处方：柴胡16g、黄芩10g、半夏15g、党参6g、炙甘草6g、生姜10g、大枣7枚、苍术8g、香附10g、栀子10g、神曲10g、川芎10g、茯神20g、合欢皮10g、酸枣仁20g。14剂。

辨证用方思路：一诊抓主证口苦、胁胀，辨为小柴胡汤证；气憋胸闷，呃逆，为越鞠丸证。用两方合法。二诊得效，再用柴胡越鞠丸。另加茯神、合欢皮、酸枣仁治少寐。

（3）用治胃痛

彭某某，男，50岁。1999年8月25日初诊。慢性胆囊炎。胃脘痛，右胁肝区痛，心情不好，急躁，口苦。舌红，苔白腻，脉沉弦滑。用柴越合方。处方：柴胡16g、黄芩10g、半夏15g、党参6g、炙甘草6g、生姜10g、大枣7枚、苍术10g、香附10g、川芎10g、栀子10g、神曲10g。7剂。

辨证用方思路：抓主证口苦、胁痛、烦躁，辨为小柴胡汤证；根据心情不好，胃痛，辨为越鞠丸证，用两法合方。

陈某某，女，45岁。1998年10月29日初诊。胃脘痛，胸痛，恶心，大便干，时恶寒。舌红，苔白腻。用柴越合方。处方：柴胡16g、黄芩10g、半夏15g、生姜10g、党参6g、炙甘草6g、大枣7枚、苍术10g、香附10g、川芎10g、栀子10g、神曲10g。7剂。

辨证用方思路：恶心、时恶寒，为小柴胡汤证；胃脘痛、胸痛，为越鞠丸证。用两方合法。

刘某某，男，34岁。1999年3月3日。十二指肠溃疡，前方用半夏泻心汤加茯苓。夜间胃痛，胃脘喜温，心烦，情绪不好。舌红，苔白腻。用柴越合方。处方：柴胡16g、黄芩6g、半夏12g、生姜10g、党参6g、炙甘草6g、大枣7枚、苍术10g、香附10g、川芎10g、栀子10g、神曲10g。7剂。

辨证用方思路：心烦，情绪不好，为小柴胡汤证；胃痛、胃脘喜温，为越鞠丸证。

用两法合方。

（4）用治心包积液

赵某某，女，29岁。1998年12月30日初诊。胸水，心包积液，咽堵，气短、胸憋闷、胸乳部窜痛，小便黄，月经过期数日。舌红，苔白。用柴越合方。处方：柴胡15g、黄芩10g、半夏15g、党参6g、炙甘草6g、生姜10g、大枣7枚、苍术10g、香附10g、川芎10g、栀子10g、神曲10g、郁金10g。7剂。1999年1月6日二诊。服药后气短、气喘、胸憋减轻。胃脘不舒，大便正常。舌胖，苔白。用平胃散合越鞠丸。处方：苍术10g、厚朴14g、陈皮10g、炙甘草3g、香附10g、栀子10g、川芎10g、神曲10g、延胡索10g、橘叶10g。7剂。

辨证用方思路：虽为心包积液，但据胸憋闷、胸乳部窜痛、咽堵，月经过期不来，辨为小柴胡汤合越鞠丸证，用此方。另加郁金治胸憋闷。二诊已无小柴胡汤证，仅胃脘不舒而舌苔白腻，据此辨为越鞠丸证与平胃散证，用两方合法。

（5）用治“风心病”

郭某某，女，56岁。1998年12月8日初诊。“风心病”，仍胸憋，早搏，头晕，近日右胁肝区痛及背，口苦。舌红偏胖，苔白腻。用柴越合方。处方：柴胡16g、黄芩10g、半夏12g、生姜10g、党参6g、炙甘草6g、大枣7枚、苍术10g、香附10g、川芎10g、神曲10g、栀子10g。14剂。1998年12月23日二诊。服上方口苦、胸闷诸症减轻。早搏，心悸，失眠，头晕。舌红苔白，脉弦滑。用苓桂术甘汤合温胆汤。处方：茯苓30g、桂枝14g、白术10g、炙甘草10g、党参12g、半夏15g、陈皮10g、枳实10g、竹茹20g、生姜10g。14剂。1999年1月6日三诊。服药早搏、心停跳减少，仍心悸，心律不齐，失眠，大便正常。舌红偏胖，苔白滑。用龙牡苓桂术甘汤。处方：生龙骨30g、生牡蛎30g、党参16g、茯苓30g、桂枝15g、白术10g、炙甘草10g。7剂。

辨证用方思路：虽为“风心病”，但口苦、头眩、胁痛，则为小柴胡汤证；胸憋，苔白腻，为越鞠丸证。用两法合方。二诊根据心悸、头眩，辨为苓桂术甘汤证；据失眠、眩晕，辨为温胆汤证。用两法合方。三诊继续用苓桂术甘汤法，失眠、心悸，加龙骨、牡蛎。

（6）用治郁证

鲁某某，女，34岁。1999年5月12日初诊。心烦，失眠，健忘，呃逆，纳呆不欲进食，大便黏滞不畅，小腹沉，排尿无力。舌边红，苔白腻。用栀子厚朴汤。处方：

栀子10g、枳实10g、厚朴16g、竹茹20g、半夏15g。7剂。1999年5月19日二诊。胸脘堵，小腹胀，大便不畅。舌红，苔白腻。用柴越合方：柴胡16g、黄芩10g、半夏14g、生姜5g、党参10g、炙甘草10g、大枣7枚、川芎10g、香附10g、苍术10g、栀子10g、神曲10g。7剂。1999年5月26日三诊。药后见效，已能进食，排尿已有力。平躺时有气上顶且走窜，腹胀，不排气，大便不畅。舌红，苔白腻。用温胆汤合栀子厚朴汤。处方：半夏16g、陈皮10g、茯苓15g、生姜10g、枳实10g、竹茹20g、栀子12g、厚朴14g。7剂。

辨证用方思路：一诊抓主证心烦、失眠、腹沉、大便不爽，辨为栀子厚朴汤证，用此方。失眠、健忘，仿温胆汤法，加竹茹、半夏。二诊抓主证胸脘堵、小腹胀，辨为柴胡越鞠丸证，用柴越合方。三诊据腹满、大便不畅，辨为栀子厚朴汤证；据苔白腻，气上顶走窜，辨为温胆汤证。用两方合法。

（7）用治围绝经期综合征

任某某，女，47岁。1999年12月8日初诊。围绝经期综合征，胸闷，心烦，腰痛，月经量少。舌淡红，苔薄白。用柴越合方。处方：柴胡16g、黄芩8g、半夏14g、生姜8g、党参6g、炙甘草10g、大枣7枚、苍术10g、香附10g、川芎10g、栀子10g、神曲10g、佛手10g、橘叶10g。7剂。

辨证用方思路：抓主证胸闷、心烦，辨为小柴胡汤合越鞠丸证，用此方。另加佛手、橘叶行气舒郁。

（8）用治“乙肝”

王某某，女，34岁。1997年5月28日初诊。“乙肝”“大三阳”，肝区时痛，胸憋闷，呃逆，时恶心，大便三四天1次，大便不硬。用柴越合方。处方：柴胡16g、黄芩8g、半夏15g、生姜10g、党参6g、炙甘草6g、大枣7枚、川芎10g、苍术10g、香附10g、栀子10g、神曲10g。7剂。1997年6月4日。服上方恶逆减轻。心烦，胸闷，夜间咳嗽。舌尖红，苔白腻。继续用上方化裁。处方：柴胡15g、黄芩10g、半夏10g、党参10g、炙甘草6g、生姜6g、大枣6枚、川芎8g、香附10g、紫菀10g。14剂。

辨证用方思路：一诊抓主证胁痛、恶心，辨为小柴胡汤证；胸憋闷、呃逆，为越鞠丸证。用两方合法。二诊继续用柴越合方，减苍、栀、曲，加紫菀止咳。

覃某某，男，53岁。1999年6月30日初诊。“乙肝”，心悸，气短，乏力，胸闷，口苦，胁痛。舌淡红，苔白腻，脉滑数。处方：柴胡16g、黄芩8g、半夏10g、生姜

6g、党参6g、炙甘草6g、大枣7枚、川芎10g、苍术10g、香附10g、栀子10g、神曲10g。7剂。

辨证用方思路：抓主证口苦、胁痛，辨为小柴胡汤证；胸闷、气短，为越鞠丸证。用两方合法。

（9）用治胸闷或痛

孙某，男，40岁。1999年9月29日初诊。胸闷，背痛，口苦，口干，脑鸣，大便黏滞不畅。舌红，苔白，脉沉弦。用柴越合方。处方：柴胡16g、黄芩10g、半夏15g、党参6g、炙甘草6g、生姜10g、大枣7枚、川芎10g、苍术10g、香附10g、栀子10g、神曲10g。7剂。1999年10月20日二诊。服药有效，胸闷、口苦等症减轻。腹胀，大便黏溏，日2次。舌红，苔白。用柴胡桂枝干姜汤。处方：柴胡14g、黄芩3g、桂枝10g、干姜12g、天花粉10g、炙甘草10g、牡蛎30g。7剂。

辨证用方思路：一诊抓主证口苦，辨为小柴胡汤证；胸闷、背痛、大便不爽，为气郁越鞠丸证。用两法合方。二诊抓主证大便黏溏，腹胀，辨为柴胡桂枝干姜汤证，用此方。

孙某某，女，40岁。1999年12月1日初诊。胸痛，连及背痛，胸憋闷，心烦，失眠，口苦，恶心，咽痛，食少，头痛，大便干。舌红，苔薄黄厚腻，脉沉弦。用柴越合方。处方：柴胡16g、黄芩10g、半夏14g、党参6g、炙甘草6g、生姜10g、大枣7枚、川芎10g、苍术10g、香附10g、栀子10g、神曲10g、郁金10g。7剂。

辨证用方思路：抓主证口苦、恶心、心烦辨为小柴胡汤证，而胸痛、胸憋闷，则为小柴胡合越鞠丸证。用此方。

张某某，女，44岁。1999年3月3日初诊。胸堵、胸闷，食道有堵塞感，咽不利，月经前胸痛胀。舌红，苔白厚腻。用柴越合方。处方：柴胡16g、黄芩10g、半夏12g、生姜10g、党参6g、炙甘草6g、大枣7枚、苍术10g、川芎10g、香附10g、栀子10g、神曲10g、桃仁10g、红花8g。7剂。

辨证用方思路：胸堵塞、胸闷、经前胸胀痛，为典型的柴胡越鞠丸证，用此方。经前胸痛，加桃、红。

赵某某，女，59岁。1999年9月22日初诊。胸憋，气堵于咽喉下不能上出，长叹气后气通则缓解，呃逆，腹胀，心不慌。舌淡红，苔白。用柴越合方。处方：柴胡15g、黄芩8g、半夏15g、党参10g、炙甘草10g、生姜10g、大枣7枚、川芎10g、苍术

10g、香附10g、栀子10g、神曲10g。7剂。

辨证用方思路：胸懑、气堵、呃逆、腹胀，是典型的柴胡越鞠丸证，故用此方。

20.小柴胡汤合颠倒木金散

(1)用治胸腺癌胸痛

任某某，男，31岁。1999年1月6日初诊。胸腺癌手术后化疗，已经肝转移，胁痛，足肿，尿不畅，大便溏频，疲倦无力。舌紫淡，苔白腻，脉弦细。用柴胡桂枝干姜汤。处方：柴胡15g、黄芩3g、桂枝10g、炙甘草10g、干姜12g、天花粉10g、牡蛎30g、草河车10g、白花蛇舌草10g、黄芪20g、红人参8g。7剂。1999年1月13日二诊。胸及肝区疼，胸闷。舌紫黯，苔白腻。脉弦。用小柴胡汤合颠倒木金散。处方：柴胡16g、黄芩8g、半夏12g、生姜10g、党参8g、炙甘草8g、木香10g、郁金10g。7剂。

辨证用方思路：一诊抓主证胁痛、大便溏频，辨为柴胡桂枝干姜汤证，用此方。疲倦无力，加参、芪；从抗癌考虑，加草河车、白花蛇舌草。二诊着眼于胸胁痛一症，用小柴胡合颠倒木金散。胁下痛，去大枣。

特别提示：颠倒木金散出《医宗金鉴·杂病心法要诀·胸胁痛》，由木香、郁金组成，主治胸胁痛因气血瘀滞者。用小柴胡汤合颠倒木金散治疗胸胁痛是刘渡舟先生的创新用法。

(2)用治冠心病胸痛

封某某，男，44岁。1998年9月2日初诊。冠心病，胸痛，左胸胁拘紧不利，气短。上方用苓桂术甘加味，胸痛有减，停药月余。舌黯红，苔薄白腻。用小柴胡汤合颠倒木金散。处方：柴胡16g、黄芩6g、半夏10g、生姜10g、党参16g、炙甘草6g、大枣7枚、木香10g、郁金10g。14剂。1998年9月19日二诊。胸闷、气短明显好转。舌淡红，有瘀斑，苔薄白。用小柴胡汤合枳实芍药散。处方：柴胡16g、黄芩10g、半夏10g、生姜10g、党参6g、炙甘草6g、大枣7枚、枳实10g、白芍16g。14剂。1998年11月18日三诊。服药有效，胸闷、面红减轻，说话已能接上气。舌红，苔白腻。用小柴胡汤合越鞠丸与颠倒木金散。处方：柴胡15g、黄芩10g、半夏14g、党参6g、炙甘草6g、生姜8g、大枣7枚、苍术10g、栀子10g、香附10g、川芎10g、郁金10g、木香10g。14剂。

辨证用方思路：一诊抓主证胸痛、左胸胁拘紧不利，辨为小柴胡汤合颠倒木金散证，用此方。二诊根据舌有瘀斑一症，用小柴胡汤合枳实芍药散。三诊守方用小柴胡汤合颠倒木金散再合越鞠丸调治。

（3）**用治胸脘痛**

任某某，女，61岁。1998年6月17日初诊。胸痛连及胃脘痛，夜间加重，甚则痛醒，偏头痛，四肢麻。舌淡红，苔薄白，脉弦滑。用瓜蒌薤白半夏汤。处方：瓜蒌30g（先煎）、薤白10g、半夏15g、丹参20g。7剂。1998年6月24日二诊。服药胸痛减轻。头晕，恶心，指尖麻疼。舌黯红，苔白。用小柴胡汤合颠倒木金散。处方：柴胡16g、黄芩10g、半夏10g、生姜10g、党参6g、炙甘草6g、大枣7枚、木香8g、郁金10g。7剂。

辨证用方思路：一诊根据胸痛，辨为瓜蒌薤白半夏汤证，用此方。另加丹参活血止痛。二诊抓主证头眩、恶心、胸痛，辨为小柴胡汤合颠倒木金散证，用此方。

特别提示：刘渡舟先生在为一位唐姓肝病患者诊治时说，你“心事不平静，胸部难受不舒”，遂处一方：即小柴胡汤合颠倒木金散。由此说明，刘渡舟先生用此合方的指征是，气郁心情不好，胸闷或痛不舒。

21. 用小柴胡汤合宋孝志草河车汤

高某某，男，41岁。1999年6月3日。胸胁痛，后背也痛，口苦，大便正常。舌红，苔黄白腻。用小柴胡汤合宋孝志草河车汤。处方：柴胡15g、黄芩10g、半夏15g、生姜10g、党参10g、炙甘草6g、大枣7枚、片姜黄10g、青皮10g、陈皮10g、草河车10g、苏木8g。7剂。

辨证用方思路：据胸胁痛、口苦，辨为小柴胡汤证，用此方。胸痛，合宋孝志先生治胁痛经验方草河车汤（片姜黄10g、青皮10g、陈皮10g、草河车10g、苏木8g）。

特别提示：北京中医药大学宋孝志教授自制草河车汤，治疗肝炎胁痛。刘渡舟教授常用宋教授此方论治胁痛。此方详见“讨论与小结”之“刘渡舟先生用时方”。

张某某，男，46岁。1999年7月8日初诊。右胁肋疼痛，乳头处有向上顶之感。尿时有刺激感。刘渡舟先生问：大便怎么样？患者答：“大便正常”；先生问：“心烦吗？”答曰：“心里烦”；先生问：“尿黄吗？”患者答：“尿黄”。舌正红，苔白偏厚，脉沉弦滑。用小柴胡汤去大枣加牡蛎合草河车汤。处方：柴胡15g、黄芩10g、半夏15g、生姜10g、党参10g、炙甘草6g、牡蛎20g、片姜黄10g、苏木12g、青皮10g、陈皮10g、草河车12g、半枝莲12g、龙胆草6g、凤尾草12g、白茅根30g、白芍16g。7剂。1999年7月22日二诊。服上方右胁痛止。乏力，小便黄，排尿费力，尿刺激感减轻。舌红苔黄。用小柴胡汤。处方：柴胡15g、黄芩10g、半夏15g、生姜10g、党参

10g、炙甘草6g、旋覆花10g、茜草10g、当归15g、藏红花1g、降香8g、葱白1茎。7剂。

辨证用方思路：一诊抓主证胁痛、心烦，辨为小柴胡汤证，遵原方加减法（“胁下痞硬枣易牡”）去大枣加牡蛎；胁肋痛甚，合宋孝志草河车汤。尿黄，有刺激感，加半枝莲、龙胆草、凤尾草、白茅根、白芍，清解下焦湿热，兼甘苦合化阴气。二诊胸痛止、小便不利改善，继续用小柴胡汤，另从病邪深入络脉考虑，合用叶桂旋覆花汤变化方辛润通络法（旋覆花、茜草、当归、藏红花、降香、葱白）搜剔络脉瘀滞。

特别提示：刘渡舟先生常用叶氏辛润通络法，本法的运用思路详见“讨论与小结”之“刘渡舟先生用时方”。

22.小柴胡汤合金铃子散

（1）用治胃痛

石某某，女，26岁。1997年7月23日。胸胁胀痛，心烦急躁，胃脘痛。舌红，苔白。用小柴胡汤合金铃子散。处方：柴胡16g、黄芩8g、半夏14g、党参6g、炙甘草6g、生姜10g、大枣7枚、川楝子10g、延胡索10g、木香10g、郁金10g。7剂。

辨证用方思路：抓主证胸胁胀痛、心烦，辨为小柴胡汤证，用此方。胃脘痛、胸胁痛，合金铃子散。胸胁痛明显，再合颠倒木金散。

特别提示：金铃子散是刘渡舟先生常用时方。用小柴胡汤合金铃子散是其合方运用的心法，此方详见“讨论与小结”之“刘渡舟先生用时方”。

（2）用治胸胁痛

韩某，女，36岁。1998年9月23日。胁痛，胁胀，胸痛，深呼吸则胸痛甚，大便不爽，口苦，月经量少。舌红，苔薄白，脉弦细。用小柴胡汤合金铃子散。处方：柴胡15g、黄芩10g、半夏12g、党参6g、生姜6g、炙甘草6g、牡蛎30g、川楝子10g、延胡索10g、当归10g、白芍10g。7剂。

辨证用方思路：抓主证口苦、胁痛，辨为小柴胡汤证；胸胁痛较著，为金铃子散证。用两法合方。胁胀痛，去大枣，加牡蛎。月经量少，加归、芍。

（3）用治痛经

李某，女，30岁。1998年9月16日初诊。痛经，腰痛，之前右胁痛服药已愈，眼圈发黑，大便干燥，恶心欲呕。舌红，苔薄白，脉弦。用小柴胡汤合金铃子散。处方：柴胡14g、黄芩8g、半夏12g、生姜10g、党参5g、炙甘草8g、牡蛎30g、川楝子10g、延胡索10g、橘叶10g、青皮10g。7剂。

辨证用方思路：恶心欲呕，为小柴胡汤证；痛经、腰痛，为金铃子散证。用两法合方。另加橘叶、青皮行气舒郁。

23.小柴胡汤合温胆汤

（1）用治失眠

王某某，女，46岁。1997年9月3日初诊。失眠，少寐，心烦，口苦。舌红苔白偏腻。用柴胡温胆汤。处方：柴胡16g、黄芩10g、半夏15g、党参6g、炙甘草6g、生姜10g、大枣7枚、陈皮10g、茯苓15g、枳实10g、竹茹20g。7剂。1997年9月17日二诊。服药后失眠明显好转，仍头晕，大便7~8天1次而不干燥，恶心，口苦。舌红，苔薄白。用小柴胡汤。处方：柴胡16g、黄芩10g、半夏10g、党参8g、炙甘草8g、生姜8g、大枣7枚。7剂。1999年10月20日三诊。服上方大便好转，现头晕，疲倦无力，脐周疼。舌红苔薄白。用小柴胡汤加枳实白芍。处方：柴胡16g、黄芩10g、半夏10g、生姜10g、党参8g、炙甘草8g、大枣7枚、枳实10g、白芍20g。7剂。

辨证用方思路：一诊抓主证口苦、心烦，辨为小柴胡汤证；根据失眠、少寐，心烦，辨为温胆汤证。用两法合方。二诊失眠好转，已无温胆汤证。其头眩晕、恶心、口苦，为典型的小柴胡汤证。大便7~8天一行而不干燥，也为枢机不利的小柴胡汤证，用小柴胡汤。三诊大便好转，守法用小柴胡汤。肚脐周围痛，仿大柴胡汤法加枳实、白芍。

特别提示：温胆汤是刘渡舟先生最喜欢用的时方之一，特别是将其与小柴胡汤合用的手法，可谓创新之用，本方详见“讨论与小结”之“刘渡舟先生用时方”。

付某，女，26岁。1999年1月13日初诊。头痛，时恶心，口干苦，心悸，气短，多梦，失眠，大便调。舌淡红，苔薄黄。用柴越合方。处方：柴胡16g、黄芩10g、半夏15g、生姜10g、党参6g、炙甘草6g、大枣7枚、苍术10g、香附10g、川芎10g、栀子10g、神曲10g。7剂。1999年1月20日二诊。服药后头痛减轻，仍失眠。舌淡红，苔薄白。用柴胡温胆汤。处方：柴胡16g、黄芩10g、半夏15g、生姜10g、党参6g、炙甘草6g、大枣7枚、陈皮10g、茯苓15g、枳实10g、竹茹15g。7剂。1999年1月27日三诊。服药后头痛止，失眠好转。腰痛，乳房胀，月经后延2天尚未来。舌红，苔薄白，脉弦滑。用丹栀逍遥散。处方：丹皮10g、栀子10g、当归15g、白芍15g、柴胡14g、茯苓20g、白术10g、炙甘草6g、生姜1片、薄荷2g、橘叶10g。7剂。

辨证用方思路：一诊抓主证口苦、恶心、头痛，辨为小柴胡汤证；心悸、多梦、失眠，为气郁越鞠丸证。用两法合方。二诊失眠变为主证，用小柴胡汤合温胆汤。三诊月经延迟而适逢经前，腰痛、乳房胀，为肝气郁结之用丹栀逍遥散证，用此方。乳房胀，加橘叶。

特别提示：之一，乳房胀痛加橘叶是刘渡舟先生的经验手法，有时也用鲜橘叶。

之二，逍遥散与丹栀逍遥散是刘渡舟先生常用时方之一，此方的具体用法详见“讨论与小结”之“刘渡舟先生用时方”。

（2）用治恐惧

高某某，男，39岁。1999年7月7日初诊。夜间睡觉怕声音，恐惧，平时易生气，心烦，怕风。舌偏红，苔薄白腻，脉弦滑。用柴胡温胆汤。处方：柴胡16g、黄芩10g、半夏16g、党参6g、炙甘草6g、生姜10g、大枣7枚、陈皮10g、茯苓20g、枳实10g、竹茹20g。7剂。

辨证用方思路：心烦、脉弦，为小柴胡汤证；恐惧、苔白腻，为温胆汤证。用两法合方。

（3）用治产后抑郁症

阴某某，女，37岁。1997年6月25日初诊。产后抑郁症1年，经治疗好转。现口苦，头晕，心悸，失眠。舌红，苔白，脉弦滑。用柴胡温胆汤。处方：柴胡16g、黄芩10g、半夏16g、党参8g、炙甘草8g、生姜12g、大枣7枚、陈皮10g、茯苓20g、枳实10g、竹茹20g。7剂。1997年7月16日二诊。睡眠好转，多梦，头晕。舌正红，苔薄白。守法继续用上方。1997月9月3日三诊。服上方挺好。最近大便不畅，也不成形，月经后延。舌正红，苔白。用枳实芍药散。处方：枳实10g、白芍30g。7剂。

辨证用方思路：一诊抓主证口苦、头眩，辨为小柴胡汤证；根据心悸、失眠，辨为温胆汤证，用两法合方。二诊继续用一诊方。三诊根据月经延迟，大便不畅，用枳实芍药散。

特别提示：枳实芍药散出《金匮要略·妇人产后病脉证治》。主治“产后腹痛，烦满不得卧”。本案虽无腹痛，但月经延迟，产后抑郁（类似“烦满不得卧”），病机相同（血虚胞脉瘀滞而气机不畅），故用此方。刘渡舟先生变通运用经方的经验，可见一斑。

（4）用治神经症

刘某，女，39岁。1999年6月6日初诊。神经症，心慌，头晕，善太息，情绪不稳定，多梦，心烦，大便干。舌红胖，苔白滑。脉弦滑。用柴胡温胆汤。处方：柴胡16g、黄芩10g、半夏15g、党参8g、炙甘草8g、生姜12g、大枣7枚、陈皮10g、茯苓20g、枳实10g、竹茹20g、泽泻30g、白术15g。7剂。

辨证用方思路：头晕、情绪不好，脉弦，为小柴胡汤证；多梦、心烦、心慌，为温胆汤证。用两法合方。舌胖，苔水滑，合泽泻汤。

24.小柴胡汤合仁熟散

周某某，女，73岁。1999年5月6日。心中害怕，心慌，胸痛，口苦，腿肿，尿正常，睡眠好。舌红，苔黄，脉弦大滑。用小柴胡汤合仁熟散。处方：柴胡16g、黄芩10g、半夏15g、生姜10g、党参10g、炙甘草10g、大枣7枚、熟地30g、枸杞10g、柏子仁10g、五味子10g、山萸肉10g、肉桂5g、茯神10g、菊花10g、枳壳10g。7剂。

辨证用方思路：抓主证口苦，辨为小柴胡汤证；据心中害怕、心慌，辨为仁熟散证。用两法合方。

特别提示：仁熟散（柏子仁、熟地黄、枸杞子、五味子、山茱萸、桂心、人参、茯神、菊花、枳壳）是刘渡舟先生最常用的时方之一。此方出自《医宗金鉴·杂病心法要诀·神病治法》。

25.小柴胡汤合平胃散

（1）用治胃痛

左某某，男，55岁。2000年3月8日初诊。慢性胃窦炎、萎缩性胃炎。口苦，嗳气，胃胀痛，背痛，大便溏。舌红，苔白腻。用柴平汤。处方：柴胡15g、黄芩10g、半夏15g、党参10g、炙甘草6g、生姜10g、大枣10g、苍术10g、陈皮10g、厚朴15g。7剂。

辨证用方思路：抓主证口苦，辨为小柴胡汤证；而舌苔白腻，便溏，为平胃散证。用两法合方。

赵某某，女，56岁。1998年9月16日初诊。胃胀痛，纳食差，食后恶心，口苦。舌红，苔白腻。用柴平汤。处方：柴胡16g、黄芩10g、半夏12g、生姜10g、党参6g、大枣7枚、炙甘草6g、苍术10g、厚朴14g、陈皮10g。7剂。1998年9月23日二诊。胃胀痛减轻，口苦，口腔溃烂，舌痛，大便溏。舌红，苔白腻。用柴胡桂枝干姜汤。处方：柴胡16g、黄芩3g、干姜10g、桂枝10g、天花粉10g、牡蛎30g、炙甘草10g。7剂。

辨证用方思路：一诊抓主证口苦，辨为小柴胡汤证；而胃脘胀、苔白腻，为平胃散证。用两法合方。二诊抓主证口苦、便溏，辨为柴胡桂枝干姜汤证，用此方。

王某某，男，52岁。1999年3月31日初诊。浅表性胃炎，肝囊肿。胃痛，饥饿时与食饱后均痛。肝区右胁下痛，打嗝，大便始干后溏，肠鸣。舌黯红，苔白厚腻。用柴平汤。处方：柴胡15g、黄芩6g、半夏14g、生姜8g、党参6g、炙甘草6g、大枣7枚、苍术10g、陈皮10g、厚朴14g。7剂。1999年4月7日二诊。服药厚腻舌苔已退，胃痛减轻，食后1小时胃不适，时打嗝，大便发黑。舌红胖，苔白。用香砂六君子汤。处方：党参12g、白术10g、茯苓20g、炙甘草10g、陈皮10g、半夏15g、生姜10g、砂仁10g、木香10g、香附10g、高良姜4g。7剂。

辨证用方思路：一诊根据右胁痛、呃逆，辨为小柴胡汤证；而舌苔白厚腻、肠鸣，为平胃散证。用两法合方。二诊厚腻舌苔已退，据呃逆、胃痛，用香砂六君子汤调治。

（2）用治胃脘胀

于某某，男，56岁。2000年3月15日。胃脘胀，嗳气，胸闷，咽中有痰，大便调。舌红，苔白腻。用柴平汤。处方：柴胡6g、黄芩10g、半夏15g、生姜10g、党参6g、炙甘草4g、大枣7枚、苍术10g、厚朴14g、陈皮10g。7剂。

辨证用方思路：胸闷、嗳气，为小柴胡汤证；而舌苔白腻，为平胃散证。用两法合方。

（3）用治胆石症胆囊炎

郭某某，女，75岁。1998年4月22日初诊。胆囊炎、胆石症，胃脘胀，胁下胀痛，口苦，舌红，苔白腻。用柴胡排石汤。处方：柴胡15g、黄芩10g、郁金10g、鸡内金10g、海金沙10g、虎杖15g、金钱草20g、枳壳10g、川楝子10g、延胡索10g、茵陈12g、苍术10g、陈皮10g、厚朴12g。7剂。1998年4月29日二诊。服上方见效，胃胀与胁下胀痛减轻。心下痞，恶心，背痛，二便调。舌红，苔白腻。用柴平汤。处方：柴胡15g、黄芩10g、半夏14g、生姜10g、党参6g、炙草5g、大枣7枚、苍术10g、厚朴14g、陈皮10g、大金钱草20g。7剂。

辨证用方思路：一诊根据口苦、胁下胀痛，辨为小柴胡汤证，而胆结石、胆囊炎，则用柴胡排石汤。苔腻，合平胃散。二诊继续用小柴胡汤，苔腻，恶心，合平胃散。

特别提示：柴胡排石汤是刘渡舟先生自己创制的经验方，用于治疗胆石症。

马某某，女，48岁。1998年4月22日初诊。胆囊炎，右胁痛，背痛，腹痛，腹胀，呃逆，便溏。舌红，苔白腻。用柴平汤。处方：柴胡16g、黄芩10g、半夏16g、生姜10g、党参6g、炙甘草6g、大枣7枚、苍术10g、厚朴14g、陈皮10g、桂枝10g。7剂。

辨证用方思路： 抓主证胁痛、呃逆，辨为小柴胡汤证；而腹胀、苔白腻，为平胃散证。用两法合方。

（4）用治慢性肾炎

何某某，男，30岁。1998年8月5日。慢性肾炎，血尿，曾用荆防肾炎汤、猪苓汤等方。时腰疼，大便不利，胁胀，恶心。舌红，苔白腻。用柴平汤。处方：柴胡16g、黄芩10g、半夏12g、生姜10g、党参6g、炙甘草4g、大枣7枚、苍术10g、厚朴15g、陈皮10g。14剂。

辨证用方思路： 患者为慢性肾炎，长期请刘渡舟先生诊治，曾用荆防肾炎汤、猪苓汤等方。本诊抓主证胁胀、恶心，辨为小柴胡汤证；而苔腻、大便不利，为平胃散证。用两法合方。

（5）用治痤疮

张某某，女，36岁。1998年7月22日。痤疮，胸胁胀闷，心烦，疲倦，大便溏。舌红，苔白厚腻。用柴平汤。处方：柴胡16g、黄芩10g、半夏16g、党参6g、炙甘草6g、生姜10g、大枣7枚、苍术10g、陈皮10g、厚朴15g。7剂。1998年7月29日。服上方痤疮明显减轻，胁胀，身酸，大便不成形。舌红，苔白腻，脉弦滑。上方加焦三仙各10g。7剂。

辨证用方思路： 胸胁胀、心烦，为小柴胡汤证；而苔白厚腻，为平胃散证。用两方合法。

特别提示： 刘渡舟先生常用自拟枇杷金花犀地汤治疗血分热毒壅郁的痤疮，本案则用柴平汤，从而为痤疮的治疗提供了新的思路，值得注意。

26.小柴胡汤合草果平胃散

（1）用治湿热

张某某，女，40岁。1999年4月22日初诊。头痛脑胀，心跳，心烦，睡觉不好，腿无力。舌正红，苔白黄相兼略腻。用吴瑭杏仁石膏汤。处方：杏仁10g、生石膏30g、栀子10g、半夏10g、黄柏6g、生姜汁1汤匙、茵陈15g。7剂。1999年4月29日二诊。服药后，头痛明显减轻，心烦失眠止，比以前有精神。口苦，大便不痛快，解大便后肚子仍不舒服，腹中心部胀满，有气，心慌。舌红，苔厚腻。用柴平汤加草果。处方：柴胡16g、黄芩10g、半夏15g、生姜10g、党参10g、炙甘草10g、大枣7枚、苍术10g、厚朴15g、陈皮10g、草果4g。7剂。1999年5月6日三诊。服药好多了，腿比以前也有劲了。唯眼珠有点疼，右腹痛，大便解完了还想解。舌正红，苔黄白相兼略厚且干。用柴平汤合大黄黄连泻心汤。处方：柴胡16g、黄芩10g、半夏15g、生姜10g、党参10g、炙甘草10g、大枣7枚、苍术10g、厚朴15g、陈皮10g、黄连3g、大黄1g。7剂。1999年6月3日四诊。服药后感觉特别好，不太容易生气了，腿和全身有了劲。曾就诊于多家医院疗效均不好。现大便不太痛快，大便完后还想大便，刘渡舟先生问："腹胀吗？"患者答："不胀"；先生问："手麻吗？"患者答："不麻"。肝脏检查正常，但右胁肝区胀疼。舌正红，苔白略腻。用小柴胡汤去大枣加牡蛎30g。7剂。1999年6月24日五诊。月经淋漓10天不净，浑身乏力，头痛，大便每天1次，量少。舌正红，苔白。用补中益气汤加味。处方：黄芪15g、白术12g、红人参10g、当归12g、陈皮6g、升麻3g、柴胡5g、炙甘草6g、艾叶炭8g、阿胶10g（烊化）。7剂。1999年7月1日上午六诊。月经淋漓不尽，腹有些痛，口苦，吃饭不香，腰背疼。舌正红，苔白。用柴胡桂枝汤。处方：柴胡15g、黄芩10g、半夏15g、生姜10g、红参10g、炙甘草10g、大枣7枚、桂枝10g、白芍10g。7剂。1999年7月15日七诊。月经净，但浑身没劲，恶心，口苦，下肢无力、酸沉，停药大便就不好。舌偏红，苔白偏腻。用小柴胡汤。处方：柴胡15g、黄芩8g、半夏15g、红人参10g、炙甘草10g、大枣12枚、生姜10g。7剂。1999年8月5日八诊。本次月经经量经色均很好，按期经净，未再淋漓。唯眼睛不舒服，因生气右胁痛，乏力。舌正红，苔白。用小柴胡汤。处方：柴胡15g、黄芩8g、半夏15g、红人参10g、炙甘草10g、大枣12枚、生姜10g、夏枯草20g。7剂。1999年8月26日九诊。腹泻，日4~5次，肚脐隐痛，不打嗝，矢气多，腹胀，前两天水泻，现在仍泻，浑身无力。舌偏红，苔白，脉弦。用柴胡桂枝干姜汤加红人参。处方：柴胡15g、黄芩3g、干姜10g、天花粉10g、桂枝10g、炙甘草10g、牡蛎30g、红人参6g。7剂。1999年9月2日十诊。腹泻止，腹已不胀，月经也已经正常。仅腰腿酸沉，眼睛干。舌红，苔白。用归芍小柴胡汤。处方：小柴胡汤加当归15g、白芍15g、夏枯草12g、黄柏3g。7剂。

辨证用方思路：一诊根据头痛脑胀、心烦、失眠、苔黄腻，辨为杏仁石膏汤证，用原方加茵陈。此方加茵陈，或加射干、茵陈是刘渡舟先生的经验手法。二诊抓主证口苦一症，辨为小柴胡汤证；根据腹满、苔厚腻，辨为平胃散证。苔腻甚，用《医宗金鉴·杂病心法要诀·疟疾治法》草果柴平汤法，加草果。三诊据大便不畅一症，用柴平汤合大黄黄连泻心汤，用极轻量大黄与小剂黄连以撤火热。四诊抓主证右胁肝区胀痛（类似胸胁苦满）一症，遵仲景“胁下痞硬枣易牡”法，用小柴胡去大枣加牡蛎方。这里要特别注意先生的问诊，如腹胀，或手麻，而大便不爽，则是柴胡桂枝干姜汤证。五诊根据月经淋漓不净、乏力，辨为补中益气汤证。用原方加艾叶炭、阿胶，补气摄血。方中升麻、柴胡用量很轻，旨在升举脾之清阳以摄血而不至于升散太过。六诊抓主证口苦辨为小柴胡汤证，而腹痛、腰背痛，则为柴胡桂枝汤证，用原方。七诊抓主证恶心、口苦，辨为小柴胡汤证，用小柴胡汤。乏力，红参用量至10g。八诊月经正常，仍用小柴胡汤调和。眼睛不适，加夏枯草疏散肝经风热而平肝。九诊，抓主证腹泻、腹胀，脉弦，辨为柴胡桂枝干姜汤证，用原方。水泻几日，浑身无力，加红参。十诊，继续用小柴胡汤调和，眼睛干涩，加归、芍；腰腿酸沉，加黄柏。

特别提示：之一，本案一诊时刘渡舟先生说：“上焦有热：口渴心烦，头胀失眠，当以舌为据，苔腻为热中夹湿，用杏仁石膏汤；舌红苔不腻为热伤津液，用另法治之。”刘渡舟先生所谓的“另法”究竟是何方？当时没有来得及请教。后来读《医宗金鉴·伤寒心法要诀·伤寒附法》温胆汤歌括，突然感悟到，先生所说的“另法”有可能是指竹叶石膏汤。《伤寒附法》歌括为：“伤寒病后津液干，虚烦呕渴不成眠，乃是竹叶石膏证，胆经饮热此方先。口苦呕涎烦惊悸，半苓橘草枳竹煎……”。刘渡舟先生非常喜欢用吴瑭杏仁石膏汤。关于先生用此方的经验，我们已经在《温病方证与杂病辨治》中作了介绍，此不重复。

之二，刘渡舟先生特别喜欢用《医宗金鉴·杂病心法要诀·疟疾治法》草果柴平汤。此方用法，详见“讨论与小结”之“刘渡舟先生用时方”。

之三，在六诊时刘渡舟先生说：这个患者口苦，说明少阳胆热，同时见腹痛、腰痛、背痛，则为少阳经脉不利。这说明脏腑与经络不能分开。“何谓六经辨证？怎样辨六经？”仲景自序讲了一句话：“夫天布五行，以运万类，人禀五常，以有五脏；经络府俞，阴阳会通。”这里点明了六经的实质。也就是说，辨六经包括辨经络。

之四，十诊加少量黄柏，旨在治腿酸软。刘渡舟先生常说：东垣认为，黄柏能使气力从足底涌出。本案用黄柏，也即遵东垣之法。

（2）用治“乙肝”

刘某某，男，42岁。1998年11月11日。“乙肝”，上方用柴越合方。肝区痛，胃脘胀，时灼热。舌正红，苔白厚腻滑。用草果柴平汤。处方：草果5g、苍术10g、陈皮10g、厚朴10g、柴胡16g、黄芩10g、半夏12g、生姜10g、党参6g、炙甘草4g、大枣7枚。7剂。

辨证用方思路：本案为“乙肝”，长期请刘渡舟先生诊治。本诊据右胁肝区痛，辨为小柴胡汤证；而胃脘胀、苔白厚腻滑，则为草果柴平汤证，用此方。因湿重苔腻，炙甘草仅用4g。

（3）用治胆囊炎

李某某，男，58岁。1999年5月20日。胆囊炎，右胁下胀痛不舒服，口苦，大便正常。舌偏红，苔厚腻黄白相兼。用草果柴平汤。处方：柴胡16g、黄芩10g、半夏12g、生姜10g、党参6g、炙甘草4g、大枣7枚、草果5g、苍术10g、陈皮10g、厚朴10g。7剂。

辨证用方思路：抓主证口苦、胁胀痛，辨为小柴胡汤证；而苔厚腻，则为草果柴平汤证。用此方。

27.小柴胡汤合痛泻要方

邢某某，女，29岁。1999年8月4日初诊。胃脘堵，消化不好，嗳气，胃脘灼热，脐周痛，大便尚可。舌红，苔白腻，脉沉。用半夏泻心汤。处方：半夏15g、黄连10g、黄芩6g、干姜10g、党参10g、大枣7枚、炙甘草10g。7剂。1999年8月11日二诊。服上方见效，脘堵、嗳气减轻。头晕，胸闷，急躁，胃脘不舒，恶心，大便溏，食后则腹痛欲大便，睡眠差。舌红，苔白。用小柴胡合痛泻要方。处方：柴胡16g、黄芩8g、半夏15g、生姜10g、党参6g、炙甘草6g、大枣7枚、白芍15g、白术12g、陈皮10g、防风5g。7剂。

辨证用方思路：一诊抓主证胃脘堵、嗳气，辨为半夏泻心汤证，用此方。二诊据头晕、急躁、恶心，辨为小柴胡汤证；据便溏、食后则腹痛欲大便，辨为痛泻要方证。用两法合方。

28.小柴胡汤合化肝煎

黄某某，女，57岁。1999年5月12日。上方用小柴胡汤加味见效。口苦，牙疼，目赤，胸胁胀痛。舌红，苔黄，脉弦数。用小柴胡汤合化肝煎。处方：柴胡15g、黄芩10g、半夏12g、生姜6g、党参6g、炙甘草6g、大枣7枚、青皮10g、丹皮10g、白芍15g、栀子10g、泽泻10g。7剂。

辨证用方思路：抓主证口苦，辨为小柴胡汤证；据胸胁胀痛、目赤，辨为景岳化肝煎证。用两法合方。胁痛，小柴胡汤去大枣；牙痛，火盛，化肝煎只用青皮，去橘皮。

29.小柴胡汤合三草降压汤

崔某某，男，42岁。1997年4月9日初诊。高血压（140/100mmHg），脂肪肝，头晕目眩，少寐，心烦。舌红，苔白腻。肝胆火旺夹痰，用小柴胡汤合三草降压汤。处方：柴胡16g、黄芩10g、半夏15g、党参6g、炙甘草6g、生姜10g、大枣7枚、龙胆草8g、夏枯草16g、益母草15g、竹茹20g。7剂。1997年4月16日。服上方见效，头晕减轻。舌红，苔白腻。处方：菊花10g、夏枯草15g、当归15g、白术12g、竹茹20g、刺蒺藜10g、白芍20g、泽泻20g、半夏15g。7剂。

辨证用方思路：心烦、眩晕，为小柴胡汤证；头眩，高血压，为三草降压汤证。用两法合方。

特别提示：三草降压汤是刘渡舟先生自制的治疗高血压病经验方，此方的组成用法，详见泽泻汤“讨论与小结”之“刘渡舟先生用时方”。

王某某，女，65岁。1998年6月17日初诊。高血压、冠心病，脑供血不足，恶心，头眩晕，眼花，目干涩，腿软无力。舌黯红，苔薄白，脉弦。用小柴胡合三草降压汤。处方：柴胡15g、黄芩10g、半夏10g、党参6g、炙甘草6g、生姜10g、大枣7枚、益母草15g、夏枯草15g、龙胆草10g。7剂。

辨证用方思路：抓主证恶心、头眩，辨为小柴胡汤证；高血压，舌红，为三草降压汤证。用两法合方。

30.小柴胡汤合四物汤

（1）用治月经淋漓不净

郑某某，女，57岁。1999年7月15日初诊。口苦，口干，口臭，月经淋漓不断，总是完不了。四肢无力，喝水马上就要小便。舌淡，苔白。用小柴胡合四物汤。处方：柴胡16g、黄芩10g、半夏15g、生姜10g、党参10g、炙甘草6g、大枣7枚、熟地黄20g、当归15g、白芍15g、川芎6g。7剂。

辨证用方思路：口苦为小柴胡汤证；月经淋漓为四物汤证。用两法合方。

特别提示：四物汤是刘渡舟先生常用时方之一，用小柴胡汤合四物汤更是先生的经验用法，此方详见“讨论与小结”之“刘渡舟先生用时方”。

（2）用治月经先期

刘某某，女，31岁。1997年，9月24日。上方用柴胡桂枝干姜汤，大便好转（之前大便溏），肝区胀痛，记忆力下降，月经提前。舌淡红，苔白。用小柴胡合四物汤。

处方：柴胡15g、黄芩10g、半夏10g、生姜10g、党参6g、炙甘草6g、大枣7枚、当归15g、白芍15g、熟地15g、川芎10g。14剂。

辨证用方思路：患者为“乙肝”，长期请刘渡舟先生诊治。右胁肝区痛，为小柴胡汤证；月经提前，舌淡红，为四物汤证。用两法合方。

（3）用治失眠

谭某某，女，40岁。2000年1月5日初诊。头痛，恶心，呕吐，失眠。舌红，苔薄白。用小柴胡合四物汤。处方：柴胡10g、黄芩10g、半夏15g、生姜10g、党参6g、炙甘草6g、大枣7枚、当归15g、白芍15g、熟地15g、川芎10g。7剂。

辨证用方思路：恶心、呕吐，为小柴胡汤证；头痛、失眠，为血虚四物汤证。用两法合方。

（4）用治肝血管瘤

范某某，女，37岁。1998年9月16日。肝血管瘤，右胁不舒，心烦。舌红黯，苔薄白。用小柴胡合桃红四物汤。处方：柴胡15g、黄芩6g、半夏10g、生姜10g、党参6g、炙甘草6g、大枣7枚、桃仁10g、红花10g、当归10g、白芍10g、川芎10g、熟地10g。14剂。

辨证用方思路：右胁不适、心烦，为小柴胡汤证；肝血管瘤、舌黯，为血络瘀滞桃红四物汤证。用两法合方。

31.小柴胡汤合圣愈汤

郭某某，女，34岁。2000年2月2日。头眩晕，恶心，月经量少，每次一点点。舌淡红，苔薄白。用小柴胡合圣愈汤。处方：柴胡16g、黄芩10g、半夏15g、生姜10g、炙甘草8g、大枣7枚、当归15g、白芍15g、熟地15g、川芎8g、黄芪16g、红参10g。7剂。

辨证用方思路：头眩晕、恶心，为小柴胡汤证；头晕、月经量少，为圣愈汤证。用两法合方。

特别提示：圣愈汤是刘渡舟先生常用时方，用小柴胡汤合圣愈汤治疗小柴胡汤证而兼血虚之证，则是先生的创新用法。

32.小柴胡汤合苍耳子散

（1）用治鼻炎

熊某某，男，32岁。1999年6月10日。服上方头汗仍有，鼻窦炎，嗅觉不好，晚上鼻内如有痰堵塞不利，头痛，口渴，喜欢喝冰水，口苦，大便稀，每天2~3次。舌红，苔黄白相兼而腻。用小柴胡合苍耳子散。处方：柴胡12g、黄芩6g、党参12g、炙甘草6g、大枣7枚、连翘10g、天花粉10g、荆芥穗6g、防风6g、白芷4g、辛夷6g、炒苍耳子10g、生石膏12g。7剂。

辨证用方思路：抓主证口苦，辨为小柴胡汤证；鼻窦炎，鼻塞，为苍耳子散证；用两方合法。口渴喜饮冰水，头汗出，去姜、夏、大枣，加石膏、天花粉；头痛，加荆芥、防风，代替薄荷、葱白疏散风邪。鼻腔有痰，加连翘解毒。

特别提示：苍耳子散是刘渡舟先生常用时方，用小柴胡汤合用苍耳子散则是先生的经验用法。

（2）用治中耳炎鼻塞

吴某某，男，30岁。1999年5月20日。慢性中耳炎，左耳鸣10余年，头眩晕，鼻塞。舌淡红，苔白，脉弦。用小柴胡汤合苍耳子散。处方：柴胡15g、黄芩10g、半夏10g、党参10g、炙甘草10g、生姜10g、大枣7枚、菊花10g、刺蒺藜10g、辛夷4g、苍耳子10g、白芷6g、薄荷6g。7剂。

辨证用方思路：耳鸣、头眩，脉弦，为小柴胡汤证；鼻塞，为苍耳子散证。用两法合方。耳鸣，加菊花、刺蒺藜。

33.小柴胡汤合小金丹

尹某，女，30岁。1999年6月10日。左侧乳腺增生，心情抑郁，腰酸。舌偏红，苔白，脉弦。用小金丹与小柴胡汤。处方一：小金丹10瓶。按说明服。处方二：柴胡15g、黄芩8g、半夏15g、党参10g、炙甘草10g、大枣12枚、生姜10g、夏枯草20g、连翘10g、紫背天葵子10g、露蜂房10g、浙贝母14g。7剂。

辨证用方思路：抓主证脉弦、心情抑郁，辨为小柴胡汤证，用此方。另加夏枯草、连翘、紫背天葵子、露蜂房、浙贝母，散结解毒。另外辨病用方，以小金丹治疗乳腺增生。

特别提示：用小金丹治疗乳腺增生、前列腺增生、甲状腺结节等病是刘渡舟先生的经验用方。以此药合小柴胡汤更是常用之法。我们临床观察，对于部分患者有很好的疗效。此方用法详见“讨论与小结”之“刘渡舟先生用时方”。

（五）变通新方应用

北京当年“乙肝”流行时，刘渡舟先生挺身而出，研究“乙肝”的辨治。他在长期治疗肝病的临床实践中摸索出了一套思路，制订出一系列有效新方，如柴胡解毒汤、柴胡活络汤、柴胡鳖甲汤、白玉消胀汤等。并拓展研究范围，对胆石症也有深入的研究，制订出柴胡排石汤。这些方主要是对小柴胡汤变通运用的心法。此介绍其中最常用的4首小柴胡汤变通方如下。

1.柴胡解毒汤

柴胡解毒汤 组成为：柴胡16g、黄芩10g、茵陈15g、土茯苓15g、凤尾草15g、草河车10g、地鳖虫10g、茜草10g、炙甘草6g。主治："乙肝"或其他肝炎早期，转氨酶增高，乙肝化验呈"大三阳""小三阳"，肝胆湿热日久成毒，蕴郁不解，表现为肝区疼痛，厌油腻，恶心或呕，体疲少力，小便黄少，舌苔厚腻等。

此介绍病案几例如下。

倪某，男，48岁。1999年11月24日初诊。乙肝，"小三阳"，黄疸，肝区痛，尿黄，大便日1次。舌红，苔白腻。处方：柴胡15g、黄芩8g、茵陈15g、土茯苓15g、凤尾草15g、草河车14g、地鳖虫10g、茜草10g、炙甘草6g、泽兰10g、垂盆草15g、苍术10g。7剂。

王某某，男，30岁。1999年8月19日。乙肝，"大三阳"，上方用干姜芩连人参汤。肝区隐痛，大便先干后稀，尿黄，有泡沫。转氨酶高。舌偏红，苔黄腻。处方：柴胡15g、黄芩8g、茵陈15g、土茯苓15g、凤尾草15g、草河车14g、地鳖虫10g、茜草10g、炙甘草6g、苍术10g。7剂。

常某某，女，7岁。1999年9月22日初诊。乙肝，不思食，腹胀，手足心热，烦躁，多动，大便干，小便黄。舌红，苔白，脉弦滑。处方：柴胡12g、黄芩6g、茵陈10g、土茯苓10g、凤尾草10g、草河车10g、地鳖虫6g、茜草6g、炙甘草4g、泽兰6g、苍术6g。7剂。

罗某某，男，5岁。1998年2月25日。丙肝，上方用柴胡解毒汤，挺平稳，转氨酶高。舌红，苔白腻。处方：柴胡12g、黄芩5g、茵陈10g、土茯苓12g、凤尾草12g、草河车10g、地鳖虫8g、茜草8g、炙甘草4g、泽兰8g、大金钱草12g、垂盆草12g。30剂。

在治疗肝病的基础上，刘渡舟先生还拓展此方用法，以其治疗糖尿病、高脂血症、高血压、肾炎、胆囊炎等病。如下案。

李某，男，45岁。1998年9月23日初诊。高血压，高脂血症，背痛，腹胀，心烦，尿黄。舌红，苔黄。处方：柴胡12g、黄芩8g、茵陈14g、土茯苓12g、凤尾草12g、草河车14g、地鳖虫10g、茜草10g、炙甘草6g、泽兰10g、夏枯草16g、龙胆草8g、益母草10g、牛膝10g。7剂。

2.柴胡活络汤

柴胡活络汤　组成为：柴胡15g、黄芩10g、茵陈15g、土茯苓15g、凤尾草15g、草河车10g、地鳖虫10g、茜草10g、当归15g、白芍15g、泽兰10g、红花10g、海螵蛸15g、炙甘草6g。主治：乙肝、肝硬化或肝纤维化，或其他肝病发展为慢性，热毒或湿热毒邪已入血分，瘀滞肝络，肝阴肝血不足，表现为肝脾肿大，右胁疼痛如针刺，面色青灰不华，腹胀，体疲倦无力，或见肝掌，或见皮肤斑疹、瘙痒。舌黯绛，边有瘀斑瘀点，苔白，脉弦涩等。

特别提示：方中用海螵蛸合茜草，是取《内经》四乌贼骨一藘茹丸方，合入其中。此方见于《素问·腹中论》，如其载："以四乌鲗骨，一藘茹，二物并合之，丸以雀卵，大如小豆，以五丸为后饭，饮以鲍鱼汁，利肠中及伤肝也。"原治"病名血枯，此得之年少时，有所大脱血，若醉入房中，气竭伤肝，故月事衰少不来也。"刘渡舟先生对我们讲："我的柴胡活络汤，既有《内经》古方之意，又有现代临床研究新发现的有效药（指草河车、土茯苓、凤尾草等），将之合入仲景小柴胡汤中变化而出，经长年临床运用，是能经得起考验的。"

此介绍先生的病案几则如下。

刘某某，男，26岁。1998年11月11日。乙肝，"小三阳"，上方用柴胡姜桂汤，大便尚可，日2次，肝区隐痛，皮肤瘙痒发红，鼻干，打喷嚏。舌黯红，苔薄黄。处方：柴胡16g、黄芩6g、茵陈15g、土茯苓15g、凤尾草15g、草河车10g、地鳖虫10g、茜草10g、当归15g、白芍15g、泽兰10g、红花8g、海螵蛸15g、炙甘草6g。14剂。

赵某某，男，48岁。1998年2月25日初诊。1982年患乙肝，"小三阳"，近日颇感疲累，肝区疼，二便尚可。舌黯红，苔白腻。处方：柴胡16g、黄芩10g、茵陈15g、土茯苓15g、凤尾草15g、草河车10g、地鳖虫10g、茜草10g、当归15g、白芍15g、泽兰10g、红花8g、海螵蛸15g、炙甘草6g。7剂。

王某，女40岁。1999年1月13日初诊。乙肝，肝硬化，右胁痛，颈胸皮肤痒，有褐色小疹，失眠，心烦，舌生溃疡，月经正常。舌红，苔薄黄。处方：柴胡16g、黄芩10g、茵陈15g、土茯苓15g、凤尾草15g、草河车10g、地鳖虫10g、茜草10g、泽兰10g、红花10g、当归15g、白芍15g、海螵蛸15g、炙甘草6g。7剂。

刘渡舟先生也拓展此方用法，将之用于治疗糖尿病、高脂血症、高血压、慢性肾炎、胆囊炎等病。如下案。

郭某某，男，46岁。1999年5月12日。慢性肾炎，肾功能不全，尿素氮高，肌酐高，尿黄有泡沫，腰酸胀。舌红，苔白腻。用荆防肾炎汤加味。处方：荆芥穗6g、防风6g、羌活4g、独活4g、柴胡10g、前胡10g、枳壳10g、桔梗10g、炙甘草6g、茯苓30g、川芎8g、生姜3g、薄荷2g、苍术10g、黄柏10g、半枝莲20g、草河车15g。7剂。1999年5月19日。服上方尿量大增，尿黄，腰疼，大便日2次。舌红，苔白。用柴胡活络汤。处方：柴胡16g、黄芩10g、茵陈15g、土茯苓15g、凤尾草15g、草河车10g、地鳖虫10g、茜草10g、泽兰10g、红花10g、当归15g、白芍15g、海螵蛸15g、炙甘草6g、干姜10g、白术10g、党参10g、黄芪10g。7剂。

3.柴胡鳖甲汤

柴胡鳖甲汤 组成为：柴胡6g、鳖甲15g、牡蛎15g、沙参10g、麦冬10g、生地10g、白芍10g、丹皮12g、地鳖虫6g、茜草10g。主治：肝病，肝脾肿大疼痛，夜晚尤甚，腹胀，口咽发干，面黑，五心烦热，或低热不退。舌红少苔，舌边有瘀斑，脉弦而细。属于阴虚内热，气血凝滞证者。

此介绍刘渡舟先生医案几例如下。

程某某，女，30岁。1999年4月22日。乙肝，肝硬化，肝脾肿大，腹胀。舌红赤，苔薄白。处方：小柴胡汤加桂枝10g、白芍10g、茜草10g、地鳖虫10g、鳖甲15g、龟甲15g、牡蛎30g、穿山甲8g、皂角刺10g、蝉蜕8g。7剂。1999年5月13日。服上方感觉很好，身体较舒服。剑突下不舒，后背酸痛。舌偏红，苔白。处方：小柴胡汤加当归10g、白芍10g、川楝子10g、元胡10g、片姜黄12g、青皮10g、陈皮10g。7剂。1999年6月24日。乏力，颈淋巴结肿大，肌肉酸疼。舌正红，苔白根部厚。处方：小柴胡汤加夏枯草15g、玄参12g、丹皮10g、赤芍10g、露蜂房10g、牡蛎30g。7剂。1999年7月1日。服上方颈淋巴结肿消失，因吃方便面而胃痛，打嗝。舌红，苔白。处方：香砂六君子汤原方。7剂。1999年7月15日。肝区胀痛，脾区也痛，肚子不胀了，夜间每到2~3点就醒。舌红，苔白。处方：小柴胡汤去大枣，加牡蛎30g、片姜黄12g。7剂。1999年8月5日。服上药有效，已不呃逆了，挺舒服的。咽喉略痛，尿黄，大便干。处方：小柴胡汤加白芍15g、枳实10g、滑石16g。7剂。1999年8月12日。服上方咽疼减轻，身体窜疼没了，胁下酸软，胃脘烧灼不舒。舌红偏赤，苔白。处方：

小柴胡汤原方，用红参5g。7剂。

特别提示：一诊方中加蝉蜕，是合入了吴有性《温疫论》三甲散与薛雪《湿热病篇》加减三甲散法。刘渡舟先生常用三甲散与加减三甲散治疗肝脾肿大、肝硬化等久有瘀血之证。

张某某，男50岁。1999年8月19日。肝硬化，脾肿大。舌红赤，苔黄厚腻。处方：小柴胡汤去大枣，加桂枝10g、白芍10g、地鳖虫10g、茜草10g、鳖甲12g、牡蛎12g、藏红花1g、片姜黄10g。7剂。

腾某某，男40岁。1998年12月30日。乙肝，肝硬化，肝脾肿大，上方用柴胡鳖甲汤。大便初硬，口干苦，尿黄。舌红，苔白腻。处方：柴胡12g、黄芩8g、党参12g、鳖甲12g、牡蛎30g、麦冬12g、丹皮10g、白芍10g、当归尾10g、龟甲12g、穿山甲6g、王不留行10g、天花粉10g、浙贝母10g、苍术10g、炙甘草6g。7剂。

4.柴胡排石汤

柴胡排石汤 组成为：柴胡、黄芩、大金钱草、虎杖、海金沙、鸡内金、川楝子、元胡、片姜黄、鱼腥草、茵陈、白芍、刘寄奴。主治：胆结石、胆囊炎，苦口，心烦，右胁下胀痛，舌红，苔腻等症。

此介绍刘渡舟先生用此方的医案几则如下。

王某某，女，51岁。1998年12月30日。胆囊炎，右胁痛，胃脘部胀满，大便时干时稀。舌红，苔水滑。处方：柴胡16g、黄芩10g、半夏10g、生姜10g、党参6g、大枣7枚、炙甘草6g、大金钱草20g、虎杖15g、鸡内金10g、海金沙10g、片姜黄12g、桂枝12g、白芍12g。7剂。

赵某某，女，35岁。1999年3月31日初诊。多发性胆结石，胆囊炎，右胁胀痛，二便正常。舌红，苔白。处方：柴胡15g、黄芩10g、茵陈15g、虎杖15g、大金钱草20g、鸡内金10g、海金沙10g、郁金10g、川楝子10g、延胡索10g、茵陈15g、枳壳10g。7剂。

赵某某，女，66岁。1998年11月18日初诊。胆囊炎、胆结石，术后胆道积水，右肝管狭窄，背沉即发，二便正常。舌红，苔白。处方：柴胡16g、黄芩10g、党参6g、半夏14g、生姜10g、大枣7枚、炙甘草6g、金钱草30g、虎杖20g、海金沙10g、鸡内金10g、大腹皮10g、川楝子10g、白芍14g、桂枝14g。7剂。1998年11月25日。服药有效，背沉、胁痛减轻，舌红，苔白薄腻。处方：柴胡16g、黄芩10g、半夏12g、生姜10g、党参6g、炙甘草6g、大枣7枚、大金钱草20g、虎杖15g、海金沙10g、鸡内金12g、大腹皮10g。14剂。

二、临摹实践与体会

根据刘渡舟教授用小柴胡汤的手法，我们在临床大胆使用小柴胡汤，积累不少经验，也有了一些心得与体会，现结合医案介绍如下。

1.用于治疗外感发热

（1）小柴胡加石膏汤

何某，女，29岁。2004年3月24日初诊。发热20天，在北京某医院住院治疗发热未退，服中西药不效。仍恶风寒，发热，体温39~39.5℃，无汗，骨节肌肉酸痛较前减轻，口苦，口渴不明显，但口干，大便经用通下药解1次，便软，小便黄，颌下淋巴结肿痛。舌质红，苔薄黄，脉弦数。用柴胡加石膏汤。处方：柴胡15g、黄芩10g、清半夏12g、党参6g、炙甘草6g、生姜10g、大枣4枚、生石膏30g、芦根15g。2剂。2004年3月26日二诊。服药后汗出体温下降，身体舒适，今天未再发热，仍有微微恶风寒感，颌下淋巴结已不痛。舌红苔白腻，脉弦。上方加苍术8g，4剂。2004年3月30日三诊。未再发热，无恶寒感，颌下淋巴结已不痛，口苦减轻，大便已解，小便稍黄，现疲乏无力，夜间出汗，食纳可，白带偏黄，月经来前小腹痛。舌胖尖边红，苔薄白，脉弦。用小柴胡汤合竹叶石膏汤。处方：柴胡12g、黄芩10g、半夏12g、党参10g、炙甘草6g、竹叶10g、生石膏30g、麦冬10g、粳米20g、苦参10g。7剂。诸症痊愈。（王建红医案）

辨证用方思路：发热、恶风寒，为太阳病；口苦、发热，为少阳病；口干、大便干，为阳明病。此类似《伤寒论》的99条证，为三阳合病，遵“三阳并病取少阳”之法，用小柴胡汤。口干，用小柴胡加石膏汤。另加芦根清热。二诊苔腻，加苍术。三诊热退，适逢月经将来，仍用小柴胡汤；气津损伤，疲乏无力，合入竹叶石膏汤。带下多偏黄，加苦参。

特别提示：用小柴胡汤加石膏的手法，是胡希恕先生的经验。关于这一经验，我们将在“讨论与小结”中详细论述。

（2）小柴胡加麻黄汤

林某，男，19岁。住北京北三环中路。2007年12月3日初诊。发热1天，体温

38.1℃，全身肌肉酸痛，恶寒不明显，咽干，不咳嗽，但咯黄痰，食纳可，大小便正常。舌红，苔薄白腻，脉弦滑。用小柴胡汤。处方：柴胡18g、黄芩10g、法半夏12g、生姜15g、党参6g、大枣5枚、炙甘草6g、炙麻黄3g、桔梗10g、枳壳10g、苍术10g、连翘10g。3剂。热退而愈。（王建红医案）

辨证用方思路：发热，恶寒不明显，咽干，脉弦，为小柴胡汤证；全身肌肉酸痛，提示太阳未尽解，为麻黄证。方用小柴胡加麻黄汤。咽干、痰黄，加枳壳、桔梗、连翘；苔腻，加苍术。

路某，男，17岁。北京市某中学学生。2006年12月6日初诊。感冒1周，曾服中药4剂反而加重。第3天又因受凉引起发热，体温38℃左右，昨天在医院静脉点滴抗生素1次，今早体温仍38.6℃，全身冷，发热，无汗，服退热药后出汗，但体温不降，无关节、肌肉疼，轻微咳嗽，无痰，咽喉不痛，口苦，口干，大、小便正常。舌淡红，苔白腻，脉弦滑。用小柴胡加麻黄汤。处方：柴胡24g、黄芩10g、法半夏10g、党参6g、炙甘草6g、生姜10g、大枣4枚、炙麻黄5g、杏仁10g、桔梗6g。3剂。2007年12月9日二诊。上方仅服1剂，即出汗热退，至今3天未见发热。现微咳，咳痰不利，口渴，偶觉头晕，大、小便正常。舌红，苔白腻，脉滑。用杏苏散合桑杏汤化裁。处方：紫苏叶10g、桑叶10g、杏仁10g、僵蚕10g、蝉衣10g、前胡10g、桔梗10g、白茅根30g、芦根30g、牛蒡子10g、连翘15g、陈皮10g、炙甘草6g。3剂。病愈。（王建红医案）

辨证用方思路：一诊抓方证口苦，发热，辨为小柴胡汤证；身冷无汗，微咳，为麻黄汤证；方用小柴胡汤加麻黄、杏仁。因病已转少阳，不可大发其汗，故去桂枝。另加桔梗化痰利咽。二诊热退、口不苦，小柴胡汤证已无。用杏苏散、桑杏汤化裁调治。

曹某，女，27岁。北京方拓商业管理有限公司。2009年1月10日初诊。感冒发热3天，体温39~41℃，服药及静脉点滴抗生素3天仍发热，每到下午发热即作，伴口苦口干，口淡无味，恶心，呕吐1次，腰疼，身恶寒，无汗，大便日1次，小便正常。舌淡红，苔薄白润，脉弦缓数。用小柴胡汤。处方：柴胡20g、黄芩10g、法半夏15g、党参10g、炙甘草6g、大枣12g、生姜10g、炙麻黄4g、杏仁10g、苍术10g。3剂。2009年1月17日二诊。服药2剂，身上出汗后热退，恶寒消失，但前天陪病人看病脱下外衣后复受凉，感觉身冷无汗，身疼，肌肉疼，关节疼，头疼腰疼，口苦无味，厌食。舌淡红，苔薄白，脉浮紧数。用小柴胡汤。处方：柴胡20g、黄芩10g、法半夏15g、党参10g、炙甘草6g、大枣12g、生姜10g、炙麻黄5g、杏仁10g、苍术10g。3剂。痊愈。（王建红医案）

辨证用方思路：一诊抓主证口苦、呕吐，辨为小柴胡汤证；恶寒、无汗，为麻黄汤证。口淡无味，为兼湿。方用小柴胡汤合麻黄加术汤去桂枝。因病已入少阳，不可大发其汗，故去桂枝。二诊麻黄汤证突出，故用一诊方而增加麻黄量为5g。

张某某，女，15岁。住北京朝阳区新源街。2008年5月17日初诊。患者发热9天，一直输抗生素热仍不退，服西药解热药身即出汗，热退，但汗后热复作，现仍身冷，头痛，咳嗽，咯痰不利，胸片示"肺部感染"，厌食，大便日1次，小便黄。月经5月12日来临，现已干净。舌尖红，苔薄白略腻。脉浮滑。体温38.5℃。用小柴胡汤。处方：柴胡15g、黄芩10g、法半夏12g、红人参3g、炙甘草6g、大枣15g、生姜10g、炙麻黄8g、紫苏叶10g、浙贝母10g、桔梗6g、枳壳6g。2剂。2008年5月19日复诊。服第1剂药煎出液的三分之二量后身上出汗，汗出热退。第1剂药服完后体温38℃，第2剂药服完体温37~38℃，今早体温36.4℃，身体发冷消失。现微咳，口渴，咯黄痰不利，大便2天未解，小便黄。舌红，苔黄厚腻，脉滑数。用麻杏石甘汤合苇茎汤。处方：炙麻黄8g、杏仁10g、生石膏45g（先煎）、炙甘草10g、浙贝母10g、法半夏12g、生薏仁30g、生冬瓜仁30g、桃仁10g、石菖蒲15g、全瓜蒌12g。3剂。2008年5月21日三诊。热退未再发热，咳嗽止，身冷除，现纳差，无其他不适，大小便正常。舌尖红，苔薄白，脉弦滑数。用小柴胡汤。处方：柴胡12g、黄芩10g、法半夏10g、党参6g、炙甘草6g、大枣15g、生姜10g、陈皮10g、苍术10g、茯苓10g、桑白皮12g、焦三仙各10g。4剂。病愈。（王建红医案）

辨证用方思路：一诊根据汗出热解，继而复热，月经期外感发热，尿黄，辨为小柴胡汤证；身冷、头痛、咳嗽，为麻黄汤证。因已曾汗出，不得用麻黄汤原方。故用小柴胡汤加麻黄，另仿杏苏散法加紫苏叶、枳壳、桔梗疏宣表郁。二诊汗出而口渴，咳嗽，为麻黄杏仁甘草石膏汤证；咯黄痰不利，为苇茎汤证。用两方合法。大便2天未解，加瓜蒌；苔腻，加半夏、石菖蒲。三诊用小柴胡汤合平胃散、二陈汤调和之。

（3）小柴胡加石膏麻黄汤

董某某，女，57岁。西宁市人。2006年5月22日初诊。感冒1月，服西药好转，昨天又复感冒，发热无汗，身恶寒，项强，头痛，肌肉关节酸痛，口干渴，口苦，恶心，不欲饮食，咽干咽痛，小便黄，大便正常。咽后壁充血明显，左侧有化脓病灶。舌边红，苔薄白腻，脉弦滑数。用小柴胡加石膏麻黄汤。处方：柴胡24g、黄芩10g、法半夏12g、生晒参3g、炙甘草6g、生姜10g、大枣4枚、生石膏45g、炙麻黄3g、杏仁10g、连翘15g、桔梗10g、枳壳6g、浙贝母10g、牛蒡子6g。3剂。2006年6月15日，因腘窝脓肿来诊时告知，上方仅服3剂，感冒发热咽肿化脓诸症痊愈。（王建红医案）

辨证用方思路：发热，口苦，恶心，脉弦，为小柴胡汤证；口干渴，为石膏证；发热恶寒，无汗，头痛、身痛，为麻黄汤证。方用小柴胡加石膏汤，另合麻黄汤法加麻黄、杏仁。咽痛，去桂枝。咽喉化脓，加连翘、桔梗、枳壳、浙贝母、牛蒡子解毒散结排脓。

特别提示：发热用小柴胡汤加石膏，如兼恶寒无汗、少汗者，加麻黄。这是胡希恕先生的经验。关于这一经验，我们将在“讨论与小结”中详细介绍。

刘某某，女，55岁。北京中医药大学国医堂职工。2008年12月4日初诊。患者于11月30日下午发热，体温38.5℃，伴恶心、呕吐、腹泻，急诊到医院就诊，经治疗热退，吐、泻止。现咽喉不舒，总有气往上顶感，咳嗽阵作，无痰，微微恶寒，口苦，口渴欲饮，口唇干燥起皮，下口唇生一火疖，疼痛。大便1天1次，量少，小便黄。舌淡红，苔白腻，脉细弦滑。用小柴胡加石膏麻黄汤。处方：柴胡15g、黄芩10g、法半夏10g、党参6g、炙甘草6g、生姜10g、大枣12g、炙麻黄3g、桔梗10g、枳壳10g、生石膏30g、苍术10g。3剂。服2剂，诸症愈。（王建红医案）

辨证用方思路：口苦，为小柴胡汤证；口渴欲饮，口唇干燥生疖为石膏证；微恶寒，为麻黄证。用小柴胡加石膏佐麻黄汤。咽喉不舒、气往上顶，加桔梗、枳壳利咽调气；苔白腻，加苍术。

特别提示：用小柴胡加石膏汤再加一点点麻黄解表，是胡希恕先生的经验。关于此经验，我们将在“讨论与小结”详细介绍。

申某某，女，28岁。北京中医药大学国医堂职工。2009年1月22日初诊。身上忽冷忽热3天，但未测体温，身有微汗，头痛，鼻塞，流清涕，咳嗽阵作，咯痰不易，咽痒咽干，夜间咽痛明显，需饮水才能缓解，眼睛干热，耳鸣，食纳差。月经1月17日来潮，今天将净。舌红，苔薄白，脉细弦。用小柴胡加石膏麻黄汤。处方：柴胡15g、黄芩10g、法半夏12g、党参10g、炙甘草6g、大枣12g、生姜10g、生石膏40g、桔梗10g、枳壳10g、炙麻黄3g、杏仁10g。3剂。2009年1月24日二诊。全身忽冷忽热消失，耳鸣止，身体轻松，咳嗽减轻，咯痰容易，痰黄，口干饮不多，夜里咽干减轻。月经未净，量少色呈咖啡色。舌偏红，苔薄白，脉细沉缓。用桂枝汤。处方：桂枝10g、白芍10g、炙甘草8g、生姜8g、大枣12g、浙贝母10g、前胡10g、杏仁10g、海蛤壳30g。3剂。诸症愈。（王建红医案）

辨证用方思路：一诊抓主证忽冷忽热（类似寒热往来）、月经期外感发热，辨为小柴胡汤证；咽干痒需饮水才能缓解，眼睛干热，已见阳明郁热的石膏证，故用小柴胡加石膏汤法。虽有微汗，而头痛，鼻塞，流清涕，咳嗽，太阳表郁未解，故合麻黄汤法加麻黄、杏仁。二诊微咳，苔薄白、脉细缓沉，为桂枝汤证，用此方。另加浙贝母、前胡、海蛤壳化痰止咳。

（4）小柴胡合麻黄汤

岳某某，女，45岁。住北京通州区。2008年1月4日初诊。感冒3天，发热，体温37~38.5℃，今早体温37.5℃。全身怕冷，无汗，身疼痛，头痛，眼眶痛，咽痛，咳嗽，咯白黏痰而不易咯出，口干、口苦、口中发热，适逢月经来潮第3天，腹胀痛，经量不多，大便软不畅，小便正常。舌淡黯有瘀斑，苔薄白水滑，脉细弦数。用小柴胡汤合麻黄汤。处方：柴胡20g、黄芩10g、法半夏12g、红参3g、炙麻黄8g、桂枝10g、杏仁10g、炙甘草6g、生姜10g、大枣4枚。2剂。2008年1月5日二诊。服药后全身微汗而热退，身痛减轻，仍咳嗽，咯白痰带黄，咯痰不利，口干、口苦，大便两天未解，小便正常。舌淡红，苔薄白腻，脉滑数。体温36.8℃。用甘露消毒丹。处方：藿香12g、白蔻仁10g、茵陈10g、滑石18g、通草3g、石菖蒲12g、黄芩10g、连翘15g、浙贝母10g、射干8g、薄荷3g（后下）、杏仁10g、生薏苡仁30g、冬瓜仁30g、炙麻黄3g、海蛤壳30g。4剂。咳嗽愈。（王建红医案）

辨证用方思路：发热，口干，口苦、口中发热，适逢月经来潮，为小柴胡汤证；发热、恶寒、无汗、头痛、身痛，为麻黄汤证。用两方合法。二诊根据口干口苦、咳嗽痰白带黄、苔白腻，辨为湿热壅结上焦之甘露消毒丹证，用此方。另仿三仁汤法加杏仁、薏苡仁；痰黏，仿黛蛤散法加海蛤壳，仿苇茎汤法加冬瓜仁；身痛减轻而未尽解，再合入麻杏苡甘汤法佐极少量麻黄疏散风寒。

特别提示：用甘露消毒丹合麻杏苡甘汤治疗咳嗽、哮喘是刘渡舟先生的经验，本案二诊正是遵照先师手法而处方。

（5）刘氏柴胡石膏汤加麻黄

李某某，男，9岁。2006年6月14日初诊。发热4天，静脉输抗生素2天，仍烧不退，体温38.3℃，恶寒发热，鼻塞流清涕，无汗，头晕，心烦，口臭，口渴欲饮，大便2天1次，便物秽臭黏腻，小便黄。咽喉红，扁桃腺肿大。舌红，苔薄白，脉浮滑数。用柴胡石膏汤。处方：柴胡12g、黄芩8g、法半夏10g、生姜15g、党参5g、大枣9g、炙甘草6g、生石膏40g、桔梗8g、枳壳8g、连翘12g、板蓝根12g、炙麻黄3g。2剂。2006年6月15日二诊。服药后汗出热退，体温37℃，今早体温36.8℃，鼻塞清涕、头晕消失，仍口臭，口渴，大便2天未解，小便黄。舌红，苔薄白，脉滑数。用小柴胡汤加味。处方：柴胡12g、黄芩8g、法半夏10g、生姜3g、党参5g、炙甘草6g、生大黄2g、连翘10g、枳壳6g、桔梗6g、紫苏子6g、莱菔子10g。3剂。诸症愈。（王建红医案）

辨证用方思路：发热、心烦、头晕，为小柴胡汤证；而口臭，口渴欲饮，咽喉红，扁桃腺肿大，则为刘渡舟先生柴胡石膏汤证，用此方。恶寒、无汗，麻黄证在，故加少许麻黄。二诊热解，大便2天未解，用小柴胡汤轻剂加大黄和解之。

（6）小柴胡合平胃散

程某，女，82岁。北京京棉纺织集团有限责任公司离休干部。2008年1月26日初诊。低热10余天，体温37.2~38℃，下午4~5点体温最高，恶寒不明显，热后能出汗，汗出后体温下降。半月前曾感冒1次。纳差，无食欲感，口黏，口不苦，咽干，微咳，头沉闷不清，体倦乏力，大便偏干，排便无力，小便正常。舌胖大质青紫，苔薄白腻，脉虚弦滑。用柴平汤。处方：柴胡12g、黄芩8g、法半夏10g、生姜10g、红参3g、炙甘草6g、大枣4枚、苍术10g、厚朴12g、陈皮10g、砂仁10g、石菖蒲15g、藿香8g。4剂。2008年1月30日复诊。服药后热退，昨天下午体温36.8℃，今早36.2℃，咳嗽止，痰减少，下午身上容易出汗，食纳增加，想吃饭，体力好转，大便仍偏干。舌质青紫，苔薄白微腻，脉缓滑。用香砂六君子汤。处方：紫苏叶10g、砂仁8g、木香8g、红参5g、茯苓12g、苍术10g、陈皮10g、法半夏12g、炙甘草6g、生姜3g、大枣2枚、石菖蒲10g。3剂。诸症愈。（王建红医案）

辨证用方思路：一诊根据发热特点（定时体温增高，热后汗出，汗出热解）以及咽干、无食欲，体倦乏力等辨为小柴胡汤证；苔白腻，为平胃散证，用两法合方。苔腻明显，加砂仁、石菖蒲、藿香。二诊已不发热，改用香砂六君子汤调和善后。

（7）小柴胡合达原饮

吕某某，男，42岁。住北京清河武警部队。2007年6月9日初诊。发热1周，周身不舒，服藿香正气丸后牙疼，在武警医院经静脉输液发热、牙疼好转。但因某天中午喝啤酒后出汗较多，加之疲劳，再次发热，再次输液2天，但热不退，体温38℃，全身肌肉拘紧疼痛，无汗，口淡总想唾口水，胃脘部满硬痞胀不舒，头沉头闷头脑不清楚，颈项僵硬，活动不利，大便先干后软，小便黄。舌胖大、淡红，苔白腻厚如积粉，脉弦紧。用柴胡麻黄汤合达原饮化裁。处方：柴胡24g、黄芩10g、法半夏12g、红人参4g、炙甘草6g、生姜10g、大枣7枚、草果2g（后下）、生槟榔10g、厚朴10g、白芍10g、炙麻黄3g、桂枝10g、杏仁10g、苍术10g。3剂。2007年6月13日二诊。服药2剂，汗出热退，肌肉酸紧疼痛消失，颈项仍强硬，头脑胀，有气向上冲感，胃脘胀满，口淡口甜，唾液多，大便正常，小便黄。舌胖淡青紫，苔中心厚腻比以前变薄，脉沉弦滑。用桂枝加葛根汤。处方：桂枝10g、白芍10g、炙甘草6g、生姜10g、大枣7枚、葛根18g、苍术12g、茯苓15g、砂仁6g（后下）、佩兰10g。3剂。诸症愈。（王建红医案）

辨证用方思路：一诊根据疲劳汗出而再次发热、脉弦，辨为小柴胡汤证；脉紧、无汗、全身肌肉拘紧疼痛，为麻黄汤证；舌苔白厚腻如积粉为达原饮证。用三法合方。另加苍术燥湿。二诊汗出热退，自觉有气上冲，为桂枝汤证，而颈项强硬，则为桂枝加葛根汤证，故用此方。另加苍术、砂仁、佩兰、茯苓化湿利湿。

特别提示：用小柴胡汤合麻黄汤治疗小柴胡汤证与麻黄汤证并见之证是我们的临证心得之一。

（8）小柴胡合厚朴大黄汤

王某，女，18岁。2006年9月13日初诊。发热3天，体温39~40℃，服西药解热药汗出烧退，但不久体温又上升，咽痛，口干饮水多，大便3天未解，胸腹微满，小便黄，在北京某医院检查，白细胞总数高，双侧扁桃腺化脓。舌黯红，苔白厚腻，脉弦滑数。用小柴胡汤合厚朴大黄汤。处方：柴胡24g、黄芩10g、法半夏12g、红人参3g、炙甘草6g、大枣12g、生姜10g、生大黄6g（后下）、枳实10g、厚朴10g、炙麻黄3g、杏仁10g、草果2g。2剂。2006年9月14日二诊。药后大便解出，身有微汗出，体温38.5℃，鼻出气热，咽痛，口渴欲饮。舌红，苔白厚腻减轻，脉浮滑。处方：炙麻黄8g、桂枝6g、杏仁10g、炙甘草6g、生石膏40g。2剂。药后身出汗增多，体温下降

至正常，咽疼消失，扁桃腺化脓灶也愈。(王建红医案)

辨证用方思路：汗出热解，继而复热，为小柴胡汤证；胸腹满，大便3日不解，为厚朴大黄汤证，故用两方合法。汗出不明显，遵胡希恕先生经验加少许麻黄透汗解外；苔白厚腻，加草果、杏仁宣化燥湿。二诊根据微汗出、大便下，口渴欲饮，咽喉痛(扁桃腺化脓)，辨为麻杏石甘汤证，用此方。另加少许桂枝助麻黄透汗解外。

特别提示：叶桂擅用麻杏石甘汤治疗咽痛、喉痹、失音，本案二诊即遵此法。

2.用于治呕吐而发热

张某，女，20岁。住西安市电力学校。2004年5月2日电话问诊。五一节学校放假，从学校坐汽车回家途中受凉，当天晚上开始头疼，浑身不舒服，但没发热，次日出现恶心，欲呕，不想吃饭，体疲乏力，轻微发热，体温37.4℃，自服中成药藿香正气丸，仍发热，恶心不止，因此，打电话到北京索方。因不知道舌、脉，随即想到："呕而发热者，小柴胡汤主之。"予小柴胡汤原方2剂。服药1剂，呕止热退。2剂服完，痊愈而康。(王建红医案)

辨证用方思路：抓主证呕而发热，辨为小柴胡汤证，方证对应，故效如桴鼓。

3.用小柴胡合白虎加人参汤治疗口咽干燥

刘某某，女，40岁。住河北三河。2009年3月26日初诊。口干，唾液少，咽干2月。上腭干燥明显，口渴欲饮，干呕，口不苦，大便偏干，小便黄。舌淡红，苔薄白，脉细弦。用小柴胡汤合白虎加人参汤。处方：柴胡15g、黄芩10g、法半夏10g、红参6g、生石膏45g、知母10g、炙甘草6g、大枣12g、生姜10g。7剂。2009年4月11日二诊。服药上症均除。现月经量少，色黑，腹胀痛，行经不畅，末次月经3月16日。舌淡红，苔薄白，脉细弦。用桂枝茯苓丸合当归芍药散。处方：桂枝10g、茯苓15g、丹皮10g、赤芍15g、桃仁10g、当归10g、川芎10g、苍术10g、泽泻10g、红花10g、莪术10g、柴胡12g。7剂。(王建红医案)

辨证用方思路：一诊抓主证咽干、干呕、脉细弦，辨为小柴胡汤证；据口干、口渴欲饮，辨为白虎加人参汤证。用两法合方。二诊诸症愈，改用桂枝茯苓丸合当归芍药散调经。

4.用于治疗咽喉肿痛

许某某，男，62岁。住北京西坝河。2007年11月16日初诊。咽喉痛3天，服头孢拉定、牛黄解毒片无效，咽干咽痛不能吞咽食物，口干，口苦，心烦急躁，大、小便正常。咽部充血（++），左侧扁桃腺窝可见化脓灶。舌淡青紫，苔薄白腻，脉弦滑。用小柴胡汤。处方：柴胡15g、黄芩10g、党参6g、生石膏45g、天花粉12g、桔梗6g、枳壳6g、连翘15g、蝉衣10g、僵蚕10g、鱼腥草30g、苍术6g、生甘草10g。3剂。2007年11月19日二诊。服药咽干咽痛减轻，已能吞咽食物，口干减轻，仍口苦。咽部充血减轻，左扁桃腺窝化脓灶消失。舌淡红，薄白腻，脉弦滑数。用柴胡石膏汤。处方：柴胡15g、黄芩10g、法半夏10g、党参6g、生石膏45g、桔梗10g、枳壳10g、连翘15g、板蓝根15g、生冬瓜仁30g、生薏仁30g、薄荷6g、射干8g、生甘草10g。3剂。咽痛愈。（王建红医案）

辨证用方思路：一诊抓主证口苦、咽干，辨为小柴胡汤证，而扁桃体化脓、口干，为刘渡舟先生柴胡石膏汤证，用此方。口干，减姜、夏、枣，加天花粉；扁桃体化脓，加鱼腥草；苔腻，加苍术。二诊仍口苦，小柴胡汤证仍在，继续用前方。扁桃体化脓，加生冬瓜仁、生薏苡仁、射干、薄荷，解毒排脓利咽。

5.用于治疗颌下淋巴结肿痛

艾某，女，28岁。北京中资金汇物业管理有限公司。2006年5月19日初诊。左下颌淋巴结肿痛1周，偏头痛，心情抑郁不舒，疲乏无力，大便偏干，小便黄。月经2月1次，量少，色黯，白带正常。舌红绛，苔薄黄，脉细弦。用小柴胡汤。处方：柴胡18g、黄芩10g、生石膏40g、葛根15g、连翘15g、天花粉12g、牛蒡子10g、桔梗10g、升麻6g、枳壳10g、漏芦10g、皂角刺10g、白芷10g、生大黄6g、炮穿山甲6g、炙甘草6g。7剂。2006年6月2日二诊。药后左下颌淋巴结缩小，疼痛减轻，仍感疲乏，头晕，下肢轻度浮肿，夜眠不实易醒，背腰沉重发紧，出汗，身燥热，大便已不干，小便黄。舌胖舌红，苔薄白，脉沉滑。用小柴胡汤加味。处方：柴胡24g、黄芩10g、法半夏12g、党参10g、炙甘草6g、生姜10g、大枣12g、茯苓15g、泽泻12g、苍术10g、桔梗10g、枳壳10g、川芎10g、杏仁10g、陈皮10g。7剂。2006年6月9日三诊。药后左下颌淋巴结肿疼完全消失，仍疲乏，嗜睡，身沉困，大便正常，小便黄，末次月经5月2日，至今未潮。舌胖质红，苔薄白，脉沉滑。用仙方活命饮。处方：皂角刺10g、炮山甲10g、当归12g、金银花15g、炙甘草6g、赤芍10g、制乳香10g、制没药10g、防风10g、白芷10g、陈皮10g、天花粉12g、猪牙皂角2g、黄连10g、黄芩10g、酒大黄4g、柴胡10g。7剂。（王建红医案）

辨证用方思路：一诊根据心情抑郁不舒，脉细弦，辨为小柴胡汤证，而颌下淋巴结肿痛，与阳明有关，故用刘渡舟先生柴胡石膏汤化裁，并遵照先生的经验，合用了连翘败毒饮与仙方活命饮法。二诊用小柴胡汤，下肢浮肿，合四苓汤，另加枳、桔、陈、杏、芎，宣畅肺气，疏肝活血。三诊改用仙方活命饮合三黄泻心汤善后。

6. 用于治疗咳嗽

（1）治产后久咳频咳

刘某某，女，30岁。住北京市和平里。2007年12月12日初诊。咳嗽2月余，在中日友好医院拍胸片示“双下肺支气管炎”，频咳，咯痰带血丝。10年来每到冬天就易发咳嗽，一旦咳嗽，则不易止。现产后2月余，产后56天来月经。手足肩背拘紧，全身肿胀，出汗多，心烦，胸胁胀闷，大便干，2~3天1次，小便利。舌淡红，苔薄白，脉细弦。用小柴胡汤。处方：柴胡12g、黄芩10g、法半夏10g、红参3g、炙甘草6g、生姜10g、大枣4枚、紫菀10g、款冬花10g、紫苏叶10g、杏仁10g、桃仁10g。4剂。2007年12月24日二诊。服药后出汗减少，大便已通畅，咳嗽止。时恶心，但食纳好，身体疲乏，小腹隐疼不适。舌淡红，苔薄白，脉细弦。用小柴胡汤合当归芍药散。处方：柴胡15g、黄芩8g、法半夏12g、红参3g、炙甘草6g、生姜10g、大枣4枚、当归12g、川芎10g、苍术10g、茯苓12g、泽泻10g、白芍20g、紫苏叶15g、厚朴12g、香附10g。7剂。诸症愈。（王建红医案）

辨证用方思路：一诊抓主证心烦、胸胁胀闷，脉弦细，辨为小柴胡汤证，用此方。咳嗽，仿射干麻黄汤法加紫菀、款冬花；仿杏苏散法加紫苏叶、杏仁；产后2月，又痰带血丝，加桃仁。二诊据恶心一症，辨为小柴胡汤证，再用小柴胡汤。另据产后小腹隐痛，合入当归芍药散。加紫苏叶、厚朴、香附行气疏郁止痛。

（2）用小柴胡加石膏麻黄汤治发热而咳嗽

李某某，女，38岁。住北京都会花园。2007年9月22日初诊。入秋即感冒，至今不愈。咽干声哑，忽冷忽热，自服小柴胡颗粒出微汗但未见好转，现已发热3天，体温38~39℃，全身肌肉疼，咳嗽，咯黄痰，鼻塞，服清开灵口服液后口渴加重，9月19日月经来潮，尚在行经中，大便溏，小便利。舌边红，苔薄白，脉沉弦。用小柴胡汤加味。处方：柴胡24g、黄芩10g、法半夏12g、红人参6g、炙甘草6g、生姜10g、大枣12枚、生石膏45g、炙麻黄2g、枳壳10g、桔梗10g、浙贝母10g、当归10g、白芍10g。2剂。2007年9月24日二诊。服药后声音即出，体温下降，昨天下午37.2℃，今天36.5℃。出爽汗，忽冷忽热除。现鼻塞有黄涕，口干明显，咳嗽咯黄痰，腰痛。舌淡黯，苔薄白微腻，脉沉弦滑。用甘露消毒丹。处方：白蔻仁6g、藿香10g、茵陈10g、滑石10g、通草3g、石菖蒲10g、黄芩10g、连翘15g、浙贝母10g、射干8g、薄荷4g（后下）、炙麻黄3g、杏仁10g、生薏苡仁30g。2剂。2007年9月26日三诊。未再发热，声出，咳嗽明显减轻，1天仅咳一两声，月经已净，再用上方化裁2剂而愈。（王建红医案）

辨证用方思路：发热适逢经期，忽冷忽热，为小柴胡汤证，用小柴胡汤。痰黄，用胡希恕先生小柴胡加石膏汤法，重用生石膏；鼻塞、肌肉疼，服寒凉药清开灵加重，说明太阳未尽解，仿胡希恕先生法，用极轻量麻黄开解太阳，另加枳、桔开肺气；痰黄加贝母；适逢月经期加归、芍。二诊抓方证苔腻、痰黄，仿刘渡舟先生经验，用甘露消毒丹合麻杏苡甘汤。

特别提示：用甘露消毒丹合麻杏苡甘汤治疗风湿热咳喘是刘渡舟先生的心法，对此，我们将在“讨论与小结”之“刘渡舟先生用时方”中详细介绍。

徐某某，女，22岁。住北京望京。2009年3月25日初诊。感冒1周，发热，体温38℃，咳嗽，咽痛，身出冷汗，口干、口渴、口苦，大便干结，小便黄。服西药新康泰克及川贝枇杷糖浆不效。舌红苔薄白，脉浮滑。处方：柴胡15g、黄芩10g、法半夏10g、党参6g、炙麻黄3g、杏仁10g、生石膏45g（先煎）、炙甘草6g、海蛤壳30g、连翘15g、浙贝母10g、大枣12g、生姜10g。3剂。2009年4月8日复诊。药后感冒、发热、咳嗽痊愈。现体检发现乳腺增生，用神效瓜蒌散化裁处方。（王建红医案）

辨证用方思路：抓主证口苦、发热，辨为小柴胡汤证；出冷汗、咳嗽，为表寒未解，加麻黄、杏仁；口干渴，为石膏证。故用小柴胡加石膏麻黄汤。另加海蛤壳、浙贝母化痰止咳，加连翘治咽痛。

（3）用小柴胡加姜细味麻黄汤治咳嗽

张某某，男，72岁。北京凯奇新技术开发公司。2008年6月16日初诊。咳嗽1周，因饮食不节致腹泻，经用抗生素治疗好转，继之又感冒，服双黄连口服液而致咳嗽，咽喉痒则咳甚，无痰，说话急或活动则引发咳嗽加重，口不干不渴但口苦，大便不干，小便黄，有糖尿病史，胸透正常。舌黯红苔薄白，脉弦滑软。用小柴胡汤。处方：柴胡12g、黄芩6g、法半夏10g、红参4g、炙甘草6g、大枣10g、干姜8g、细辛3g、五味子6g、炙麻黄6g、茯苓15g。4剂。2008年6月20日二诊。药后第2天夜间干咳加重，咯出白痰后缓解，4剂药服后咳嗽止，昨天夜间没有咳嗽，口苦不干，大便正常，小便利。舌尖红，苔白黏腻，脉弦滑。继续用上法。处方：柴胡12g、黄芩6g、法半夏10g、红人参4g、炙甘草6g、大枣10g、干姜8g、细辛3g、五味子6g、炙麻黄6g、茯苓15g、紫菀10g。5剂。咳嗽愈。（王建红医案）

辨证用方思路：一诊抓主证口苦，辨为小柴胡汤证；口不干不渴，苔白而咳，为苓甘五味姜辛汤证。遵陈念祖以小柴胡汤治咳经验，用两方合法。另取小青龙汤法加麻黄治咳。二诊继用一诊方，另加紫菀止咳。

特别提示：陈念祖在《时方妙用·咳嗽》载："《金匮》以小青龙汤加减五方，大有意义。小柴胡汤自注云：咳嗽去人参，加干姜、五味子。人多顺口读过，余于此悟透全书之旨，而得治咳嗽之秘钥。"陈氏的经验具有重要的临床意义。

（4）用小柴胡合苓甘五味加姜辛半夏杏仁汤治咳喘

张某某，女，41岁。2005年10月18日初诊。素有支气管炎哮喘，最近生气后咳嗽，有痰，开始为黄痰，后转为白痰，痰带血丝。怕冷，手足凉，口不苦，脸上有黄褐斑。舌淡红干，脉沉滑不数，左弦关大。用小柴胡汤合苓甘五味姜辛夏仁汤。处方：柴胡18g、黄芩10g、清半夏15g、生姜6g、党参10g、炙甘草6g、干姜6g、五味子12g、细辛3g、茯苓20g、杏仁12g。6剂。2005年10月25日二诊。服药后咳嗽大为减轻，已几乎没有咳嗽，痰易咳出，为白泡沫痰，手凉也已减轻，口渴。舌红偏赤，苔厚有染，脉沉滑。继续用上方化裁。处方：柴胡18g、黄芩10g、清半夏15g、红参3g、炙甘草6g、干姜8g、五味子12g、细辛3g、茯苓20g、桂枝6g、生石膏30g。6剂。2005年11月1日三诊。咳嗽痊愈，唯头有点晕，手足仍有点凉，面色不好，发黄，隐隐有黄褐斑。舌偏红苔薄，脉沉细滑，左弦。用小柴胡汤合当归芍药散。处方：柴胡18g、黄芩12g、清半夏12g、生姜8g、生晒参2g、炙甘草6g、当归10g、白芍10g、茯苓20g、白术10g、川芎10g、泽泻30g。6剂。2005年11月8日四诊。头晕愈，已无不舒服。希望重点治疗黄褐斑，月经7天净，周期正常。舌正红，苔薄腻，脉沉细滑。用小柴胡汤合桂枝茯苓丸。处方：柴胡18g、黄芩12g、清半夏12g、生姜8g、生晒参3g、炙甘草6g、桂枝10g、茯苓30g、赤芍10g、白芍10g、桃仁12g、丹皮10g、当归10g。6剂。（王建红医案）

辨证用方思路：一诊根据生气引发咳嗽，脉左弦关大，辨为小柴胡汤证；根据痰白，怕冷，辨为苓甘五味姜辛夏仁汤证。用两法合方。二诊见效，抓口渴一证，用前方加石膏。三诊据头晕，脉左弦，继续用小柴胡汤；另据面色发黄，有隐隐黄褐斑，辨为血虚水郁血瘀之当归芍药散证。用两法合方。四诊继续用小柴胡汤合桂枝茯苓丸治疗黄褐斑。

7.用于治疗头痛

李某，男，62岁。陕西省交通厅干部。2003年8月5日初诊。半年前因左侧头痛住陕西省人民医院诊治1月余，经多项检查诊断为“高脂血症”“腔隙性脑梗死”。用多种中西药无效，后又请某中医医生诊治，服药10余剂，仍然无效。现左半边头痛，疼痛引及左耳后至左颈后疼痛，为跳痛，痛剧则整夜不能入睡，左侧脖子僵硬疼痛不能用手指按压，伴心烦，急躁易怒，耳鸣，口不苦不渴，大便正常，小便黄。舌红，苔薄白，脉弦。用小柴胡汤加味。处方：柴胡14g、黄芩10g、半夏12g、生姜10g、党参6g、炙甘草6g、大枣4枚、白芷10g、僵蚕10g、川芎8g。3剂。2003年8月8日。服上方仅1剂，头痛、颈项痛大为减轻，手已能按压颈项部。服完3剂，头、颈已不痛，停服一切止痛药，精神愉快，唯有时仍心烦。舌红，苔白，脉弦。上方加栀子10g。3剂。2003年8月10日。头痛愈，近日因事情较多而着急，心情不好，胸闷时痛，气短。舌红苔薄白，脉弦。改用柴胡枳桔汤加减调治而愈。（王建红医案）

辨证用方思路：一诊抓主证头痛牵扯耳后脖根，心烦，急躁易怒，辨为郁火怫郁少阳之小柴胡汤证，用原方。仿陈念祖用逍遥散加白芷、川芎（“头痛逍遥芎芷良”）治疗头痛的手法，加芎、芷、蚕活血疏风、通络止痛。二诊据心烦一症，取栀子豉汤法，加栀子清火除烦。

张某某，女，48岁。2006年5月26日初诊。左侧头痛，头晕，颈强不舒，头皮发胀，心烦，阵发性身上寒热交作，恶心，出汗，大便偏稀，解便前腹痛，小便黄，身体疲乏。月经正常，白带不多。舌淡黯，苔薄白，脉细弦。用小柴胡汤。处方：柴胡15g、黄芩10g、法半夏10g、生晒参3g、炙甘草6g、大枣12g、生姜10g、葛根15g、生石膏40g、川芎6g、白芷6g、防风6g。5剂。2006年6月21日二诊。药后头痛止，便前腹痛除，身寒热消失，但大便仍溏，遇冷即泻。用柴胡桂枝干姜汤，7剂。大便正常。（王建红医案）

辨证用方思路：一诊抓主证寒热交作，心烦，头眩，恶心，辨为小柴胡汤证，用此方。小便黄，出汗，用小柴胡加石膏汤法加石膏；颈强，加葛根。另加川芎、白芷、防风止头痛。二诊用柴胡桂枝干姜汤治便溏。

刘某某，男，40岁。北京市某大学职工。2002年12月18日初诊。头痛20余年，多在每年秋冬或夏秋交替时发作，遇寒冷或吃水果也会引发头痛。头痛部位不定，痛时剧烈难以忍受，曾服多种药未效。平素耳鸣，手颤，背麻，口苦口干，大便黏腻不爽，小便不利。舌红，苔黄厚腻满布舌面。脉左沉弦，右弦滑。用甘露消毒丹。处方：白蔻仁6g、藿香6g、黄芩10g、滑石15g、通草3g、石菖蒲10g、茵陈10g、连翘10g、浙贝母10g、射干10g、薄荷3g、杏仁10g、生薏苡仁15g。5剂。2003年1月12日二诊。头痛减轻，痛处固定在太阳穴和前额处，吃生冷水果或饮酒即头痛发作，或头痛加剧。口苦，恶心，手足出汗，大便黏腻不爽，1日1~2次，尿黄不利。舌红，苔厚腻，但较上诊已稍微变薄，脉右沉滑，左弦滑。用小柴胡汤合平胃散。处方：柴胡15g、黄芩10g、半夏14g、炙甘草6g、生姜6g、苍术10g、陈皮10g、厚朴14g、白芷10g、石菖蒲10g、通草10g、滑石10g、水红花子10g。7剂。2003年1月19日三诊。头痛未再发作，且吃生冷水果或饮酒也未引发头痛，精神较前明显愉快，前述诸症均明显改善，舌红苔黄厚腻较前好转。脉沉缓而弦。继续用柴平汤化裁。处方：柴胡15g、黄芩10g、半夏14g、生姜6g、苍术10g、厚朴14g、陈皮10g、茵陈15g、茯苓30g、猪苓12g、泽泻12g、白芷10g。7剂。其后感冒来诊，说头痛未再发作。（王建红医案）

辨证用方思路：一诊根据舌苔黄厚腻满布舌面一症，用甘露消毒丹加味分消湿热。二诊抓主证口苦、恶心，脉弦，辨为小柴胡汤证；苔腻，大便黏滞不爽，为平胃散证，用两法合方。另加石菖蒲、通草、滑石、水红花子祛湿；加白芷止头痛。三诊守法用柴平汤合茵陈四苓散巩固疗效。

特别提示：二诊方中用水红花子，是遵从赵绍琴教授的经验，赵绍琴先生喜欢用水红花子治疗胃肠湿热。刘渡舟教授也遵其法而常用之。

8. 用小柴胡合小半夏加茯苓汤治疗眩晕

赵某某，女，73岁。住北京裕中东里。2008年2月25日初诊。头眩晕不能行走，右侧头胀，恶心，呕吐，口苦，咽干，胃脘痞塞，大便干，小便黄。舌淡红，苔薄白，脉细弦滑。用小柴胡汤合小半夏加茯苓汤。处方：柴胡15g、黄芩10g、法半夏15g、生姜15g、红参6g、大枣5枚、炙甘草8g、茯苓12g。3剂。2008年2月28日二诊。服药后右侧头脑胀好转，仍有头晕，已不恶心，未再呕吐，口苦、口干夜甚，眼睛昏花视物不清，大便已不干，小便利。舌淡红，苔薄白，脉细弦数。用小柴胡加石膏汤。处方：柴胡12g、黄芩10g、法半夏15g、生姜15g、红参6g、炙甘草8g、大枣5枚、生石膏30g、葛根15g、蔓荆子6g。7剂。2008年3月6日三诊。头晕除，口苦消失，仍口干，头胀，微咳，大小便正常。舌淡红，苔薄白，脉细弦。用杏苏散合桑杏汤化裁。处方：紫苏叶12g、桑叶10g、杏仁10g、茯苓10g、浙贝母10g、桔梗10g、枳壳10g、炙甘草6g、前胡10g、蝉衣6g、僵蚕6g、薄荷4g。4剂。咳嗽诸症愈。（王建红医案）

辨证用方思路：一诊抓方证口苦、恶心，辨为小柴胡汤证；头眩晕、呕吐，为小半夏加茯苓汤证。用两法合方。二诊仍口苦，为小柴胡汤证；口干甚，为石膏证。用小柴胡加石膏汤。头眩、右侧脑胀，加葛根、蔓荆子。三诊改用杏苏散、桑杏汤加减治疗咳嗽。

9.用于治疗胃痛

（1）小柴胡合平胃散

钟某某，女，27岁。2006年7月20日初诊。胃痛，遇冷热即痛，伴有腹泻，解便前腹痛，大便日2次，或2天1次，大便溏不成形，头晕，头痛，以前额与头顶为甚，小便黄。舌淡红，苔白厚腻浊，脉弦滑。用小柴胡汤。处方：柴胡24g、黄芩10g、法半夏12g、生姜10g、红参3g、炙甘草6g、苍术10g、厚朴12g、陈皮10g、藿香10g、佩兰15g、石菖蒲10g、枳实10g。7剂。2006年7月28日二诊。服药后胃痛未作，腹痛减轻，大便成形，日1次，小便黄。舌黯红，苔薄白腻，脉缓滑。用香砂六君子汤。处方：砂仁6g、木香6g、红人参3g、苍术10g、茯苓15g、炙甘草6g、陈皮10g、半夏10g、枳实10g、藿香10g、生姜2g、大枣6g。7剂。（王建红医案）

辨证用方思路：一诊根据头痛、头晕，脉弦，辨为小柴胡汤证；苔腻，便溏，为平胃散证。用两法合方。苔腻厚浊，加藿香、佩兰、石菖蒲；胃痛、腹痛，加枳实。二诊用香砂六君子汤调和善后。

（2）小柴胡合小陷胸汤

杨某某，女，77岁。住北京市百万庄。2008年5月28日初诊。胃脘绞痛不适，引及上腹痛而痞满。牙疼，耳鸣，心烦，咳嗽频作，无痰，服双黄连稍缓解。肛门生火疖，疼痛，大便干，1日1次，小便正常。舌胖大质淡红，苔薄白，脉弦滑。用柴胡陷胸汤。处方：柴胡12g、黄芩10g、法半夏10g、红人参3g、炙甘草6g、大枣12g、生姜10g、全瓜蒌10g、黄连3g、枳实10g、木香6g、郁金10g。5剂。2008年6月4日二诊。服药后胃脘疼痛消失，痞满缓解。牙疼除，耳鸣愈，肛门火疖消失。咳嗽减轻，大便仍偏干，小便正常。舌淡红，苔薄白，脉弦缓滑。用小柴胡汤合越鞠丸与栀子豉汤。处方：柴胡12g、黄芩10g、法半夏10g、红参3g、炙甘草6g、生姜10g、大枣12g、川芎10g、苍术10g、香附10g、神曲10g、焦栀子10g、淡豆豉10g、桑叶15g、木贼6g。5剂。诸症愈。（王建红医案）

辨证用方思路：一诊根据心烦、耳鸣，脉弦，辨为小柴胡汤证；胃脘绞痛，上腹痞满，大便干，为小陷胸汤证。用两法合方。加枳实者，是用吴瑭小陷胸加枳实汤，所谓“取其苦辛通降，开幽门而引水下行也。”另加木香、郁金，为颠倒木金散，以消胀止痛。二诊根据胃脘痞满未尽解，用小柴胡汤合越鞠丸与栀子豉汤加味，和解少阳、宣散郁火以善后。

（3）小柴胡加桂枝汤

刘某，女，50岁。住北京民航宿舍。2008年11月15日初诊。胃痛，咽痒，咳嗽，因乳腺癌手术后服药引起。头痛，头晕，食纳尚可，小便失禁，大便正常。舌胖质淡黯，苔薄白，脉细弦。用小柴胡汤。处方：柴胡12g、黄芩10g、法半夏10g、红参3g、炙甘草6g、大枣12g、生姜10g、桂枝6g、桔梗10g、枳壳10g。5剂。2008年11月20日二诊。服药3剂，头晕头疼明显减轻，胃痛止，咽痒除。现仍咳嗽，白天不咳，夜里咳嗽，咯白痰，食纳可，小便仍有失禁现象，大便正常。舌胖嫩舌质淡，苔薄白，脉沉滑。用吴茱萸汤。处方：吴茱萸8g、红参6g、炙甘草6g、生姜10g、大枣12g、法半夏15g、陈皮6g、覆盆子10g、补骨脂10g。5剂。此后因感冒来诊，述服药后上述诸症痊愈。（王建红医案）

辨证用方思路：一诊根据头痛眩晕，脉弦细，辨为小柴胡汤证，用此方。胃痛，舌胖淡，加桂枝；咳嗽、咽痒，加枳、桔。二诊根据咯白痰，小便失禁，从胃虚则“溲便为之变”考虑，用吴茱萸汤温胃化饮，另加半夏、陈皮化痰；加覆盆子、补骨脂固肾缩尿。

10. 用于治疗胃胀呃逆

（1）小柴胡合越鞠丸

张某，女，40岁。2006年10月13日初诊。胃脘胀满，饥饿时易打嗝嗳气，纳呆，胸闷胁胀，气短，大、小便正常。舌淡红，苔薄白，脉弦细。用柴越合方。处方：柴胡20g、黄芩10g、法半夏14g、红参4g、炙甘草6g、生姜10g、大枣4枚、苍术10g、生栀子10g、香附10g、川芎10g、神曲10g、枳实10g。5剂。2006年10月18日二诊。服药胃脘胀满明显减轻，嗳气比以前痛快，次数减少，纳食增进，心情好转，大小便正常。舌淡红，苔薄白，脉弦。守法继续用前方。处方：柴胡20g、黄芩10g、法半夏

14g、红参4g、炙甘草6g、生姜10g、大枣4枚、苍术10g、生栀子10g、香附10g、川芎10g、神曲10g、枳实10g、丁香3g、砂仁3g。7剂。诸症愈。（王建红医案）

辨证用方思路：一诊根据胸胁胀闷，脉弦细，辨为小柴胡汤证；胃脘胀满、嗳气、胸闷，为越鞠丸证。用两法合方，另仿枳术丸法，加枳实消痞满。二诊继续用一诊方，另仿丁香柿蒂汤法加柿蒂止嗳气，仿香砂六君子汤法加砂仁降胃气。

（2）小柴胡合竹叶石膏汤

潘某某，女，56岁。退休干部。2002年1月7日初诊。心烦急躁，口苦，口干，口渴欲饮，且饮不解渴，呃逆，胃脘胀，大便偏干，小便黄。舌红苔，薄白微腻，脉弦滑数。用小柴胡汤。处方：柴胡15g、黄芩10g、半夏10g、党参6g、炙甘草6g、生姜10g、大枣7枚、天花粉10g、麦冬10g、生石膏20g、竹叶10g、佛手10g。3剂。患者电话告知，此方仅服3剂，上述所有症状顿消。（王建红医案）

辨证用方思路：抓主证口苦、心烦，辨为小柴胡汤证；而口渴欲饮，饮不解渴，呃逆，为竹叶石膏汤证。用两法合方。另加天花粉助麦冬滋胃阴，加佛手行气消胀。

11.用于治疗胆囊炎腹痛

张某某，男，28岁。2006年7月14日初诊。右上腹疼痛3天，在中日友好医院诊治3天无效，B超肝胆胰脾肾正常，腹部平片正常。血淀粉酶459~460U/L，尿淀粉酶161~100U/L，血常规正常。经内、外科医生会诊以胆囊炎治疗，静点抗生素1天，疼痛不止且逐渐加重，体温38℃，无恶心，不吐，身不冷，口不渴，大便不干，日1次，小便黄，唯右胁胆囊区胀满疼痛，活动有牵拉感，外观右胁肋处局部隆起，局部压疼明显。舌黯红，苔薄白，脉细弦。用小柴胡汤。处方：柴胡24g、黄芩10g、法半夏12g、红参3g、炙甘草6g、生姜10g、大枣12g、枳实10g、厚朴12g、桔梗10g、大金钱草15g、鸡内金10g。3剂。2006年7月15日二诊。服药后右上腹疼痛减轻，但触之局部仍疼，今天未解大便，小便黄。舌红偏暗，苔薄白，脉弦滑。体温36.8℃。用大柴胡汤。处方：柴胡24g、黄芩10g、法半夏12g、生大黄6g、枳实10g、白芍15g、生姜10g、大枣12g、大金钱草15g、海金沙30g（布包）、鸡内金15g、延胡索10g、桔梗10g、生牡蛎30g。3剂。2006年7月17日三诊。药后次日早上解大便1次，量多，右胁肋处仍疼，压之明显，昨天有些感冒，鼻塞，身冷，微热，体温37℃，出汗。舌黯红，苔薄微腻，脉细弦滑数。用小柴胡汤。处方：柴胡20g、黄芩10g、法半夏14g、红参3g、炙甘草6g、生姜10g、大枣12g、生石膏40g、炙麻黄4g、连翘15g、板蓝根

15g、桔梗10g、枳壳10g、王不留行10g。3剂。2006年7月22日四诊。药后右胁肋疼明显减轻，唯压之有轻微痛感，外观局部隆起消失，食纳可，大便日1次，软便，小便黄。舌红，苔中根部白腻，脉滑数。用小柴胡汤化裁。处方：柴胡15g、黄芩10g、川楝子10g、郁金10g、延胡索10g、生牡蛎30g、紫菀10g、刘寄奴15g、泽兰10g、茜草10g、赤芍12g、当归12g、姜黄10g、皂角刺10g、桔梗6g、枳实10g。3剂。诸症愈。（王建红医案）

辨证用方思路：一诊抓主证右胁下胀满疼痛，发热，辨为小柴胡汤证，用此方。另仿小承气汤法，加枳实、厚朴通降腑气。因大便不燥，无大黄证，故不用大黄。再加桔梗开宣肺气，加大金钱草、鸡内金利胆。二诊根据右胁下上腹痛，1天未解大便，辨为大柴胡汤证，用此方。另加大金钱草、海金沙、鸡内金、延胡索、桔梗、生牡蛎，利胆行气、散结止痛。三诊感冒，显三阳合病，用小柴胡加石膏汤，再加少量麻黄分解太阳邪热。另加连翘、板蓝根、桔梗、枳壳、王不留行，清热解毒，行气止胁下痛。四诊用极其简化的小柴胡汤加味，行气止痛、活血散结以巩固疗效。

12. 用于治疗泌尿系感染小便不利

姚某某，女，55岁。住北京和平西街3号楼。2008年2月28日初诊。患泌尿系感染3年，每遇劳累、生气上火即发，本次于1月16日复发。查尿潜血（+++），白细胞0~3个，经静脉输抗生素好转，但未痊愈。仍感腰及臀部疼痛，腰臀部怕凉出汗，头晕，身体、四肢沉重，口干、口苦，心烦，凌晨时须解大便2~3次，大便急迫，便溏，腹不痛，小便频数不利。舌胖大质淡，苔薄白腻，脉沉滑。用柴苓汤。处方柴胡15g、黄芩10g、法半夏12g、生姜10g、红参3g、大枣4枚、炙甘草6g、桂枝8g、茯苓15g、苍术10g、泽泻10g、猪苓10g。7剂。2008年3月6日二诊。服药后化验尿潜血（+-），镜下：白细胞1~3个，红细胞0，自觉症状明显好转，腰臀部疼痛减轻，口苦除，口干减轻，身体、四肢酸沉减轻，凌晨时仍解大便3次，便溏，小便仍频。舌胖质淡青黯，苔薄白，脉沉缓无力。用四逆汤加味。处方：制附子6g、干姜8g、炙甘草6g、苍术10g、茯苓15g、陈皮10g、砂仁10g、石菖蒲10g、生薏仁30g。7剂。2008年3月13日三诊。服药后复查尿与3月6日相同，腰臀沉疼显著减轻，出汗减少，凌晨解大便时间推迟到7点，便次减少，日解1~2次，大便成形。小便频数减少。舌胖，苔薄白，脉细弦。用柴胡桂枝干姜汤。处方：柴胡15g、黄芩3g、干姜10g、生牡蛎30g、天花粉12g、桂枝12g、炙甘草10g、苍术10g、生薏仁30g。7剂。（王建红医案）

辨证用方思路：一诊抓主证口苦、心烦，辨为小柴胡汤证；小便频数不利，为五苓散证。用两法合方。二诊口苦除，已无小柴胡汤证，而凌晨须大便3次，大便溏，小便频，脉沉缓无力，为四逆汤证，用此方。另加苍术、茯苓、陈皮、砂仁、石菖蒲、生薏仁燥湿利湿。三诊据大便特征，用柴胡桂枝干姜汤调和善后。

李某某，女，27岁。对外经贸大学学生。2008年7月3日初诊。小便灼热，尿路刺激征明显，小便时疼痛不舒，尿黄。心烦急躁，舌麻，口苦，但口不渴。有胆囊炎史，晚上右胁下胀。大便不成形，日1次。舌胖大尖红，苔薄白润，脉细弦。用小柴胡汤合猪苓汤。处方：柴胡15g、黄芩6g、法半夏12g、红参4g、炙甘草6g、生姜10g、大枣12g、猪苓10g、茯苓15g、泽泻10g、阿胶珠10g、滑石15g、生薏仁30g。4剂。2008年7月7日二诊。服药1剂半，小便灼热感即消失，尿道刺激症状已不明显，尿痛止，小便颜色变浅，服完4剂，尿路刺激征症状消失。仍心烦急躁，舌麻，口涩，大便稀，日1~2次。舌胖大、质黯青紫、有瘀斑瘀点，苔薄白，脉细弦数。用小柴胡汤合栀子豉汤。处方：柴胡10g、黄芩10g、法半夏12g、红参4g、炙甘草8g、生姜10g、大枣12g、淡豆豉10g、焦山栀6g、白芍10g、茯苓15g、苍术10g。3剂。（王建红医案）

辨证用方思路：一诊抓主证右胁下胀、口苦，辨为小柴胡汤证；心烦，小便灼热、疼痛、尿黄，为猪苓汤证。用两法合方，另加薏苡仁渗湿利尿。二诊小便正常，已无猪苓汤证。而心烦甚，为栀子豉汤证，用小柴胡汤合栀子豉汤；大便稀，加苍术、茯苓燥湿利湿；舌麻，加白芍养血活血。

周某某，女，54岁。住北京天通苑。2007年12月20日初诊。患泌尿系感染半年，反复发作，服抗生素总不能彻底痊愈，服药症状减轻，停药则会复发。现尿急，尿频，憋不住尿，身体寒热时作，周身有说不出来的不舒服感，无汗，口不苦，不黏，会阴部潮湿，大便软而不畅。舌暗紫、有瘀斑，苔薄白浊腻，脉沉缓无力。用小柴胡汤。处方：柴胡18g、黄芩10g、法半夏15g、红参6g、炙甘草6g、枳壳10g、桔梗10g、紫苏叶15g、滑石15g、生薏仁60g、石菖蒲15g、生大黄2g。7剂。2007年12月27日二诊。服药后寒热时作止，尿急、憋不住尿与会阴部潮湿明显减轻。胸闷，气短，晨起眼睑浮肿。舌黯红，苔薄白浊腻，脉紧。用越婢加术汤。处方：麻黄10g、生石膏30g、炙甘草6g、生姜10g、大枣15枚、苍术10g、桂枝8g、杏仁10g、生薏仁30g。4剂。2008年1月7日三诊。服药后微微出汗，眼睑浮肿消失，已能憋住尿，会阴部潮湿消除。舌黯红，苔薄白，脉沉缓滑。用荆防败毒散。处方：荆芥8g、防风8g、羌活

6g、独活6g、川芎10g、桔梗10g、枳壳10g、茯苓15g、薄荷2g（后下）、柴胡10g、前胡10g、红参3g、生姜2g、杜仲10g、川断10g、茜草10g、炒槐花30g。7剂。2008年1月21日四诊。浮肿、阴部潮湿等症未再出现，能憋住尿。唯口干欲饮，饮水后胃胀，大便不干。舌黯红，苔薄白，脉弦滑。用五苓散。处方：桂枝10g、茯苓30g、苍术12g、猪苓10g、泽泻10g、制附子3g、红参5g。7剂。（王建红医案）

辨证用方思路：一诊抓主证寒热时作，辨为小柴胡汤证，用此方。周身不适，尿频、憋不住尿，加枳壳、桔梗、紫苏叶开宣肺气、调气机；会阴潮湿，加滑石、薏苡仁、石菖蒲化湿利湿；大便不畅，加极少量大黄通利肠腑。二诊抓主证眼睑浮肿，辨为越婢加术汤证，用此方。脉紧，合麻黄汤法加桂枝、杏仁；另加薏苡仁利湿。三诊已无明显不适，从前两诊有浮肿、尿频考虑，改用荆防败毒散加茜草、槐花疏风宣肺、调气祛湿、凉血通络。另加杜仲、川断固肾气以缩尿。四诊抓主证口干欲饮，饮水后胃胀，辨为五苓散证，用此方。另仿春泽汤法加人参，仿真武汤法加附子。

特别提示：用荆防败毒散加茜草、槐花等治疗慢性肾炎、尿毒症，或小便不利等病症是刘渡舟先生的心法。本案三诊即遵先生之法，用荆防败毒散加味。

13.用于治疗输尿管结石

阎某某，女，40岁。家住深圳。2011年6月10日初诊。因肾结石肾绞痛服西药治疗，结石位于输尿管第二狭窄部上方，腰痛，口苦，口渴，小便频数，解小便无力，大便正常。舌淡红，苔薄白，脉细弦。用小柴胡汤合五苓散。处方：柴胡15g、黄芩10g、法半夏12g、党参6g、炙甘草6g、生姜10g、大枣12g、桂枝6g、茯苓30g、猪苓12g、泽泻10g、苍术10g、琥珀3g（分冲）、石韦30g、滑石15g、炒王不留行30g、大金钱草15g。5剂。此方服3剂，突然结石部绞痛，急诊去医院后缓解，做B提示结石已经排出。继续服完5剂，一切正常而停药。（王建红医案）

辨证用方思路：抓主证口苦，辨为小柴胡汤证；口渴、小便不利，为五苓散证。用两法合方。另加琥珀、石韦、滑石、炒王不留行、大金钱草，利尿排石。

14.用小柴胡汤合当归芍药散治疗盆腔炎并泌尿系感染

胡某某，女，37岁。住北京太阳宫。2007年12月6日初诊。左少腹痛、肚脐下部痛半年余，会阴部肿胀疼痛，尿频尿疼，北京某医院诊断为“盆腔炎”“泌尿系感染”，经静脉点滴抗生素数天症状未见减轻，心烦，口苦，腰痛腰酸，月经15~50天来1次，经量多，夹血块，有性交性出血及阴道疼痛，尿频，尿痛。舌淡红，苔薄白，脉沉弦滑。用小柴胡汤。处方：柴胡18g、黄芩炭10g、法半夏12g、红参6g、炙甘草4g、生姜6g、大枣3枚、当归12g、赤芍24g、川芎10g、苍术15g、茯苓12g、泽泻10g、小茴香6g、香附10g、制乳香6g、制没药6g。7剂。2007年12月13日二诊。服药后腹痛减轻，腹痛次数减少，尿频尿痛、会阴部肿胀疼痛减轻。现遇冷则腹痛即发，仍腰酸痛，白带量多色黄，大便日2次。舌淡红苔薄白，脉沉滑。用当归芍药散合桂枝茯苓丸加味。处方：当归12g、赤芍20g、川芎10g、苍术10g、茯苓15g、泽泻12g、桂枝10g、丹皮10g、桃仁10g、红花10g、乌药10g、延胡索15g、五灵脂10g、小茴香6g、香附10g、炙甘草4g、生姜6g。7剂。2007年12月20日三诊。服药后腹痛减轻，每天痛1~2次，会阴肿胀减轻，尿频尿疼消失，12月13日月经来潮，血块少多了，复查尿常规：白细胞6~8个，潜血（++）。现左半边头痛，口苦，腰仍酸痛，大小便正常。舌边红，苔薄白，脉细弦。用小柴胡汤。处方：柴胡15g、黄芩10g、法半夏12g、红参4g、炙甘草4g、生姜10g、大枣4枚、当归10g、赤芍10g、川芎10g、枳壳10g、全蝎3g、白芷6g、蔓荆子6g。7剂。2007年12月27日四诊。服药后会阴肿胀消失，尿频尿痛除，仅双侧少腹仍有阵发刺疼，每日1~2次。近两天感冒，身痛无汗，牙痛口干。舌淡红，苔薄白，脉浮紧。用小柴胡汤。处方：柴胡15g、黄芩10g、法半夏10g、红参3g、炙甘草4g、生姜10g、大枣4枚、生石膏40g、炙麻黄4g、桔梗10g、枳壳10g、连翘15g、葛根15g。7剂。不仅感冒痊愈，腹痛、尿痛诸症也愈。（王建红医案）

辨证用方思路：一诊抓主证口苦、心烦，辨为小柴胡汤证；月经有血块，为当归芍药散证。用两法合方。另加乳香、没药、香附、小茴香行气活血止痛。二诊从水瘀互结，气血不行考虑，用当归芍药散合桂枝茯苓丸加味。三诊抓主证左侧头痛、口苦，再用小柴胡汤。另加归、芍、芎、枳，补血活血、行气止痛；加全蝎、白芷、蔓荆子止头痛。四诊守法用小柴胡汤。感冒，口干，加石膏；身痛无汗，加麻黄；牙痛，加葛根、连翘、枳壳、桔梗。

15. 用于治疗水肿

李某某，女，40岁。北京市某幼儿园职工。2003年3月5日初诊。眼睑和双腿浮肿10余年。经常吃药而效果不明显，伴腰酸沉困不适，近来腿肿加重，伴尿频、尿热、尿不利、尿黄，大便软但不爽。追问其他症状，病人说：全身都是病，经常口苦，周身忽冷忽热，心烦，头晕，口渴，手心热，月经提前，睡眠差。舌红，苔薄白，脉细弦数。用小柴胡汤。处方：柴胡15g、黄芩10g、半夏12g、党参6g、茯苓15g、芦根30g、白茅根30g、丹皮10g、地骨皮10g、萆薢10g、半枝莲20g、竹叶10g。4剂。2003年3月9日二诊。上方仅服1剂，即感周身寒热消失，4剂服完，腰酸腿肿沉与眼皮肿胀消失，小便刺激症状亦减轻，大便黏腻不爽明显好转。并说多年来看不到的双眼皮又从重新出现。唯感微心烦，晨起口苦，口渴，手心热。舌尖红，苔薄白，脉弦细数。用小柴胡汤合八正散。处方：柴胡15g、黄芩10g、半夏10g、焦山栀10g、通草10g、车前草15g、酒大黄4g、滑石10g、萹蓄10g、瞿麦10g、芦根30g、白茅根30g、生甘草3g。6剂。2003年3月23日三诊。诸症全消，以往月经每月均提前，而这次月经却如期来潮，且无任何不适。舌淡红，苔薄白，脉弦。仍用小柴胡汤加减而善后。处方：柴胡15g、黄芩10g、半夏10g、党参6g、炙甘草6g、大枣7枚、生姜10g、茯苓20g、芦根30g、白茅根30g、滑石10g、枳壳6g。7剂。（王建红医案）

辨证用方思路：一诊抓主证心烦、口苦、忽冷忽热、头晕，辨为小柴胡汤证，用此方。水肿、尿黄不利，去草、枣、姜，加茯苓、白茅根、芦根、萆薢、半枝莲、竹叶，清热利尿；手心热、月经提前，加牡丹皮、地骨皮凉血。二诊根据口苦，仍辨为小柴胡汤证；根据小便有刺激感，辨为八正散证。用两方合法化裁。三诊继续用小柴胡汤调治。

16.用于治疗失眠

吴某某之妻，女，62岁。北京疾控中心退休职工。2006年9月18日初诊。睡眠差，尤其入眠难，且易心惕、惊悸不安而早醒，心烦，身哄热，出汗多，用多种药不见效。疲乏无力，大便日1次，小便正常。舌淡红，苔薄白，脉细弦。用小柴胡汤。处方：柴胡20g、黄芩10g、法半夏10g、太子参10g、炙甘草6g、生姜10g、大枣4枚、焦山栀10g、淡豆豉15g、炒酸枣仁15g、柏子仁15g、生龙骨30g、生牡蛎30g。7剂。2006年9月28日二诊。服药后夜间睡眠显著好转，哄热、出汗、惊悸不安、心烦消失，疲乏减轻。仍觉胸闷气憋，时太息，大便日1~2次，成形，小便正常。舌淡红，苔薄白，脉细弦。用前方加味。处方：柴胡15g、黄芩10g、法半夏10g、太子参10g、炙甘草6g、生姜10g、大枣4枚、焦山栀10g、淡豆豉15g、炒酸枣仁15g、柏子仁15g、生龙骨30g、生牡蛎30g、茯苓15g、百合30g。7剂。不久，患者带儿子来看病时说，从吃完这两次药后，睡眠一直很好。（王建红医案）

辨证用方思路：一诊抓主证心烦，身哄热，脉细弦，辨为小柴胡汤证；心烦甚，为栀子豉汤证。用两法合方。失眠，加酸枣仁、柏子仁；失眠惊悸不宁，加龙、牡。二诊守法用一诊方，另仿百合地黄汤法，加百合、茯苓宁心。

邱某，女，45岁。北京国际人才交流中心。2009年3月14日初诊。遇事则精神差，心烦，口苦，口干，失眠，整夜不能入睡，月经不正常，末次月经2月3日，行经3周，量多，且淋漓不尽，夹很多血块，服调经止血方药未效。大、小便正常。舌淡红，苔薄白，脉细弦数。用小柴胡汤。处方：柴胡15g、黄芩10g、法半夏15g、红参6g、炙甘草6g、大枣12g、生姜10g、生石膏30g、桔梗20g、枳壳10g。7剂。2009年3月21日二诊。服药后口苦、心烦减轻，失眠好转，月经于3月17日来潮，经量比上次减少，血块大减，今天月经已不多（将净）。舌淡红，苔薄白，脉细弦。用小柴胡合栀子豉汤。处方：柴胡15g、黄芩10g、法半夏10g、红参6g、炙甘草6g、大枣12g、生姜10g、淡豆豉10g、焦山栀10g、当归10g、白芍10g、合欢皮15g。7剂。2009年3月28日三诊。月经净，夜里能睡4~5个小时，大、小便正常。舌淡红，苔薄白，脉细弦。处方：柴胡15g、黄芩10g、法半夏10g、红参6g、炙甘草6g、大枣12g、生姜10g、淡豆豉10g、焦山栀10g、郁金10g、夜交藤30g、炒酸枣仁15g、柏子仁15g。7剂。（王建红医案）

辨证用方思路：一诊抓主证口苦、心烦，辨为小柴胡汤证，用此方。口干，用小柴胡加石膏汤法，加石膏；遇事精神差（心情不舒），加桔梗、枳壳调气。二诊，口仍苦，小柴胡汤证仍在，继续用此方。心烦，合栀子豉汤；月经将净，用归芍小柴胡汤法，加当归、白芍；另加合欢皮安神。三诊继续用小柴胡合栀子豉汤加味巩固疗效。

特别提示：一诊方并未用调经、凉血活血药，也未用止血药，但月经淋漓不尽愈，月经血块大减，说明小柴胡加石膏汤再加桔梗、枳壳，通过调枢机而具有调经活血止血的特殊功效。

17.用于治疗肩胛周围疼痛

杨某某，女，60岁。2006年8月28日初诊。双肩胛周围疼痛，手足发麻，睡醒后明显。疲乏无力，嗜睡，晨起口苦口甜口干，大便偏稀，日2~3次，小便正常。有高血压病史多年。舌淡红，苔薄白，脉细弦数。用小柴胡汤。处方：柴胡15g、黄芩10g、法半夏15g、红参5g、炙甘草6g、生姜10g、大枣12g、生石膏45g、羌活6g、防风6g、葛根15g、白芍10g。7剂。2006年9月7日二诊。药后肩胛骨疼痛消失，口干口苦除，大便日1~2次，小便正常。舌红，苔薄白，脉沉细弦。用小柴胡汤。处方：柴胡24g、黄芩10g、法半夏10g、红参6g、炙甘草6g、生姜10g、大枣12g、川芎6g、全蝎4g、僵蚕10g、蔓荆子6g、珍珠母30g、生龙骨30g、生牡蛎30g、葛根15g。7剂。（王建红医案）

辨证用方思路：一诊抓主证口苦，脉细弦，辨为小柴胡汤证。口干，为小柴胡加石膏汤证，用此方。肩近于颈，仿桂枝加葛根汤法，加葛根；手足麻，加白芍。另仿羌活胜湿汤法加羌、防。二诊继续用小柴胡汤，仿通气防风汤法，加川芎、蔓荆子；另加全蝎、僵蚕通络；加珍珠母、龙骨、牡蛎平肝治高血压。

18.用于治疗“甲亢”多发性大动脉炎高泌乳素证低热

尹某某，女，32岁。住山东省日照市。2008年6月20日初诊，患“甲亢”病6年，多发性大动脉炎2年，高泌乳素血症2年，现低热，体温37.3~37.9℃，头晕出汗，口苦，纳差，手凉，大小便正常。舌淡红，苔黄白相间而极厚腻，脉沉滑数。唇绀，足背动脉跳动触之不清。用小柴胡汤。处方：柴胡15g、黄芩10g、法半夏15g、红人参3g、苍术12g、厚朴12g、草果4g、白蔻仁10g、佩兰15g、茯苓15g、石菖蒲30g、通草3g。3剂。2008年6月23日复诊。药后体温复常，体温37℃，舌苔变薄，口仍苦，口干不欲饮，头晕出汗减轻，手足仍凉，大便正常，小便黄。舌偏红，苔薄白不匀，脉滑。用小柴胡汤。处方：柴胡15g、黄芩10g、法半夏12g、红人参4g、砂仁6g（后下）、白蔻仁10g、厚朴10g、石菖蒲15g、茯苓15g、郁金10g。4剂。2008年6月27日三诊。体温正常，舌苔完全退净，口苦减轻，舌涩，食纳增进，足凉，大便细软，日1次，小便黄。舌淡红，苔薄白微腻，脉滑数。用六君子汤加减。处方：红人参6g、茯苓15g、苍术12g、陈皮10g、法半夏12g、砂仁6g（后下）、石菖蒲15g、羌活6g、独活6g、神曲10g、葛根15g、蔓荆子10g、白芷10g、生姜6g、大枣6g。7剂。（王建红医案）

辨证用方思路：一诊抓主证口苦、低热，辨为小柴胡汤证；舌苔极其厚腻，遵刘渡舟先生手法，用《医宗金鉴》小柴胡汤合平胃散加草果方。另加白蔻仁、佩兰、石菖蒲、茯苓、通草芳化利湿。二诊守法继进。三诊用香砂六君子汤加减调理。

特别提示：《医宗金鉴·杂病心法要诀》疟疾治法载：“食疟痞闷噫恶食，草果小柴平胃宜。”刘渡舟先生十分推崇此法，在临床上常用之。

三、讨论与小结

(一)刘渡舟先生用小柴胡汤的思路与手法

1.关于用方手法

基本用法：刘渡舟先生用小柴胡汤的最基本的手法是用原方，其各药基本用量为：柴胡16g、黄芩10g、半夏15g、生姜10g、党参10g、大枣7枚、炙甘草10g。慢性肝病，肝阴不足者，减柴胡量，用10g、6g；发热甚者，增加柴胡量，用18g、24g。刘渡舟先生曾强调："柴胡应大于人参、甘草一倍以上，方能发挥解热作用"。大便偏软偏溏者，减黄芩量，或用6g，或用4g，或用3g。不呕，或不得过用辛开者，减半夏量，用10g、8g。气虚明显者，用红参，不用党参，红参量据证变化，或用3g，或用6g，或用10g。苔腻，湿重者，减甘草量，用6g。

加减应用：首先是遵从《伤寒论》方后的加减法，如胁下痞硬疼痛者，去大枣，加牡蛎。咳嗽者，去参、草、枣，加干姜、五味子。口渴者，加天花粉。腹痛者，加白芍等。其次是据证加减，用法十分广泛，如苔腻者，去甘草，加苍术；小便不利者，加茯苓；邪实而无气虚者，去参、草、枣等。各种加减都不是随意的，而是有根据的。所加之药均是根据某方之法，随手取来，加入其中。如胁痛甚，或取颠倒木金散法加郁金、木香；或取柴胡疏肝散法，加香附、川芎。如胸闷痛，或取瓜蒌薤白半夏汤法，加薤白、瓜蒌；或取茯苓杏仁甘草汤法，加杏仁、茯苓。

加味方应用：已有一系列固定的经验方：如加归、芍，为归芍小柴胡汤；加丹、栀，为丹栀小柴胡汤；加芍药，为小柴胡加芍药汤(亦即小柴胡合芍药甘草汤)等。

合方用法：合法应用非常广泛，是刘渡舟先生运用小柴胡汤心法中的心法。如小柴胡汤合越鞠丸、小柴胡汤合栀子豉汤、小柴胡汤合小陷胸汤、小柴胡汤合五苓散等。本文介绍了33中合方用法，这只是最常用的合方用法，临床实际中先生的合方用法远不止33种，还有更多的合方化裁法，尚有待以后总结。

创制新方：刘渡舟先生以小柴胡汤为基础，创制了一系列小柴胡汤变通新方，如柴胡石膏汤、柴胡解毒汤、柴胡活络汤、柴胡鳖甲汤、柴胡排石汤等，这些方在临床上经反复验证，已经成为先生的经验之方，具有重要的临床价值。

2.关于用方思路

刘渡舟先生用小柴胡汤的思路主要有以下三方面：其一，和解表里、和解少阳而解热，治疗外感发热，或内伤发热。其二，调和肝胆脾胃，治疗胆胃不和、肝胃不和、肝脾不和、胆脾不和诸证。其三，利枢机而解郁，治疗气机郁怫之证。刘渡舟先生曾强调说：人皆知小柴胡汤为和解少阳，疏利肝胆，通达表里而设，但对此方开郁调气，以利升降出入之机，则往往忽略不论。

刘渡舟先生认为，肝胆之气疏泄调畅，则六腑之气通达无阻。《素问·五常政大论》载："土疏泄，苍气达"。苍气即木气，土气指六腑之气。六腑之气能疏通排泄无阻，必在于肝木之气的通达不息，如是则升降出入之机而各行其是，代谢以时而何病之有？如肝胆之气疏泄不利，则六腑化物不畅，势必应生者不生，应化者不化，应排泄者不得排泄。然脾居中州，而司升降，胆居于胁，而主出入。胆与脾气相通，互为影响，故出入不利，升降亦必不调，气机一不利，则郁证因之而生。

用小柴胡汤通过疏通气机郁怫，可开郁散火，治疗火郁证；可开郁以通阳气，治疗阳郁、"阳微结"证；可开郁助枢机以透邪外出，治疗三阳合病而不可用麻桂发汗、不可用硝黄攻下的病证；可开郁以通二便，治疗小便不利、浮肿，或大便秘结证；可开郁以宣化湿、痰，治疗湿、痰内停之证等。

先生认为在治郁诸法中，唯小柴胡汤之治气郁，纵横开阖，升降出入，无所不包。苟能深入其所治之机，以穷小柴胡汤之妙，则触类旁通，一隅反三。(《小柴胡汤解郁功效例举》)

以此理论指导临床的医案很多，如上述"韩某某，男，81岁"案，"罗某某，男，60岁"案，"许某某，女，60岁"案等，即是用小柴胡汤利枢机以通大便的成功案例。

3.关于辨方证

刘渡舟先生强调抓主证，具体为：口苦，咽干，目眩，往来寒热，胸胁苦满，心烦喜呕，嘿嘿不欲饮食，耳聋目赤，脉弦，苔白滑。这些主证中，但见一证或两证，即确定为小柴胡汤证。其中尤其重视"口苦"一症，往往问诊首先问"口苦不苦？"但见口苦，就用小柴胡汤。

另外，刘渡舟先生特别重视辨脉，往往据脉而确定小柴胡汤证的诊断。如以下三案。

朱某某，女，47岁。1999年8月19日上午，兵器工业北京北方医院就诊。经血成咖啡色，小腹略痛。先生问："口苦吗？"患者答："不苦"；先生问："头晕吗？"患者答："不晕"。舌正红，苔白。刘先生说："脉弦而细，气机不利"。用小柴胡汤加青皮、陈皮、香附、川芎。

本案虽口不苦、头不眩，但脉弦而细，据脉而确诊为小柴胡汤证。

杨某某，男，70岁。1999年8月19日上午，兵器工业北京北方医院就诊。慢性肝病（"乙肝"），前方用柴胡活络汤加天花粉。大便稀，但成形。两胁痛。舌红偏嫩赤，苔浮黄。刘渡舟先生说："脉有肝气"，用归芍小柴胡汤，小柴胡汤加当归15g、白芍15g。

本案脉显"肝气"，应指脉见"弦"，或"弦细"。以脉为据，参合两胁痛，即确定为小柴胡汤证。

石某某，男，50岁。1999年9月2日上午，兵器工业北京北方医院就诊。左肾萎缩，肾功能不全，尿素氮高，血钾高，尿有腥味。舌正红，苔白略腻。上方用荆防败毒散加红参、半枝莲、草河车。刘渡舟先生诊脉后对病人说：你今天脉沉弦，你有郁气，肝气不舒。随即告诉我们：用小柴胡汤加香附10g、川芎8g、半枝莲12g、草河车12g。7剂。

本案患者前几诊用荆防肾炎汤化裁。本诊因诊脉沉弦，则舍证从脉，用小柴胡汤加味。

（二）学习理解与临证感悟

1.方证对应与抓方证的特征性症

小柴胡汤方　本方柴胡，苦辛平，《神农本草经》谓："主心腹肠胃结气，饮食积聚，寒热邪气，推陈致新。"本方以此药为君，外可发散风热风寒，解寒热邪气，治发热；内可利枢机、行肝胆胃肠气滞，治胸胁苦满、神情嘿嘿。配以黄芩苦寒，则和解少阳，在外治寒热往来，在内清疏肝胆郁火，治心烦、苦口、咽干。半夏、生姜，逐饮和胃止呕，治欲呕、呕吐，不欲饮食。人参、甘草、大枣，补胃气，生津液，治"血弱气尽""嗜卧"。全方和解表里，调和肝胆脾胃，疏利上中下三焦，扶正祛邪，是和解剂之祖方。

小柴胡汤证　综合以上17条原条文来看，小柴胡汤的证为：往来寒热，胸胁苦满，嘿嘿不欲饮食，心烦喜呕（96）；脉浮细而嗜卧，胸满胁痛者（37）；身热，恶风，颈项强，胁下满，手足温而渴者（99）；腹中急痛，用小建中汤后不差者（100）；妇人中风，热入血室，七八日续得寒热，发作有时，如疟状，经水适断者（144）；头汗出，微恶寒，手足冷，心下满，口不欲食，大便硬，脉细，属阳微结者（148）；呕而发热者（149、379）；阳明病，发潮热，大便溏，小便自可，胸胁满不去者（229）；阳明病，胁下硬满，不大便而呕，舌上白苔者（230）；一身及目悉黄，小便难，有潮热，时时哕，耳前后肿，鼻干，不得汗，嗜卧，短气，腹部满，胁下及心痛，脉弦浮大者（231）；胁下硬满，干呕不能食，往来寒热，脉沉紧者（266）；伤寒差以后，更发热者（394）；诸黄，腹痛而呕者（《金匮要略·黄疸病脉证并治》）；妇人产后郁冒，大便坚，呕不能食者（《金匮要略·妇人产后病脉证治》）。除此，还包括少阳病提纲：口苦，咽干，目眩三证（263）。

小柴胡汤证的特征性症（主证）“往来寒热”“胸胁苦满”“嘿嘿不欲饮食”“心烦喜呕”，可谓：柴胡四症。四症中以“胸胁苦满”为最主要，如陈慎吾先生在解释《伤寒论》第97条时指出：“此示小柴胡有主症四则，而以胸胁苦满为首要也。”（《陈慎吾伤寒论讲义》）如加“口苦、咽干、目眩”，可谓：柴胡七症。如再加主脉之“脉弦”，则为柴胡八证。

2.辨方证的疑难点

在小柴胡汤证中，有几个特殊的证需要特别注意：

（1）**“嗜卧”**：《伤寒论》第37条载：“脉浮细而嗜卧”，第231条也有“嗜卧”。结合第97条：“血弱气尽，腠理开，邪气因入”之论来看，“嗜卧”是小柴胡汤证最关键的证，也是特征性症。嗜卧是指患者困倦想睡觉，或可表现为不停地打盹。这不仅提示气津已虚，而且也是小柴胡汤方中人参、炙甘草、大枣一组药的对应证，是本方用参、草、枣的依据。

（2）**“嘿嘿”**：第96条、97条有“嘿嘿”一症。陈慎吾先生认为：嘿嘿，“嘿嘿然不欲言也”（《陈慎吾伤寒论讲义》）。刘渡舟先生认为：嘿嘿，“肝胆气郁的神情”，“表情很静默，也不高兴”。（《刘渡舟伤寒论讲稿》）这是小柴胡汤证中非常关键的一个证，表现为：心情不好，没有情绪，神情低沉而不想说话，或不想吃饭，或不知所措等。这种情绪与第96条的“心烦”可以交替出现。但见此证，就可用小柴胡汤。

（3）**“不欲食”或“嘿嘿不欲饮食”**：《伤寒论》第148条证有：“心下满，口不欲食”，第96条与97条分别有“嘿嘿不欲饮食”。不欲饮食即无食欲，不想吃饭、不想饮水。这是小柴胡汤证的关键证之一。不少患者不仅无饮食欲，还兼有心下（胃脘）

痞闷症。

（4）**“颈项强”**：《伤寒论》第99条载：“伤寒四五日，身热，恶风，颈项强，胁下满，手足温而渴”。第98条也有“颈项强”。从而提示，“颈项强”是小柴胡汤证之一。胡希恕先生认为：“颈即脖子两侧，属少阳；项为脖子后面，属太阳。”（《胡希恕伤寒论讲座》）颈项强既可见于桂枝加葛根汤证与葛根汤证，也可见于小柴胡汤证。

（5）**“大便硬”**：《伤寒论》第148条证有：“心下满，口不欲食，大便硬”；第230条有“不大便而呕”，由此说明“大便硬”或“不大便”是小柴胡汤证之一。结合第230条：“上焦得通，津液得下，胃气因和，身濈然汗出而解”分析，小柴胡汤虽无大黄，而可和降胃气，治疗枢机不利，升降失司，胃气不降的大便硬或不大便证。

（6）**“大便溏”或下利（痢）**：《伤寒论》第229条证有：“阳明病，发潮热，大便溏，小便自可，胸胁满不去者”。说明小柴胡汤证有发热、下利（痢）。发潮热、下利，而见“胸胁满不去”者，即为小柴胡汤证。《皇汉医学》载：小柴胡汤可治疗肠炎，“尤以小儿之疫痢，消化不良等证，最有奇效。”胡希恕先生认为“此病多见于热性痢疾……若胸胁满而显少阳证，则可以小柴胡汤既治胸胁满，又解热治痢。临床小柴胡汤有治痢疾的机会，甚至噤口痢都可使用，若有热而无实，可加石膏。本条说明，小柴胡汤可治热痢而显柴胡证者。”（《胡希恕讲伤寒杂病论》）

（7）**“腹中痛”**：《伤寒论》第96条或然证有“腹中痛”一证。另外，《伤寒论》第100条证有“腹中急痛”，《金匮要略·黄疸病脉证并治》第21条证有：“腹痛而呕”，从而提示，腹痛是小柴胡汤证之一。

（8）**“黄疸”**：《伤寒论》第231条证有“一身及目悉黄，小便难”；《金匮要略·黄疸病脉证并治》第21条证有：“诸黄，腹痛而呕者”。从而说明“黄疸”为小柴胡汤证之一，黄疸见小柴胡汤证者，可用本方治之。

（9）**“耳前后肿”**：《伤寒论》第231条证有“耳前后肿，潮热，时时哕”，从而说明“耳前耳后肿”是小柴胡汤证之一。痄腮、时毒、淋巴结肿大等病显小柴胡汤证者，可用小柴胡汤治疗。

（10）**“舌上白苔”**：《伤寒论》第230条有“舌上白苔”一症，从而提示小柴胡汤证的舌以苔白，且舌上苔较多较明显为特征。

（11）**“脉浮细”，或“脉弦浮大”，或“脉沉紧”**：《伤寒论》第37条提出小柴胡汤证的脉为浮细；第148条提出“脉细”；第231条提出“脉弦浮大”；第266条提出“脉沉紧”。这些均是小柴胡汤证的脉象之一。

3.须深入探讨的几段原条文

在小柴胡汤证中有几段关键的论述需要深入讨论：

（1）“上焦得通，津液得下，胃气因和，身濈然汗出而解。”（230条）

本段话有四点意义：第一，小柴胡汤证在上焦。胡希恕先生在解释第243条（食谷欲呕者，属阳明也，吴茱萸汤主之。得汤反剧者，属上焦也。）时指出，“得汤反剧者，属上焦”，这是“指小柴胡汤说的”。即属胃之欲呕，为吴茱萸汤证；属上焦之欲呕，为小柴胡汤证。由此可见，小柴胡汤的作用点在上焦，它能够舒展上焦的气机，使“上焦得通”，肺气得以宣、降，胸中之气得以转旋。这正是小柴胡汤善于治疗发热、恶寒，咳嗽，咳痰，咽喉疼痛不利，胸中满闷，胸痛，胁胀痛，背痛，颈肩强痛，头痛等病的机理之所在。

其二，小柴胡汤可以通过“上焦得通，津液得下”而通大便、利小便，从而治疗大便秘结，大便黏滞不爽，小便不利等症。

其三，小柴胡汤可以通过疏通上焦气机，使肺气肃降，而“胃气因和”，从而治疗胃脘痞胀，胃痛，呕吐，呃逆，嗳气等病症。

其四，小柴胡汤可以通过舒展上焦，和解表里，而透汗，从而治疗表郁发热、恶寒，少汗，或汗出表不解等病症。

（2）“血弱气尽，腠理开，邪气因入，与正气相搏，结于胁下”（97条）；**“脉浮细而嗜卧……设胸满胁痛者，与小柴胡汤。”**（37条）

这两段话具有重要的意义：主要是，它点明了小柴胡汤中设参、草、枣三味药的证的依据及其病机。小柴胡汤有三组药，柴胡、黄芩为一组，其证以寒热往来、心烦、胸胁苦满为依据；半夏、生姜为一组，其证以欲呕、不欲饮食为依据；人参、甘草、大枣为一组，其所依据的证在柴胡七证中缺如。因此，人们在临床上很难把握参、草、枣的取舍。而通过仲景的这两句话可知，小柴胡汤证有“嗜卧”“脉细”两个关键证。“嗜卧”是指疲乏、困倦而想睡觉，或打盹、打瞌睡的表现。这是由于气津已虚，“血弱气尽”所致。“脉细”更表示气血已虚。由此来看，“嗜卧”“脉细”正是小柴胡汤第三组药参、草、枣的证的依据。阐明这一问题，不仅找到了小柴胡汤参、草、枣的证，而且为临证加减取舍人参、甘草、大枣三药提供了思路。

（3）“脏腑相连，其痛必下，邪高痛下”。（97条）

这段原文有两点值得讨论：其一，多数学者根据“故使呕也”一句认为，“邪高痛下”是指邪由胸胁或胆，影响到胃，因而导致呕吐。这里，大家忽视了“其痛必下”一句，这句话提示，小柴胡汤证不仅有呕，更应有胃脘痛或腹痛证。其二，关于此文的注解，成无己的解释为：“邪在上焦为邪高，邪渐传里为痛下。”如果不谈“故使呕也”这句话，可以理解为，邪结上焦，肺、心、胸部气机不得旋转，不仅可见胸胁苦满、心烦、神情嘿嘿等，而且可使中、下焦气机凝滞，发为胃气不得通降、脾气不得舒展、肝气不得调和，从而表现为胃脘、腹、小腹、阴部疼痛之症。从临床实际来看，这类病证颇为多见，用小柴胡汤舒展上焦气机，借以治疗中、下焦疼痛性疾病有很好的疗效。

（4）“有柴胡证，但见一证便是，不必悉具。”（101条）

刘渡舟先生认为，“但见一证”和“不必悉具”两句，着眼点在于“不必悉具”，即不必待其症候全见，但见其主证，或口苦，或胸胁苦满，或寒热往来，或心烦喜呕等，就应确信无疑而确定其方证的诊断。

4.方的结构与拓展证——扩展应用的思路

从方的结构分析，小柴胡汤有三组药，寓三法：柴胡、黄芩为一组，辛苦寒，清疏少阳邪热或肝胆郁热；半夏、生姜为一组，辛温，和降胃气，开胃散结；人参、甘草、大枣为一组，甘温，补脾胃气生津。三组药组合，有以下深刻的意义。其一，柴、芩苦寒与姜、夏辛温配伍，类似半夏泻心汤芩连配姜夏，寓辛开苦降、苦辛开泄之法，可治疗气与火、湿与热、痰与气等邪互结，痞阻中焦，肝胆脾胃气机受阻所致的病症，如脘痞、胃痛、腹胀、不饥不食，或胸胁胀闷、心烦、心情郁闷不舒等。其二，生姜辛温，发散风寒，柴、芩辛凉苦寒，清解少阳。生姜与柴、芩配伍，寓辛凉苦寒佐辛温法，对于外感，能够治疗热在少阳兼见太阳表证的发热；对于内伤，则可发越郁火，治疗肝胆郁火之证，如心烦，口苦，口舌生疮，耳前耳后肿等。其三，人参、甘草、大枣配生姜、半夏，为辛苦甘温法，有《金匮》大半夏汤意。叶桂变通大半夏汤，去白蜜，加茯苓，作为通补胃气的基本方，广泛用于临床。小柴胡汤中的这一配伍，寓叶氏变通大半夏汤法，可以通补胃气，治疗胃气虚证。另外，这一配伍也寓时方六君子汤之法，可通补脾胃，治疗脾胃气虚，且胃气不降不行，虚实夹杂的呕吐、胃脘胀痛、不食等病症。

（三）胡希恕先生用小柴胡汤以及我们的几点感悟

胡希恕先生对小柴胡汤的应用有特殊的体会，他的用方思路对我们有深刻的影响，主要有以下几点。

第一，提出外感初传少阳多有不典型的小柴胡汤证而要善于见微知著用小柴胡汤。胡希恕先生在讲解《伤寒论》第101条时按云："外感初传少阳，柴胡证往往四证（往来寒热、胸胁苦满、嘿嘿不欲饮食、心烦喜呕）不备，医者不知用小柴胡汤，因使风寒小病久久不愈，此例甚多，学者宜注意。"（《经方传真》）胡希恕先生所论至关重要，临床上常遇到感冒发热，无典型的小柴胡汤四证，但却只有用小柴胡汤才能快速治愈的病例。由于这类病例很多，用小柴胡汤又有显效，因此，我们想就如何辨此方证问题略作讨论。《胡希恕讲伤寒杂病论》在讲解《伤寒论》第101条时，胡希恕先生指出："应结合其他脉证，符合小柴胡汤证病机方可使用。"在这里，胡希恕先生提出了小柴胡汤证病机问题。何谓小柴胡汤证的病机？我们的体会是，外感发热，初起有典型的太阳表证，不论用药与否，只要表证刚罢，或者无典型的表证，或者还有一点点表证，但尚未见到口干渴、发热、汗出等阳明证者，即使没有四大主证，其病机即在少阳，则可据病机辨为小柴胡汤证，则要用小柴胡汤和解。这时，如果还有一丝丝恶寒，可轻轻加一点麻黄（3g左右）解太阳；如果已见口舌干或渴，则可加石膏。如果既有一点点恶寒，又有口干或渴，则用小柴胡汤加石膏再加少许麻黄。这种方法均来源于胡希恕先生的讲座，以其治疗感冒发热，有快捷之效。我们临摹的病例在上，可以证之。

第二，提出小柴胡加石膏汤的方与证。胡希恕先生在讲《伤寒论》第37条时按云："三阳并病则取少阳治之，此亦定法。外感此证多有，依据经验，口舌干而渴者，以小柴胡加石膏为宜，多试皆验。"（《经方传真》）胡希恕先生所订小柴胡加生石膏汤为：于小柴胡汤加生石膏45~90g，煎服法同原方。认为："此为日常应用的良方，小柴胡汤证而口干舌燥者即可用之。外感表解而烧不退多现本方证。发热、不欲食而口苦、头痛者，本方有捷效。肺炎汗出而喘，设有柴胡证，不可与麻杏甘石汤，宜本方，尤其小儿肺炎更多本方证，宜注意。它如腮腺炎、淋巴腺炎、乳腺炎、睾丸炎等均有奇效。"（《经方传真》）

此方是胡希恕先生根据《皇汉医学》的用法而拟定的，如其在讲解第229条时按云："本条所论亦少阳阳明并病之属，日本汤本求真于《皇汉医学》中谓：'以余之实验，则本方不特限于本病，凡一般之急性、亚急性、慢性胃肠卡答儿，尤以小儿之疫痢，消化不良证等，最有奇效。若……有口舌干燥、发热、烦渴等证时，当加石膏。盖余……潜心精思，综合玩索而得之者也。'此说甚佳，颇能发挥古方之用。"（《经方传真》）

我们在临床上遵照胡希恕先生的这一手法，临摹用之，发现用其治疗外感发热、咳嗽，或者杂病显此方证者，有奇效。此特别提出，以期使胡先生的这一手法能进一步发扬光大。

第三，总结出小柴胡加麻黄汤与小柴胡加石膏麻黄汤的经验手法。胡希恕先生提出，外感发热，太阳病表证已罢，出现了典型的少阳小柴胡汤证，但辨证似乎还有一点点表证或余邪在表的表现，就可以在小柴胡汤中加少许或一点点麻黄以解表邪。如小柴胡汤证已显阳明郁热，表现为口干燥，或口渴，当用小柴胡加石膏汤，但若还有一点点太阳表证，则在小柴胡加石膏汤中加少许或一点点麻黄，以宣解表邪。（《经方传真》《胡希恕伤寒论讲座》）胡希恕先生的这一经验有重要的临床价值，遵照其说而如法用之，一定有效。对此，我们具有深刻的体验。

第四，制订小柴胡加桔梗汤与小柴胡加桔梗石膏汤方证。胡希恕先生根据《皇汉医学》的记载，也制订出了小柴胡加桔梗汤与小柴胡加桔梗石膏汤两方。《经方传真》载：小柴胡原方加桔梗10g，煎服法同原方，治小柴胡汤证咽痛，或排痰困难者。若口舌干燥，宜更加生石膏。据我们验证，这两方非常有效，故特别提出，以作介绍。

第五，制订小柴胡加吴茱萸汤方证。《经方传真》载："小柴胡加吴萸汤：原方加吴萸10g，煎服法同原方。此即小柴胡汤与吴萸汤合方，故治二方的合并证。"吴茱萸汤证为：食谷欲呕，干呕吐涎沫，头痛；吐利，手足逆冷，烦躁；呕而胸满等。我们在临床上依据胡希恕先生的这一经验，凡见小柴胡汤证合并吴茱萸汤证者，即用小柴胡汤加吴茱萸，发现确有捷效。观以上临摹病例则知。

（四）刘渡舟先生用小柴胡汤治疗不典型感冒的经验

刘渡舟先生擅用小柴胡汤治疗各类感冒，其中有一特殊的经验，就是用小柴胡汤治疗不典型的感冒。临床上有一些人感冒，感冒症状不典型，很难辨别是风寒、还是风热。表证也不明显，无典型的发热、恶风寒表现。患者就是觉得感冒了，全身不舒服，不想吃饭，困倦不想动，或者仅仅有一点点鼻塞。辨证既无太阳麻黄汤、桂枝汤证，也无少阳小柴胡汤证，更非风热银翘散、桑菊饮证。这时就率先用小柴胡汤和解表里，以观病机的变化。其结果往往可以表解里通和而感冒症愈。这是一种非常可贵的经验，我们遵其法用小柴胡汤治愈过很多不典型的感冒，深深感受到先生经验的临床价值。此特别提出，以发扬光大之。

（五）陈念祖用小柴胡汤去人参加干姜五味子治疗咳嗽的经验

陈念祖特别推崇小柴胡汤去参、枣、姜加五味子、干姜之法。如他在《时方妙用·咳嗽》中云："小柴胡汤自注云：咳嗽去人参，加干姜、五味子。人多顺口读过，余于此悟透全书之旨，而得治咳嗽之密钥，因集隘未详，大为恨事。"在《医学实在易·咳嗽》中指出："余临症以来，每见咳嗽百药不效者，迸去杂书之条绪纷繁，而觅出一条生路，止于《伤寒论》得之治法。《伤寒论》云：上焦得通，津液得下，胃气因和三句，是金针之度……《伤寒论》小柴胡汤谓：咳者，去人参、生姜，加干姜、五味子……余取'上焦得通'三句，借治劳伤咳嗽，往往获效。"

另外陈念祖对《金匮要略》小青龙汤加减五方用干姜、细辛、五味子三药，大加推崇。如《时方妙用·咳嗽》说：咳嗽"总不离乎水饮，《金匮》以小青龙汤加减五方，大有意义"。在《医学三字经·咳嗽》中又说："《金匮》治痰饮咳嗽，不外小青龙汤加减，方中诸药皆可去取，唯细辛、干姜、五味不肯轻去……总不去此三味，学者不可不深思其故也。"

刘渡舟先生对陈念祖的这一认识，有深刻的体验，临证常用小柴胡汤加干姜、细辛、五味子治疗咳嗽。

我们在临床上也常遵修园此法治疗咳嗽、哮喘，每能收到良好的疗效，故特别提出，以引起学术界重视。

（六）关于柴胡麻黄汤

仲景原书有小柴胡汤与桂枝汤的合法柴胡桂枝汤方证，但却没有小柴胡汤与麻黄汤合方的条文。我们在临床上体验到，不少外感发热病人可以出现小柴胡汤证与麻黄汤证的并见证，小柴胡汤证如口苦、咽干、胸胁苦满、心烦、恶心欲呕等；麻黄汤正如恶寒、无汗、头痛、身痛、关节痛等。对此，虽然仲景原书中没有论述，但我们

“有是证用是方”，以小柴胡汤合麻黄汤治之，每能收到神奇的疗效。以上我们在“临摹实践与体会”中介绍的“曹某，女，27岁”案、“董某某，女，57岁”案、“申某某，女，28岁”案等，均是用小柴胡汤与麻黄汤的合法，均收到了理想的疗效。其中“岳某某，女，45岁”案最为典型：患者感冒，发烧，体温37～38.5℃，全身怕冷，无汗，身疼痛，头痛，眼眶痛，咽痛，咳嗽，咯白黏痰而不易咯出，口干、口苦、口中发热，适逢月经来潮第3天，腹胀痛，经量不多，大便软不畅，小便正常。舌淡黯有瘀斑，苔薄白水滑，脉细弦数。用小柴胡汤合麻黄汤。服2剂，全身微汗而热解。

（七）刘渡舟先生用时方

刘渡舟先生在运用小柴胡汤的病案中，合用或交替使用的时方主要有以下几首，此介绍如下。

1.木香调气饮

木香调气饮 录自《医宗金鉴·杂病心法要诀·类中风》，组成为：木香、藿香、砂仁、白蔻仁、丁香、檀香、甘草。治形气俱实之人中气，因暴怒气逆，忽然昏倒噤急，脉沉手足冷者。其歌括云：“木香调气实气中，暴怒气逆噤昏痰，风浮肢温气沉冷，木藿砂蔻草丁檀。”

刘渡舟先生常用此方治疗生气之后，气郁所致的胸胁或胀或痛，或周身不适，舌苔白厚腻等，属于气滞而湿郁之证。

2.越鞠丸与柴越合方

越鞠丸 出自朱震亨《丹溪心法》卷三。组成为：苍术、香附、川芎、神曲、栀子各等分。上为末，水泛为丸，如绿豆大。主治六郁证。胸膈痞闷，脘腹胀满，嗳腐吞酸，恶心呕吐，饮食不消等。

柴越合方 刘渡舟先生根据《医宗金鉴·杂病心法要诀·诸气》所载运用此方。此书歌括云：“郁食气血痰湿热，越鞠苍栀曲附芎。”先生常用此方治疗诸郁而以气郁为甚者，用法非常灵活。最擅长者，是将小柴胡汤与此方合法，立“柴越合方”一方，广泛用于小柴胡汤证与越鞠丸证并见之证，可谓独具心得，值得深入研究。

3.三仁汤

三仁汤 出自《温病条辨·上焦篇·湿温》第43条，组成为：杏仁五钱、飞滑石六钱、白通草二钱、白蔻仁二钱、竹叶二钱、厚朴二钱、生薏仁六钱、半夏五钱。甘澜水八碗，煮取三碗，每服一碗，日三服。其原条文谓："头痛恶寒，身重疼痛，舌白不渴，脉弦细而濡，面色淡黄，胸闷不饥，午后身热，状若阴虚，病难速已，名曰湿温。汗之则神昏耳聋，甚则目瞑不欲言，下之则洞泄，润之则病深不解，长夏深秋冬日同法，三仁汤主之。"

刘渡舟先生认为此方是从仲景论治风湿名方麻黄杏仁薏苡甘草汤变化而来，因畏麻黄而去之。先生特别喜欢用此方治疗杂病湿热，凡舌苔白腻者，辄用此方分消三焦以治湿热。

其创新用法是用小柴胡汤合三仁汤。对于外感，则和解表里而分消三焦；对于杂病，则疏利肝胆气机以解郁，和调肝胆脾胃之中而分消上下。此方大有玄机，名医江尔逊先生也曾订制"柴仁汤"，用小柴胡汤合三仁汤治疗小柴胡汤证与三仁汤证并见之证。关于江尔逊先生的经验，我在增订本《温病方证与杂病辨治》三仁汤"有关问题讨论"中做了详细的介绍，此不赘述。

比较遗憾的是，在两次整理刘渡舟先生用温病方治疗杂病的经验时，我都没有注意到先生用小柴胡汤合三仁汤的手法，因此，在增订本《温病方证与杂病辨治》三仁汤中没有介绍先生的这一经验。这次整理先生经方运用医案时，才发现先生早就有用小柴胡汤合三仁汤的手法，故特别提出，以补既往之缺。

4. 当归六黄汤

当归六黄汤 出自李杲《兰室秘藏》卷下自汗门。组成为：当归、生地黄、黄芩、黄柏、黄连、熟地黄各等分，黄芪加一倍。上药为粗末，每服五钱，水二盏，煎至一盏，食前服，小儿减半服之。原书谓"治盗汗之圣药也。"

《医宗金鉴·杂病心法要诀·自汗盗汗》载："盗汗心火下伤阴，归芪二地柏连芩；心虚酸枣芍归地，知柏苓芪五味参"。（后两句是酸枣仁汤）刘渡舟先生根据《医宗金鉴》所载运用当归六黄汤，以之治疗盗汗、失眠之证。

辨识本方证的要点有三方面，一是黄芩、黄连、黄柏对应的火热证，从《医宗金鉴》歌括看，主要是心火证，如心烦急躁，失眠，口苦，小便黄，大便干，舌红赤，脉数等；二是生地、熟地、当归对应的阴血虚证，即《医宗金鉴》歌括所谓的下伤阴证，如脉细，苔少，口干，眼干涩等。三是黄芪对应的卫表虚证，汗出，怕风等。

此方证中的火证不是阴虚火旺的虚火，而是"三黄"所主的实火。此证虚实错杂，类似黄连阿胶汤，其火可以为"壮火"（吴瑭《温病条辨》语），而阴血虚又为真虚。加之有倍量黄芪补卫固表。配伍意义深刻，是一首治疗盗汗的良方。

5.人参败毒散、荆防败毒散、荆防肾炎汤

人参败毒散 出自《太平惠民和剂局方·治伤寒》，组成为：柴胡、甘草、桔梗、人参、川芎、茯苓、枳壳、前胡、羌活、独活。上十味，各三十两，为粗末，每服二钱，水一盏，入生姜、薄荷各少许，同煎七分，去滓，不拘时候，寒多则热服，热多则温服。其原文谓："治伤寒时气，头痛项强，壮热恶寒，身体烦疼，及寒壅咳嗽，鼻塞声重，风痰头痛，呕哕寒热，并皆治之。"

荆防败毒散 载于明·汪机《外科理例》（撰于1531年），即人参败毒散加荆芥、防风。治疮疡时毒，肿痛发热，左手脉浮数等。明·张时彻《摄生众妙方》（刊于1550年）亦载有荆防败毒散，即人参败毒散去人参，加荆芥、防风。治疗疮肿初起，红肿疼痛，恶寒发热，无汗不渴等证。

刘渡舟先生用荆防败毒散有时用人参，有时不用人参。他常以人参败毒散、荆防败毒散为基础，加凉血药与解毒药，治疗风湿热毒引起的疑难杂病。主要用法：一是用荆防败毒散加生地榆、槐花、茜草、赤芍、牡丹皮、地丁、半枝莲、草河车等治疗过敏性紫癜。二是用荆防败毒散加生地榆、紫草、茜草、赤芍、牡丹皮，或再加金银花、紫花地丁，或更加黄连、黄芩等治疗风疹、湿疹、荨麻疹、发于头面部的皮炎等皮肤病。三是用荆防败毒散加味治疗视网膜病变等眼科疾病。对此，我们在《温病方证与杂病辨治》人参败毒散与荆防败毒散方证中做了详细的介绍，可参阅。

荆防肾炎汤 是刘渡舟先生自订的经验方。由荆防败毒散加味而成，组成为：荆芥、防风、羌活、独活、枳壳、桔梗、柴胡、前胡、川芎、茯苓、生地榆、赤芍、炒槐花。此方用量很讲究，荆防败毒散各药仅仅用3g，或者6g，后三味药各用10g。热毒重者，加半枝莲10g，白花蛇舌草10g。血热甚者，加丹皮10g、茜草10g。刘渡舟先生用此方主治慢性肾炎、尿毒症、肾衰。他十分推崇此方，曾给我们讲："此方能够给肾松绑"。分析本方的特点，其一，荆防败毒散中荆芥配防风、羌活配独活、枳壳配桔梗、柴胡配前胡、茯苓配川芎，善于调畅气机，活动气血，疏通血分、水分。后三味药善于凉血、活血、止血而疏通血分肾络中的瘀滞。其二，荆防败毒散与后三味药配伍，组成了凉血活血、透毒外出法。也就是说，全方在凉血散血之中，配风药可以疏通肾络，松动水毒瘀血，透发深在络脉中的热毒而使之徐徐外出。

6.甘露消毒丹

甘露消毒丹　出自王士雄《温热经纬·方论》第九十五方，组成为：飞滑石十五两，绵茵陈十一两，淡黄芩十两，石菖蒲六两，川贝母、木通各五两，藿香、射干、连翘、薄荷、白豆蔻各四两。各药晒燥，生研细末（见火则药性变热），每服三钱，开水调服，日二次。或以神曲糊丸，如弹子大，开水化服，亦可。

王士雄按语云："此治湿温时疫之主方也。六元正纪，五运分步，每年春分后十三日，交二运，徵，火旺，天乃渐温；芒种后十日，交三运，宫，土旺，地乃渐湿。温湿蒸腾，更加烈日之暑，铄石流金。人在气交之中，口鼻吸受其气，留而不去，乃成湿温疫疠之病，而为发热倦怠，胸闷腹胀，肢酸咽肿，斑疹身黄，颐肿口渴，溺赤便闭，吐泻疟痢，淋浊疮疡等证，但看病人舌苔淡白，或厚腻或干黄者，是暑湿热疫之邪尚在气分，悉以此丹治疗立效，并主水土不服诸病。"

刘渡舟先生对甘露消毒丹有创新性用法，即以此方合麻杏苡甘汤，或再合三仁汤治疗湿热咳喘。这是他在治疗咳喘的实践中摸索感悟出的治咳喘心法。其辨识此方证的要点为：咳喘，舌苔厚腻，或黄，或黄白相间者。关于刘渡舟先生对此方的具体用法，详见《温病方证与杂病辨治》甘露消毒丹方证，此不赘述。

7.杏仁石膏汤

杏仁石膏汤　出自《温病条辨·中焦篇·湿温》第72条，组成为：杏仁五钱、石膏八钱、半夏五钱、山栀三钱、黄柏三钱、枳实汁每次三茶匙（冲）（今用枳实10g代替）、姜汁每次三茶匙（冲）。吴瑭称此方为"苦辛寒法"，其原条文谓："黄疸脉沉，中痞恶心，便结尿赤，病属三焦里证，杏仁石膏汤主之。"

刘渡舟先生用此方治疗杂病上焦湿热，而热重湿轻之证。由于先生喜用此方，故简称此方名"杏子汤"。其常用的手法是，在原方中加入射干、茵陈，宣利湿热。其辨识本方证的要点为：上焦郁热，口渴，汗出，心烦躁，失眠，头胀，而舌苔黄腻、脘痞者。

关于本方的具体用法，我已在《温病方证与杂病辨治》杏仁石膏汤方证中做了详细的论述，此不重复。

8.至宝丹

至宝丹　原为宋代医家郑感所传，沈括编入《灵苑方》（已散佚），最早出自于《苏沈良方》卷五。宋《太平惠民和剂局方》收载之。《苏沈良方》载：本方"大体专疗心热血凝，心胆虚弱，喜惊多涎，眠中惊魇，小儿惊热，女子忧劳，血滞，血厥，产后心虚怔忡尤效。”《温病条辨》减制此方，也名至宝丹，用于治疗热入营分，邪陷心包证。

刘渡舟先生从此药“开窍”的功效考入，广泛用其治疗中风心窍内闭，舌蹇、言语不利；围绝经期综合征烦躁不安；癫痫、精神分裂症等病症。其具体用法，详见《温病方证与杂病辨治》至宝丹方证。

9.平胃散、柴平汤、草果柴平汤、平胃三黄汤

平胃散　出自《简要济众方》卷五。组成为：苍术四两、厚朴三两、陈橘皮二两、炙甘草一两。上为散，每服二钱，水一盏，加生姜二片，大枣二枚，同煎至六分，去滓，食前温服。本方是治湿的基础方，《医宗金鉴·杂病心法要诀·内伤》平胃散歌括云：“一切伤食脾胃病，痞胀哕呕不能食，吞酸恶心并噫气，平胃苍朴草陈皮，快膈枳术痰苓半，伤谷二芽缩神曲，肉滞山楂面莱菔，热滞芩连柏大宜。”刘渡舟先生临证多根据此歌括用此方。

柴平汤　出自《景岳全书·古方八阵》卷五十四。由小柴胡汤合平胃散组成。主治湿疟，一身尽痛，手足沉重，寒多热少，脉濡。刘渡舟先生常用此方治疗小柴胡汤证与平胃散证并见之证。先生对此合方的应用积累了丰富的经验。

草果柴平汤　出自《医宗金鉴·杂病心法要诀·疟疾》。其歌括云：“食疟痞闷噫恶食，草果小柴平胃宜，疟里便硬大柴下，消槟果朴量加之。”注云：“因食而病疟者，则痞闷、噫气、恶食，宜小柴胡汤合平胃散加草果清之。”刘渡舟先生把此法命名为“草果柴平汤”，用于治疗小柴胡汤证与平胃散证并见而舌苔白极厚腻者。

平胃三黄汤　是刘渡舟先生的经验方，先生根据平胃散歌括最后一句：“热滞芩连柏大宜”的记载，常用平胃散合三黄泻心汤，治疗平胃散证与三黄泻心汤证并见之证，即湿火证。临证运用娴熟，已经成为先生的经验用方。

10.橘枳散

枳橘散　载于《医宗金鉴·杂病心法要诀·胸胁总括》，原文云：“胁痛左属瘀留血，轻金芎枳草重攻，右属痰气重逐饮，片姜橘枳草医轻。”所谓“片姜橘枳草医轻”，是指用橘枳散（由橘皮、枳壳、片姜黄、甘草组成），治痰气阻滞胸胁痛的轻症（重证者，则用控涎丹、十枣汤逐饮）。刘渡舟先生特别推崇橘枳散，凡胸胁痛属于痰气郁结者，必用此方。并在给病人诊脉处方时对我们强调说：治胁痛你们要记住一句话，叫“片姜橘枳草医轻”（见前“许某某，女”案）。

11.三石汤

三石汤　出自《温病条辨·中焦篇·暑温伏暑》第41条，组成为：飞滑石三钱、生石膏五钱、寒水石三钱、杏仁三钱、竹茹（炒）二钱、银花三钱（花露更妙）、金汁一酒杯（冲）、白通草二钱。水五杯，煮成二杯，分二次温服。吴瑭称此方为“微苦辛寒兼芳香法”，其原条文谓：“暑温蔓延三焦，舌滑微黄，邪在气分者，三石汤主之；邪气久留，舌绛苔少，热搏血分者，加味清宫汤主之；神识不清，热闭内窍者，先与紫雪丹，再与清宫汤。”

刘渡舟先生创新此方的用法，以之治疗肝病，特别是慢性肝炎转氨酶居高不下者，常用此方。其辨识本方证的要点为：肝病厌食油腻，食欲不振，心烦，面色黧黑，带有油垢，小便黄赤而短，口干大渴，舌苔白厚腻，或黄厚腻，服药厚腻舌苔难以退去者。

关于具体的用法，我们在《温病方证与杂病辨治》三石汤方证中已经做了详细的论述，此不重复。

12.达原饮、俞氏柴胡达原饮

达原饮　出自吴有性《温疫论·温疫初起》，组成用法为：槟榔二钱、厚朴一钱、草果仁五分、知母一钱、芍药一钱、黄芩一钱、甘草五分。用水二盅，煎八分，午后温服。《温疫论》原文谓：“温疫初起，先憎寒而后发热，日后但热而无憎寒也。初得之二三日，其脉不浮不沉而数，昼夜发热，日晡益甚，头疼身痛。其时邪在夹脊之前，肠胃之后，虽有头疼身痛，此邪热浮越于经，不可以为伤寒表证，辄用麻黄桂枝之类强发其汗，此邪不在经，汗之徒伤表气，热亦不减。又不可下，此邪不在里，下之徒伤胃气，其渴愈甚，宜达原饮。”

俞氏柴胡达原饮　出自俞根初《通俗伤寒论·六经方药》和解剂，组成为：柴胡钱半、生枳壳钱半、川朴钱半、青皮钱半、炙草七分、黄芩钱半、苦桔梗一钱、草果六分、槟榔二钱、荷叶梗五寸。俞氏以此方治疗伤寒兼疟中的痰疟，即痰疟之邪在膜原证，其表现为“痰阻膜原者，初起胸膈痞满，心烦懊侬，头眩口腻，咯痰不爽，间日发疟，舌苔粗如积粉，扪之糙涩”；“脉弦而滑”等。（《通俗伤寒论·伤寒兼证·伤寒兼疟》）

俞氏柴胡达原饮系吴有性达原饮减知母、芍药，加柴胡、枳壳、桔梗、青皮、荷叶梗组成。何秀山按云：“《内经》言邪气内薄五脏，横连膜原。膜者横膈之膜，原者空隙之处，外通肌腠，内近胃腑，即三焦之关键，为内外交界之地，实一身之半表半里也。凡外邪每由膜原入内，内邪每由膜原达外。此吴又可治疫邪初犯膜原，所以有达原饮之作也。今俞氏以柴、芩为君者，以柴胡疏达膜原之气机，黄芩苦泄膜原之郁火也。臣以枳、桔开上，朴、果疏中，青、槟达下，以开达三焦之气机。使膜原伏邪，从三焦而外达肌腠也。佐以荷梗透之，使以甘草和之。虽云达原，实为和解三焦之良方。较之吴氏原方，奏功尤捷。然必湿重于热，阻滞膜原，始为适宜。若湿已开，热已透，相火炽盛，再投此剂，反助相火愈炽，适劫胆汁而烁肝阴，酿成火旺生风，痉厥兼臻之变矣。用此方者其审慎之”。(《通俗伤寒论·六经方药·和解剂》)

刘渡舟先生特别喜欢用吴有性达原饮与俞根初柴胡达原饮治疗杂病。先生用此方的心法为：凡是杂病湿热，舌苔白厚腻，或黄厚腻而厚如积粉者，辄用达原饮。如舌苔厚腻如积粉，并见小柴胡汤证者，辄用柴胡达原饮。

具体用法，详见《温病方证与杂病辨治》达原饮方证。

13.宣清导浊汤

宣清导浊汤　出自《温病条辨·下焦篇·湿温》第55条，组成为：猪苓五钱、茯苓五钱、寒水石六钱、晚蚕沙四钱、皂荚子(去皮)三钱。吴瑭称此方为“苦辛淡法”，其原条文谓：“湿温久羁，三焦弥漫，神昏窍阻，少腹硬满，大便不下，宣清导浊汤主之”。

刘渡舟先生常用宣清导浊汤治疗湿热阻结下焦之大便不通证。其辨方证的要点为：二便不通、舌苔滑腻者。其具体用法，详见《温病方证与杂病辨治》宣清导浊汤方证，此从略。

14.吴氏桃仁承气汤

吴氏桃仁承气汤　出自《温病条辨·下焦篇》风温温热第21条，组成为：大黄五钱、芒硝二钱、桃仁三钱、当归三钱、芍药三钱、丹皮三钱。水八杯，煮取三杯，先服一杯，得下止后服，不知再服。吴瑭称此方为“苦辛咸寒法”。其原条文谓：“少腹坚满，小便自利，夜热昼凉，大便闭，脉沉实者，蓄血也，桃仁承气汤主之，甚则抵当汤。”此方原出于吴有性《温疫论》，系吴瑭从吴有性《温疫论》辑录而来。

刘渡舟先生常用此方治疗妇人瘀热相结，月经不调，痛经，经闭等。此方证的辨识要点为：舌紫黯，下腹部硬满疼痛，或神志异常，大便秘结等。

15.温胆汤、芩连温胆汤、柴胡温胆汤

温胆汤　出自宋代陈言《三因极一病证方论·虚烦证治门》(卷之九),治大病后,虚烦不得眠,此胆寒故也,此药主之。又治惊悸。组成为:半夏、竹茹、枳实各二两,陈皮三两,炙甘草一两,茯苓一两半。上为散,每服四大钱,水一盏半,姜五片,枣一枚,煎七分,去滓,食前服。“治大病后,虚烦不得眠,此胆寒故也,此药主之。又治惊悸。”

刘渡舟先生非常喜欢用温胆汤,曾撰写《温胆汤的临床应用》一文,专论温胆汤的运用心得。临床上他创制了一系列温胆汤的加味方,其中最主要的是遵照《医宗金鉴》加减法所订立的芩连温胆汤;以及自订的柴芩温胆汤与小柴胡合温胆汤(简称柴胡温胆汤)。除此,还有归芍温胆汤、丹栀温胆汤、郁蒲温胆汤、苍柏温胆汤、黛蛤温胆汤、羚钩温胆汤、蚕蝎温胆汤、硝黄温胆汤等。

其辨识温胆汤方证的要点是:口苦,呕涎,心烦,不眠,惊悸,苔腻。但见此证,辄用此方。

芩连温胆汤　组成为:温胆汤原方加黄芩、黄连。主治温胆汤证而见火热芩、连证者。吴谦《医宗金鉴·伤寒心法要诀·伤寒附法》将温胆汤列入其中,以补伤寒诸方之未备。并要言不繁地将温胆汤的证概括为“口苦呕涎烦惊悸”七个字,推此为治“胆经饮热”之先锋。更为重要的是,在方后提出了温胆汤的三个加减法:气虚者,加人参;渴者,去半夏加麦冬、花粉,以生津;有热者,加黄芩、黄连,以清热。特别是加黄芩、黄连的用法,对后世影响较大,具有重要的临床意义。刘渡舟先生常用芩连温胆汤治疗温胆汤证而见火热证者。

柴胡温胆汤　组成为:小柴胡汤与温胆汤合方。治温胆汤证与小柴胡汤证并见之证者。此为刘渡舟先生自订的经方与时方接轨法经验方。

16.宋孝志草河车汤

宋孝志草河车汤　是宋先生自订的治疗肝炎的经验方。组成为:草河车30g、青皮12g、苏木6g。水煎服,1日1剂,分2次服。主治:急性肝炎和慢性肝炎活动期,或单项转氨酶增高者。临床表现为:肝经郁热,两胁胀痛,心烦急躁,舌红苔黄,脉象弦数等。加减手法:如热毒较甚者,将草河车改为凤尾草30g;大便溏,减草河车,加贯众30g;有黄疸者,加茵陈15g,栀子10g;早期肝硬化,加山楂30g;腹水较明显,加郁金15g,槟榔30g;伴见脾胃虚弱,加茯苓15g,白术12g,党参12g。

刘渡舟先生特别推崇宋孝志先生此方，用此治疗肝病胁痛，或其他杂病的胁痛。

17.叶氏辛润通络法

叶氏新润通络法　是叶桂变通应用《金匮要略》旋覆花汤而制定的新法新方。基本方组成为：旋覆花、新绛（今用茜草或红花代替）、青葱管、桃仁、当归须、柏子仁。主治络病胁痛、胸痛等痛症。

刘渡舟先生常用此方治疗肝病胸胁痛。辨识此方证的要点为：久病胸痛、胁疼痛等，属于络中瘀滞，但不得用苦寒沉降药，不得用逐瘀破血，急攻瘀血药者。

18.金铃子散

金铃子散　出自《太平圣惠方》，录自《袖珍方》卷二。组成为：金铃子、玄胡索各一两。上为末，每服二三钱，酒调下，温汤也可。原治热厥心痛，或作或止，久不愈者。

陈念祖《时方歌括》载："金铃子散妙如神，须辨诸痛作止频，胡索金铃调酒下，制方原是远温辛。"其中谓："治心腹痛及胁痛等症，脉洪数及服热药而增痛者如神。"

刘渡舟先生将此方爱称为"川楝子散"，临证多遵陈修园之法运用此方，以之治疗胁痛、胃痛、腹痛、痛经等疼痛证，使用频率极高。其最喜欢使用的手法是用小柴胡汤合金铃子散，或大柴胡汤合金铃子散，治疗小柴胡汤证或大柴胡汤证与金铃子散证并见者。

19.逍遥散、丹栀逍遥散

逍遥散　出自《太平惠民和剂局方》。组成为：甘草（微炙赤）半两，当归（去苗，剉，微炒）、茯苓（去皮，白者）、白芍药、白术、柴胡（去苗）各一两。上为粗末，每服两钱，水一大盏，烧生姜一块切破，薄荷少许，同煎至七分，去渣热服，不拘时候。原治：治血虚劳倦，五心烦热，肢体疼痛，头目昏重，心悸颊赤，口燥咽干，发热盗汗，减食嗜卧；及血热相搏，月水不调，脐腹胀痛，寒热如疟；又疗室女血弱阴虚，荣卫不和，痰嗽潮热，肌体羸瘦，渐成骨蒸。

丹栀逍遥散　出自明·薛己《内科摘要》卷一，又名加味逍遥散。组成为：逍遥散加牡丹皮、栀子。主治逍遥散证而有郁热或血分郁热者。

刘渡舟先生常用逍遥散治疗肝脾不调证，用丹栀逍遥散治疗肝脾不调而郁火血热证，用法非常广泛。比较特殊的手法有二：一是取逍遥散用柴胡、归、芍之意，将当归、白芍合于小柴胡汤中，组成归芍小柴胡汤，治疗小柴胡汤证而肝血不足者。二是取丹栀逍遥散法，移牡丹皮、栀子于小柴胡汤中，组成丹栀小柴胡汤，主治小柴胡汤证而见肝郁化火、血分郁热者。

20.四物汤、芥穗四物汤、柴胡四物汤

四物汤　出自《仙授理伤续断秘方》。组成为：白芍药、川当归、熟地黄、川芎各等分。每服三钱，水一盏半，煎至七分，空心热服。原治跌仆闪挫，伤重肠内有瘀血。刘渡舟先生常用四物汤治疗各类血虚而血瘀之证。

芥穗四物汤　出自《医宗金鉴·杂病心法要诀》头痛眩晕门，用四物汤加荆芥穗治疗血虚头痛。其歌括云："头晕头痛同一治，血虚物穗气补中。"刘渡舟先生常用此方治疗头痛，所验甚多。

柴胡四物汤　出自《医宗金鉴·妇科心法要诀·调经证治》。组成为：四物汤与小柴胡汤合方。其歌括云："表热有汗合桂草，表热无汗合麻黄，少阳寒热小柴并，阳明热合调胃汤。"其注云："邪传少阳半表半里，往来寒热，本方合小柴胡汤"。刘渡舟先生常用小柴胡汤合四物汤，并称其为"柴胡四物汤"，治疗小柴胡汤证而并见血虚四物汤证者，此方已经成为先生的经验用方。

21.小金丹

小金丹　出自《外科全生集》卷四方。组成为：白胶香、草乌、五灵脂、地龙、木鳖子各一两五钱，制没药、制乳香、当归各七钱五分，麝香三钱，香墨炭一钱二分。为细末，用糯米粉打糊为丸，芡实大。每服一丸，陈酒送下，覆盖取汗。治贴骨疽，痰核，流注，乳岩，瘰疬，横痃等症。（《中医大辞典》）小金丸是今人根据小金丹制作的成药制剂。

北京中医药大学教授印会河先生用自拟抓主证之方"舒肝散结方"（柴胡、丹参、赤芍、当归、浙贝母、玄参、牡蛎、夏枯草、昆布、海藻、海浮石、牛膝），合成药小金丹治疗甲状腺结节。刘渡舟先生常用小金丹或小金丸治疗瘿瘤瘰疬，如乳腺增生、前列腺增生、甲状腺结节等病症。

大柴胡汤

大柴胡汤　出自《伤寒论》第103条，组成为：柴胡半斤，黄芩三两，芍药三两，半夏半升（洗），生姜五两（切），枳实四枚（炙），大枣十二枚（擘）。上七味，以水一斗二升，煮取六升，去滓，再煎。温服一升，日三服。一方，加大黄二两，若不加，恐不为大柴胡汤。

仲景原条文谓："太阳病，过经十余日，反二三下之，后四五日，柴胡证仍在者，先与小柴胡汤；呕不止，心下急，郁郁微烦者，为未解也，与大柴胡汤下之则愈。"

本方证还见于《伤寒论》第165条："伤寒发热，汗出不解，心下痞硬，呕吐而下利者，大柴胡汤主之。"

第136条："伤寒十余日，热结在里，复往来寒热者，与大柴胡汤；但结胸，无大热者，此为水结在胸胁也，但头微汗出者，大陷胸汤主之。"

《金匮要略·腹满寒疝宿食病脉证治》第12条："按之心下满痛者，此为实也，当下之，宜大柴胡汤。"

一、先师应用心法

刘渡舟先生认为：少阳主枢，为半表半里，其外邻于太阳，内近于阳明。因此，如在外，太阳少阳并病，就有柴胡桂枝汤；如在内，少阳阳明并病，就有大柴胡汤。大柴胡汤证是少阳病未解，又出现了阳明胃气凝结之胃实证。

大柴胡汤证往往由小柴胡汤证进一步发展而成，如临床上看到胸胁苦满，或者胃脘疼痛，气郁结到一定程度就化热，不但是肝胆气郁，而且胃气也凝结了，化热化燥，只要舌苔一见黄，就得用大柴胡汤。如果舌苔还是白的，就还可以用小柴胡汤。临证要把舌苔看清楚，是白还是黄。另外，一到大柴胡汤证，病人就有一些难以忍受的感觉，所以仲景加一个"急"字，"心下急，郁郁微烦"。其痛也好，闷也好，胀也好，都比较重，不堪忍受，这时就得用大柴胡汤。(《刘渡舟伤寒论讲稿》)

少阳经行人体的侧面，少阳病多靠一边，靠侧面。因此临床上，凡气火交郁的实证疼痛，如胸、脘、腹疼痛，而偏于边侧者，则用大柴胡汤。如急性胆囊炎、胰腺炎胁下痛者；热性下利，泻下红白黏液，里急后重，下腹偏侧痛；急性阑尾炎，下腹一侧痛；胃溃疡出血，大便黑，或者吐咖啡色物，心烦口苦，胃脘偏一边痛等，均可用大柴胡汤。(《刘渡舟伤寒论讲稿》)

刘渡舟先生强调："大柴胡汤，为仲景群方中开郁泄火之第一方"。其既能开肝胆之郁，又能下阳明之实，既治气分，又调血分。临床上凡属于肝胆胃肠不和，气血凝滞不利的病症，均可用大柴胡汤治疗。(《经方临证指南》)此根据我们跟师临床学习的记录，整理先生用大柴胡汤的有关医案如下。

1.用于治疗胆囊炎

宋某某，男，53岁。1999年6月3日初诊。胆囊炎，右上腹疼痛则不能忍耐，在床上打滚，痛从胆区向胸部放射。刘渡舟先生问："大便干不干？"患者答："大便偏干"；先生问："心烦不烦？"患者答："烦"。舌红，苔白厚腻滑，脉沉弦滑。用大柴胡汤。处方：柴胡16g、黄芩10g、半夏15g、大黄5g、枳实12g、白芍15g、生姜12g、苍术12g、厚朴14g、陈皮14g、大金钱草12g、虎杖20g、海金沙10g（布包）、郁金10g、茵陈15g、栀子10g。7剂。1999年6月10日二诊。疼痛减轻，可以忍受，不再打滚了，大便泻了2次。现每天1次大便，尿黄。舌正红，苔白腻，脉弦数。用大柴胡汤合平胃散加草果。处方：柴胡16g、黄芩10g、半夏15g、大黄4g、枳实12g、白芍15g、生姜12g、苍术12g、厚朴14g、陈皮12g、青皮12g、草果4g、片姜黄12g、橘叶10g。7剂。1999年6月24日三诊。胆区胁腹疼痛已止，唯左胸有一点疼，大便偏稀，时口苦、恶心。舌正红，苔腻。用小柴胡汤。处方：柴胡16g、黄芩12g、半夏16g、生姜10g、苍术10g、陈皮10g、青皮10g、大金钱草30g、川楝子10g、元胡10g、香附10g、川芎10g。7剂。

辨证用方思路：一诊根据右上腹剧痛，大便偏干，心烦，脉弦滑，辨为大柴胡汤证；苔白厚腻，为平胃散证。用两法合方。另加金钱草、虎杖、海金沙、郁金、茵陈、栀子清泄肝胆湿热。二诊见效，继续用前法，已泻大便2次，减大黄量为4g；苔仍腻，加草果。另加青皮、片姜黄、橘叶行气止痛。三诊口苦，柴胡汤证仍在，但大便已偏稀，腹已无急痛，大柴胡汤证已去，不得再用大柴胡汤，转方改用小柴胡汤。前诊苔腻，故去参、草、枣之甘补；胸痛，合金铃子散止痛；另仿越鞠丸法加香附、川芎疏肝胆之郁，行气活血。

特别提示：之一，一诊刘渡舟先生根据《伤寒论》第103条方证，在初步判断为大柴胡汤证后，进一步问"大便""心烦"，以确定此方证的诊断。

之二，二诊加草果的手法，是根据《医宗金鉴·杂病心法要诀》疟疾治法所载草果柴平汤而运用的。刘渡舟先生根据《医宗金鉴》此法，自拟草果小柴平胃汤。又据该书所载："便硬者，宜大柴胡汤加芒硝、草果、厚朴、槟榔下之"的用法，自拟草果大柴平胃汤，用于治疗大柴胡汤与平胃散合并证而湿郁更重有草果证者。

之三，在二诊时刘渡舟先生对我们讲：《伤寒》辨六经，《金匮》辨五脏，《中藏经》用脏腑五脏辨证结合六气。古中医无细菌学，讲六气：风、寒、暑、湿、燥、火，六气要与五脏对号。如宋先生这病，是胆肝有病，而舌苔特别白腻，是六气之湿热阻塞而痛，故用大柴胡汤合平胃散，服完痛减了。你们看重要不重要。

2. 用于治疗胆石症

高某某，女，62岁。1999年4月21日初诊。胆结石，胆内结石较多，右胁下肝区窜痛，恶心欲吐，心烦，心情不舒，大便不畅。舌紫黯，苔白腻，脉弦滑。用大柴胡汤。处方：柴胡15g、黄芩10g、半夏15g、大黄4g、枳实12g、白芍16g、生姜12g、大枣7枚、大金钱草20g、虎杖15g。7剂。

辨证用方思路：抓主证右胁下痛、恶心欲吐、心烦、大便不畅，辨为大柴胡汤证，用此方。另加金钱草、虎杖利胆。

3. 用于治疗胃痛

李某某，女，60岁。1999年7月29日。胃痛，嘈杂，恶心，口苦，打嗝，大便干。舌老红，苔白。用大柴胡汤。处方：柴胡15g、黄芩10g、半夏15g、大黄4g、枳实10g、白芍15g、生姜12g、大枣7枚。7剂。

辨证用方思路：口苦，恶心，胃痛而大便干，是典型的大柴胡汤证，用此方。

金某，女，26岁。1998年10月21日初诊。胃病胃痛，心烦，头痛，消化不好，纳食不香，大便干。舌红，苔厚腻黄白相间。用清胃理脾汤。处方：苍术10g、陈皮10g、厚朴14g、炙甘草3g、生姜10g、黄连10g、黄芩10g、大黄4g。7剂。……1999年8月25日。服上方后胃痛消失，饮食增进。最近胃痛又作，大便干，胃脘痛，泛酸。舌红，苔白腻，脉弦。用大柴胡汤。处方：柴胡16g、黄芩10g、半夏16g、生姜12g、枳实10g、白芍15g、大黄4（后下）、大枣7枚、丹参15g、香附10g。7剂。

辨证用方思路：一诊抓主证苔厚腻、心烦、大便干，辨为清胃理脾汤证，用此方。近一年后，胃痛复作，证见大便干、泛酸（木乘土），据此辨为大柴胡汤证，用原方。另合陈念祖《时方歌括》丹参饮，加丹参，用香附代替檀香、砂仁以止胃痛。

特别提示：清胃理脾汤、丹参饮是刘渡舟先生特别喜欢用的时方，此两方详见“讨论与小结”之“刘渡舟先生用经方”。

张某，男，38岁。1999年8月26日。胃与十二指肠溃疡，胃痛，胃胀气，打嗝，大便干，口苦。舌红，苔白，脉弦。用大柴胡汤合金铃子散。处方：柴胡15g、黄芩10g、半夏15g、大黄4g、枳实10g、白芍15g、生姜10g、大枣7枚、川楝子10g、元胡

10g。7剂。

辨证用方思路：口苦，大便干，为大柴胡汤证，用此法。胃痛甚，合金铃子散止痛。

照那某某，女，25岁。1999年12月1日初诊。胃痛，右胁胀痛，恶心，呕吐，口干，大便干，烦躁，手心热。舌红绛，苔薄白，脉沉弦滑。用大柴胡汤。处方：柴胡16g、黄芩10g、半夏15g、大黄4g、枳实10g、白芍15g、生姜12g、大枣7枚。7剂。1999年12月8日二诊。胃痛、胁胀痛、恶心减轻，未再呕吐，大便已通，体重下降5~6斤，体疲倦，胸中有空虚感，心烦。舌红，苔薄黄。用小柴胡汤合栀子豉汤。处方：柴胡16g、黄芩10g、半夏16g、党参8g、炙甘草8g、生姜10g、大枣7枚、栀子10g、豆豉8g、竹茹30g。7剂。

辨证用方思路：一诊抓主证恶心、呕吐、胁痛、大便干、烦躁，辨为大柴胡汤证，用原方。二诊大便已通，体倦、胸中自觉空虚，不得再用大柴胡汤。恶心、胃痛、胁胀痛虽减而仍作，心烦，为小柴胡汤证；心烦持续而明显，为栀子豉汤证。用两法合方，另仿橘皮竹茹汤法加竹茹以治恶心。

刘某某，女，30岁。1998年12月16日初诊。胃脘痞，时痛，晨起口苦，口不渴，恶心，大便干，数日1次。用大柴胡汤合金铃子散。处方：柴胡16g、黄芩10g、半夏15g、大黄4g、枳实10g、白芍10g、生姜10g、大枣7枚、川楝子10g、延胡索10g。7剂。

辨证用方思路：抓主证口苦、大便干、恶心，辨为大柴胡汤证，用此方。胃痛明显，合金铃子散。

郑某，女，24岁。1999年9月29日初诊。胃脘不舒而痛，吞酸，嗳气，大便干，3~4天1次。舌红，苔薄白。用大柴胡汤。处方：柴胡16g、黄芩10g、半夏15g、大黄4g、枳实10g、白芍10g、生姜12g、大枣7枚。7剂。

辨证用方思路：抓主证胃脘痛、嗳气、大便干，辨为大柴胡汤证，用原方。

4.用于治疗胃脘痞堵

崔某某，女，32岁。1999年5月26日初诊。幽门螺旋菌感染，胃堵，纳呆，大便干，心烦。舌淡红，苔白腻。用大柴胡汤。处方：柴胡15g、黄芩10g、半夏15g、大黄4g、枳实10g、白芍15g、生姜10g、大枣7枚、焦三仙30g。7剂。1999年6月23日二诊。服药大便通畅，心烦减轻，食纳稍增。舌红，苔薄白。用开胃进食汤。处方：丁香3g、木香4g、藿香6g、莲子10g、厚朴12g、党参12g、茯苓12g、白术10g、炙甘草10g、陈皮10g、半夏12g、砂仁6g、麦芽10g、神曲10g。7剂。

辨证用方思路：一诊抓主证心烦、大便干，辨为大柴胡汤证，用此方。胃堵、纳呆，加焦三仙。二诊从食纳少增而仍纳差考虑，用开胃进食汤健胃助消化。

特别提示：开胃进食汤是刘渡舟先生常用时方之一，此方详见“讨论与小结”之“刘渡舟先生用时方”。

5.合越鞠丸治疗呃逆

陈某某，女，43岁。1999年8月18日。呃逆，胃胀，胃不消化，腹胀，心烦，大便干。肾囊肿，腰背胀。舌红，苔白，脉沉。用大柴胡合越鞠丸。处方：柴胡16g、黄芩10g、半夏15g、大黄3g、枳实10g、白芍16g、生姜10、大枣7枚、川芎10g、苍术10g、香附10g、栀子10g、神曲10g。7剂。

辨证用方思路：一诊抓主证心烦，大便干，辨为大柴胡汤证；根据呃逆、胃胀，辨为越鞠丸证。用两方合法。

6.合旋覆代赭汤治疗嗳气

于某某，男，45岁。2000年1月19日初诊。慢性胃炎，胃脘胀，嗳气，呃逆，大便干，日1次。用大柴胡汤合旋覆代赭汤。处方：柴胡16g、黄芩10g、半夏15g、大黄4g、枳实10g、白芍10g、生姜14g、大枣7枚、旋覆花10g（布包）、代赭石15g。7剂。

辨证用方思路：抓主证大便干、呃逆，辨为大柴胡汤证；呃逆、嗳气甚，为旋覆代赭汤证。用两法合方。证以大柴胡汤证为主，故虽合旋覆代赭汤而不用人参、炙甘草。

7.用于治疗腹痛

张某某，女，25岁。1999年5月19日初诊。腹痛，头晕，恶心，大便干，素有贫血。舌红，苔白。用大柴胡汤。处方：柴胡15g、黄芩10g、半夏15g、大黄4g、枳实12g、白芍16g、生姜10g、大枣7枚。7剂。

辨证用方思路：腹痛，头眩晕、恶心，而大便干，为大柴胡汤证，用此方。

8.合大黄牡丹皮汤治疗结肠炎

顾某某，女，57岁。1997年9月17日初诊。慢性结肠炎，左少腹疼，大便干，日1~2次。舌红，苔白，脉弦滑。用大柴胡汤合大黄牡丹皮汤。处方：柴胡16g、黄芩10g、半夏15g、大黄4g、枳实12g、白芍16g、生姜20g、大枣7枚、丹皮10g、冬瓜仁30g、桃仁12g。7剂。

辨证用方思路：根据左侧少腹痛，大便干，辨为大柴胡汤证；一侧少腹痛，结肠炎，类似肠痈，为大黄牡丹皮汤证。用两法合方。

9.用于治疗胁痛

张某，男，34岁。1999年4月28日初诊。两胁疼痛，头晕，口苦、口干，大便干。舌红，苔薄黄。用大柴胡汤。处方：柴胡16g、黄芩10g、半夏12g、大黄4g、枳实10g、白芍12g、生姜10g、大枣7枚、橘叶10g。7剂。

辨证用方思路：抓主证胁痛、口苦，大便干，辨为大柴胡汤证，用此方。胁痛明显者，加橘叶。橘叶是刘渡舟先生的经验用药，并常用新鲜橘叶。

10.用于治疗三叉神经痛

芦某，女，42岁。1999年8月19日初诊。三叉神经痛，右鼻根下疼痛，伴有麻簌簌感，痛向右耳根放射，牵扯右侧脸麻痛。大便干燥，2周1次。舌淡红，苔薄白，脉沉弦细数。用大柴胡汤合羚角钩藤汤。处方：柴胡15g、黄芩10g、半夏16g、生姜10g、大枣7枚、大黄4g、枳实10g、白芍25g、羚羊角粉1.8g（冲服）、钩藤15g、桑叶10g、菊花10g、茯神15g、生地20g、竹茹20g、全蝎8g、丹皮10g。7剂。1999年9月2日二诊。服药有效，已不怎么痛。现仅右侧鼻旁略麻，大便干燥，3~4天1次，心烦。舌红，苔白。用增液承气汤合羚角钩藤汤。处方：生地30g、玄参30g、麦冬30g、大黄4g、芒硝4g、炙甘草4g、羚羊角粉1.8g（冲服）、钩藤15g、白芍20g、丹皮12g、夏枯草16g、片姜黄12g、漏芦10g、白芷6g、僵蚕8g。7剂。

辨证用方思路：一诊从疼痛部位辨出病在少阳、阳明两经，而大便干燥，则为大柴胡汤证；麻簌簌感、疼痛放射感，为肝风内动羚角钩藤汤证。用两法合方。另加丹皮凉肝，加全蝎祛风通络止痛。二诊大便仍干燥不通，心烦，据此辨为增液承气汤证；鼻旁仍麻，羚角钩藤汤证仍在。用两法合方化裁。另加夏枯草平肝，片姜黄、白芷、漏芦、僵蚕止痛。

特别提示：之一，二诊方加白芷、漏芦的手法来源于《医宗金鉴·伤寒心法要诀·伤寒附法》连翘败毒散。其歌括云：“肿面还加芷漏芦”。刘渡舟先生遵此，在本案中加了这两味药。

刘渡舟先生在写完处方后给我们讲：“增液承气汤含调胃承气，治阳明。面部为阳明经部位，鼻以上痛时，药用白芷，再加漏芦，相当有效。”刘渡舟先生接着讲：“学习分三步：先学经方，再学时方，然后再古（经方）今（时方）结合。我提倡古今接轨论，本案用方就体现了古今接轨的意义。

在这里，刘渡舟先生用实例讲述了他主张六经包括经络的见解；再次强调了他提出的“古今接轨”的理论。

之二，羚角钩藤汤是刘渡舟先生常用温病方之一，此方详见“讨论与小结”之“刘渡舟先生用时方”。

11.合龙胆泻肝汤治疗头痛

郑某，男，12岁。1997年4月23日初诊。头痛，目胀，大便干。舌红，苔黄腻。用大柴胡汤。处方：柴胡12g、黄芩10g、半夏15g、大黄5g、枳实10g、白芍20g、生姜10g、大枣7枚、龙胆草8g、栀子8g、当归12g、夏枯草15g、菊花10g。7剂。1997年4月30日二诊。服药见效，头痛止，大便通畅。现自觉乏力。舌红，苔黄厚腻。用清胃理脾汤。处方：苍术10g、厚朴14g、陈皮10g、炙甘草3g、黄芩6g、黄连6g、大黄2g。7剂。

辨证用方思路：一诊根据大便干而头痛，辨为大柴胡汤证；目胀、苔黄腻，为肝胆经湿热之龙胆泻肝汤证。用两法合方。另加夏枯草、菊花止头痛。二诊得效，据舌红苔黄厚腻，用清胃理脾汤燥湿泻火。

特别提示：龙胆泻肝汤是刘渡舟先生特别喜欢用的时方，此方详见“讨论与小结”之“刘渡舟先生用时方”。

12.合温胆汤治疗失眠

柳某某，女，50岁。1999年11月17日初诊。睡眠不好，时失眠。胸胁憋闷，大便干。舌红，苔薄白腻。用大柴胡汤合温胆汤。处方：柴胡16g、黄芩10g、半夏10g、大黄4g、枳实10g、白芍12g、生姜3片、大枣5枚、竹茹15g、陈皮10g、茯苓15g。7剂。

辨证用方思路：抓主证大便干、胸胁憋闷，辨为大柴胡汤证；失眠、苔腻，为温胆汤证。用两法合方。

13.用于治喘

贾某，男，46岁。1999年4月14日初诊。哮喘，喘作则腹胀，饱食喘加。舌涩，咽喉发热，有气上冲，易感冒，大便干。舌红，苔白。用厚朴三物汤。处方：厚朴16g、枳实10g、大黄5g。4剂。1999年4月21日二诊。服药大便好转，日1次，腹胀减。鼻痒，多喷嚏，胸闷而喘，口干，出气热。舌红，苔白，脉弦滑。用大柴胡汤。处方：柴胡16g、黄芩10g、半夏10g、大黄4g、枳实12g、白芍16g、生姜12g、大枣7

枚。7剂。1999年4月28日三诊。服药哮喘减轻，大便干，血糖稍高。用麻杏石甘汤。处方：麻黄3g、生石膏30g（先煎）、杏仁10g、瓜蒌皮12g、大黄3g、枇杷叶14g、甜葶苈10g。14剂。

辨证用方思路：一诊抓主证喘作则腹胀、大便干，辨为厚朴三物汤证，用此方。二诊根据胸闷、脉弦，辨为大柴胡汤证，用大柴胡汤。三诊根据喘而大便干，辨为吴瑭宣白承气汤证，用此方（杏仁、石膏、大黄、瓜蒌皮）；据麻杏石甘汤原法而加麻黄（宣白承气汤是由麻杏石甘汤去麻黄、甘草，加承气汤法组成）；仿葶苈大枣泻肺汤法，加葶苈子泻肺热。另加枇杷叶宣达肺气。

特别提示：之一，宣白承气汤是刘渡舟先生常用温病方，此方详见“讨论与小结”之“刘渡舟先生用时方”。

之二，在喘证中用大柴胡汤具有重要的临床意义，这一用法和胡希恕先生用大柴胡汤治喘的思路如出一辙，值得重视。

14. 用于治疗类风湿关节炎

李某某，女，35岁。1998年10月14日初诊。类风湿关节炎5年，四肢关节痛，肌肉发紧，恶寒，怕冷，口干不欲饮，尿黄，大便调，胸部憋闷。舌红，脉沉滑小数。用加减木防己汤。处方：防己15g、桂枝12g、石膏30g、杏仁10g、薏苡仁30g、滑石15g、通草8g、海桐皮12g、蚕沙10g、石见穿10g、柴胡12g、枳实12g、白芍16g、炙甘草4g。7剂。1998年11月4日二诊。服药关节疼痛减轻，口渴止，胸憋闷也减。继续用加减木防己汤。1999年2月24日三诊。关节痛，恶心，腹胀，大便干。舌红，苔黄，脉沉弦滑。用大柴胡汤。处方：柴胡16g、黄芩10g、半夏15g、生姜14g、大黄4g（后下）、枳实12g、白芍15g、大枣7枚。7剂。1999年3月17日四诊。大便通，腹胀减，药后汗出身体即舒，此内热内湿，随之表出之象。舌红，苔白，脉弦滑小数，用栀子金花汤加味。

辨证用方思路：一诊抓主证口渴不欲饮，尿黄，辨为湿热痹加减木防己汤证；据胸憋闷，辨为四逆散证。用两方合法。另据加减木防己汤方后加减，加海桐皮止痛；仿吴瑭中焦宣痹汤法加蚕沙祛湿；再据先生经验，加石见穿治痹痛。二诊继续用一诊方调治。三诊抓主证恶心、腹胀、大便干，辨为大柴胡汤证，用此方。

15. 用于治疗肾衰尿毒症

渠某某，女，70岁。1999年7月1日初诊。患肾功能不全，尿毒症。最近大便干，大便解不出来，肚子有点痛，腹胀不厉害，口苦，恶心。舌淡红，苔薄白。刘渡舟先生边诊脉边讲："这人脉实，沉滑，又带点软，要用大柴胡汤"。处方：柴胡15g、黄芩6g、大黄4g、枳实10g、白芍14g、半夏15g、生姜10g、大枣4枚、桔梗10g、紫菀10g。7剂。1999年7月8日二诊。服药见好，大便每天1次，大便时腹仍有点痛，腹不胀，自己感觉挺好。舌淡苔薄白。用香砂六君子汤。处方：党参10g、白术12g、茯苓30g、炙甘草6g、法半夏15g、陈皮10g、木香6g。7剂。

辨证用方思路：本案长期请刘渡舟先生诊治，曾用荆防肾炎汤、猪苓汤、小柴胡汤等方。本诊抓主证口苦，大便干难解，腹痛，辨为大柴胡汤证，用此方。另加桔梗、紫菀开肺气以通大便。二诊大便已通，改用六君子汤调和。

特别提示：刘渡舟先生辨方证特别重视辨脉，有时诊脉中会给我们提示一句，本案即是一例。脉实、沉滑，可用大柴胡汤，但脉中带软，则提示不能过用、久用大黄。因此，一诊大黄仅用4g，二诊大便一通，即使还有点腹痛，也不再用大柴胡汤，旋即改用调补脾胃方六君子汤。这也体现了我们在"写在前面"中所论述的先生"点到为止"的理论。

16.合栀子金花汤治疗火郁

郭某某，女，41岁。1999年12月8日初诊。腰痛，手指、足趾疼而发麻。感冒喉中如冒火，痰多，心烦，偏头痛，耳鸣，大便干。舌红绛，苔白，脉细弦滑。用大柴胡汤合栀子金花汤。处方：柴胡12g、黄芩6g、枳实12g、白芍16g、大黄5g、生姜10g、半夏16g、陈皮10g、黄连8g、黄柏6g、栀子10g、钩藤12g、炙甘草8g。7剂。1999年12月15日二诊。药后足趾疼、腰疼、身疼，麻木均减，右侧头痛、颈项疼、心烦也减轻，大便已通畅。舌红，苔薄黄。用四物汤合泻青丸加味。处方：当归15g、白芍30g、生地15g、川芎10g、柴胡10g、连翘15g、丹皮10g、夏枯草15g、龙胆草8g、栀子8g、大黄2g。7剂。

辨证用方思路：一诊根据心烦，偏头痛，耳鸣，大便干，辨为大柴胡汤证；喉中冒火，手指、足趾疼而发麻，舌绛，为火郁火痛栀子金花汤证。用两法合方。另加钩藤平肝息风，加炙甘草合芍药滋肝阴缓肝急。二诊根据麻木，辨为火郁损伤肝血之四物汤证，用四物汤养血；肝火证尚在，合入泻青丸。

特别提示：泻青丸是刘渡舟先生常用时方之一，此方详见"讨论与小结"之"刘渡舟先生用时方"。

17.合栀子豉汤治疗痛经

商某某，女，39岁。1999年4月28日初诊。肥胖症，希望服中药减肥，嗜睡，睡眠多梦，心烦，腹满、大便干。舌红，苔薄白。用栀子厚朴汤。处方：栀子10g、枳实10g、厚朴14g、丹皮10g、丹参10g、夏枯草15g。7剂。1999年5月12日。月经适来，痛经甚，心烦，大便仍干。舌红，苔薄黄。用大柴胡汤合栀子豉汤。处方：柴胡16g、黄芩10g、半夏12g、大黄4g、枳实12g、白芍12g、生姜10g、大枣7枚、栀子10g、淡豆豉10g。7剂。1999年5月19日。服药大便通畅不干，1天1次，痛经止。现月经已净。继续用大柴胡汤。处方：柴胡16g、黄芩10g、半夏14g、大黄4g、枳实12g、白芍12g、生姜10g、大枣7枚。7剂。

辨证用方思路：一诊抓主证心烦、腹满、大便干，辨为栀子厚朴汤证，用此方。另从减肥考虑，加丹皮、丹参、夏枯草。二诊根据大便仍干，痛经（类似急腹痛），心烦，辨为大柴胡汤证；心烦甚，为栀子豉汤证。用两方合法。三诊继续用大柴胡汤调治。

18.用于治疗闭经

丁某某，女，36岁。1999年4月21日初诊。停经3个月，腰痛、腹痛，小腹胀，胸闷，心烦欲哭，头晕。舌红，苔白，脉弦。用化肝煎。处方：青皮10g、陈皮10g、牡丹皮10g、栀子10g、白芍15g、土贝母10g、泽泻15g、藏红花1.5g。7剂。1999年4月28日二诊。服药胸闷减轻，仍闭经，腰痛，腹胀，大便干，身凉，心烦，气短。舌红，苔白，脉弦。用大柴胡汤。处方：柴胡15g、黄芩10g、半夏16g、大黄4g、枳实10g、白芍14g、生姜12g、栀子10g、橘叶10g、佛手10g、香附10g。7剂。1999年5月5日三诊。月经仍未来，乳房胀，胸憋，气短，口干。舌红，苔白，脉弦。用大柴胡合桂枝茯苓丸。处方：柴胡15g、黄芩10g、半夏15g、大黄2g、枳实12g、白芍15g、生姜10g、大枣7枚、桃仁14g、牡丹皮10g、桂枝10g、茯苓15g、香附10g。7剂。

辨证用方思路：一诊根据胸闷、小腹胀、心烦、欲哭，辨为怒气伤肝、动血之化肝煎证，用此方加藏红花活血调经。二诊抓主证大便干、心烦，辨为大柴胡汤证，方用大柴胡汤。心烦，合栀子豉汤法加栀子；气滞胸闷，加橘叶、佛手、香附行气。三诊守方用大柴胡汤，另合桂枝茯苓丸活血通经。

特别提示：化肝煎是刘渡舟先生常用时方之一，此方详见“讨论与小结”之“刘渡舟先生用时方”。

19.合当归贝母苦参丸治疗腹痛带下

奚某某，女，22岁。1997年9月17日初诊。附件炎，左少腹痛，白带多，气短，乏力，耳鸣，尿黄，大便干。舌红，苔腻，脉弦。用大柴胡汤合当归贝母苦参丸。处方：柴胡16g、黄芩10g、半夏15g、生姜10g、大黄3g、枳实12g、白芍20g、大枣7枚、当归15g、浙贝母10g、苦参10g。7剂。

辨证用方思路：抓主证左少腹痛而耳鸣、尿黄、大便干，辨为大柴胡汤证；另据白带多、苔腻、尿黄，辨为当归贝母苦参丸证。用两方合法。

特别提示：当归贝母苦参丸原治“妊娠，小便难”。刘渡舟先生拓展此方运用，以之治疗妇人带下、阴痒，泌尿系感染尿痛、小便涩痛不利等。

二、临摹实践与体会

遵从刘渡舟先生用大柴胡汤的手法，我们在临床上常用此方治疗各种病症显大柴胡汤证者，现介绍有关体会如下。

1.用于治疗感冒

徐某某，男，46岁。住北京朝阳团结湖。2010年7月3日初诊。患者易感冒，本次感冒已8天，静脉点滴抗生素7天仍不见减轻。现感全身不舒，但不发热，怕风，出汗多，头晕，恶心，口苦，口淡无味。在北京朝阳医院检查未发现异常，大便干结，解出量极少，小便黄少。舌偏红，苔白腻，脉沉有力。用大柴胡汤。处方：柴胡24g、黄芩10g、法半夏15g、生大黄6g、枳实12g、白芍12g、生姜10g、大枣12g。3剂。2010年7月5日二诊。感冒症状与周身不舒服症明显减轻，已不怕风，不再出汗，恶心、口苦除，头晕减轻，大、小便转为正常。舌红，苔薄黄略腻，脉沉细。用小柴胡加石膏汤。处方：柴胡15g、黄芩10g、法半夏15g、红人参6g、炙甘草6g、生姜10g、大枣12g、生石膏45g（先煎）、生麦芽15g。5剂。2010年7月10日三诊。感冒愈。仅感觉口淡，上肢发麻。大、小便正常。舌大、舌质淡，苔薄白润，脉滑。用柴胡桂枝汤调治。（王建红医案）

辨证用方思路：一诊抓主证口苦、恶心、眩晕，辨为小柴胡汤证；而大便干结，则为大柴胡汤证，用此方。二诊大便通畅，大柴胡汤证去。苔薄黄略腻，余热未尽解，用小柴胡加石膏汤和解。另加麦芽和胃。三诊抓主证上肢麻，辨为柴胡桂枝汤证，用此方。

刘某某，女，38岁。2004年8月30日初诊。感冒，发热，体温37.5℃，口苦，咽干，出汗，右偏头痛引及眼眶，恶心呕吐，大便2天1次，偏干，小便黄，口渴，脘痞胁胀。舌红，苔黄腻，脉沉弦。用大柴胡汤。处方：柴胡24g、黄芩10g、清半夏15g、枳实14g、白芍10g、大枣12g、生姜10g、生石膏40g、神曲10g。7剂。2004年9月2日二诊。服上方热退，感冒诸症消失。现感身体内燥热，走路多则足底痛，心慌，心悸，仍口渴，饮后胃中不适，大便通畅，小便不黄，但不利。舌边尖红，苔薄白，脉沉缓。用小柴胡汤合五苓散。处方：柴胡24g、黄芩10g、清半夏12g、桂枝12g、茯苓15g、白术10g、泽泻12g、猪苓10g、炙甘草6g、生姜10g、大枣12g。7剂。诸症痊愈。（王建红医案）

辨证用方思路：一诊发热、呕吐、大便干燥，苔黄，为典型的大柴胡汤证，用此方。口渴，用大柴胡加石膏汤法，加石膏。另加神曲和胃。二诊热解后身体内燥热，苔转薄白，证转小柴胡汤证；而心悸、口渴、小便不利，饮水后胃中不适，为典型的五苓散证。用两法合方。

特别提示：刘渡舟先生有一经验，凡小柴胡汤证舌苔转黄者，则为大柴胡汤证。而大柴胡汤证舌苔由黄转为白苔者，则为小柴胡汤证。本案两诊即遵照先生辨识大、小柴胡汤的经验而辨证用方。

2.用于治疗外感发热

董某某，女，22岁。北京服装学院学生。2009年4月22日初诊。感冒1周，每天下午发热，身冷出凉汗，怕风，鼻塞，两侧颈淋巴结肿疼，口干不苦。已于某医院静滴抗生素2天，症情好转不明显。大便干，小便黄，下午5~6点自觉寒热交作，周身不适。舌红，苔薄白，脉细弦。触及双颈部淋巴结如串珠样，压痛明显。用大柴胡汤。处方：柴胡18g、黄芩10g、法半夏12g、枳实10g、酒大黄3g、芒硝4g（分冲）、生石膏45g（先煎）、红人参4g、炙甘草6g、生姜10g、大枣12g、浙贝母10g。3剂。2009年4月24日二诊。服药2天体温恢复正常，寒热症状消失，双颈淋巴结明显缩小，压疼减轻，大便日解5~6次，小便正常。舌边红，苔薄白，脉滑。用小柴胡加石膏汤。处方：柴胡15g、黄芩10g、法半夏12g、红人参3g、生石膏30g（先煎）、炙甘草10g、生姜10g、大枣12g、海藻15g、山慈菇6g、浙贝母12g、连翘15g、板蓝根15g。4剂。病愈。（王建红医案）

辨证用方思路：一诊抓主证下午5~6点发热而自觉寒热交作，辨为小柴胡汤证，而大便干，小便黄，则为大柴胡汤证，用此方。颈部淋巴结肿大如串珠，压痛，为热毒壅盛于少阳阳明，故遵胡希恕先生大柴胡加石膏汤法，重用石膏。另加浙贝母散结治淋巴结肿大。内热壅盛，仿承气汤加芒硝以助大黄泻阳明。二诊大便已通、寒热去，改用小柴胡加石膏汤和解，另加海藻、山慈菇、浙贝母、连翘、板蓝根解毒化痰散结以消散淋巴结肿大。

肖某，女，18岁。2006年12月28日初诊。近期反复发热数次，某医院诊断为化脓性扁桃腺炎，静滴抗生素热退。现又发热2天，用抗生素治疗2天不见效，咽喉痛引及耳根，影响进食饮水。口渴甚，口黏，口唇干燥起皮明显。手心热，出汗多。大便干结1周未解，小便黄，心情急躁，坐卧不安。舌尖红、苔薄白腻，脉滑数。咽红，双侧扁桃腺肿大3度，表面布满化脓性分泌物；双侧下颌淋巴结亦可触及。用大柴胡汤。处方：柴胡24g、黄芩10g、法半夏12g、枳实10g、白芍10g、生大黄10g（后下）、芒硝6g（分冲）、生石膏50g（先煎）、连翘15g、桔梗10g、生姜10g、大枣2枚。3剂。2007年1月1日二诊。服药后解出稀硬混杂大便3~4次，大便秽臭之气布满屋室，解大便有烧灼感，口仍渴，口唇干，心急躁烦减轻。舌红，苔薄白，脉滑数。咽喉仍红，扁桃腺仍大，但脓性分泌物减少。用葛根芩连汤合柴胡石膏汤。处方：葛根30g、黄芩10g、黄连10g、柴胡15g、生石膏40g（先煎）、桔梗10g、枳壳10g、连翘15g、板蓝根15g、玄参30g、浙贝母10g、生甘草10g。4剂。2007年1月5日三诊。热退，服药后又解出黑色黏腻大便，便秽臭，便急，大便灼烧感减轻，手心热出汗也减，仍口渴，口唇干，声哑，小便黄。舌鲜红，苔薄白，脉滑数。咽红减，扁桃腺肿缩小，化脓灶及脓性分泌物大部分消失。用葛根芩连汤加味。处方：葛根30g、黄芩10g、黄连10g、生石膏40g（先煎）、蝉衣10g、姜黄10g、生大黄2g、薄荷10g（后下）、连翘15g、桔梗10g、浙贝母10g、生甘草10g。5剂。诸症痊愈。（王建红医案）

辨证用方思路：一诊根据发热，咽喉痛引及耳根，大便干结，口渴甚，辨为大柴胡加石膏汤证，用此方。扁桃体肿大化脓，加连翘、桔梗；热毒内壅，取承气汤意加芒硝泻热。二诊抓主证解大便有烧灼感，辨为葛根芩连汤证；而口渴、唇干，小柴胡加石膏汤证尚在。用两法合方。但小柴胡汤用精简法（减去温燥药），另加桔梗、枳壳、连翘、板蓝根、玄参、浙贝母清热解毒散结。三诊用葛根芩连加石膏汤合升降散加减以善后。

3.用于治疗头痛

张某某，女，46岁。北京某电子公司。2010年6月19日初诊。全头疼，目珠抽疼，头晕40年，服止疼药有时可以止疼，有时则无效。口苦，大便干结，2~3天1次，有时甚至10多天1次，大便干结如羊粪。耳痒，面部显大片黄褐斑，手心灼热，干燥不出汗，手纹粗重。月经提前1周，量中，色黑红，有血块，白带正常。舌淡红、舌边大片瘀斑，苔薄黄，脉沉弦。用大柴胡汤。处方：柴胡15g、黄芩10g、法半夏10g、酒大黄8g、枳实10g、赤芍15g、桂枝12g、茯苓15g、桃仁10g、三棱10g、莪术10g、细辛3g、生姜3g、大枣12g。7剂。2010年6月19日二诊。药后头疼、头晕止，目珠抽疼再未发作。大便转正常，1~2天1次。口苦消失。现头出汗多，手心仍灼热。舌淡、舌边大片瘀斑，苔薄白，脉弦滑。继续用上方化裁。处方：柴胡15g、黄芩10g、法半夏10g、枳实10g、白芍15g、桂枝12g、丹皮10g、茯苓15g、桃仁10g、炙甘草6g、生石膏30g（先煎）、生姜10g、大枣12g。7剂。头痛眩晕愈。（王建红医案）

辨证用方思路：一诊抓主证口苦，大便干燥如羊粪辨为大柴胡汤证，用此方。另据月经提前，色黑红，有血块，辨为桂枝茯苓丸证，合入此方。另加三棱、莪术活血，细辛止头痛。二诊大便转正常，舌苔转白，去大黄；头汗多，加石膏。

赵某某，女，38岁。住院病人。2010年4月7日就诊。右侧头痛，耳鸣，去年3月患一过性耳聋，经治疗好转。舌根麻，口唇发黑，牙酸。心烦急躁。月经延期，量少，色黑，行经7~8天。大便干结，小便正常。舌黯，苔薄白，脉沉细弦尺弱。用大柴胡汤。处方：柴胡15g、黄芩10g、法半夏10g、酒大黄6g、枳实10g、赤芍15g、桂枝10g、茯苓12g、丹皮10g、桃仁10g、红花10g、通草3g、大枣12g、生姜6g。7剂。2010年4月14日二诊。右侧头痛止，耳鸣、牙酸减轻。右侧舌根发麻，眼干涩，口干渴，饮不解渴，大、小便正常。舌偏黯红，苔薄白，脉细弦。用柴胡桂枝汤合白虎加人参汤。处方：柴胡15g、黄芩10g、桂枝10g、白芍10g、法半夏12g、红人参5g、生石膏30g（先煎）、知母10g、炙甘草6g、生姜10g、大枣12g、炮穿山甲3g（分冲）、通草3g。7剂。2010年4月14日三诊。口渴除，眼不再干，牙酸止。舌根右侧仍发麻，耳鸣。用柴胡桂枝汤调治。（王建红医案）

辨证用方思路：一诊抓主证单侧（右侧）头痛，心烦急躁，大便干结，辨为大柴胡汤证；而月经延期，量少，色黑，为桂枝茯苓丸证。用两法合方。另加红花活血、通草通络，以治头痛。二诊抓主证单侧（右侧）舌根发麻，眼干涩，耳鸣，辨为柴胡桂枝汤证；而口干渴，饮不解渴，为白虎加人参汤证。用两法合方。另加穿山甲、通草活血通络以治舌根发麻。三诊仍用柴胡桂枝汤调治。

特别提示：对于肢体发麻，舌根发麻等发麻症，刘渡舟先生常用柴胡桂枝汤治疗，本案二诊即师其法而用之。另外，刘渡舟先生认为少阳主侧面，单侧痛、胀、麻等病，也多用柴胡剂论治。

4. 用于治疗眩晕

陈某，女，48岁。住北京亚运村。2010年9月6日初诊。患者因习惯性便秘在我处诊治。此次于前天乘坐地铁时突然头晕，昏倒于车向内，丧失意识数秒钟后自然清醒。此后头脑昏晕不止，时轻时重，重时头晕如坐舟车，身体摇摆不定。伴有恶心，厌食，身体疲乏无力。大便干，2~3天1次，小便正常。舌偏红，苔薄白，脉细弦。处方：柴胡15g、黄芩10g、法半夏10g、生大黄6g、枳实12g、白芍15g、大枣12g、生姜10g、竹茹20g、淡豆豉10g。5剂。2010年9月20日复诊。述说服此方仅1剂头晕、身摇等症状均减轻。5剂未服完，上述证全部消失。（王建红医案）

辨证用方思路：抓主证眩晕、恶心、大便干燥，辨为大柴胡汤证，用此方。眩晕、恶心，仿温胆汤法，加竹茹。患者为我们的朋友，熟知其心有郁闷之气，故仿栀子豉汤法加豆豉，（柴芩配豆豉）疏散胸中之郁。

毛某，女，24岁。2006年7月5日初诊。头晕无力，手发抖1周，加重1天。午后身热，出汗多，口干口苦，腹胀，大便干，数天1次，小便黄有热感。舌淡红，苔白腻，脉沉滑。用大柴胡汤。处方：柴胡24g、黄芩10g、法半夏12g、枳实10g、白芍10g、生大黄8g（后下）、大枣20g、生薏仁30g、瞿麦10g、通草6g、半枝莲15g。5剂。2006年7月10日二诊。药后头晕消失，精神好转，口干口苦除，大便已软，前天1天2次，小便黄仍有热感。舌淡红，苔薄白，脉沉弦。用小柴胡汤。处方：柴胡24g、黄芩10g、法半夏12g、红人参3g、大枣12g、枳壳6g、桔梗6g、白芍10g、当归10g、车前草15g。7剂。（王建红医案）

辨证用方思路：一诊抓主证口苦，大便干，辨为大柴胡汤证，用此方。小便热，仿照八正散法加生薏仁、瞿麦、通草、半枝莲利湿热。二诊用小柴胡汤调和。

5. 用于治疗哮喘

吴某某，男，60岁。西安市某银行干部。2003年8月5日初诊。因乘坐火车途中受凉感冒，未及时治疗导致哮喘，继而又因高血压而突发脑血栓形成，致半身不遂。现胸闷，心慌，气喘，不能骑自行车，也不能上楼梯，走路稍快即哮喘加剧。胃中痞满堵塞，总有物阻感，但食欲尚好，能吃饭，饭后则堵塞感加重。口苦，口臭，口黏腻，口渴不想喝水，头部容易出汗，尤其是在吃饭时汗出更多，两胁胀满，大便干结，形如羊粪，数日1次，便解后哮喘稍可缓解。小便黄，秽浊难闻。形体消瘦，坐位即见张口抬肩而喘。舌红，苔黄厚腻，脉弦滑数。用大柴胡汤。处方：柴胡14g、黄芩10g、法半夏10g、生大黄4g（后下）、枳实10g、白芍10g、生姜10g、大枣4枚。3剂。2003年8月8日二诊。服上方后大便通利，日3次，上述所有症状均有减轻，哮喘明显减轻，走路已不太气短，胃中胀满消失，感觉气向下走，小便气味减轻，但还有热感。舌红，厚腻苔已退，脉弦数。用小柴胡汤加味。处方：柴胡12g、黄芩10g、法半夏10g、生姜6g、党参6g、炙甘草6g、大枣4枚、枳壳10g、桔梗10g、旋覆花10g（布包）。3剂。2003年8月13日三诊。哮喘进一步减轻，口渴，上半身出汗，大便2天1次，偏硬。舌红，苔薄黄，脉弦细数。用麻杏石甘汤合葶苈大枣泻肺汤。处方：炙麻黄6g、杏仁10g、生石膏30g（先煎）、炙甘草6g、葶苈子10g、大枣6枚、厚朴14g、芒硝6g（冲服）。5剂。2003年8月20日四诊。哮喘明显减轻，已能骑自行车，走路已不感觉气喘，精神状态比以前大为改善，厚腻舌苔已退净，舌已显出嫩红质地，脉弦细。用苏子降气汤善后。（王建红医案）

辨证用方思路：一诊抓主证口苦、大便干结，辨为大柴胡汤证，用此方。二诊大便已通畅，黄厚腻舌苔已退，大柴胡汤证去，转为小柴胡汤证，用小柴胡汤，另加枳壳、桔梗、旋覆花宣降肺气。三诊抓主证口渴、汗出，而喘，辨为麻杏石甘汤证；用此方。大便偏硬，仿厚朴三物汤法，加厚朴、芒硝。不用大黄者，因仅仅大便偏干，无需再用苦寒攻下。喘而苔腻，用葶苈大枣泻肺汤。

特别提示：胡希恕先生擅用大柴胡汤治喘，我们在临床上临摹用之，发现的确有效，此案即可证之。

6.用于治疗带状疱疹

李某某，男，80岁。北京某商贸公司。2008年4月25日初诊。左臀髋及腹股沟带状疱疹半月余，在北京某西医医院诊治，收效甚微。现仍疼痛不能忍受，由于局部疼热穿衣接触都能使之大叫，日夜不能休息。病变部位可见红肿明显，疱疹布满于皮面，部分疱疹已溃破，渗出较多，黏附在纱布上，触之灼热。并伴有头疼，口苦，口干，口渴，心烦急躁，大便干结，2~4天1次，小便黄。舌红苔黄腻，脉右寸浮大，左滑。用大柴胡汤。处方：柴胡15g、黄芩10g、法半夏12g、生大黄10g（后下）、枳实12g、白芍15g、生姜10g、生石膏45g（先煎）、芒硝4g（分冲）、全蝎3g、白芷10g、炮穿山甲粉5g（分冲）。3剂。2008年4月30日二诊。服第1剂药的三分之二即解大便，泻下硬软便极多，大便灼热，当即疱疹局部疼痛减轻，也能休息睡眠。口渴、口苦、头疼减轻。减去芒硝，继续服用第2剂。3剂服完，局部红肿大减，渗出减少。舌红，苔中心根腻，脉滑。用仙方活命饮。处方：皂角刺10g、炮穿山甲粉5g（冲服）、当归10g、赤芍10g、金银花15g、制乳香6g、制没药6g、天花粉10g、防风6g、浙贝母10g、陈皮10g、炙甘草6g、全蝎3g、柴胡10g、酒大黄1g、生石膏45g（先煎）、川芎10g。5剂。2008年5月6日三诊。局部疼痛已经很轻，疱疹已收敛。继续用仙方活命饮调理而愈。（王建红医案）

辨证用方思路：一诊抓主证口苦，心烦急躁，大便干结，辨为大柴胡汤证，而口干口渴，则为大柴胡加石膏汤证，用此方。内热壅盛，仿承气汤法，加芒硝。另仿仙方活命饮法加穿山甲、白芷、全蝎通络止痛。二诊减其制，仅用柴胡、大黄、赤芍、石膏；并遵照刘渡舟先生用仙方活命饮的心得，合入此方治疗疱疹。

特别提示：刘渡舟先生擅用仙方活命饮治疗热毒不明显的带状疱疹，本案即师其法而用之。

7.用于治疗胁痛

龚某某，男，57岁。北京某大学教授。2005年4月2日初诊。两胁下痛，两胁肋骨沿痛甚，坐办公桌前写字时一前倾则痛。胃脘不舒，一吹凉风则胃痉挛而痛。大便干，2日1次。舌尖红赤，苔黄白相间，水分多，脉弦滑。用大柴胡汤合叶桂辛润通络法。处方：柴胡15g、黄芩10g、清半夏12g、生姜6g、枳壳10g、酒大黄6g、白芍15g、旋覆花10g、当归10g、桃仁15g、柏子仁10g、丹参20g、青皮8g、炙甘草6g。6剂。2005年4月9日二诊。服药两胁与肋骨沿痛止，胃脘未再痛。但大便溏。舌偏红，苔白偏腻水滑，脉弦滑。用柴胡桂枝干姜汤合苓桂术甘汤。处方：柴胡15g、黄芩4g、干姜6g、牡蛎15g、天花粉10g、桂枝10g、炙甘草6g、茯苓30g、苍术10g。7剂。诸证痊愈。（张文选医案）

辨证用方思路：一诊抓主证胁下痛、大便干，辨为大柴胡汤证，用此方。两胁肋骨沿痛甚，病已在络，故遵叶氏辛润通络法，合入此方。二诊据胁痛大便溏，辨为柴胡桂枝干姜汤证；抓主证苔水滑，辨为苓桂术甘汤证。用两方合法。

特别提示：叶桂辛润通络法是由《金匮要略》旋覆花汤变通而来。基本组成为：旋覆花、当归、桃仁、柏子仁。主治络病。此方详见《叶天士用经方》旋覆花汤。此不赘述。

8.用于治疗火郁胃胀

苗某某，女，30岁。2003年8月1日初诊。胃脘胀，口干，口苦，口黏，心烦甚，恶心，时呃逆，大便干结，1日1次。舌红而干，根部黏腻，舌前少苔，脉沉弦。用大柴胡汤。处方：柴胡12g、黄芩10g、法半夏10g、生大黄4g（后下）、枳实10g、白芍10g、大枣4枚、生姜6g、焦栀子10g。3剂。2003年8月6日二诊。服上药大便通畅，胃胀除，口黏腻、口苦、恶心、呃逆、心烦均减轻。月经量多有血块，白带多。舌红干燥之象减轻，舌前仍无苔，脉沉弦。用小柴胡汤。处方：柴胡12g、黄芩10g、法半夏10g、党参6g、炙甘草6g、大枣5枚、当归10g、白芍10g、佛手10g、炙枇杷叶10g。3剂。诸证痊愈。（王建红医案）

辨证用方思路：一诊抓主证口苦、心烦、恶心、大便干结，辨为大柴胡汤证，用此方。心烦甚，仿栀子豉汤法，加栀子。二诊大便已通畅，大柴胡汤证去，改用小柴胡汤调治。月经量多有血块，加归、芍补血活血。另加佛手、枇杷叶和降胃气。

赵某某，女，55岁。2004年9月9日初诊。胃脘堵胀，两胁及胸腹胀满，气喘，气短，口苦、口干欲饮，心烦，呃逆频作，左偏头痛，前额及眉棱骨痛，目珠胀，大便干结如羊粪，2天1次，小便正常，腰部胀满困，腿沉。舌尖边红，苔白腻，脉沉弦。用大柴胡汤。处方：柴胡24g、黄芩10g、清半夏15g、枳实16g、白芍12g、生大黄6g、生石膏50g（先煎）、生姜10g、大枣4枚。3剂。2004年9月13日二诊。服上方诸症均减，胃脘堵胀与两胁胀消失，口渴减，大便日1次，软溏，小便利。现仍有口苦，口臭，偏头及额眉棱痛，胸仍满，呃逆，午后自觉身有寒热交作。舌边尖红，苔薄白，脉左沉右细弦。用小柴胡汤合越鞠丸。处方：柴胡24g、黄芩10g、清半夏12g、党参6g、焦山栀10g、神曲10g、苍术8g、香附10g、川芎10g、炙甘草6g、生姜10g、大枣4枚、生石膏40g（先煎）。3剂。2004年9月16日三诊。不再有寒热交作感，口苦除，呃逆止，胸满减轻，头痛略减，用丹栀小柴胡汤调治。（王建红医案）

辨证用方思路：一诊抓主证口苦、大便干结，辨为大柴胡汤证，而口干欲饮，则为大柴胡加石膏汤证，用此方。二诊大便已软，而口苦、午后寒热交作，为小柴胡汤证；胸满、呃逆，为越鞠丸证。用两法合方。

9.合薏苡附子败酱散治疗肝脓肿

康某，男，38岁。2005年6月18日初诊。肝脓肿，3.52cm，体温38~39℃。2周前突然发热，B超、CT诊断为肝脓肿。3年前曾患急性肝炎。静脉点滴抗生素，仍腹痛不止。诊时痛在肚脐右旁开与髂嵴直上连线处，大便正常。舌嫩红，苔黄白厚腻，脉滑数。用大柴胡汤合薏苡附子败酱散。处方：柴胡24g、黄芩10g、清半夏12g、白芍12g、枳实10g、酒大黄5g、生姜8g、生苡仁30g、败酱草15g、制附子5g、苍术12g、厚朴12g、草果5g。4剂。2005年6月21日二诊。服上方见显效，服用1剂，痛快大便2次，右侧下腹部疼痛顿减，服完第3剂，腹痛止、发热退。诊时肝区不痛，腹无痛。舌淡红，苔白偏厚腻，脉浮大，右关甚，左沉细。用大黄附子汤合薏苡附子败酱散。处方：酒大黄5g、细辛5g、制附子10g、生薏苡仁30g、败酱草15g、苍术12g、草果5g、厚朴12g、茯苓20g。6剂。2005年7月2日三诊。彩超检查肝脓肿吸收消失，肝脏正常，胆囊壁略增厚0.4cm，水肿，呈双边影，右侧下腹部不痛，大便正常。厚腻舌苔退净，舌偏红边赤，苔薄白，脉右弦大滑，左弦细，不数。用小柴胡汤。处方：柴胡18g、黄芩10g、清半夏12g、党参10g、生姜3g、炙甘草6g、大枣3g、白芍12g、枳实10g、丹参15g。7剂。（张文选医案）

辨证用方思路：刘渡舟先生认为，凡是腹疼痛有些靠一边的，靠侧面的，带有一定的靠侧面的疼痛，就是大柴胡汤证。一诊遵照先生此说，辨为大柴胡汤证。肝脓肿为“腹内有痈疡”，是薏苡附子败酱散证。用两方合法。苔厚腻，加苍术、厚朴、草果。二诊热退、腹痛止，已无大柴胡汤证。肝脓疡属偏于一侧病，遵胡希恕、叶橘泉先生偏于一侧疼痛用大黄附子汤的经验，改用大黄附子汤合薏苡附子败酱散。苔腻，加苍术、草果、厚朴、茯苓。三诊据脉弦，用小柴胡汤。另仿大柴胡汤法加枳实、白芍调和肝胃；舌边赤，加丹参凉血活血。

10.合桂枝加芍药汤治疗痛经

纳某，女，18岁。2004年11月27日初诊。患者为北京服装学院学生，与我校药学院学生为高中同学，经其介绍来诊。月经来潮，经血、经量正常，但肚脐周围与肚脐下绞痛，疼痛时有紧绞感，为阵发性。中午饭后与晚饭后痛甚，大便偏干。舌红尖赤，苔薄黄水分多，脉细滑。用大柴胡汤。处方：柴胡15g、黄芩10g、半夏10g、白芍20g、枳实10g、大黄3g、生姜6g、桂枝10g、炙甘草6g。3剂。服药腹痛止而告愈。（张文选医案）

辨证用方思路：抓主证腹绞痛、大便干，辨为大柴胡汤证，用此方。腹痛甚，合用桂枝加芍药汤。

三、讨论与小结

（一）刘渡舟先生用大柴胡汤的思路与手法

1.关于用方手法

基本用法：刘渡舟先生用大柴胡汤最基本的手法是用原方，其各药基本用量为：柴胡16g、黄芩10g、半夏15g、大黄4g、枳实12g、白芍12、生姜10g、大枣7枚。口苦、胁胀满等少阳郁热甚者，加柴胡量，最大量用24g。大便干燥甚者，加大黄量，用5g、6g；大便不太干者，减大黄量，用2g、3g。腹痛者，加白芍量，用15g，或16g，或20g，或25g。恶心、呕吐明显者，加半夏量，用16g。

加减应用：口干渴者，加石膏，石膏用量可重至50g，此法已固定为一首成方，名大柴胡加石膏汤，治大柴胡汤证而口干或渴者。胡希恕先生尤其推崇此方，刘渡舟先生也推崇之。

合方应用：舌苔厚腻者，或合平胃散，或用草果大柴平胃汤。此方是刘渡舟先生根据《医宗金鉴·杂病心法要诀》疟疾治法用小柴胡合平胃散加草果方或大柴胡汤加芒硝、厚朴、草果、槟榔方之记载制订的经验方（此方详见下述）。胃痛甚者，或合金铃子散，或合丹参饮。胃胀、呃逆等见越鞠丸证者，合入越鞠丸，其中5味药各用10g。嗳气较频，见旋覆代赭汤证者，合入旋覆代赭汤，此方遵仲景原法，代赭石用量较轻，仅用10g，或15g。慢性结肠炎大便反干，少腹部痛，见大黄牡丹皮汤证者，合大黄牡丹皮汤。多不用芒硝，而重用冬瓜仁至30g。头痛、目胀、心烦、舌苔黄厚腻，见龙胆泻肝汤证者，合龙胆泻肝汤，苔腻者，减生地；龙胆草多用8g。失眠，苔白腻等见温胆汤证者，合入温胆汤。火郁而见头痛、咽中如冒火、心烦甚、舌红赤等火证者，合入三黄泻心汤，或栀子金花汤。心烦甚，胃脘嘈杂等见栀子豉汤证者，合栀子豉汤；再兼腹满者，合栀子厚朴汤。妇人带下多，阴痒，显当归贝母苦参丸证者，合入当归贝母苦参丸。

2.关于用方思路

刘渡舟先生用大柴胡汤的思路主要有以下几方面：

第一，用其治疗少阳阳明并病，即外感发热，出现少阳小柴胡汤证，又合并阳明热结为承气汤证之轻证者。

第二，根据“心下急”，用大柴胡汤治疗脘腹疼痛。其经验是，少阳主人体的侧面，但凡上腹，或下腹偏于侧面的疼痛，表现为实证者，就用大柴胡汤。如胃溃疡、胆囊炎、胰腺炎、结肠炎、阑尾炎、痢疾等，多可出现大柴胡汤证，用大柴胡汤有很好的疗效。

第三，根据《伤寒论》第165条，用其治疗肝胆气火逼迫肠胃，肝胆疏泄不利，肠胃气火凝滞所致的痢疾。这种用法也曾受到胡希恕先生的影响，刘渡舟先生讲：“胡希恕胡老治疗痢疾就用大柴胡汤，例子很多。”《刘渡舟伤寒论讲稿》大柴胡汤中有芍药、枳实、黄芩、大黄，即寓芍药汤之法。上述用大柴胡汤合大黄牡丹皮汤治疗结肠炎案的手法正是出于这一思路。

第四，本方含枳实配芍药，为枳实芍药散，能破气和血，治疗气滞血脉瘀滞，既见大柴胡汤证，又见枳实芍药散证之腹痛。

3.关于辨方证

刘渡舟先生辨大柴胡汤证特别强调察舌，认为小柴胡汤证舌苔多为白苔，而大柴胡汤证舌苔必为黄苔，临床上凡是柴胡汤证，只要舌苔一见黄，就提示肝胆气郁，胃气凝结，化热化燥，就要用大柴胡汤。另外，先生认为大柴胡汤证的“心下急”，是指心下或痛，或闷，或胀而较为严重，有不堪忍受之感。少阳主侧面，凡是偏于腹部侧面的痛、胀不堪忍受者，就用大柴胡汤。

（二）学习理解与感悟

1.方证对应与抓方证的特征性症

大柴胡汤方　本方是小柴胡汤去人参、甘草，加芍药、枳实、大黄。因已并见阳明里实，故去人参壅补、甘草甘缓，而加大黄攻里以下阳明实热，枳实以开破心下痞坚，芍药以治腹满痛。方中大黄合枳实，为小承气汤法，可治阳明里结之承气汤证。因不用厚朴，且大黄仅用二两（小承气汤大黄用四两），故泻下作用不及小承气汤，主治小柴胡汤证并阳明里实之轻者。方中枳实用四枚，而小承气汤枳实用三枚，说明大柴胡汤开心下痞坚作用较强，故可治心下急、心下痞硬、满痛之证。

大柴胡汤证　“呕不止，心下急，郁郁微烦者”（103条）；“发热，汗出不解，心下痞硬，呕吐而下利者”（165条）；“热结在里，复往来寒热者”（136条）；“心下满痛者”（《金匮要略·腹满寒疝宿食病》第12条）。

胡希恕先生认为：第一，外感发热，汗出而发热不解，大多现小柴胡加石膏汤证，或大柴胡汤证，或大柴胡加石膏汤证。并强调，外感表解而热不退，若大便干，舌苔黄，用大柴胡汤有捷效。第二，心下痞硬、满痛，皆心下急之类，为应用大柴胡汤的要症。(《经方传真》)

陈慎吾先生认为："凡小柴胡汤证而里实拘急者，无不宜之，故主治甚广也。"(《陈慎吾伤寒论讲义》)陈先生所说的"拘急"当属于心下脘、腹部拘急。

大柴胡汤证的特征性症(主证)　外感病，小柴胡汤证而现舌苔黄，大便干燥者，则为大柴胡汤证。凡杂病，只要见胸胁苦满，口苦咽干，心下急(痞硬、满痛、拘急)，大便偏干者，即可辨为大柴胡汤证。

2.辨方证的疑难点

大柴胡汤所主下利的特征：关于大柴胡汤所治的下利，刘渡舟先生明确指出："这种下利就不是一般的腹泻了，而是……痢疾。"并说："胡希恕胡老治疗痢疾就用大柴胡汤，例子很多。"(《刘渡舟伤寒论讲稿》)这一点，胡希恕先生在讲课中强调：这个病，"就是急性痢疾"。急性痢疾如果有发热，或者恶心、呕吐，就用大柴胡汤。有口臭感者，用大柴胡汤加石膏。(《胡希恕伤寒论讲座》)

3.方的结构与拓展证——扩展应用的思路

从方的结构分析，大柴胡汤方中柴胡合芍药、枳实，为四逆散法，可治阳郁不伸之四逆散证，也可治气火内郁，心中烦躁，大便干燥之郁证。方中黄芩、芍药、枳实、大黄合用，寓后世芍药汤法，可治疗急性痢疾见腹痛、下利不爽、里急后重者。

4.几点特别体会

(1)关于大柴胡加石膏汤：胡希恕先生特别重视大柴胡加石膏汤，他强调："外感表解而烧不退，有柴胡证，多宜小柴胡加石膏汤。若大便干，舌苔黄，已非上方(小柴胡汤)所能治。与本方有捷效。"(《经方传真》)遵照胡希恕先生的经验，我们在临床上但凡见大柴胡汤证，只要再现口干或渴者，就用大柴胡加石膏汤，的确有很好的疗效。如上述治感冒"徐某某，男，46岁"案、"刘某某，女，38岁"案；治外感发热"董某某，女，22岁"案、"肖某，女，18岁"案；治带状疱疹"李某某，男，50岁"案；治郁火胃胀"赵某某，女，55岁"案等，均是用大柴胡加石膏汤的有效验案。

(2)胡希恕先生用大柴胡汤治喘的经验：胡希恕先生根据《伤寒论》第36条："太阳与阳明合病，喘而胸满者，不可下，宜麻黄汤"；以及第208条、218条"腹满而喘"者，用承气汤下之的原则，善用大柴胡汤治喘。具体手法是，用大柴胡汤合桂枝茯苓丸治疗以瘀血为主因的哮喘，其症为：胸胁苦满，呼吸困难，心下急，口苦咽干，大便干燥。如上证又见腹胀满，大便难通者，则用大柴胡汤合桃核承气汤。(《伤寒论通俗讲话》)这是对大柴胡汤的一种创新用法。

英雄所见略同，刘渡舟先生也用大柴胡汤治喘，如上述先生用于治疗喘之"贾某，男，46岁"案。

根据两位先师的经验，我们在临床上试用大柴胡汤治疗哮喘，发现有很好的疗效，如前述治疗哮喘"吴某某，男，60岁"案即为一例。

(3)刘渡舟大柴平胃草果煎：刘渡舟先生根据《医宗金鉴·杂病心法要诀》疟疾治法中所载"因食而病疟者，则痞闷、噫气、恶食，宜小柴胡合平胃散加草果清之"；"凡疟疾有里不清，便硬者，宜大柴胡汤加芒硝、厚朴、草果、槟榔下之"之法，组成草果大柴平胃汤(一名大柴平胃草果煎)，其组成为：草果、槟榔、厚朴、陈皮、苍术、柴胡、黄芩、半夏、生姜、白芍、枳实、大黄、大枣。治疗胆囊炎、胆石症等病表现为肝胆湿热，症见胁下痛，大便燥结，口苦，苔黄极厚腻者。现整理其医案一则如下。宋某某，男，53岁。1999年6月10日初诊。素有胆结石、胆囊炎，近来胸胁剧痛，甚则倒在地上打滚，口苦，恶心，大便燥结，一周未解。舌红赤，苔厚腻黄白相兼。此湿热阻塞肝胆，三焦气机不通而疼。用草果大柴平胃汤，处方：草果4g、槟榔10g、厚朴10g、陈皮12g、青皮12g、苍术10g、柴胡16g、黄芩10g、半夏12g、生姜3g、白芍15g、枳实10g、大黄6g、片姜黄12g、橘叶10g。7剂。服药后泻大便2次，疼痛大减。用上方减大黄量为3g，继续服7剂而愈。如上述"用于治疗胆囊炎"中介绍的"宋某某，男，53岁"案之第二诊，即用了草果大柴平胃汤。

我们在临床上常用刘渡舟先生这一方法，治疗大柴胡汤证兼湿热而舌苔厚腻者，有很好的疗效。

(三)刘渡舟先生用时方

刘渡舟先生在运用大柴胡汤中，合用或交替运用的时方主要有以下几首。

1.清胃理脾汤

清胃理脾汤　录自《医宗金鉴·杂病心法要诀》内伤。其歌括云："清胃理脾治湿热，伤食平胃酌三黄，大便黏秽小便赤，饮食爱冷口舌疮。"即平胃散加黄连、黄芩、大黄也。所谓酌三黄，谓有热滞而大便不实者，不可入大黄也。主治伤食病症，如痞胀、哕呕、不食、吞酸、恶心、噫气之类，更兼大便黏臭，小便短赤，饮食爱冷，口舌生疮，皆伤醇酒厚味，湿热为病之证也。

刘渡舟先生对火证有深刻的研究，也特别喜欢用清胃理脾汤，以之治疗火证火热兼湿，形成湿热之证。辨识此方证的要点，除《医宗金鉴》歌括所云外，尚有舌红苔黄厚腻等。

2.开胃进食汤

开胃进食汤　录自《医宗金鉴·杂病心法要诀》内伤。其歌括云："开胃进食治不食，少食难化胃脾虚，丁木藿香莲子朴，六君砂麦与神曲。"即六君子汤加丁香、木香、藿香、莲子、厚朴、缩砂仁、麦芽、神曲（也即香砂六君子汤加丁香、藿香、莲子、厚朴、麦芽、神曲）。主治不思饮食，少食不能消化，脾胃两虚之证。

刘渡舟先生常根据《医宗金鉴》用法应用此方。辨识此方证的要点为：六君子汤证兼见脘腹胀满，不思饮食等。

3.龙胆泻肝汤

龙胆泻肝汤　录自《医方集解·泻火之剂》。组成为：龙胆草（酒炒）三钱、栀子（酒炒）三钱、黄芩（炒）三钱、泽泻四钱、木通三钱、车前子三钱、当归（酒洗）一钱、生地黄（酒炒）三钱、柴胡二钱、生甘草二钱。原书载："治肝胆经实火湿热，胁痛耳聋，胆溢口苦，筋痿阴汗，阴肿阴痛，白浊溲血。"

刘渡舟先生特别喜欢用龙胆泻肝汤，以之治疗肝胆实火或者肝胆湿热。此方也是先生治疗火证的要方之一，主治肝胆或肝胆经火热证与湿热证。其辨识本方证的要点为：胁痛，口苦，目赤，耳聋，耳肿；或小便淋漓，阴肿，阴痒，妇女带下等，舌红赤，苔黄或黄腻者。

4.宣白承气汤

宣白承气汤　出自吴瑭《温病条辨·上焦篇》第17条。组成为：生石膏五钱、生大黄三钱、杏仁二钱、瓜蒌皮一钱五分。水五杯，煮取二杯，先服一杯，不知再服。原条文谓："阳明温病，下之不通，其证有五……喘促不宁，痰涎壅滞，右寸实大，肺气不降者，宣白承气汤主之。"

刘渡舟先生常用此方治疗上见肺热，下见大肠热结，肺肠壅热并见之证。也用此方治疗白虎汤证与承气汤证并见之证。辨识此方证的要点为：咳喘，大便干燥，舌红赤，苔黄，脉实者。或烦渴，汗出，大便干燥者。

5.羚角钩藤汤

羚角钩藤汤　出自俞根初《通俗伤寒论·六经方药·清凉剂》，组成为：羚羊角片钱半（先煎），霜桑叶二钱，京川贝四钱（去心），鲜生地五钱，双钩藤三钱（后入），滁菊花三钱，茯神木三钱，生白芍三钱，生甘草八分，淡竹茹五钱（鲜刮，与羚羊角先煎代水）。俞氏认为该方属于“凉息肝风法”，主治春温伤寒，热入厥阴，肝风内动，横窜筋脉，手足瘛疭者。（《通俗伤寒论·春温伤寒》）

刘渡舟先生特别喜欢运用本方治疗杂病肝热生风之证，如癫痫、高血压病、三叉神经痛等。其辨识本方证的要点为：舌红赤，脉弦数，心烦，口苦等肝胆郁热证与眩晕、痉厥、肢体抽动、震颤等肝风内动证并见者。

关于先生对此方的运用心得，我已在《温病方证与杂病辨治》羚角钩藤汤中作了介绍，可参阅。

6.泻青丸

泻青丸　出自《小儿药证直诀》卷下。组成为：当归（去芦头，切，焙，秤），龙脑（焙，秤），川芎，山栀子仁，川大黄（湿纸裹煨），羌活，防风（去芦头，切，焙，秤）。各等分。上为末，炼蜜和丸，如芡实大，每服半丸至一丸，煎竹叶汤同砂糖温水送下。原治：“治肝热搐搦，脉洪实。”

刘渡舟先生常用此方治疗肝经郁火证，如目赤肿痛，烦躁易怒，尿赤，大便干燥等。

7.化肝煎

化肝煎　出自《景岳全书·新八方阵》卷五十一。组成为：青皮、陈皮、芍药各二钱，牡丹皮、炒栀子、泽泻（血见下部者用甘草）各一钱半，土贝母二至三钱。主治怒气伤肝，气逆动火，胁痛胀满，烦热动血等症。

刘渡舟先生常用此方治疗肝郁化火，肝火伤血动血之证。辨识此方证的要点为：烦热胁痛，或咳血、呕血、吐血、衄血，或胃脘痛而有积气。舌红，苔黄，脉弦数。

8.丹参饮

丹参饮　出自陈念祖《时方歌括》卷下。组成为：丹参一两，檀香、砂仁各一钱，水一杯半，煎七分服。原书谓：“治心痛、胃脘痛多效，妇人更效。”其歌括云：“心腹诸痛有妙方，丹参为主义当详，檀砂佐使皆遵法，入咽咸知效验彰。”又一歌括云：“心腹诸疼有妙方，丹参十分作提纲，檀砂一分聊为佐，入咽咸知效验彰”。

刘渡舟先生常遵修园用法，用此方治疗胃痛。其实先师王正宇先生更喜欢用此方，以之治疗胃脘痛、胸痛、妇人月经痛等，积累了丰富的经验。

柴胡桂枝汤

柴胡桂枝汤　出自《伤寒论》第146条，组成为：桂枝一两半（去皮），黄芩一两半，人参一两半，甘草一两（炙），半夏二合半（洗），芍药一两半，大枣六枚（擘），生姜一两半（切），柴胡四两。上九味，以水七升，煮取三升，去滓。温服一升。本云，人参汤作如桂枝法，加半夏、柴胡、黄芩，复如柴胡法。今用人参作半剂。

仲景原条文谓："伤寒六七日，发热，微恶寒，支节烦疼，微呕，心下支结，外证未去者，柴胡桂枝汤主之。"

本方证还见于《金匮要略·腹满寒疝宿食病脉证治》附方二，"《外台秘要》柴胡桂枝汤方：治心腹卒中痛者。"

一、先师应用心法

刘渡舟先生认为，柴胡桂枝汤是小柴胡汤与桂枝汤的合方，既具小柴胡汤解郁利枢之功，又兼桂枝汤调和营卫，调理气血阴阳之能。两方一合，人身表里内外、气血上下，调治的范围是相当广泛的。

柴胡桂枝汤在临床上多用于以下4种病：一是少阳病症与太阳病症同时并见，即胸胁苦满，或胁背作痛而又见发热恶寒，或肢节烦疼等。二是肝气窜证，发病特点为患者自觉有一股气在胁脘胸背，甚至四肢流窜，或上或下，或左或右，或前或后，凡气所窜之处，则觉胀满或疼痛，用本方有特效。三是用本方去大枣、人参，加鳖甲、牡蛎、红花、茜草、土鳖虫等治疗慢性肝炎、肝脾肿大、早期肝硬化等。四是根据"支节烦疼"治疗痹证。

刘渡舟先生强调：本方含有小柴胡加桂枝汤、小柴胡加芍药汤、小柴胡汤合桂枝汤三法。一法之中，寓有三法。而三法不同，临床应用自有不同。柴胡加桂枝汤多用于少阳病症，而兼有心悸、气上冲等；柴胡加芍药汤用于治疗少阳病症而兼肝脾不和，血脉不利之腹中痛，且有拘挛之感，按之腹肌如条索状。此证多见于妇女月经不调及痛经等。（《经方临证指南》《刘渡舟伤寒论讲稿》）

此根据我们跟师临床抄方学习的记录，选择先生用柴胡桂枝汤的典型医案整理并介绍如下。

1.用于治疗外感发热

王某某，男，57岁。1998年8月19日初诊。感冒3天，头疼，时冷时热，寒热往来，右肩背疼甚。舌正红，苔白，脉弦浮。用柴胡桂枝汤。处方：柴胡16g、黄芩10g、半夏12g、党参6g、桂枝15g、白芍15g、炙甘草6g、生姜10g、大枣12枚。7剂。

辨证用方思路：抓主证往来寒热、头痛、右肩背疼痛，辨为太少两感，太、少经脉经气凝滞的柴胡桂枝汤证，用原方。

2.用于治疗背部一阵冷一阵热

佟某某，女，42岁。1999年6月17日。右胁不舒，背一阵阵冷，一阵阵热。舌深红，苔白。用柴胡桂枝汤。处方：柴胡16g、黄芩10g、半夏12g、党参6g、桂枝12g、白芍12g、炙甘草6g、生姜10g、大枣12枚。7剂。

辨证用方思路：据右胁不舒，背部往来冷热，辨为小柴胡汤证；而太阳经所过的背部冷热阵法，则为桂枝汤证。故用柴胡桂枝汤。

3.用于治疗肢体疼痛

（1）产后肩臂背痛

羽某，女，41岁。1999年4月22日初诊。右肩臂疼，牵掣右背也疼，从产后开始。舌淡红，苔白略厚，脉弦。刘渡舟先生诊脉中背诵《医宗金鉴》通气防风汤歌括后说："肩臂疼，少阳经不利用柴胡，太阳经不利用桂、芍。"用柴胡桂枝汤加片姜黄、红花、五灵脂。处方：柴胡16g、黄芩10g、半夏15g、生姜10g、党参10g、桂枝14g、白芍14g、炙甘草6g、大枣7枚、片姜黄12g、红花8g、五灵脂10g。7剂。1999年5月6日二诊。右肩臂背痛减轻，睡眠不好，心慌，头痛，头晕。先生问："白带多吗？"患者答："不多"；先生问："大便怎样？"患者答："大便好"。舌正红，苔薄白，脉弦。先生说："这是肝血不足。"用芥穗四物汤合清白散加加味。处方：当归10g、白芍10g、熟地10g、川芎10g、荆芥穗4g、柴胡4g、半夏12g、陈皮12g、天麻6g、炙甘草6g。7剂。1999年5月20日三诊。心慌、头痛、头晕减轻，睡眠好转。身体痛好些了，肚子饿但不想吃。舌正红，苔白，脉弦。用柴胡桂枝汤加片姜黄。处方：柴胡16g、黄芩10g、半夏15g、生姜10g、党参10g、桂枝14g、白芍14g、炙甘草6g、大枣7枚、片姜黄12g。7剂。

辨证用方思路：一诊时刘渡舟先生自背《医宗金鉴》通气防风汤歌括："通气太阳肩背痛，羌独藁草蔓防芎，气滞加木陈香附，气虚升柴参芪同，血虚当归白芍药，血瘀姜黄五灵红，风加灵仙湿二术，研送白丸治痰凝。"并说："肩臂疼，少阳经不利用柴胡，太阳经不利用桂、芍。"这就提示，刘渡舟先生借用通气防风汤"治太阳经风湿肩背痛"以及方后加减的思路，改时方为经方，用柴胡桂枝汤治疗肩臂背痛。因通气防风汤主治太阳经风湿痹痛，又有"郁痛"者加柴胡，"气郁滞痛者"加香附的手法。也就是说，此方含有从太阳、少阳两经治疗肩臂背痛的思路。而柴胡桂枝汤可太、少两解，气血两调，故也可以治疗肩臂背痛。一诊方加片姜黄、红花、五灵脂的思路也是取通气防风汤的加减（"血瘀姜黄五灵红"）手法。刘渡舟先生治疗肩背痛也常用通气防风汤原方，使用频率很高，此不详细介绍。二诊时患者出现了睡眠不好，心慌，头痛，头晕，结合产后，刘渡舟先生抓主证头痛头晕辨为血虚芥穗四物汤证。此方证出自《医宗金鉴·杂病心法要诀·头痛头晕》："头晕头痛同一治，血虚物穗气补中。"又根据此书同一篇半夏白术天麻汤治头痛头晕的歌括，加夏、陈、天麻，即合入了半夏白术天麻汤法。先生虽然说用芥穗四物汤合清白散，但具体处方中没有用清白散。先生问白带的思路是，他初步考虑用芥穗四物汤，但如白带多者，则结合《医宗金鉴·妇科心法要诀·带下证治》清白散法加相关药物。先生问大便的思路是，已经考虑用四物汤，但大便溏者，则不适用，因此要确认一下。芥穗四物汤是先生治疗妇人血虚头痛的经验方，经常用，疗效也很好。另外，先生治疗妇人带下，除用傅青主的完带汤、易黄汤、清肝止淋汤等方外，也常用《医宗金鉴》清白散、加味四物汤等方。三诊改用一诊方，继续调少阳、太阳与枢机、气血，治疗肩臂背痛。

特别提示：通气防风汤、清白散均是刘渡舟先生常用时方，这二方详见"讨论与小结"之"刘渡舟先生用时方"。

朱某某，女，31岁。1997年7月3日。产后背痛，遇冷加重，并发咳嗽。舌红，苔白。用柴胡桂枝汤。处方：柴胡15g、黄芩10g、半夏10g、党参6g、桂枝14g、白芍14g、炙甘草6g、生姜10g、大枣12枚、藏红花1.5g、片姜黄12g。7剂。

辨证用方思路：刘渡舟先生认为，产后身痛，如在表的营卫气血不足者，就要用桂枝汤走肌表，调肌表营卫气血，若用参芪当归之类温养在里的气血，则难以见效。此案背痛遇冷加重，而且有咳嗽，属于太阳肌表经气不利无疑，为桂枝汤证。本案记录不全，应还有胸胁满、脉弦等小柴胡汤证。痛甚，加藏红花、片姜黄。

（2）肩胛肩背疼

罗某某，女，40岁。1999年8月5日初诊。心慌，起则头晕，起床后脸肿，足略肿。刘渡舟先生问："背疼吗？"患者答："疼"。先生问："怕冷吗？"患者答："不怕冷"。舌正红偏胖，苔白略滑。用苓桂术甘汤合泽泻汤。处方：茯苓30g、桂枝15g、白术12g、红人参8g、泽泻20g、杏仁10g。7剂。1999年8月12日三诊。心慌、头晕明显减轻。颈椎病发作，手指发麻，左肩胛疼。用柴胡桂枝汤。处方：柴胡15g、黄芩6g、半夏15g、生姜10g、党参10g、桂枝14g、白芍14g、炙甘草6g。7剂。

辨证用方思路：一诊抓主证起则头眩、心慌，辨为苓桂术甘汤证，用此方。眩晕甚，合入泽泻汤；心慌甚，用苓桂术甘加参汤法加红参并量至8g。起床后脸肿、足肿，故去甘缓收敛的甘草，合茯苓杏仁甘草汤法加杏仁。问背痛，意在进一步确认苓桂术甘汤证；问怕冷，意在辨别是不是真武汤证。二诊抓主证左肩胛疼、手指发麻，辨为太阳、少阳两经经气凝滞的柴胡桂枝汤证。太阳经气凝滞偏重，故桂枝汤用量较重。

李某某，女，51岁。1998年9月23日初诊。肩背作痛，胸痛，口苦，右腿疼，头痛、头晕。舌红，苔薄白，脉弦。用柴胡桂枝汤。处方：柴胡16g、黄芩10g、半夏14g、党参6g、桂枝14g、白芍14g、炙甘草6g、生姜10g、大枣7枚。7剂。

辨证用方思路：抓主证肩背痛、口苦、头眩，辨为柴胡桂枝汤证，用此原方。

徐某某，女，41岁。1997年2月18日初诊。右肩痛而酸胀。舌红，苔白，脉弦。刘渡舟先生说："这是太、少两经气血瘀滞"，用柴胡桂枝汤。处方：柴胡15g、黄芩10g、半夏15g、党参8g、桂枝15g、白芍15g、炙甘草8g、生姜10g、大枣12枚、片姜黄12g、红花12g、鸡血藤20g、炮穿山甲8g。7剂。1997年3月2日二诊。肩痛减轻。用柴胡桂枝汤，加藏红花3g、片姜黄12g。7剂。

辨证用方思路：足少阳经"循颈，行手少阳经前，至肩上"（《灵枢·经脉》）。肩痛与太阳、少阳经气血阻滞有关。故用柴胡桂枝汤。肩痛甚，加片姜黄、红花、鸡血藤、炮穿山甲，以活血通络止痛。二诊改加藏红花、片姜黄活血止痛。

林某某，女，31岁。1997年3月18日初诊。肩、背痛，头晕，月经不调，经血黑。舌淡黯胖，边有齿痕，苔中腻，脉弦。用柴胡桂枝汤。处方：柴胡16g、黄芩10g、半夏15g、党参10g、桂枝15g、白芍15g、炙甘草10g、生姜10g、大枣7枚。7剂。

辨证用方思路：抓主证肩背痛、头眩、脉弦，辨为柴胡桂枝汤证，用此原方。

（3）腰背痛

敬某某，女，52岁。1999年6月17日。腰痛，后背痛，手指痛，心仍慌，盗汗，汗出后身凉，常哄热。舌淡红，苔白腻水滑而黏。用柴胡桂枝汤加竹茹。处方：柴胡16g、黄芩10g、半夏15g、生姜10g、党参10g、桂枝14g、白芍14g、炙甘草6g、大枣7枚、竹茹20g。7剂。

辨证用方思路：本案前几诊没有跟诊，记录缺如。这是比较典型的围绝经期综合征。本次辨证抓主证腰痛、背痛，辨为太阳、少阳经气凝滞的柴胡桂枝汤证，方用柴胡桂枝汤。刘渡舟先生擅于用《金匮要略》竹皮大丸治疗围绝经期综合征，故合其法，加竹茹。

粱某某，女，43岁。1997年4月23日初诊。腰背困痛且凉，手足冷。舌红，苔白，脉弦。用柴胡桂枝汤。处方：柴胡15g、黄芩10g、半夏14g、党参8g、桂枝15g、白芍15g、炙甘草8g、生姜10g、大枣7枚。7剂。

辨证用方思路：腰背痛为太、少两经经气不利，手足冷类似四逆散证，为少阳阳郁，故用柴胡桂枝汤。

余某某，男，42岁。1999年4月28日初诊。腰痛胀，项强，张口不利，口苦，尿黄，大便调。舌红，苔白。用柴胡桂枝汤。处方：柴胡16g、黄芩10g、半夏10g、党参6g、桂枝12g、白芍12g、生姜10g、炙甘草6g、大枣7枚、葛根12g。7剂。1999年5月5日二诊。腰痛减轻，尿黄。舌红，苔白。用加味苍柏散。处方：苍术10g、白术10g、羌活6g、独活6g、生地10g、当归12g、白芍12g、知母10g、黄柏8g、牛膝10g、木通8g、防己12g、木瓜10g、槟榔8g、炙甘草6g、枳壳10g。7剂。

辨证用方思路：一诊抓主证项强、腰痛、口苦，辨为太、少经气不利的柴胡桂枝汤证，用此方。张口不利、项强，为阳明经气阻滞，加葛根。二诊，抓主证尿黄，辨为湿热痹阻加味苍柏散证，用此方。另加枳壳以调畅气机。

黄某，男，47岁。1999年7月28日初诊。腰背痛，项强，头痛，视力下降。舌红，苔白，脉弦。用柴胡桂枝汤。处方：柴胡15g、黄芩10g、半夏12g、党参6g、桂枝14g、白芍14g、炙甘草6g、生姜6g、大枣7枚、片姜黄12g。7剂。

辨证用方思路：抓主证腰背痛，辨为太阳、少阳经气血不利之柴胡桂枝汤证，用此方。痛甚，加片姜黄。

（4）背痛

林某某，女，44岁。1998年6月17日初诊。背疼，后头痛，手腕、足踝痛，活动不利。舌红，苔白，脉弦。用柴胡桂枝汤。处方：柴胡16g、黄芩10g、半夏10g、党参6g、桂枝15g、白芍15g、炙甘草6g、生姜6g、大枣12枚、片姜黄12g。7剂。

辨证用方思路：抓主证背痛、头后脑痛、足踝痛，辨为太、少经脉不利的柴胡桂枝汤证，用此方。痛甚，加片姜黄。

（5）头颈肩腰痛

蔡某某，女，42岁。1998年3月11日初诊。子宫、乳腺、卵巢等多发肿瘤，头痛，颈痛，肩痛，腰痛，心烦急躁。舌胖，苔薄白，脉弦。用柴胡桂枝汤。处方：柴胡16g、黄芩8g、半夏15g、党参10g、桂枝15g、白芍15g、炙甘草10g、生姜10g、大枣7枚、葛根12g。7剂。

辨证用方思路：从颈、肩、腰痛辨为太、少两经不利柴胡桂枝汤证，用此方。颈强痛，加葛根。

（6）髋酸痛

刘某，男，30岁。1999年4月28日初诊。左髋酸痛，晨僵，尿少而黄。舌红，苔黄白相间略腻，脉弦。用加味苍柏散。处方：苍术10g、白术10g、羌活4g、独活4g、生地10g、知母10g、黄柏10g、当归10g、白芍10g、牛膝10g、炙甘草6g、木通10g、防己15g、木瓜10g、槟榔10g、车前子15g。7剂。1999年5月5日二诊。髋痛稍减，腰腿痛甚。舌红，苔白腻，脉弦。用羌活胜湿汤。处方：羌活6g、独活6g、藁本6g、炙甘草6g、蔓荆子6g、防风8g、川芎10g、防己12g、苍术10g、片姜黄12g、红花6g、五灵脂10g。7剂。1999年5月19日三诊。腰痛除。左髋仍困痛，局部发热，尿黄。舌红，苔黄白相间而腻。用加味苍柏散。处方：白术10g、苍术10g、羌活10g、独活10g、生地黄10g、知母10g、黄柏10g、当归15g、白芍15g、牛膝12g、炙甘草6g、木通10g、防己15g、木瓜15g、槟榔10g。7剂。1999年5月26日四诊。下肢沉，左髋酸痛，脊柱痛，不欲食。舌红，苔白腻，脉弦。用柴胡桂枝汤。处方：柴胡15g、黄芩10g、半夏14g、党参6g、桂枝12g、白芍12g、炙甘草6g、生姜8g、大枣7枚、枳壳10g。7剂。1999年6月9日五诊。髋痛减轻，早晨起来左髋发僵。舌红，苔白略腻。用柴胡桂枝汤加枳壳、藏红花。处方：柴胡16g、黄芩10g、半夏10g、党参6g、桂枝12g、白芍12g、炙甘草6g、生姜10g、大枣7枚、枳壳10g、藏红花1g。7剂。

辨证用方思路：一诊据髋痛，苔黄白相间而腻，尿黄，辨为下焦湿热加味苍柏散证，用此方。尿黄加车前子。二诊腰痛，痛向上移，病在太阳经，苔仍腻，故用羌活胜湿汤。据《医宗金鉴》歌括加减法加红花、五灵脂等。三诊仍从湿热考虑，用加味苍柏散。四诊抓主证左髋痛、脊柱痛，辨为太、少两经经脉阻滞之柴胡桂枝汤证，用此方。另加枳壳以调气。五诊髋痛减，守方再加藏红花活血止痛。

特别提示：羌活胜湿汤是刘渡舟先生最喜欢用的时方，此方详见“讨论与小结”之“刘渡舟先生用时方”。

4.用于治疗类风湿关节炎关节痹痛

王某某，女，55岁。1998年7月22日初诊。患类风湿关节炎，子宫肌瘤。现腿痛，手指关节痛而肿，背痛，腰痛，颈项痛。舌胖大，苔薄白，脉弦。用柴胡桂枝汤。处方：柴胡16g、黄芩10g、半夏10g、党参6g、桂枝15g、白芍15g、炙甘草6g、生姜10g、大枣7枚、片姜黄12g。7剂。

辨证用方思路：根据疼痛所在经脉，辨为柴胡桂枝汤证，用此方。痛甚，加片姜黄。

5.用于治疗结节性红斑

朱某某，男，31岁。1999年5月6日一诊。结节性红斑，起初手指尖红肿疼痛与脚趾红肿疼痛交替出现，逐渐大关节也痛，现膝关节红肿疼痛，肩关节痛，发病时低热，服“芬必得”痛不减。刘渡舟先生问：“尿黄吗？”患者答：“黄”；先生问：“口渴吗？”患者答：“渴”。舌红，苔白，脉弦略滑。用加减木防已汤。处方：防已15g、生石膏30g、桂枝12g、杏仁10g、生薏苡仁30g、滑石16g、通草10g、晚蚕沙10g、忍冬藤20g、丹皮10g、石见穿10g。7剂。1999年5月13日二诊。肩疼好一些，膝关节疼，尿黄，咳嗽。舌红赤，苔薄黄，脉弦长。用上方加片姜黄10g、海桐皮12g。7剂。1999年5月27日三诊。大关节不疼了，小关节如手指关节仍疼，走路时间长了脚趾仍肿疼。刘渡舟先生问：“脚趾麻吗？”患者答：“不，但手麻，有时痒。”先生说：“这是血脉不利，用当归拈痛汤。”处方：当归20g、羌活3g、防风3g、茵陈14g、白术10g、苍术10g、茯苓30g、猪苓20g、泽泻20g、党参10g、升麻3g、黄芩10g、苦参10g、知母6g、葛根10g、炙甘草6g、防已14g。7剂。1999年6月3日四诊。大关节不痛，手指有点痛，吃药好多了。舌红，苔白，脉弦滑。仍用二诊方加减木防已汤，加桑枝30g。7剂。1999年6月10日五诊。皮下结节，手指与肩疼，口不渴，夜间一阵阵出汗，怕风。舌红，苔薄白，脉浮弦。先生对病人说：“你受了些邪气（指感受了外邪)。”用柴胡桂枝汤。处方：柴胡16g、黄芩10g、半夏10g、生姜10g、党参6g、桂枝14g、白芍14g、炙甘草6g、大枣12枚。7剂。1999年6月17日六诊。怕风、出汗愈。手指尖、足趾尖痛，脚底疼痛，以前肿，现在不肿仍疼。先生问：“尿黄吗？”患者答：“黄。”用当归拈痛汤。

辨证用方思路：一诊根据关节红肿疼痛，辨为湿热痹加减木防己汤证，先生问患者“尿黄不黄”“口渴不渴”，意在进一步确认是不是加减木防己汤证。方用吴瑭原方，又仿吴瑭中焦宣痹汤法，加晚蚕沙、忍冬藤（代替连翘）；血分瘀热关节红肿，加丹皮；疼痛，加石见穿。二诊继续用加减木防己汤，另遵吴瑭原加减法：“痛者，加海桐皮、片姜黄”，加此二药。三诊根据“手麻”，辨为血虚血脉不利的当归拈痛汤证，用原方。另加防己宣通经络湿热。因属湿热痹，故羌活、防风辛温疏风药用量很轻。四诊再用加减木防己汤加味。五诊从出汗、怕风、脉浮、肩痛，辨为感受外邪，太少经脉不利之柴胡桂枝汤证，用此方。六诊据尿黄，辨为湿热当归拈痛汤证，用此方调治。

特别提示：刘渡舟先生擅用吴瑭加减木防己汤、中焦宣痹痛，《医宗金鉴》当归拈痛汤、加味苍柏散4方治疗湿热痹，其辨此4方方证的心法，我们将在“讨论与小结”中具体论述。

6.用于治疗强直性脊柱炎

吴某某，男，23岁。1997年9月3日初诊。强直性脊柱炎，下肢疼不能行走4年，左下肢外侧疼，夜间臂疼，大便干。舌红，苔白，脉弦。用仙方活命饮。处方：炮穿山甲10g、皂角刺10g、当归15g、金银花15g、赤芍15g、乳香8g、没药8g、天花粉10g、防风10g、浙贝母10g、白芷6g、陈皮10g、炙甘草6g、川芎10g、大黄4g（先煎）。7剂。1997年9月10日二诊。大便已不干，止痛效果不明显，左腿仍疼，尿黄，量少。舌红，苔白。用加味苍柏散。处方：苍术10g、白术10g、羌活5g、独活5g、生地10g、知母10g、黄柏10g、当归10g、白芍10g、牛膝10g、通草10g、防已15g、木瓜10g、槟榔10g、炙甘草6g。7剂。1997年9月17日三诊。疼痛有减，再用加味苍柏散。处方：苍术10g、白术10g、羌活10g、独活10g、生地10g、知母10g、黄柏10g、当归15g、白芍10g、牛膝10g、木通10g、防已15g、木瓜10g、槟榔10g、炙甘草6g。7剂。1997年9月24日四诊。上方见效，疼痛再减轻。用当归拈痛汤。处方：当归16g、茵陈15g、白术10g、茯苓20g、猪苓16g、泽泻16g、羌活3g、防风3g、党参

10g、升麻3g、黄芩6g、炙甘草6g、苦参10g、知母10g、葛根12g、苍术10g。14剂。1997年10月8日五诊。下肢疼痛与跛行好转。肩臂痛。舌红，苔白，脉弦滑。用羌活胜湿汤。处方：羌活5g、独活6g、藁本3g、川芎8g、蔓荆子6g、防风6g、当归14g、白芍14g、姜黄12g、五灵脂10g、红花6g、苍术10g、炙甘草3g。7剂。1997年10月29日六诊。后背酸痛，大便偏干。舌淡红，苔白。用柴胡桂枝汤。处方：柴胡16g、黄芩10g、半夏12g、党参10g、桂枝15g、白芍15g、炙甘草8g、生姜5g、大枣7枚、姜黄12g。7剂。

辨证用方思路：刘渡舟先生有用仙方活命饮治疗股骨头坏死的成功经验，由此而广之，凡是下肢髋关节疼痛者，据证也用此方。本案一诊正是根据这一思路，抓主证左髋关节痛，用仙方活命饮。大便干，加大黄；疼痛甚，加川芎。二诊抓主证尿黄、量少，辨为湿热痹加味苍柏散证，用此原方。三诊继续用加味苍柏散。四诊已见效，疼痛减轻，遵其“点到为止”的用方原则，改用有补血作用的同类方当归拈痛汤治疗。五诊下肢痛进一步减轻，肩臂痛明显，遂抓主证上肢肩臂痛，辨为羌活胜湿汤证，改用此方，并根据《医宗金鉴》此方后加减法（“气滞加木陈香附，气虚升柴参芪同；血虚当归白芍药，血瘀姜黄五灵红；风加灵仙湿二术，研送白丸治痰凝。”）加当归、白芍、姜黄、五灵脂、红花、苍术。六诊抓主证后背酸痛，辨为太阳、少阳经脉凝滞的柴胡桂枝汤证，用此原方。痛甚，加姜黄。

特别提示：刘渡舟先生特别喜欢用仙方活命饮治疗内、外科肿毒，以之治疗股骨头坏死、强直性脊柱炎是其创新用法。此方详见“讨论与小结”之“刘渡舟先生用时方”。

7.用于治疗气窜痛

李某某，女，61岁。1999年11月3日初诊。高血压病，胁背胀疼，周身窜疼，腿沉疼，足背疼，手麻，身发颤，胸脘憋闷有压榨感，自觉气往上冲，口苦口黏，头晕，尿黄。舌红，苔白。用柴胡桂枝汤。处方：柴胡16g、黄芩10g、桂枝14g、白芍14g、半夏10g、生姜10g、党参6g、炙甘草6g、大枣12枚、栀子10g、丹皮10g。7剂。1999年11月10日二诊。身痛、身颤减轻。胸闷，呃逆，手麻，皮下结节硬痛。用柴胡桂枝汤合三子养亲汤。处方：柴胡15g、黄芩10g、半夏14g、党参10g、炙甘草10g、生姜5g、大枣7枚、桂枝15g、白芍15g、莱菔子10g、紫苏子10g、白芥子10g。7剂。

辨证用方思路：一诊抓主证口苦、头眩、胸脘憋闷辨为小柴胡汤证，再据周身窜痛，气冲，辨为柴胡桂枝汤证。用柴胡桂枝汤。尿黄，提示肝胆郁热，仿丹栀逍遥散法加丹皮、栀子。二诊抓主证皮下结节、手麻，辨为痰结皮下、痰阻经脉，用柴胡桂枝汤合入三子养亲汤化痰散结。

特别提示：之一，用柴胡桂枝汤治疗肝气窜，或疼痛而为窜痛者，是刘渡舟先生的经验用法，本案即是一例。

之二，三子养亲汤是刘渡舟先生常用时方之一，此方详见“讨论与小结”之“刘渡舟先生用时方”。

孙某某，男，43岁。1998年6月17日初诊。胸、腹、胁、肋、背部气窜做痛，二便调，舌红，苔薄白，脉弦。用柴胡桂枝汤。处方：柴胡15g、黄芩10g、半夏10g、党参6g、桂枝14g、白芍14g、炙甘草6g、生姜10g、大枣12枚。7剂。

辨证用方思路：抓主证气窜作痛，从“肝气窜”考虑，辨为柴胡桂枝汤证，用此方。

柴某某，女，74岁。1997年3月26日。左腹上行至胸腋窜痛，午后腹胀，纳食尚可，白天尿少。舌红，苔白，脉细弦。用柴胡桂枝汤。处方：柴胡15g、黄芩10g、半夏10g、党参6g、桂枝12g、白芍12g、炙甘草6g、生姜10g、大枣12枚片、片姜黄12g、枳壳10g。14剂。

辨证用方思路：抓主证气窜痛，辨为柴胡桂枝汤证，用此方。痛明显，加姜黄；腹胀，加枳壳。

杨某某，女，44岁。1997年9月17日。失眠，手麻，背窜痛，心慌，舌红，苔白，脉弦。用柴胡桂枝汤合颠倒木金散。处方：柴胡16g、黄芩10g、半夏14g、党参6g、桂枝14g、白芍14g、炙甘草6g、生姜8g、大枣7枚、郁金10g、木香10g。7剂。

辨证用方思路：抓主证背窜痛、手麻，辨为柴胡桂枝汤证，用此方。从合用颠倒木金散看，应有胸痛或胁痛，笔录时可能有遗漏。

赖某，男，70岁。1997年5月14日。左胁痞胀，夜半气冲于鼻，则鼻塞不适。舌红，苔白，脉弦。用柴胡桂枝汤。处方：柴胡16g、黄芩10g、半夏12g、党参6g、桂枝15g、白芍15g、炙甘草6g、生姜10g、大枣12枚。7剂。

辨证用方思路：胁胀为小柴胡汤证，气冲为桂枝汤证，此为肝气窜。方用柴胡桂枝汤。

关某某，女，46岁。1999年1月20日初诊。卵巢切除后生气即肠鸣、腹泻、恶心，失眠，胸腹窜疼，半身麻木，背痛，胁痛。舌红，苔白腻，脉弦滑。用柴胡桂枝汤。处方：柴胡15g、黄芩8g、半夏15g、党参6g、桂枝14g、白芍14g、炙甘草6g、生姜

10g、大枣7枚。7剂。

辨证用方思路：抓主证窜痛、半身麻木，辨为太、少经脉不利的柴胡桂枝汤证，用此方。

8.用于治疗胃脘痛

李某，女，32岁。1997年7月3日初诊。胃痛，腹泻日1次，胃中冒冷气，手凉，嗳气。舌红，苔白，脉弦。用柴胡桂枝汤。处方：柴胡16g、黄芩5g、半夏14g、生姜10g、党参6g、桂枝15g、白芍15g、炙甘草6g、大枣12g。7剂。

辨证用方思路：根据胃痛、嗳气、脉弦，辨为柴胡桂枝汤证，用此方。

特别提示：之一，此方微妙之处在于，黄芩仅用5g，而桂枝用15g，这是因为患者有腹泻，所以根据其用柴胡桂枝干姜汤的经验，减少黄芩用量。

之二，柴胡桂枝汤证有“心下支结”，《金匮要略·腹满寒疝宿食病脉证治》柴胡桂枝汤又“治心腹卒中痛者。”因此，刘渡舟先生常用此方治疗胃脘痛。

邢某，女，35岁。1999年1月27日初诊。脘痞而痛，背疼，右胁疼，大便调。舌红，苔白，脉弦。用柴胡桂枝汤。处方：柴胡16g、黄芩10g、半夏14g、党参6g、桂枝15g、白芍15g、炙甘草6g、生姜10g、大枣12枚。7剂。

辨证用方思路：抓主证胃脘痛而背痛、胁痛，辨为柴胡桂枝汤证，用原方。

蒋某某，男，40岁。2000年3月15日初诊。胃胀痛，口苦，背痛。舌红，苔白，脉弦。用柴胡桂枝汤。处方：柴胡15g、黄芩10g、半夏15g、党参6g、桂枝14g、白芍14g、炙甘草6g、生姜10g、大枣7枚、片姜黄10g。7剂。

辨证用方思路：抓主证胃痛、口苦，而背痛，辨为柴胡桂枝汤证。背痛甚，加片姜黄。

李某某，男，28岁。1999年3月3日。胃脘痛，心下痞满，胁痛，背痛，大便调。舌红，苔白。用柴胡桂枝汤。处方：柴胡16g、黄芩10g、半夏12g、党参6g、桂枝14g、白芍14g、炙甘草6g、生姜10g、大枣7枚。7剂。

辨证用方思路：抓主证胃脘痛而背痛、胁痛，辨为柴胡桂枝汤证，用此方。

9.用于治疗胸胁胃脘痛及背腰

高某，女，26岁。1998年5月27日初诊。胸胁胃脘窜痛，牵掣背疼，嗳气，脘痞，腰疼，带下多，月经不调。舌红苔白，脉弦细。用柴胡桂枝汤合金铃子散。处方：柴胡16g、黄芩10g、半夏15g、党参6g、炙甘草6g、生姜10g、大枣12枚、桂枝15g、白芍15g、川楝子10g、延胡索10g。7剂。1998年6月3日二诊。服药后胸胁、胃脘、腰痛止，脘痞如故。舌红，苔白腻，脉弦细。用小陷胸汤合三仁汤法。处方：半夏15g、黄连8g、瓜蒌20g、白蔻仁10g、杏仁10g、薏苡仁12g。7剂。

辨证用方思路：一诊抓主证胸胁胃脘窜痛、背痛、腰痛，辨为肝胆枢机不利，太、少经脉阻滞的柴胡桂枝汤证，用此方。另合金铃子散止痛。二诊抓主证心下痞，辨为小陷胸汤证。苔腻，取三仁汤法加杏、蔻、苡。

10.用于治疗慢性肝炎

刘某某，男，31岁。1997年5月21日初诊。患“乙肝”，脘痛而热，纳差，手麻，耳鸣，多梦，大便3天1次，背酸，口苦。舌红，苔白，脉弦。用柴胡桂枝汤。处方：柴胡16g、黄芩10g、半夏10g、党参6g、桂枝14g、白芍14g、炙甘草6g、生姜10g、大枣12枚。7剂。

辨证用方思路：抓主证口苦、背酸、手麻，辨为柴胡桂枝汤证，用此方。口苦是肝胆郁热小柴胡汤证的特征性表现；背酸、手麻是太阳经脉不利、气血不和的桂枝汤证。因口苦、脘痛而热，提示肝胆郁热较重，故柴、芩用量偏大；大便3天1次，提示胃气不降，不宜甘补，故不用红参而用党参，且量仅6g。

刘某某，女，42岁。2000年1月12日。“乙肝”，胁下痛，肩背痛。用柴胡桂枝汤。处方：柴胡16g、黄芩10g、半夏10g、党参6g、桂枝14g、白芍14、炙甘草6g、生姜10g、大枣7枚、藏红花1g、片姜黄10g、地龙10g。7剂。

辨证用方思路：抓主证胁下痛、肩背痛，辨为柴胡桂枝汤证，用此方。病久入络，痛甚，加藏红花、片姜黄、地龙活血通络止痛。

11.用于治疗胆结石

骆某，男，55岁。1998年4月8日初诊。胆结石，口苦，胁背胀疼。舌红，苔白。脉弦。用柴胡桂枝汤。处方：柴胡16g、黄芩10g、半夏15g、党参6g、桂枝14g、白芍14g、生姜10g、炙甘草6g、大枣7枚。14剂。

辨证用方思路：抓主证口苦、脉弦，辨为小柴胡汤证，而胁背胀疼，则为柴胡桂枝汤证，用柴胡桂枝汤。因肝胆郁热甚而不宜温补，方中用党参，且仅用6g。虽为胆石症，却不刻意利胆排石，这正体现了刘渡舟先生辨方证而抓主证用方的辨治思路。

12.用于治疗冠心病心肌梗死

李某某，男，52岁。1998年4月1日初诊。患心肌梗死、心绞痛，胸痛，活动后气短，汗出恶寒，背拘紧，口渴，耳鸣，眠差。舌胖，苔白。用苓桂术甘汤。处方：茯苓30g、桂枝15g、炙甘草10g、白术10g、半夏15g、薤白6g。7剂。1998年4月15日二诊。胸疼减，胸闷，活动则喘，肩背发紧，耳鸣。舌红，苔白，脉弦。用柴胡桂枝汤。处方：柴胡15g、黄芩10g、半夏14g、党参6g、桂枝12g、白芍14g、炙甘草6g、生姜10g、大枣7枚、姜黄12g。7剂。1998年4月29日三诊。胸闷减，现动则气喘，有痰，头顶揪疼，大便调。舌胖紫黯。用苓桂术甘汤。处方：茯苓30g、桂枝10g、白术10g、炙甘草10g、枳实10g、厚朴15g。7剂。1999年8月4日四诊。上方用平胃散加味。手足胀，手麻，胸闷满，易生气，大便少。舌红苔白腻。用四逆散。处方：柴胡15g、枳实10g、白芍15g、炙甘草6g、桂枝10g、香附10g、川芎10g、藏红花1g。7剂。1999年8月11日五诊。左胁疼，右肩疼，大便溏，量多。舌暗，苔白，脉弦。用柴胡桂枝汤。处方：柴胡16g、黄芩6g、半夏10g、生姜10g、党参6g、桂枝14g、白芍14g、炙甘草6g、大枣12枚。2000年1月12日六诊。上方因口糜烂用黄连导赤散（黄连10g、木通10g、竹叶12g、生地15g、生甘草8g），药后尿量增多，口糜烂愈，仍脊背肌肉拘紧发硬而疼，左胁也痛，大便少。舌红，苔白腻。用柴胡桂枝汤。处方：柴胡15g、黄芩10g、半夏14g、党参8g、桂枝14g、白芍14g、炙甘草8g、生姜5g、大枣7枚。7剂。2000年1月19日七诊。左胁与后背疼好转。舌红，苔薄白。用小柴胡汤。处方：柴胡16g、黄芩10g、半夏10g、党参6g、炙甘草6g、生姜10g、大枣7枚、竹叶10g、黄连10g。7剂。

辨证用方思路：本案患者请刘渡舟先生诊治2年多时间，我们跟师记录了从1998年4月1日初诊至2000年3月15日诊治的全部病例。以上仅仅选取了三个阶段用柴胡桂枝汤的病例记录。在所选部分中，一诊抓主证胸痛、气短、舌胖，辨为苓桂术甘汤证，用此方。另仿瓜蒌薤白半夏汤法，加半夏、薤白开结通阳。二诊抓主证肩背发紧，脉弦，辨为柴胡桂枝汤证，用此方。另加姜黄止痛。三诊根据动则气喘、有痰、舌胖，辨为苓桂术甘汤证，用此方。另取《金匮要略》治疗“支饮胸满”的厚朴大黄汤法，加厚朴、枳实以治胸闷。四诊抓主证易生气、手足胀，辨为四逆散证，用此方。另取合桂枝甘草汤法，加桂枝；仿越鞠丸法，加香附、川芎；再加藏红花以治胸痛、手麻。五诊抓主证左胁疼、右肩疼，辨为太、少经脉不利的柴胡桂枝汤证，用此方。因大便溏，故黄芩仅用6g。六诊抓主证脊背肌肉拘紧发硬而疼，再辨为柴胡桂枝汤证，用原方。七诊左胁痛与后背疼好转，用小柴胡汤继续调理。从方中加竹叶、黄连看，其证应再次出现口糜烂或心烦等症，笔录时可能有遗漏。

13.用于治疗心律不齐

王某某，女，42岁。2000年3月8日初诊。心律失常，早搏频发，背痛。舌红，苔白。用柴胡桂枝汤。处方：柴胡16g、黄芩10g、半夏10g、党参10g、桂枝15g、白芍15g、炙甘草6g、生姜10g、大枣7枚。7剂。

辨证用方思路：柴胡桂枝汤含桂枝甘草汤，可止动悸，治心悸。背痛，又为太、少经气不利的柴胡桂枝汤证，故用此方。

14.用于治疗抑郁症

徐某某，女，57岁。1999年12月8日初诊。抑郁症2年，54岁绝经，从绝经前1年开始，心情抑郁，常悲伤，身发冷，尔后身疼，肌肉如针刺疼且热，腰痛，背有蚁行感，无汗。舌红绛，苔白，脉弦。用柴胡桂枝汤。处方：柴胡15g、黄芩10g、半夏12g、党参6g、桂枝14g、白芍14g、炙甘草6g、生姜8g、大枣7枚、片姜黄10g、红花10g、当归14g、五灵脂10g、炮穿山甲8g。7剂。

辨证用方思路：抓主证腰痛、身痛、发冷、情志抑郁，辨为太阳、少阳气机不利的柴胡桂枝汤证，用此方。痛甚、蚁走感为病在血分络脉，加片姜黄、红花、当归、五灵脂、炮穿山甲活血通络。

15.用于治疗围绝经期综合征并心律不齐

林某某，女，57岁。1998年7月29日初诊。心律不齐，“室性早搏”。上午头晕多年，胸闷，心慌，手颤，出冷汗，背酸痛。舌红，苔白腻，脉弦浮。用柴胡桂枝汤合泽泻汤。处方：柴胡15g、黄芩10g、半夏15g、党参10g、桂枝15g、白芍15g、炙甘草10g、生姜10g、大枣7枚、白术10g、泽泻10g。7剂。1998年8月5日二诊。背酸痛、胸闷诸症减轻，头晕好转，仍有早搏，烦躁、燥热，盗汗。舌红，苔白。用柴胡桂枝汤合竹皮大丸。处方：柴胡16g、黄芩10g、半夏10g、党参6g、桂枝10g、白芍10g、生姜10g、炙甘草6g、大枣12枚、竹茹20g、生石膏20g、白薇10g。7剂。1998年8月12日三诊。药后诸症减轻，面、身躁热，烦躁，心情不愉快。舌红，苔白。用竹皮大丸合桂甘龙骨牡蛎汤。处方：竹茹20g、白薇10g、生石膏30g、桂枝8g、炙甘草10g、龙骨20g、牡蛎20g。7剂。

辨证用方思路：一诊抓主证胸闷、心慌、手颤、出冷汗、背酸痛，辨为柴胡桂枝汤证；根据眩晕，辨为泽泻汤证。用两方合法。二诊守用柴胡桂枝汤，另据躁热、盗汗，辨为竹皮大丸证，用两方合法处方。三诊抓主证烦躁、躁热，辨为竹皮大丸证，用此方。另据精神症状，合入桂枝甘草龙骨牡蛎汤。

特别提示：竹皮大丸出自《金匮要略·妇人产后病脉证治》，原治“妇人乳中虚，烦乱，呕逆，安中益气。”刘渡舟先生从原方证悟出此方可治疗围绝经期综合征，验之于临床，确实取得了理想的疗效。

16.用于治疗月经淋漓不净

张某某，女，45岁。1999年6月24日初诊。月经淋漓10天不净，浑身乏力，头疼，大便每天1次，量少，不畅快。舌正红，苔白。用补中益气汤加胶、艾。处方：艾叶炭8g、阿胶10g（烊化）、当归12g、黄芪15g、白术12g、红人参8g、升麻3g、柴胡5g、陈皮5g、炙甘草6g。7剂。1999年7月1日二诊。月经淋漓不尽，下腹两侧有点疼，口苦，吃饭不香，腰背疼。舌正红，苔白布满舌面。刘渡舟先生边诊脉边说：“什么是六经辨证？怎样辨？张仲景自序讲了一句话：‘经络府俞，阴阳会通’，这就是六经的实质。这个人病在少阳、太阳两经，用柴胡桂枝汤。”处方：柴胡15g、黄芩10g、半夏15g、红人参10g、桂枝15g、白芍15g、炙甘草10g、大枣12枚、生姜10g。7剂。1999年7月15日三诊。月经干净，浑身没劲，恶心，口苦，下肢无力、酸沉，停药大便就不好（指解大便不痛快）。舌偏红，苔白偏腻。用小柴胡汤。处方：柴胡15g、黄芩8g、半夏15g、红人参10g、炙甘草10g、大枣12枚、生姜10g。7剂。1999年8月5日四诊。这次月经很好，4天即净，没有出现淋漓不净。眼睛不舒服，生气右胁疼，全身无力。舌正红，苔白。用小柴胡汤加夏枯草。处方：柴胡15g、黄芩8g、半夏15g、红人参10g、炙甘草10g、大枣12枚、生姜10g、夏枯草20g。7剂。

辨证用方思路：一诊抓主证浑身乏力、月经淋漓不尽，辨为补中益气汤证，用此方。合入《金匮要略》芎归胶艾汤法，加艾叶炭、阿胶以止血。因下血，不用川芎、生地。方中升麻、柴胡用量极轻，是因为月经淋漓，不能过用疏泄药。二诊月经仍淋漓不尽，但出现了口苦，吃饭不香（类似“嘿嘿不欲饮食”），为小柴胡汤证，而腰背痛，则为柴胡桂枝汤证，用柴胡桂枝汤。因口苦，黄芩用10g；因浑身没劲，红参用10g。三诊月经干净，口苦，恶心，乏力，显小柴胡汤证，用小柴胡汤。四诊前再次来经，月经正常。未见腰痛，而生气右胁痛，无力，眼睛不舒服，未见太阳经气不利的桂枝汤证，仅显小柴胡汤证，故用小柴胡汤。仍乏力，红参用10g；眼睛不舒服，加夏枯草。

特别提示：之一，本案二诊时出现下腹两侧痛、腰背疼。这是太阳经、少阳经、厥阴经经气不利的表现，厥阴与少阳表里相通。因此，刘渡舟先生突然发出议论，再次强调他一贯主张的六经辨证包括辨六经经络的理论。他所说的仲景自序是指："夫天布五行，以运万类，人禀五常，以有五脏；经络府俞，阴阳会通；玄冥幽微，变化难极。自非才高识妙，岂能探其理致哉！"也就是说，脏腑与经络之气是汇通的，因此抓住在外的经络通行部位的病症就能够测知脏腑的病机。用方根本不再考虑月经淋漓问题，直接用柴胡桂枝汤原方。

之二，先生曾发表《六经经络学说之我见》(《伤寒论临证指要》，北京：学苑出版社，1993：9)与《伤寒论与经络》(《中医之魂》第2期)两篇论文，深刻地阐发了六经与经络、《伤寒论》与经络、经络与脏腑等关系问题。其中引钱璜对《伤寒论》第293、301条注说：由此可见，六经经络学说的连在关系，在辨证中能够分析出太阳病的经证、随经入里的腑证；由太阳内犯少阴，或由少阴外出太阳的阴阳寒热转化等证，体现了仲景说的："经络府俞，阴阳会通；玄冥幽微，变化难极"的病理变化奥旨。可参考。

之三，补中益气汤是刘渡舟先生最喜欢用的东垣方之一，此方详见"讨论与小结"之"刘渡舟先生用时方"。

17.用于治疗鼻窦炎

霍某某，女，29岁。1999年4月21日初诊。上额窦炎，额窦部疼痛，全身关节痛，背痛，舌红苔薄白。用柴胡桂枝汤。处方：柴胡16g、黄芩10g、半夏10g、党参6g、桂枝10g、白芍10g、炙甘草6g、生姜10g、大枣12g、苍耳子12g、辛夷4g、白芷4g。7剂。1999年5月5日二诊。服药后见效，头痛、关节痛减轻。舌红，苔白厚腻。用杏仁石膏汤。处方：杏仁10g、石膏12g、半夏12g、栀子8g、黄柏2g、枳实10g、生姜6g、射干10g、茵陈12g、防己12g、炒苍耳子10g。7剂。

辨证用方思路：少阳胆经"起自目锐眦，上抵头角"，额窦部痛与少阳相关。再结合背痛，辨为柴胡桂枝汤证，方用柴胡桂枝汤。因鼻渊，故合用苍耳子散。二诊抓主证舌苔厚腻，辨为湿热杏仁石膏汤证，改用此方，另仿甘露消毒丹法，加射干、茵陈；因仍有身痛，仿加减木防己汤法，加防己；鼻渊未愈，加苍耳子通鼻窍，治鼻渊。

特别提示：刘渡舟先生特别喜欢用吴瑭杏仁石膏汤，只要见到上焦湿热，口渴，心烦，舌苔厚腻者，辄用此方。并常取甘露消毒丹之意加射干、茵陈，宣上、利下以治湿热。此方详见小柴胡汤"讨论与小结"之"刘渡舟先生用时方"。

二、临摹实践与体会

临床上，我们遵照刘渡舟先生运用柴胡桂枝汤的经验与手法，将此方用于外感、内伤、外科、妇科等病见柴胡桂枝汤证者，有了不少新的体会。此介绍有关治验如下。

1.用于治疗外感发热

李某某，女，36岁。住慈云寺。2008年1月21日初诊。感冒6天，服西药不舒服，流清涕，咳嗽咯黄痰，午后低热，口干、口唇起皮，口黏，口唇发绀，骨节酸沉，大小便正常。舌淡黯，苔水滑，脉沉弦。用柴胡桂枝汤。处方：柴胡12g、黄芩8g、法半夏10g、红人参3g、桂枝8g、白芍8g、炙甘草6g、生姜6g、大枣3枚、苍术10g、茯苓10g。4剂。2008年1月28日复诊。服药后低热除，感冒症状消失。现感觉腘窝部及腿外侧发凉，腿酸胀，疲乏，大便1~2天1次，小便黄。舌淡，苔薄白，脉缓滑。用当归拈痛汤。处方：苍术12g、茯苓12g、猪苓10g、泽泻10g、茵陈10g、羌活6g、防风10g、生黄芪15g、当归20g、升麻6g、黄芩10g、炙甘草6g、葛根15g、苦参10g、知母6g。7剂。（王建红医案）

辨证用方思路：一诊抓主证流清涕，低热，骨节酸沉，辨为太少两感柴胡桂枝汤证，用此方。另据舌苔水滑，脉沉弦，辨为苓桂术甘汤证，故加苍术、茯苓，合桂枝以温化水饮。二诊抓主证腿凉、酸胀，辨为气虚湿热阻滞下肢当归拈痛汤证，用此方。根据疲乏，腿酸胀、下肢后外侧发凉，辨为阳明气虚，故用生黄芪代替原方中人参，合当归，为当归补血汤，再合升、葛，以升补阳明。

贺某某，女，43岁。国家发展银行。2006年8月10日初诊。感冒2天，发热，体温38.7℃，咽喉痛，头痛，以太阳穴痛为主，周身关节酸痛，身上有汗，小腹隐痛，肠鸣显著，大便日1次，时不成形，小便利。末次月经8月4日，现已不多。曾做过肠梗阻手术，术后发生多次肠粘连。舌淡红，苔薄白，脉浮数。咽喉充血Ⅱ度，咽部有水肿。用柴胡桂枝汤。处方：柴胡15g、黄芩8g、法半夏10g、红人参3g、桂枝6g、白芍6g、炙甘草6g、生姜6g、大枣3枚、生石膏40g（先煎）、炙麻黄2g、白芷6g。2剂。2006年8月12日复诊。服药后发热退，咽痛、身痛减轻，头痛愈。现以腰痛腹隐痛为著，肛门有下坠感，大便日1次，小便正常。舌淡红，苔薄白，脉细缓。咽喉充血消失，左侧咽喉部仍可见水肿。用小建中汤与桂枝汤。处方：桂枝10g、白芍10g、炙甘草6g、生姜10g、大枣7枚、饴糖30g、桔梗6g。7剂。（王建红医案）

辨证用方思路：一诊根据头痛在两侧太阳穴部与周身关节痛、有汗，辨为柴胡桂枝汤证，用此方。头痛、关节痛明显，仅上半身有汗，提示太阳表郁较重；咽痛、咽喉充血水肿，提示郁热已甚，故遵从胡希恕先生用小柴胡汤、柴胡桂枝汤的经验（口渴者，加石膏；表郁甚者，加少量麻黄，或合入葛根汤），加麻黄2g、生石膏40g，以宣发太阳表郁而清解郁热。二诊抓主证腹中痛，辨为小建中汤证；腰痛，太阳表邪未尽解，桂枝汤证尚在，故用两方合法：白芍、桂枝等量各用10g，为桂枝汤法；加入饴糖，即合小建中汤。另加桔梗利咽。

陈某，女，72岁。2008年3月22日初诊。1周前感冒，发热，体温37.8℃，经静滴抗生素热退，但热退后全身仍怕冷怕风，出汗多，颈项僵硬，口干口苦，咽痛，大便溏，每天数次，小便正常。舌黯红偏紫，苔薄白。脉细弦。用柴胡桂枝汤。处方：柴胡12g、黄芩4g、法半夏10g、红人参3g、桂枝6g、白芍6g、炙甘草4g、生姜6g、大枣3枚、桔梗6g。5剂。2008年3月28日复诊。怕冷怕风、颈僵硬消失，出汗减少，口干口苦减轻，大便恢复正常，每天1次，不稀。舌胖质黯红，苔薄白，脉沉缓无力。用桂枝加葛根汤与桂枝加附子汤。处方：桂枝10g、白芍10g、炙甘草8g、生姜10g、大枣4枚、葛根15g、制附子3g、生黄芪10g、防风3g。5剂。数月后患者带老伴来看病，说上次感冒服2次中药即告痊愈，并不断赞叹中药的神奇功效。（王建红医案）

辨证用方思路：一诊抓主证口苦，恶风、汗出，辨为柴胡桂枝汤证，用此方。因便溏，故遵刘渡舟先生用法，黄芩仅用4g。加桔梗，是遵照胡希恕先生用柴胡汤的经验，咽痛甚者，加桔梗。二诊为善后方，因一诊时，颈项强硬明显，故用桂枝加葛根汤稍稍和之；因汗出多，故合入桂枝加附子汤法，附子仅用3g，也为调和之用。因脉沉缓无力，故取玉屏风散法，加黄芪、防风，以扶正祛邪。

徐某某，男，37岁。北京青年报社。2007年11月28日初诊。总觉有感冒症状，肌肉拘紧2周，服“感冒清热冲剂”无效。身微恶寒，不出汗，食纳可，睡眠差，大小便正常。舌淡红润，苔薄白，脉细弦。用柴胡桂枝汤。处方：柴胡12g、黄芩6g、法半夏10g、红人参3g、桂枝6g、白芍6g、炙甘草6g、生姜6g、大枣2枚、葛根10g、茯神10g。7剂。2007年12月7日复诊。服上方症状全部消失，现感觉眼睛视物不清，容易疲乏。舌淡红，苔薄白，脉弦滑。用益气聪明汤调治。处方：生黄芪15g、红人参3g、炙甘草6g、葛根12g、升麻4g、柴胡6g、蔓荆子10g、防风6g、白蒺藜15g、苍术15g、生姜2g、大枣2枚。7剂。（王建红医案）

辨证用方思路：总觉得有感冒症，周身拘紧不舒服，微微怕风，而无明显的风寒表证或风热表证者，用柴胡桂枝汤往往有效，本案一诊就是按照这一思路用方的。因肌肉拘紧明显，加葛根；因睡眠差，加茯神。二诊根据自觉眼睛视物不清，容易疲乏，辨为益气聪明汤证，用此方。

袁某某，女，54岁。中央办公厅。2007年11月23日初诊。感冒1周，服“板蓝根冲剂”“通宣理肺丸”出汗多，但无效。现遇风身冷面凉，怕冷，腿寒甚，颈强，肌肉酸痛，膝关节以下痛甚，大小便正常。血糖高。舌胖、质淡，苔薄白，脉弦缓。用柴胡桂枝汤合真武汤。处方：柴胡12g、黄芩3g、法半夏10g、红人参3g、桂枝6g、白芍6g、炙甘草6g、生姜10g、大枣4枚g、苍术10g、茯苓10g、制附子3g。3剂。2007年11月29日复诊。服后感冒痊愈。但患者身体一直不好，每遇秋冬季节则身发冷，心情紧张，四肢凉，一感觉凉就容易感冒，头汗多，颈项痛，夜里2~3点易腹疼，天亮则要解大便。舌淡红，苔薄腻，脉细弦。用四逆散、桂枝汤、痛泻要方合法。处方：柴胡10g、枳实10g、白芍10g、炙甘草10g、桂枝10g、生姜10g、大枣4枚、防风10g、苍术10g、陈皮6g。7剂。（王建红医案）

辨证用方思路：一诊抓主证肌肉关节痛、汗出，脉弦，辨为柴胡桂枝汤证；抓主证腿寒、面冷、舌淡胖，脉缓，辨为真武汤证。用两方合法。中药十八反中乌头反半夏，但未见附子反半夏的记载，因此，不必介意半夏与附子同用。二诊抓主证心情紧张、四肢发凉，辨为四逆散证；抓主证身冷、汗出、颈项强，辨为桂枝汤证；根据腹痛与大便特点，辨为痛泻要方证。用三方合法。

2.用于治疗反复感冒

方某某，男，11岁。北京学院路20号石油大院。2008年4月30日初诊。反复感冒、发热，1个月已3次，体温38℃左右。本次发热6天，体温37.2~37.8℃，早上高，下午低，咽干痛，出汗多，关节不疼，咳嗽无痰，头痛，鼻涕黄黏。某儿童医院诊断为感冒，服抗生素3天无效。大小便正常。舌偏大、质红，苔薄白略腻，脉滑。用柴胡桂枝汤。处方：柴胡10g、黄芩6g、法半夏8g、党参6g、桂枝6g、白芍6g、炙甘草4g、生姜6g、大枣3枚、草果2g（后下）。3剂。2008年5月3日复诊。服上药1剂热退，头痛除，仍咽痛。舌淡红，苔薄白腻，分布不匀。脉滑数。用小柴胡汤。处方：柴胡10g、黄芩8g、半夏10g、党参6g、炙甘草4g、生姜6g、大枣3枚、桔梗6g、枳壳6g、蝉蜕6g、僵蚕6g、牛蒡子6g。4剂。（王建红医案）

辨证用方思路：一诊根据发热特点（早晨体温高、下午体温低，类似于往来寒热）与头痛、鼻涕、汗出多辨为太、少两感柴胡桂枝汤证，用此方。苔白略腻，加草果。这是刘渡舟先生的经验，其用柴胡汤证如兼湿苔腻甚者，则合平胃散，再加草果。二诊根据表解、热退而咽痛，辨为小柴胡汤证，用小柴胡汤。另加蝉蜕、僵蚕、牛蒡子、桔梗、枳壳利咽喉。

王某某，女，24岁。2006年9月8日初诊。反复感冒1月余，遇风即刻感冒，身体出汗，恶寒、怕风，咳嗽，口渴，曾患过敏性鼻炎。舌黯红，苔薄白，脉细弦滑。用柴胡桂枝汤。处方：柴胡15g、黄芩8g、法半夏10g、红人参3g、桂枝6g、白芍6g、炙甘草6g、生姜6g、大枣4枚、杏仁10g。5剂。2006年9月15日复诊。服上方恶寒、怕风除，出汗已不明显，口渴减轻，现鼻痒，大便溏，便前腹疼，小便正常。舌淡红，苔薄白，脉浮滑。用桂枝二麻黄一汤。处方：炙麻黄3g、桂枝5g、白芍4g、杏仁4g、炙甘草3g、生姜3g、大枣2枚、防风3g、苍耳子5g。5剂。（王建红医案）

辨证用方思路：一诊恶风、汗出，为桂枝汤证；脉弦、反复感冒为小柴胡汤证。用柴胡桂枝汤。咳嗽，取桂枝加厚朴杏子汤法，加杏仁。二诊抓主证鼻痒、脉浮，辨为太阳余邪未解的桂枝二麻黄一汤证，用此方。因大便溏、便前腹痛，有痛泻要方证，故加防风，合白芍、甘草，止痛泻；因鼻痒，曾有过敏性鼻炎，加苍耳子。

特别提示：反复感冒，无明显气虚、阳虚证者，多是柴胡桂枝汤证，这也是刘渡舟先生的经验。

3.用于治疗头痛

胡某某，女，64岁。2004年9月20日初诊。左偏头痛，全身冷，冷处尤以腰背、胃脘及下肢前外侧为著，时而火热燎痛，右胁拘紧、胀痛，心胸烦闷，小便利。舌淡红，苔薄白，脉弦滑。用柴胡桂枝汤。处方：柴胡16g、黄芩10g、清半夏10g、党参6g、桂枝12g、白芍12g、炙甘草6g、生姜10g、生牡蛎30g、茯苓15g。7剂。2004年9月27日二诊。服药后偏头痛愈，右胁胀痛消失。但现双腿外侧麻木，时冷，沉重，口渴，大便干结，2天1次，小便黄，上半身有汗，下半身无汗，舌上出现溃疡。舌胖质红，苔薄白。脉沉细弦。改用加味苍柏散调治。处方：当归15g、知母10g、苍术10g、黄柏10g、羌活6g、独活6g、白术10g、生地15g、赤芍10g、白芍10g、牛膝12g、炙甘草6g、通草6g、防己8g、木瓜10g、焦槟榔10g、生大黄3g。7剂。2004年10月4日三诊。服药后下肢冷胀麻木、沉重减轻，大便通畅不干，1日1次，小便黄减。仍口渴，下半身仍无汗。舌胖质嫩红，苔薄黄。脉弦缓。继续用加味苍柏散调治。处方：苍术10g、白术10g、羌活6g、独活6g、生地12g、知母10g、黄柏6g、当归15g、赤芍g、白芍10g、牛膝10g、防己8g、通草6g、木瓜10g、焦槟榔10g、生石膏30g。7剂。（王建红医案）

辨证用方思路：一诊没有专门治疗左侧偏头痛，而是抓主证全身多部冷、热交替出现，心烦，胁胀，辨为小柴胡汤证；抓主证腰背冷辨为桂枝汤证。用柴胡桂枝汤。加茯苓，合桂、姜，为苓桂术甘汤法，因背冷与寒饮有关，故合入此方。加牡蛎，是仿柴胡桂枝干姜汤与小柴胡汤加减法，以散结治胁胀痛。二诊遵照刘渡舟先生经验，抓主证小腿麻木，尿黄、口渴、便秘，辨为湿热痿痹加味苍柏散证，用此方加味。

4.用于治疗类风湿关节炎右臂肿痛

邓某某，女，58岁。香港人。2012年3月6日初诊。患类风湿关节炎近20年，病情已比较稳定。近几年上肢关节疼痛，坚持请一名中医治疗，所用处方集中20多味祛风湿止痛药，如三七、附子、延胡索、海风藤等，初服有效，但继续服用则不能止痛。诊时见右上肢肘关节内侧高肿，延至肘关节上下臂肿胀，疼痛不能屈伸，左右腕关节时痛。早晨起床后口苦、口黏，自觉很累，心烦，胃不舒服，有时胃痛、胃胀，工作压力较大，大小便正常。舌黯红，苔薄白。脉极弦而长。用柴胡桂枝汤。处方：柴胡18g、黄芩10g、半夏10g、红参5g、桂枝10g、白芍10g、炙甘草6g、生姜10g、大枣4枚、片姜黄10g、海桐皮10g。5剂。2012年3月13复诊。右臂肘关节肿痛减轻，其他关节未痛，胃胀痛未再发生，心烦减。舌黯红、有瘀点，苔薄白，脉仍弦长。用上方加当归15g。5剂。2012年4月24日三诊。患者自觉上方有效，就自行取药（因诊金太贵），每周5剂，服用1个多月。这次诊时右臂肘关节肿胀全消，疼痛止。偶尔上肢其他小关节会痛，但不影响工作。仍觉很累，有时睡眠不好。舌黯红、有瘀点，苔薄白，脉弦。改用身痛逐瘀汤。处方：秦艽10g、地龙10g、羌活10g、香附10g、当归15g、川芎10g、桃仁10g、红花10g、没药6g、川牛膝10g、五灵脂10g、黄芪15g、苍术10g、黄柏10g、炙甘草6g。5剂。（张文选医案）

辨证用方思路：一诊遵照刘渡舟先生用柴胡桂枝汤治疗关节疼痛的经验，结合前医用方，抓主证口苦、心烦、脉弦，辨为柴胡桂枝汤证，用此方。另仿吴瑭加减木防己汤方后加减法，加片姜黄、海桐皮止痛。二诊守法用一诊方，另加当归止痛。三诊抓主证舌黯红、有瘀点，疲劳甚，改用身痛逐瘀汤。

5.用于治疗脂膜炎浮肿

马某某，女，42岁。中数金航信息技术（北京）有限公司。2007年12月5日初诊。早晨颜面浮肿3天，睁眼受限，伴右侧脸部拘紧不适，全身皮肤泛起丘疹，红疹疼痛。前一阶段曾因皮肤起红疹到某医院就医，诊断为脂膜炎。近日右胁腋下又患带状疱疹，血液检查血提示有贫血。平常易感冒，易发口腔溃疡，上肢麻木，腰疼，体疲。月经、白带正常，大便黏腻不畅，日1~2次，小便正常。舌淡红，苔薄白，脉细弦。用柴胡桂枝汤。处方：柴胡12g、黄芩6g、法半夏10g、红人参3g、桂枝8g、白芍8g、炙甘草6g、生姜6g、大枣4枚、杏仁10g、苏叶10g。7剂。2007年12月12日复诊。服药后颜面浮肿明显减轻，眼睛已能睁开，上肢麻木好转，现腰疼明显，检查肾脏正常，怕冷，体疲，口渴，大便溏黏不畅，小便不利。舌淡红，苔薄白，脉沉细弦软。用五苓散加味。处方：桂枝8g、苍术10g、茯苓15g、猪苓12g、泽泻10g、川续断10g、胡芦巴10g、陈皮6g、大腹皮50g、黄芪15g、红人参4g、制附子5g。7剂。2007年12月19日三诊。服上方小便通利多了，腰仍疼，腹胀，大便溏，日1次，口渴，又出现口腔溃疡，皮肤红疹无改变。舌淡胖，苔薄白，脉细弦数。用半夏泻心汤加石膏。处方：法半夏15g、干姜8g、黄芩10g、黄连6g、炙甘草6g、红人参4g、大枣7枚、生石膏30g（先煎）、茯苓15g、木香6g。7剂。2007年12月26日四诊。服药后腰基本不疼了，口腔溃疡减轻，皮肤红疹消失，大便已成形，日1次，但服完第3剂后，小便又不利，夜间口干，咽干，腹胀胃脘痞塞。舌胖舌质淡黯，苔水滑，脉细弦。改用五苓散加味继续调治。（王建红医案）

辨证用方思路：一诊抓主证半侧脸拘紧不适、上肢麻木、腰痛，辨为柴胡桂枝汤证。本案初诊以浮肿、皮肤红斑为主诉，但上肢麻木、腰痛，为太阳经脉不利；右半侧脸拘紧、右胁下带状疱疹，为少阳经脉不利。故辨为柴胡桂枝汤证，用此方。另加杏仁、苏叶开宣肺气，以宣散水气。二诊抓主证口渴、小便不利，辨为五苓散证，用此方加味。三诊上见口腔溃疡（脂膜炎可见反复发作的口腔溃疡），下见腹胀、便溏，是典型的上热下寒半夏泻心汤证，用此方。加石膏，是根据胡希恕先生用小柴胡汤口渴加石膏的经验，扩展其用法，即凡半夏泻心汤证，上热甚，口干、口腔溃疡者，加石膏。便溏、腹胀，减黄芩量，加茯苓、木香。

6.用于治疗产后淋浴周身疼痛

侯某某，女，42岁。安徽来京民工。2003年3月23日初诊。患者于7年前产后不久，去田地劳动时，天气突然变化，雷雨大作，冒雨跑回家。从此周身关节、肌肉酸痛，沉困，身冷无汗，若少出一点汗身痛即可缓解。腰背酸痛，胸腹胀痛不适，耳中闭塞，嗳气，口苦，咽干，头晕，白带量多，大便干，小便不利。在当地医院服中、西药多年均未见效。舌淡红，苔薄白，脉弦。用柴胡桂枝汤。处方：柴胡14g、黄芩10g、半夏8g、党参6g、桂枝10g、白芍10g、炙甘草6g、生姜10g、大枣7枚、元胡10g、川楝子10g、酒大黄5g。7剂。2003年3月30日二诊。药后周身出汗，汗黏腻，全身疼痛减轻，但汗出后身体有凉感，大便已通，小便已利，仍感肌肉酸痛，头晕，腿软，口苦。舌淡红，苔薄白润，脉沉紧。用甘草附子汤。处方：生白术30g、制附子10g、炙甘草10g、桂枝6g、生姜6g、大枣4枚。7剂。2003年4月6日三诊。药后周身徐徐汗出，身体酸痛明显减轻，肌肉沉重感缓解，汗出后畏风怕冷感亦减，现自觉口渴、口干，头晕，小便不利，大便通畅。舌边有齿痕，苔薄白，脉弦滑。用五苓散。处方：桂枝10g、茯苓 30g、猪苓 10g、泽泻10g、生白术30g。7剂。此后因北京“非典”流行，返回老家再未诊治。（王建红医案）

辨证用方思路：一诊抓主证腰背酸痛，口苦，咽干，头眩，耳中闭塞，辨为风湿郁闭太阳肌表，肝胆气机不利的柴胡桂枝汤证，用此方。胸腹胀痛，合金铃子散；大便干，加大黄。二诊肝胆气机已通，肌表风湿已解，而深入经脉脏腑的风湿尚羁留未除，遂抓主证脉沉紧、舌淡红苔白润，辨为甘草附子汤证，用此方。另仿桂枝附子汤法加生姜、大枣。三诊抓主证口渴、小便不利，辨为五苓散证，用此方。

7.用于治疗颈椎病眩晕

高某某，女，63岁。住河北省固安县。2008年3月8日初诊。患颈椎病、高血压病、冠心病多年，现头晕心烦2个月，头眩晕至丝毫不能行动，即是躺在床上也不能翻身或侧躺，曾在北京某医院住院治疗，未效。眩晕时不能睁眼睛，头怕风，出汗多，恶心，呃逆，口苦，咽干，口渴，大便偏干，小便黄。舌黯红，苔薄白，脉沉细缓。用柴胡桂枝汤。处方：柴胡12g、黄芩8g、法半夏10g、红人参4g、桂枝8g、白芍8g、炙甘草6g、生姜6g、大枣3枚、葛根18g。7剂。2008年3月15日二诊。服药夜里已能入睡，头晕明显减轻，仍有心烦，服药至4剂时胃脘腹部有气窜，而后气再向下行，呃逆减轻，口苦口干消失，胃腹有发凉感，大便已正常。舌黯红，苔薄白。脉沉细弦。用乌梅丸。处方：制附子10g、桂枝15g、黄连10g、乌梅10g、炒川椒10g、细辛3g、干姜10g、黄柏6g、当归10g、红人参6g、炙甘草10g、茯苓15g、苍术10g、石菖蒲10g。7剂。2008年3月26日三诊。服上药胃腹凉好转，耳闭塞、耳鸣减轻。活动则汗出，怕风，头部尤甚，易感冒，颈僵，颈僵严重时右上肢发麻，动则头晕，头枕部有阻塞感。舌红绛，苔薄白，脉沉缓。用桂枝加葛根汤。处方：桂枝12g、白芍12g、炙甘草10g、生姜10g、大枣4枚、葛根18g、生黄芪12g、防风6g。7剂。2008年4月2日四诊。服药头晕显著减轻，能睁眼了，眼睛视物也比以前明亮，能独立行走，只是走得较慢，颈僵缓解，头痛、腹疼减轻，出汗减少，但头部仍怕风，现左胸口疼，夜里腿沉。舌红绛减，苔薄白腻，脉沉缓弦。用苓桂术甘汤。处方：茯苓30g、桂枝15g、苍术10g、炙甘草6g、制附子8g、茜草10g、红花10g、葛根15g、全蝎3g、威灵仙15g、生姜6g、大枣4枚。7剂。2008年4月9日五诊。头晕基本痊愈，行走自如，身体已能自由转动，也已能侧躺睡觉，胸口疼减轻，头出汗愈，现耳鸣，胃胀气多，大便稀，小便正常。舌黯红，苔薄白，脉沉滑。继续用上方化裁。处方：茯苓30g、桂枝15g、苍术10g、炙甘草6g、制附子10g、茜草10g、红花10g、葛根15g、砂仁6g（后下）、苏叶10g、苏梗10g。7剂。2012年10月其儿媳妇来看病时说，她婆婆的病已经痊愈，行动自如，能在家里做家务活。（王建红医案）

辨证用方思路：一诊抓主证恶心欲呕、口苦、咽干辨为小柴胡汤证；抓主证头怕风、出汗多，辨为桂枝汤证。用柴胡桂枝汤。另加葛根治颈椎病。二诊抓主证上有心烦，下有胃腹发凉，辨为寒热错杂乌梅丸证，用此方，另加茯苓、苍术、石菖蒲祛湿浊。三诊抓主证动则汗出、怕风、颈强，辨为桂枝加葛根汤证，用此方。易出汗，怕风，仿玉屏风散加生黄芪、防风。四诊抓主证眩晕、胸痛，辨为苓桂术甘汤证，方用刘渡舟先生的经验方苓桂术甘加附子汤与苓桂茜红汤。颈强、头痛，加葛根、全蝎、威灵仙祛风通络解痉。五诊继续用四诊方化裁调治。

8.用于治疗甲状腺炎

曹某某，女，51岁。北京中医药大学职工。2006年9月15日初诊。恶寒发热，体温37.6~39.2℃，左侧甲状腺疼痛1周，一到夜间则发热加重，颈部疼痛加剧，服解热药与止痛药，发热、颈部痛可缓解，但入夜又发。在北京某医院检查，血沉100mm/h，T3、T4高，诊断为亚急性甲状腺炎，给予激素治疗。因患者惧怕激素的副作用，拒绝用激素而要求中医治疗。心烦急躁，口渴不明显，无汗。舌淡红，苔薄白，脉细弦数。用麻黄桂枝各半汤。处方：炙麻黄3g、桂枝5g、白芍3g、杏仁3g、炙甘草3g、生姜3g、大枣2枚。2剂。2006年9月17日复诊。服药全身出微汗，发热降低，体温

37~38℃，颈部疼痛减轻。舌淡红，苔薄白，脉细弦。用柴胡桂枝汤。处方：柴胡14g、黄芩8g、法半夏10g、红人参3g、桂枝6g、白芍6g、炙甘草6g、生姜10g、大枣7枚。2剂。2006年9月20日三诊。服药后身微微出汗，今早未发热，恶寒除，右颈部疼痛明显减轻，但左侧颈部又有轻微疼痛，大便软，日1次，小便正常。舌淡红，苔薄白，脉细弦数。恶寒罢，已无桂枝汤证，故改用小柴胡汤加味。处方：柴胡20g、黄芩10g、法半夏10g、红人参3g、炙甘草6g、大枣4枚、连翘15g、浙贝母10g、夏枯草15g、葛根15g、皂角刺6g。3剂。2006年9月23日四诊。药后热退，未再发热。现入夜心烦，头前额疼，晨起出汗，口微渴，疲乏无力，大便日2次，黏滞不畅，小便黄，尿频，排尿有烧灼感。舌淡红，苔薄白，脉沉弦无力。上方减生姜、大枣，加生石膏45g（先煎）、白芷10g、炮穿山甲10g、当归10g、赤芍10g、三棱10g、莪术10g。5剂。2006年10月2日五诊。昨夜忽然发寒热，右侧甲状腺痛，出汗多，烦躁，大便偏干，小便灼热。舌淡红，苔薄白稍腻。脉沉无力。用自拟疏郁开结汤化裁。处方：柴胡12g、黄芩10g、连翘15g、牛蒡子10g、葛根12g、三棱10g、莪术10g、海藻15g、昆布15g、当归10g、瞿麦10g、黄柏6g、肉桂2g、生地10g。5剂。2006年10月7日六诊。药后寒热退，右侧甲状腺疼痛消失，现头部出汗多，心烦，夜眠差，大便偏干，小便热减，但不畅。舌红，苔薄白，脉沉细。用小柴胡加芒硝汤与黄连阿胶汤。处方：柴胡12g、黄芩10g、法半夏10g、党参6g、炙甘草6g、生姜10g、大枣10枚、元明粉6g（分冲）、黄连10g、白芍15g、阿胶10g（烊化）、夏枯草10g。5剂。2006年11月1日七诊。已无身热，甲状腺未再痛。化验血沉正常，T3、T4尚偏高，大小便均正常，夜眠仍欠佳。舌偏红，苔薄白，脉细弦。此后以丹栀小柴胡汤，黄连阿胶汤，四物汤，桂枝汤加减变化调理至2006年12月4日，化验T3、T4已正常。此患者发病初仅服过几天解热止痛药，其后再未用过西药，坚持服中药，直到病愈。（王建红医案）

辨证用方思路：一诊因已经用过西药解热药，已出汗，不能再重剂发汗，故根据恶寒、发热、无汗，辨为麻黄桂枝各半汤证，用此方。二诊根据已出微汗而发热，颈部痛，辨为柴胡桂枝汤证，用此方。三诊微出汗，未发热，恶寒罢，颈部轻微疼痛，已无桂枝汤证，而显小柴胡汤证，用小柴胡汤，另加连翘、浙贝母、夏枯草、葛根、皂角刺散结解毒治疗甲状腺与颈部疼痛。四诊继续用三诊方，减生姜、大枣，取小柴胡加石膏汤法加生石膏（重剂）；取仙方活命饮法加白芷、炮穿山甲、当归、赤芍；另加三棱、莪术活血化瘀、解毒散结。五诊根据忽然发寒热，右侧甲状腺痛，出汗多，烦躁，大便偏干，小便灼热等，用自拟疏郁开结汤化裁。六诊根据心烦、大便偏干，辨为小柴胡加芒硝汤证；根据心烦、夜眠差、小便热而不畅，辨为黄连阿胶汤证。用两方合法。另加夏枯草散结解毒。七诊用丹栀逍遥散等方继续调治。

特别提示：“疏郁开结汤”是一首自拟方。此方是根据西安市中医医院名老中医王宽亭先生为一位乳腺增生患者所开的处方制订的。基本方为：柴胡、黄芩、连翘、半夏、浙贝母、海藻、莪术、川芎、当归、瞿麦、瓜蒌皮、生牡蛎、生姜。主治乳腺增生、瘿瘤、瘰疬、前列腺增生、甲状腺结节等。五诊方中加肉桂、黄柏、生地，为通关丸去知母加生地法，陈念祖《时方歌括》云：“尿癃不渴下焦疏，知柏通行肉桂扶，丸号通关能利水，又名滋肾补阴虚。”本案患者小便灼热不利，故合入此方。

金某某，男，63岁。住北京通州，本人系江西公安干警。2007年12月27日初诊。甲状腺肿胀疼痛2个月，西医诊断为“甲状腺炎”。初发右侧甲状腺疼痛，现左侧也疼，发热，体温38℃，曾服西药及中药，体温恢复正常仅6天后又复发热，现体温37.7~38.6℃，出汗，全身发热，发冷，口干、口苦、口渴，大便正常，小便黄。舌黯红紫，苔白腻，脉细弦。用柴胡桂枝汤合平胃散。处方：柴胡20g、黄芩10g、法半夏15g、红人参6g、桂枝10g、白芍10g、炙甘草6g、生姜10g、大枣5枚、茯苓15g、苍术10g、陈皮10g、砂仁10g（后下）、制乳香6g、制没药6g、炮穿山甲粉3g（分冲）。7剂。2008年1月3日复诊。服第3剂药后发热则退，至今未再发热。出汗减少，右侧甲状腺结节缩小，变软，压痛减轻，口仍苦，大便日1~2次，小便正常。舌淡黯，苔白移腻，用柴平汤。处方：柴胡15g、黄芩10g、法半夏12g、红人参6g、炙甘草6g、生姜10g、大枣5枚、苍术10g、厚朴12g、陈皮10g、砂仁10g（后下）、制乳香6g、制没药6g、炮穿山甲粉3g（分冲）、浙贝母10g、瞿麦10g、山慈菇6g。7剂。2008年1月11日三诊。未见发热，但偶有短暂恶寒感，甲状腺结节缩小，压之亦无痛感，服上方呕吐2次，口苦消失，大便日1~2次，头颈出汗多，体疲明显。舌淡青紫，苔薄白，脉沉细软。用柴胡桂枝汤。处方：柴胡12g、黄芩6g、法半夏6g、红人参5g、桂枝10g、白芍10g、炙甘草8g、生姜10g、大枣4枚、茯苓15g、陈皮10g、砂仁6g（后下）、郁金10g、紫苏叶10g、桔梗10g、枳壳10g、禹白附3g。7剂。2008年1月25日四诊。服药后颈项活动自如，甲状腺结节触之已不明显，疼痛消失，头汗减少，大便稀。舌淡，苔薄白，脉弦。用柴胡桂枝干姜汤。处方：柴胡18g、黄芩4g、桂枝12g、干姜10g、天花粉12g、生牡蛎30g、苍术10g、茯苓15g、炙甘草8g。7剂。（王建红医案）

辨证用方思路：一诊抓主证发热、发冷、口苦，辨为柴胡桂枝汤证；根据苔腻，辨为平胃散证。用两方合法。另仿仙方活命饮加制乳香、制没药、炮穿山甲粉活血散结；加砂仁助平胃散化湿。二诊根据口苦、苔腻秽，辨为小柴胡汤与平胃散合并证，用柴平汤。仍加制乳香、制没药、炮穿山甲粉活血散结；加砂仁化湿；再加浙贝母、山慈菇、瞿麦散结。三诊根据偶有短暂恶寒，呕吐，辨为柴胡桂枝汤证，用此方。另加茯苓、陈皮、砂仁化湿；加郁金、苏叶、桔梗、枳壳理气；加禹白附化痰散结。四诊抓主证便溏，辨为柴胡桂枝干姜汤证，用此方。另加苍术、茯苓祛湿。

9.用于治疗肝气窜

陈某某，男，35岁。2005年4月22日初诊。患者自觉右侧半边身体不适，似胀非胀，似痛非痛，右侧头也不适，口苦、口干，头汗出。自述昨天按压足三里穴后脘腹痛而后泄泻，今大便偏稀，疲乏，小便不利，尿不黄。舌黯红，苔白腻，脉沉缓滑。用柴胡桂枝汤。处方：柴胡15g、黄芩10g、清半夏10g、桂枝6g、白芍6g、炙甘草6g、红人参4g、生姜10g、大枣4枚。7剂。2005年4月28日二诊。服上方2剂即感右半身经络舒畅，头痛减轻，口干、口苦、头汗等均减，腹痛减，大便已成形。有因过吃油饼致左胁、胃脘不适，髋臀部不适，自觉气从左半身向右半身走窜。舌淡红，苔薄白，脉缓弦滑。继续用柴胡桂枝汤加味。处方：柴胡15g、黄芩10g、清半夏10g、桂枝6g、白芍6g、炙甘草6g、红人参4g、生姜10g、大枣4枚、茜草10g、旋覆花10g。7剂。（王建红医案）

辨证用方思路：一诊根据右半身不适，口苦，辨为柴胡桂枝汤证，用此方。二诊根据刘渡舟先生用柴胡桂枝汤治肝气窜的经验，继续用柴胡桂枝汤。另加茜草、旋覆花，是取《金匮要略》旋覆花汤法，以活血、化痰、下气、开结，治疗胁、脘、髋不适。

特别提示：根据刘渡舟先生的经验，临床凡是身体半侧麻木、疼痛、强硬等均属于太、少经脉不利的柴胡桂枝汤证，用此方多可获效。

10.用于治疗胃脘痛

赵某某，女，55岁。2004年10月11日。胃脘疼痛胀满，连及胁下，胸满闷、气憋，呃逆，头脑昏胀，心悸，恐惧，出汗，口渴，大便1~2天1次，成形不干，小便黄。舌尖边红，苔灰腻，脉沉。用柴胡桂枝汤。处方：柴胡24g、黄芩10g、清半夏15g、党参6g、桂枝10g、白芍10g、炙甘草6g、生姜10g、大枣4枚、生石膏60g、茯苓12g、生牡蛎30g。3剂。2004年10月14日。服药后胃脘胀痛止，呃逆减少，头昏胀头晕减轻，大便日1次，成形，小便正常。现头晕，心慌，胸闷，脐下小腹痛于夜间发作，心慌心跳则下肢发软，咽喉有痰。舌淡红，苔白腻，脉沉滑。用苓桂术甘汤。处方：茯苓30g、桂枝15g、白术10g、炙甘草6g、泽泻20g、郁金10g、木香6g。7剂。

辨证用方思路：一诊根据胃脘胀痛、胸满、呃逆、心悸、汗出，辨为柴胡桂枝汤证，用此方。口渴、汗出，加生石膏；心悸，加茯苓，合桂枝，含苓桂术甘汤法，可治胸满、心悸；便溏，仿柴胡桂枝干姜汤法，加生牡蛎，胁下痛也是加用牡蛎的指征。二诊抓主证头眩、心慌、胸闷，辨为苓桂术甘汤证，用此方。另合泽泻汤法加泽泻，治眩晕；合颠倒木金散加郁金、木香治胸闷。

特别提示：柴胡桂枝汤证有“心下支结”，本案胃脘、胁下胀满疼痛，兼呃逆、汗出、心悸，是典型的柴胡桂枝汤证。口渴明显，重用生石膏，这是胡希恕先生用小柴胡汤、柴胡桂枝汤的加减手法。

11.用于治疗脑肿瘤术后后遗症

沈某，女，45岁。2006年8月5日初诊。患者为美籍华人，因颅内小脑偏右侧肿瘤，在美国某医院施行了伽马刀肿瘤切除术。手术很成功，术后出现眩晕，右侧偏头痛，右耳后边与右颈部疼痛阵作，伴有麻木；舌麻，无知觉；左半边脸与左前额麻木，左侧手指也麻。下肢发麻，左腿无力，走路失去平衡，偏向一侧斜走，走路时需要一个人靠在偏斜的一侧驾着，才能向前走。美国手术医生告诉她，这是手术后遗症，已经没有方法治疗。并说：这个后遗症可能会伴随你一辈子。因此，患者希望回中国请中医试治。由于患者的妹妹认识我们，因此介绍其来北京诊治。当时患者由两人搀驾着走进诊室，叙述以上病史与症状。问月经2个月未来，大小便正常，口干渴。舌淡黯，苔白厚腻，脉弦滑。用柴胡桂枝汤。处方：柴胡24g、黄芩10g、法半夏10g、红人参6g、桂枝10g、白芍10g、炙甘草6g、生姜10g、大枣7枚、生石膏60g、全蝎6g、川芎6g、白芷6g。3剂。2006年8月8日从宾馆打电话问诊。说服上药3剂，收到了不可思议的疗效，各种症状明显减轻，问能否再服此方，经同意后，患者自取原方3剂，从北京回西安老家看望母亲、妹妹，并继续服药。2006年8月12日从西安返回北京二诊。服药后眩晕好转，右侧偏头痛愈，右耳后边、右颈部疼痛消失，能自己行走，走路不再偏斜。左半边脸、前额麻木均减轻。左侧手指麻减轻，麻部位向上移动至手心。下肢麻消失，只是走路无力。出汗多，大小便正常，小便利。舌淡红，苔薄白。脉右弦滑，左沉尺弱。用桂枝汤加味。处方：桂枝10g、白芍10g、炙甘草8g、生姜10g、大枣7枚、桃仁10g、藏红花1g、片姜黄10g、桑枝10g、鸡血藤15g、僵蚕10g、茯苓15g。7剂。患者取药后第二天即返回美国。通过其妹妹随访，患者服7剂药后，后遗症逐渐消失而告愈。（王建红医案）

辨证用方思路：一诊根据眩晕、右偏头痛、右耳后边痛、颈右侧痛，麻木等症，辨为太少两经经脉阻滞柴胡桂枝汤证。口干渴，加石膏；左面、额麻木，阳明经脉阻滞不利，加全蝎、川芎、白芷活血祛风通络，兼疏利阳明经。二诊抓主证汗出多、麻木，辨为桂枝汤证，用此方。另仿桃仁承气汤、桂枝茯苓丸等法，加桃仁、藏红花、茯苓、片姜黄、桑枝、鸡血藤、僵蚕活血祛风通络以疏利经脉。

特别提示：本案病情复杂，疗效奇特，我们至今仍不能完全理解柴胡桂枝汤治疗这一病例所显示的特殊功效。

三、讨论与小结

（一）刘渡舟先生用柴胡桂枝汤的思路与手法

在上述"先师应用心法"的概述中，我们简述了刘渡舟先生用柴胡桂枝汤主治的四个方面。但从我们跟师出诊的记录来看，先生用此方并不局限于此，而是非常广泛。其最核心的思路有二：第一，辨太阳少阳两经经络：刘渡舟先生一贯强调六经包括经络，那么，柴胡桂枝汤的主治疾病之一就是少阳经脉阻滞与太阳经脉阻滞的病证。手、足太阳经循行颈、肩、臂、背、腰等部位；手、足少阳经循行头两侧、项、腰、髋、臀、腿等部位。因此，太、少两经经脉不利而见经脉所过部位痛、麻、酸、胀者，刘渡舟先生即用此方。第二，抓两方证的主证：小柴胡汤证以口苦、心烦、胸胁苦满为主；桂枝汤证以汗出、恶风、气上冲逆、动悸为主，但见两方证并见者，不论什么病，辄用此方调治。

其具体的用方手法和思路如下。

1.关于用方手法

基本用法：刘渡舟先生根据小柴胡汤和桂枝汤均有调和作用，因此使用此方时并不遵从仲景两方各用半量的圣训，而是两方原方合用。常用量为：柴胡15g、16g，黄芩10g，法半夏10g、12g、或15g，党参6g（多不用红参），桂枝14g、15g，白芍14g、15g，炙甘草6g，生姜10g，大枣7枚（有时用12枚）。临床根据两方证的孰轻孰重而变化两方的用量，如恶寒发热明显，或关节肢体疼痛明显者，即桂枝汤证明显者，则桂枝汤用量偏重，桂枝、白芍各用15g。

2.关于用方思路

第一，用柴胡桂枝汤治疗外感发热既见小柴胡汤证，又见桂枝汤证者，如上述“王某某，男，57岁”案。

第二，根据此方中含有桂枝甘草汤的方理，用其治疗心血管病胸痛、心悸等。如用治冠心病心肌梗死“李某某，男，52岁”案；用治心律不齐“王某某，女，42岁”案；用治围绝经期综合征心律不齐“林某某，女，57岁案”等。

第三，根据方中桂枝、芍药可调和气血、营卫，小柴胡汤调和肝胆脾胃的方理。用此方治疗慢性肝炎与早期肝硬化，日久不愈，由气及血，由经及络，除肝胆郁热、枢机不利见症外，多可出现腹胀，胁痛如刺，面色黧黑，脉来沉弦，舌质紫黯，舌边有瘀斑等肝脾血络瘀滞表现。如用治慢性肝炎“刘某某，男，31岁”案。

第四，根据仲景原文“肢节烦痛”，用此方治疗诸关节疼痛，特别是少阳经所过部位腰部两侧，太阳经（膀胱、小肠经）所过部位肩胛、颈肩、上臂等处疼痛，如前述治产后肩臂背痛，肩胛肩背痛，腰背痛，背痛，头颈肩腰痛，髋酸痛等。疼痛甚者，多加姜黄、红花（或藏红花）等。

第五，根据桂枝治气，芍药治血的特点，用此方治疗上肢麻木、半身麻木等，如前述用治肝气窜的“杨某某，女，44岁”案，“关某某，女，46岁”案等。

第六，用于治疗痹证类风湿关节炎，如“王某某，女，55岁”案，结节性红斑“朱某某，女，31岁”案，强直性脊柱炎“吴某某，男，23岁”案。

第七，用于治疗肝气窜。此病多为神经症，其证自觉有一股气流在周身窜动，或上或下，或左或右，凡气窜之处，则有疼痛和发胀之感。如治肝气窜证“李某某，女，61岁”案。

第八，刘渡舟先生认为小柴胡汤是治郁第一方，临床也用柴胡桂枝汤治疗郁证，如前述用于治郁的“徐某某，女，57岁”案。

第九，根据原方证“心下支结”治疗胃脘痛，如前述治胃脘痛“李某，女，32岁”案，“邢某，女，35岁”案，“蒋某某，男，40岁”案，“李某某，男，28岁”案等。

第十，用柴胡桂枝汤治疗月经病见柴胡桂枝汤证。

另外，我们在整理小柴胡汤医案时发现了一个医案：尹某某，女，37岁。1999年

4月21日初诊。胃脘不舒，口苦，动即呃逆，腰痛，肩痛。舌淡红，苔白腻。处方：柴胡15g、黄芩8、半夏15g、党参8g、炙甘草8g、生姜10g、大枣7枚、桂枝14g、白芍14g。7剂。通过此案可以看出，刘渡舟先生用此方思路为：在口苦胆热，而见胃脘不适，且有肩痛时，最喜欢用此方。因此方不仅可治胆热症，又治“心下支结”与“支节烦痛”。

（二）学习理解与临证感悟

1.方证对应与抓方证的特征性症

柴胡桂枝汤方　柴胡桂枝汤是小柴胡汤与桂枝汤各半量的合方，其中用桂枝汤微解太阳未解之邪，治“发热、微恶寒、支节烦疼”；用小柴胡汤轻剂和解少阳，治“微呕，心下支结”。

仲景为什么不用两方的原剂量，而各取其半量？这是因为太阳表证虽未尽解而已不严重，非“恶寒”而仅“微恶寒”；病虽已入少阳，但仅“微呕”“心下支结”，而无“口苦”“胸胁苦满”等少阳郁热证，因此，两方各取其半量。桂枝麻黄各半汤、桂枝二麻黄一汤等两方合法之制与之类同。

柴胡桂枝汤证　发热、微恶寒、汗出、关节烦痛等桂枝汤证与微呕、心下支结、胸胁苦满等小柴胡汤证并见者。

柴胡桂枝汤特征性症（主证）　第一，从两方证并见考虑：主要有两个方面，一是小柴胡汤证，如寒热往来、胸胁苦满、嘿嘿不欲饮食、心烦喜呕；嗜卧而胸满胁痛；口苦、咽干、目眩等。二是桂枝汤证，如发热、汗出、恶风；或病常自汗出；或时发热汗出；或身疼痛；头痛、项强等。两方证中各但见一症或数症者，即可辨为此方证。

第二，从一个方证的整体特征考虑：小柴胡汤与桂枝汤合方后，并不是两方功效简单地相加，而是形成了一个新方，产生出了新的功效。小柴胡汤在外可和解表里，在内可调和胆胃，又长于利枢机，疏通气机；桂枝汤在外可调和营卫，在内可调和阴阳、调和气血、调和脾胃。两首调和之方合并在一起，其调和作用大大增强，可以治疗各类气血、营卫、阴阳、表里、肝胆脾胃不调和的病症。气血、阴阳、营卫不调和，可以出现偏于一侧的病变，如偏于一侧的头痛，偏于一侧的面部、肢体拘紧，偏于一侧的麻木、麻痹，偏于一侧的皮肤病如带状疱疹等。这些病症均可用柴胡桂枝汤治疗，我们在“临摹实践与体会”之“用于治疗脑肿瘤术后后遗症”中介绍的行走偏行的

"沈某，女，45岁"案，就是按照这一思路辨证用方的。

2.辨方证的疑难点

关于"支节烦疼"：刘渡舟先生根据"支节烦疼"一症，常用此方治疗痹证。这种痹证关节疼痛必须具备两个特点：一是关节疼痛，甚至疼得厉害；二是夹有肝气，如胸胁苦闷，感觉堵得慌，脉弦。(《刘渡舟伤寒论讲稿》)从刘渡舟先生用此方的医案来看，凡是柴胡汤证而颈肩、肩臂、肩背疼痛者，使用此方的机会更多。另外，太阳经与少阳经两经经络所过的地方疼痛，并见有柴胡汤证者，则首选此方。

3.方的结构与拓展证——扩展应用的思路

从此方的结构分析，方中桂枝、甘草，为桂枝甘草汤，可治疗"心下悸，欲得按"，因此，本方可治疗肝胆郁热(如口苦、心烦)、枢机不利(如胸胁胀满)，而并见心阳不足，心悸，或心下悸者。

方中芍药、甘草，为芍药甘草汤，可治疗"脚挛急"，因此，本方可治疗小柴胡汤证兼见腿脚挛急疼痛，或全身其他部位，如头部、面部、上肢等部神经肌肉挛急疼痛者。

小柴胡汤证中有"喜呕""嘿嘿不欲饮食""或腹中痛"，这是少阳枢机不利，克犯脾胃，脾胃升降失和的表现。桂枝汤寓小建中汤法，小建中汤主"腹中急痛"。因此，柴胡桂枝汤能够治疗肝胆气机郁滞，横克脾胃所致的胃痛、腹痛等脾胃病。《金匮要略·腹满寒疝宿食病脉证治》附方二所载的《外台》柴胡桂枝汤，就专治"心腹卒中痛者"。

本方中既有人参、甘草、大枣，又有半夏、生姜。叶桂指出："胃虚益气而用人参，非半夏之辛、茯苓之淡，非通剂矣。"(《临证指南医案·木乘土》徐氏案)认为腑病要用通补而不能用守补，人参合半夏、茯苓，为通补胃气的基本法。此方中的人参，合半夏、生姜，也寓通补胃气之法，可以治疗胃气虚的呕吐、不思食、胃痛等。这一组药与柴胡、黄芩、白芍配伍，疏肝、清肝、柔肝，就可以治疗胃气虚而肝胆气机郁滞所致的胸胁胀满、心烦、情绪抑郁而胃痛、呕吐、不思食的病证。

本方中芍药补血，桂枝类似肉桂，可温养血脉，小柴胡汤加入此两药，就可入血分，就增加了补血、温养血脉的功效，可以治疗肝胆枢机不利，并见肝血、心血虚损或兼瘀滞的病症，如经脉不利、血不养经的肢体某部发麻、麻木，或妇人肝郁血虚或兼瘀滞的月经不调、痛经等。桂枝茯苓丸含桂枝、芍药，柴胡桂枝汤加茯苓、桃仁、丹皮，就等于合入了桂枝茯苓丸，治疗妇人瘀血月经不调有良效。

桂枝汤可以治疗太阳经脉不利的头痛、颈肩痛、背腰痛等，小柴胡汤可以治疗少阳经脉不利的头侧面痛，腰髋痛，腿痛等。因此，柴胡桂枝汤可治疗太、少两经经脉阻滞不利，见两经脉所过部位的疼痛。

本方中桂枝汤合人参，有桂枝新加汤法，故可治疗虚人感冒，或反复感冒发热者。刘渡舟先生常用此方治疗体虚感冒。我们在“临摹实践与体会”之“用于治疗感冒发热”中介绍的“方”案、“王”案就是按照这一思路用方的。

本方在临床应用时可根据桂枝汤证与小柴胡汤证孰多孰少，调整两方的剂量，组成柴胡二桂枝一汤、桂枝二柴胡一汤、柴胡桂枝各半汤三法，以扩展其运用的范围。

4.几点特别体会

遵照刘渡舟先生的用方思路与经验，我们在临床上广泛运用此方，将之用于外感发热，体虚感冒或反复感冒，头痛，腰、背、四肢关节肌肉痛，颈椎病，脂膜炎，甲状腺炎，肝气窜，胃脘痛，脑肿瘤术后后遗症等病症，有了一些自己的新体会。其中最主要有以下几点：

第一，用本方治疗肢体某部发麻、麻木而见柴胡桂枝汤证者，有很好的疗效。

第二，凡是偏于一侧的疼痛，如偏头痛、单侧肩背痛等；或某些病症发病偏于一侧者，如带状疱疹、甲状腺炎、睾丸炎等，见有柴胡桂枝汤证者，可用本方治疗。刘渡舟先生体验到，临床凡是身体半侧麻木、疼痛、强硬等均属于太、少经脉不利的柴胡桂枝汤证，用此方多可获效。

第三，凡是病症繁杂，寒热虚实并见而难以抓住要点者，可先用此方调和气血、营卫，舒畅枢机以调和之，往往可以取效。

第四，柴胡桂枝汤寓小建中汤法与桂枝新加汤法，故可治疗体虚感冒或反复性感冒。临床常见一些人经常感冒，反复感冒，而难以彻底治愈。对此，用柴胡桂枝汤有理想的疗效。如我们在“临摹实践与体会”之“用于治疗反复感冒”中介绍的“方某某，男，11岁”案、“王某某，女，24岁”案等。我们的体会是，凡是反复感冒，无明显气虚、阳虚证者，多是柴胡桂枝汤证，可用本方治疗之。

（三）胡希恕先生运用柴胡桂枝汤的启示

胡希恕先生在《经方传真》中论述了两点重要的经验：第一，“太阳病转属少阳柴胡证，外证未去则与柴胡桂枝汤”，但如表证重者，可用小柴胡汤合麻黄汤。依据自己的经验，“则以柴胡与葛根汤合用的机会较多，外感重证往往于发病之初即常见柴胡葛根汤。”第二，“无论柴胡桂枝汤，或柴胡葛根汤，如口舌干燥者，均宜加石膏。”

这是从柴胡桂枝汤引出来的经验之谈，在我们以上介绍的医案中，凡是用柴胡桂枝汤而加用石膏者，均是遵照胡希恕先生的这一手法运用的。另外，我们遵从胡希恕先生之法，常用小柴胡汤合麻黄汤，或小柴胡汤合葛根汤治疗外感发热重症，凡口舌干燥者，必加石膏，口干甚者，重用石膏。多可取得一剂汗出，三阳之热尽解的特殊疗效。

（四）刘渡舟先生用湿热痹“四方”的心法

刘渡舟先生治湿热痹最喜欢用吴瑭《温病条辨》加减木防己汤、中焦宣痹汤，《医宗金鉴》当归拈痛汤、加味苍柏散，我们将之称为“湿热痹四方”。对于复杂难治的湿热痹，先生常4方交替使用。我们经认真细致的观察、研究，发现先生辨识此四方方证的心法主要是：关节红肿热痛而口渴、尿黄者，用加减木防己汤；关节红肿热痛，发热、心烦甚者，用中焦宣痹汤；手指或脚趾发麻者，用当归拈痛汤；湿热痹痛，肿胀明显者，用加味苍柏散。我们在临床实践中体验到，如按照刘渡舟先生的思路运用这四首方，多可获得理想的疗效。

（五）桂林古本《伤寒论》柴胡桂枝汤治风病脊痛的启示

桂林古本《伤寒论·伤风病脉证并治第十一》载：“风病，面目浮肿，脊痛不能正立，隐曲不利，甚则骨痿，脉沉而弦，此风邪乘肾也，柴胡桂枝汤主之。”条文后所列柴胡桂枝汤组成用法与宋版《伤寒论》完全相同。

我们在临床中体会到，柴胡桂枝汤治疗脊背、腰、髋疼痛见有柴胡桂枝汤证者，的确有效。足少阳胆经从京门穴经带脉、五枢、维道、居髎，过环跳，与腰部有关。我们曾见到一位针灸医师，治腰痛有奇效，所用主穴正是足少阳胆经的外丘穴。从而说明，胆经经脉阻滞可导致腰痛或腰脊痛，治疗腰痛、脊柱痛不可忽视足少阳胆经。

（六）吴瑭《温病条辨》柴胡桂枝加吴萸楝子茴香木香汤治寒湿寒疝痛的启示

吴瑭《温病条辨·上焦篇·补秋燥胜气论》第4条载："燥金司令，头痛，身寒热，胸胁痛，甚则疝瘕痛者，桂枝柴胡各半汤加吴萸楝子茴香木香汤主之。"此方组成为：柴胡、黄芩、半夏、人参、桂枝、白芍、炙甘草、生姜、大枣（去核）、川楝子、吴茱萸、广木香、小茴香。

此方实际上是柴胡桂枝汤与《沈氏尊生书》导气汤（吴茱萸、川楝子、小茴香、木香）的合方。

汪昂《医方集解》载：导气汤"治寒疝疼痛"。"此方乃治疝之通剂，以疝病多由寒湿所致也。"汪氏进一步指出："张子和：凡遗尿癃闭，阴痿胞痹，精滑白淫，皆男子之疝也；血涸不月，足躄咽干癃秘，小腹有块，前阴突出，后阴痔核，皆女子之疝也，但女子不名疝而名瘕。"可见，导气汤除治诸疝之外，还可以治疗男科遗尿、癃闭、阳痿、滑精，以及妇科血涸经闭、足躄、癃闭、小腹痞块，阴挺等病证。

柴胡桂枝汤与导气汤合方，则治疗范围更加广泛。我们的临床体会是，本方对于寒湿凝滞肝经经脉的少腹痛、睾丸肿痛等病有奇特疗效。此介绍治验2则如下。

左下腹胀痛：何某某，女，32岁，北京人。2004年10月16日初诊。患者左侧下腹部胀痛1月余，痛胀向会阴部走窜，每于两次月经中间1周胀痛加重，月经正常，饮食尚可，大便偏干。舌淡红，苔薄白，脉沉弦。辨为寒湿下注肝经的柴胡桂枝合导气汤证。处方：柴胡15g、黄芩10g、半夏10g、生姜6g、炙甘草6g、桂枝10g、白芍15g、吴茱萸5g、川楝子10g、小茴香6g、广木香6g、槟榔10g、木瓜10g、大黄3g。6剂。2004年10月23日二诊。服药后左下腹胀痛消失。上方去大黄，3剂。诸症痊愈。（张文选医案）

睾丸肿痛：赵某某，男，21岁，北京人。2004年9月18日初诊。患左侧睾丸疼痛2周余，左侧睾丸肿胀、疼痛，牵扯左侧腹股沟处疼痛，用抗生素睾丸肿痛未见减轻。脉弦长不数，舌胖大有齿痕，苔白厚腻。辨为寒湿阻滞肝经的柴胡桂枝合导气汤证。处方：柴胡12g、黄芩10g、半夏15g、生姜6g、炙甘草6g、桂枝10g、白芍15g、吴茱萸5g、川楝子10g、小茴香6g、广木香8g、槟榔10g、木瓜10g、橘核10g、苍术8g。5剂。2004年9月25日复诊。服用上方后，睾丸肿痛与腹股沟疼痛消失，仅仅小腹微有下坠之感。舌淡红，苔白略腻。脉弦缓。用上方去橘核、苍术，合张锡纯升陷汤法，加黄芪15g、升麻6g、桔梗6g。5剂。诸症痊愈。（张文选医案）

（七）刘渡舟先生用时方

刘渡舟先生在运用柴胡桂枝汤的病例中，合用或交替使用的时方主要有以下几首。

1.通气防风汤

通气防风汤 出自李杲《内外伤辨惑论》卷中。组成为：防风、羌活、陈皮、人参、甘草各五分，藁本、青皮各三分，白豆蔻、黄柏各二分，升麻、柴胡、黄芪各一钱。上㕮咀，都作一服，水二盏，煎至一盏，去渣，温服，食后。方后云："肩背痛不可回顾者，此手太阳气郁而不行，以风药散之。"原书载："肩背痛，汗出，小便数而少，风热乘肺，肺气郁甚也，当泻风热则愈，通气防风汤主之。"

《医宗金鉴·杂病心法要诀·肩背痛》歌括云："通气太阳肩背痛，羌独藁草蔓防芎，气滞加木陈香附，气虚升柴参芪同，血虚当归白芍药，血瘀姜黄五灵红，风加灵仙湿二术，研送白丸治痰凝。"其歌括下注云："李杲羌活胜湿汤，又名通气防风汤，治太阳经风湿肩背痛。即羌活、独活、藁本、甘草、蔓荆子、防风、川芎也。"

可以看出，《医宗金鉴》所载的通气防风汤并非李杲制订的通气防风汤，而是李杲之羌活胜湿汤。

2.羌活胜湿汤

羌活胜湿汤 出自李杲《内外伤辨惑论》卷中。组成为：羌活、独活各一钱，藁本、防风、甘草（炙）、川芎各五分，蔓荆子三分。上㕮咀，都作一服，水二盏，煎至一盏，去渣，大温服，食后。如身重，腰沉沉然，经中有寒湿也，加酒洗汉防己五分。轻者，附子五分；重者，川乌五分。其原文载："脊痛项强，腰似折，项似拔，此足太阳经不通行，以羌活胜湿汤主之。"

《医宗金鉴·杂病心法要诀·腰痛》歌括云："腰痛属寒得热减，五积吴萸桃杜安，寒湿重著胜湿附，内实通经硫面牵，风痛无常挚引足，经虚当用寄生痊，经实非汗不能解，续命汤加牛杜穿。"方歌下注云："羌活胜湿汤，即防风通气汤加附子也。"

《医宗金鉴·杂病心法要诀》并无"防风通气汤"，这应该是"通气防风汤"之误。可见，《医宗金鉴》所载的羌活胜湿汤也并非李杲原方，而且是在已经弄错了的通气防风汤中加附子，变成了羌活胜湿汤。

刘渡舟先生所用的通气防风汤正是《医宗金鉴》所载之通气防风汤，即李杲原书所载之羌活胜湿汤。先生特别喜欢运用本方，使用频率很高，主治颈肩、肩臂、肩背疼痛，辨证属于风湿或风寒湿瘀滞太阳经者。

3.清白散

清白散　录自《医宗金鉴·妇科心法要诀·带下证治》，其歌括云："带下湿热清白散，四物姜炭草柏椿。"其方为：当归、黄柏（盐水泡）、白芍（炒）、椿根皮（酒炒）、生地、川芎、贝母各一钱，炮姜、甘草各五分。上剉，生姜三片，水煎服。

刘渡舟先生常用清白散治疗妇人带下，以之治疗湿热带下。并根据《医宗金鉴》方后加减法："赤带，加地榆、荆芥、黄芩；湿，加苍术、白术；滑，加龙骨、牡蛎；久则合四君子汤。"变化运用此方。

4.仙方活命饮

仙方活命饮　出自《女科万金方》。《医宗金鉴·外科心法要诀·痈疡治法》转载此方，以"此方治一切痈疽，不论阴阳疮毒，未成者即消，已成者即溃，化脓升肌，散瘀消肿，乃疮痈之圣药，诚外科之首方也。"组成为：穿山甲（炒）三大片、皂刺五分、归尾一钱五分、甘草一钱、金银花二钱、赤芍药五分、乳香五分、没药五分、花粉一钱、防风七分、贝母一钱、白芷一钱、陈皮一钱五分。上十三味，好酒煎服，恣饮尽醉。

其方歌云："仙方活命饮平剂，疮毒痈疽具可医，未成即消疼肿去，已成脓化立生肌，穿山皂刺当归尾，草节银花赤芍宜，乳没花粉防贝芷，陈皮好酒共煎奇。"

刘渡舟先生特别喜欢用此方，除用于治疗外科病外，所奇特者，是用此方治疗内伤杂病如股骨头坏死、类风湿关节炎关节红肿疼痛、强直性脊柱炎等难治性疾病。先生的用方思路是，西医的这些难治病的"炎症""坏死"类似于痈疡、痈疽，可以用"疮痈之圣药""平剂"仙方活命饮来治疗。

5.三子养亲汤

三子养亲汤　出自《杂病广要》引《皆效方》。组成为：白芥子三钱、苏子三钱、莱菔子三钱。

刘渡舟先生除用本方治疗肺痰咳喘外，所特别者，是用其治疗广义之痰流注关节经络之证，以及皮下痰核结节。

6.补中益气汤

补中益气汤 出自《内外伤辨惑论》卷中。组成为：黄芪一钱，甘草（炙）五分，人参（去芦）、升麻、柴胡、橘皮、当归身（酒洗）、白术各三分。上㕮咀，都作一服，水二盏，煎至一盏，去渣，早饭后温服。如伤之重者，二服而愈，量轻重治之。

刘渡舟先生对东垣脾胃理论以及治法方剂有极其深入的研究，对东垣甘温补脾胃，益气、升阳、除湿、降浊、泻火之法的变化运用可达到炉火纯青的程度。补中益气汤、当归补血汤、升阳散火汤、升阳益胃汤、清暑益气汤、清燥汤、补脾胃泻火升阳汤等方可以说每次出诊都会用到。

柴胡桂枝干姜汤

柴胡桂枝干姜汤 出自《伤寒论》第147条，组成为：柴胡半斤，桂枝三两（去皮），干姜二两，栝蒌根四两，黄芩三两，牡蛎二两（熬），甘草二两（炙）。上七味，以水一斗二升，煮取六升，去滓，再煎取三升。温服一升，日三服。初服微烦，复服汗出便愈。

仲景原条文谓：“伤寒五六日，已发汗而复下之，胸胁满微结，小便不利，渴而不呕，但头汗出，往来寒热，心烦者，此为未解也，柴胡桂枝干姜汤主之。”

本方证还见于《金匮要略·疟病脉证并治》附方三：“柴胡桂姜汤：治疟寒多微有热，或但寒不热。服一剂如神。”

一、先师应用心法

刘渡舟先生指出，柴胡桂枝干姜汤证的特点是少阳病有阴证的转机，具体而言，就是少阳病见有太阴病。临床表现是既有少阳病胸胁苦满、口苦等症，又有太阴脾寒之便溏、下利，腹满等症。（《刘渡舟伤寒论讲稿》）

柴胡桂枝干姜汤是小柴胡汤的一个变方，由于内含甘草干姜汤与桂枝甘草汤两方，因此临床常用于治疗少阳气郁，而兼脾阳不足或心阳不足的病变。

甘草干姜汤是理中汤与四逆汤的基础方，可温脾阳散脾寒。因此，柴胡桂枝干姜汤既能清解少阳胆热，又能温补太阴脾寒，善于治疗少阳胆热兼太阴脾寒证。此证既见胸胁苦满、口苦、咽干、心烦等，又有脘腹胀满、大便稀溏、不欲饮食等症。这种“胆热脾寒”证多见于慢性肝炎长期服用寒凉清利肝胆湿热之药，或日久杂治，而导致脾阳受损者。对此，舍此方则无他法。用此方则无不有立竿见影之功，真可谓是万世之绝方。

桂枝甘草汤是苓桂术甘汤、桂甘龙牡汤等方的基础方，可温通心阳。因此，柴胡桂枝干姜汤既能清解少阳胆热，又能温补心阳，临床上可用于治疗少阳气郁而兼心阳不足的病症。此证既见胸胁苦满、口苦等，又见头晕、肢体麻木，或心悸，或心下逆满，气上冲胸等。本方为临床治疗心血管病开辟了新的途径。(《经方临证指南》)

此将我们跟诊记录中刘渡舟先生应用柴胡桂枝干姜汤的医案整理介绍如下。

1.用于治疗内分泌病

张某某，女，42岁。1999年7月1日。患者经某医院确诊为胰岛素瘤，低血糖，曾突然昏迷1次。平时头眩晕，大便溏，每天2~3次。刘渡舟先生问：“肚子胀吗？”患者答：“胀。”先生问：“后背疼吗？”患者答：“疼，左胁下也疼。”舌偏红，苔白，脉沉弦。用柴胡桂枝干姜汤。处方：柴胡14g、黄芩3g、干姜12g、桂枝12g、牡蛎30g(先煎)、天花粉10g、炙甘草10g、红人参10g。7剂。

辨证用方思路：眩晕、胁下痛为小柴胡汤证，而见便溏、腹胀则为柴胡桂枝干姜汤证，用此方。因低血糖、头眩甚，易突然昏倒，加红参且量用10g以补气。刘渡舟先生的问诊值得注意，由问诊可以看出其辨方证的思路。问“肚子胀吗”，是联系大便溏进一步提问，以确认柴胡桂枝干姜汤证。问“后背疼吗”，是根据柴胡桂枝干姜汤含桂枝，其证多有肩背痛，问诊以再次确认此方证。

颜某某，女，50岁。1997年10月8日初诊。患甲状腺功能亢进6年，头晕目胀，睛突，心悸，自汗，大便溏，日2~3次。舌红瘦，苔白，脉弦细。用柴胡桂枝干姜汤。处方：柴胡14g、黄芩3g、干姜10g、天花粉10g、牡蛎30g(先煎)、桂枝10g、炙甘草10g、夏枯草10g、党参12g。14剂。

辨证用方思路：头眩、目胀、睛突为小柴胡汤证，而见便溏、心悸则为柴胡桂枝干姜汤证，用此方。因眼突、目胀，加夏枯草平肝；因自汗、心悸，加党参补心气。

2.用于治疗肝病

唐某某，男，39岁。1997年4月30日初诊。患“乙肝”多年，为弥漫性肝损害，肝区胀痛，腰背疼，腹胀，大便溏，足根疼，疲乏无力。舌红，苔白，脉弦。用柴胡桂枝干姜汤。处方：柴胡14g、黄芩4g、干姜10g、桂枝10g、炙甘草10g、天花粉10g、牡蛎30g（先煎）、党参12g、黄芪12g。7剂。

辨证用方思路：肝区胀痛为小柴胡汤证，而见腹胀、便溏、腰背痛则为柴胡桂枝干姜汤证，用此方。因疲乏甚，加参、芪补脾气。

赵某某，女，50岁。1999年6月17日初诊。肝硬化腹水。大便溏，每天2次。腿肿，腹水，腹胀甚，手麻，右胁胀痛，刘渡舟先生问："尿多少？怕冷吗？"患者答："尿少，不怕冷，下肢热。"舌红，苔黄腻，脉弦。用柴胡桂枝干姜汤。处方：柴胡10g、黄芩2g、干姜12g、桂枝12g、天花粉10g、炙甘草6g、牡蛎30g（先煎）、茯苓30g、红人参10g、玉米须30g。7剂。

辨证用方思路：肝病、胁胀痛为小柴胡汤证，而见腹胀、便溏、手麻则为柴胡桂枝干姜汤证，用此方。因腿肿、腹水，合自制白玉消胀汤法加茯苓、玉米须利水，加红参补气扶脾。先生问患者："尿多少？怕冷吗？"其目的是为了鉴别水肿是不是真武汤证，因真武汤证必有怕冷、畏寒。

特别提示：白玉消胀汤是刘渡舟先生创制的治疗水肿的经验方，此方详见"讨论与小结"之"刘渡舟先生用时方"。

3.用于治疗糖尿病

刘某某，男，50岁。1999年5月19日初诊。糖尿病，血沉快，口干渴，头晕，大便稀，晨起即泻稀便。舌胖大边有齿痕，苔白腻，脉弦。用柴胡桂枝干姜汤。处方：柴胡14g、黄芩3g、干姜10g、桂枝10g、天花粉12g、炙甘草10g、牡蛎30g（先煎）、党参10g。7剂。1999年5月26日二诊。服药后大便转为正常。多食，有饥饿感，足凉，口渴。舌正红，苔白腻，脉沉。用补中盖气汤合生脉散。处方：党参18g、麦冬30g、五味子6g、黄芪15g、白术10g、陈皮10g、升麻3g、柴胡6g、炙甘草8g、当归12g、生姜3g、大枣5枚。7剂。

辨证用方思路：一诊抓主证头眩、口渴、大便稀溏辨为柴胡桂枝干姜汤证，用此方。服药后大便溏愈，改用补中益气汤和生脉散调治。

张某某，女，61岁。1997年3月12日。糖尿病，大便溏，午后腹胀，口渴。舌红，苔白腻。脉弦。用柴胡桂枝干姜汤。处方：柴胡12g、黄芩3g、干姜12g、桂枝10g、天花粉12g、炙甘草10g、牡蛎30g（先煎）、党参12g。7剂。

辨证用方思路：抓主证大便溏、腹胀、口渴，辨为柴胡桂枝干姜汤证，用此方，另仿小柴胡汤法加党参扶脾。

4.用于治疗肾病

吕某某，女，50岁。1997年5月28日。慢性肾炎肾功能不全，接受透析治疗。上方用小柴胡汤加半枝莲。手麻，困倦少神，大便溏，日3次。舌红，苔白腻，脉沉弦。用柴胡桂枝汤。处方：柴胡12g、黄芩3g、干姜12g、桂枝10g、天花粉10g、牡蛎30g（先煎）、炙甘草10g、红人参8g、黄芪14g、巴戟天10g、益智仁8g、白术10g、石菖蒲10g。7剂。

辨证用方思路：抓主证手麻、便溏辨为柴胡桂枝干姜汤证，用原方。因困倦少神，大便溏，仿缪仲淳脾肾双补丸与吴瑭双补汤法加红参、黄芪、巴戟天、益智仁、白术补益脾肾，治脾肾虚之泄泻；因苔腻，加石菖蒲芳香化湿。

特别提示：双补丸、双补汤是刘渡舟先生常用时方，具体用法，详见“讨论与小结”之刘渡舟先生用时方。

白某某，女，36岁。1998年8月11日初诊。患慢性肾盂肾炎，小便不痛快，最近全身皮肤起红疹，痒。大便稀，日2~3次。舌正红，苔白，脉弦。用柴胡桂枝干姜汤。处方：柴胡14g、黄芩3g、干姜12g、桂枝10g、天花粉10g、炙甘草10g、牡蛎30g（先煎）、茯苓30g。7剂。

辨证用方思路：抓主证大便稀、脉弦，辨为柴胡桂枝干姜汤证，用此方。尿不利，仿五苓散法加茯苓。

5.用于治疗心血管病

李某某，男，54岁。1999年8月4日。风湿性心脏病，心性肝硬化，上方用鸡鸣散，效果不明显，腿仍肿，头面也肿，腹胀，尿少，大便稀，日1~2次。舌正红，苔水滑，脉弦结代。用柴胡桂枝干姜汤。处方：柴胡14g、黄芩3g、干姜10g、桂枝12g、天花粉10g、炙甘草10g、牡蛎30g（先煎）、茯苓30g、防己15g、黄芪30g。7剂。

辨证用方思路：抓主证大便稀、腹胀、脉弦，辨为柴胡桂枝干姜汤证；据浮肿、尿少，辨为防己茯苓汤证。用两方合法。

周某某，男，68岁。1998年10月14日初诊。冠心病，痛风，上方用补中益气汤有效。遇寒则胸疼，大便溏，日2~3次，尿多，咽干声哑。舌黯红，苔白，脉弦。用柴胡桂枝干姜汤。处方：柴胡14g、黄芩3g、干姜12g、桂枝10g、天花粉10g、炙甘草10g、生牡蛎30g（先煎）。14剂。

辨证用方思路：咽干、脉弦为小柴胡汤证，而见大便溏则为柴胡桂枝干姜汤证，用此原方。

易某某，男，48岁。1998年3月11日初诊。患心肌梗死，糖尿病。背疼，多汗，心烦，大便溏，日1~2次。舌红绛，苔白，脉弦。处方：柴胡14g、黄芩3g、干姜12g、桂枝12g、炙甘草8g、天花粉10g、牡蛎30g（先煎）、片姜黄10g。7剂。

辨证用方思路：脉弦、心烦为小柴胡汤证，而见便溏、背痛则为柴胡桂枝干姜汤证，用此原方。背疼甚，加片姜黄。

马某某，女，38岁。1997年5月28日。心肌病，心悸，腿肿，腹胀，大便溏，尿少，胃痛，胸胁胀闷。舌黯红，苔白，脉沉弦。用柴胡桂枝干姜汤。处方：柴胡15g、黄芩3g、干姜12g、桂枝10g、天花粉10g、牡蛎30g（先煎）、红人参8g。7剂。

辨证用方思路：胸胁胀满、脉弦为小柴胡汤证，而见心悸、大便溏、腹胀则为柴胡桂枝干姜汤证，用此方。心悸明显，加红参。

杨某某，女，31岁。1998年4月8日。风湿性心脏病，心悸，腹胀，大便溏，胸胁胀闷。舌正红，苔白，脉弦。用柴胡桂枝干姜汤。处方：柴胡12g、黄芩3g、干姜12g、桂枝10g、炙甘草10g、天花粉10g、牡蛎30g（先煎）、党参12g。7剂。

辨证用方思路：胸胁胀闷、脉弦为小柴胡汤证，而见心悸、便溏、腹胀则为柴胡桂枝干姜汤证，用此方。心悸甚，加党参。

6. 用于治疗胆囊病

鄂某某，男，60岁。1998年12月2日。曾因胆结石做胆囊摘除术，现肝胆管出现泥沙样结石。胁、背作痛，大便溏，日2~3次。舌红，苔白腻，脉弦。用柴胡桂枝干姜汤。处方：柴胡15g、黄芩4g、干姜10g、桂枝10g、天花粉10g、牡蛎30g（先煎）、炙甘草10g、鸡内金10g、海金沙10g（布包）、茵陈12g、大金钱草20g、虎杖15g。7剂。

辨证用方思路：胆结石、胁痛、脉弦为小柴胡汤证，而见便溏、背痛则为柴胡桂枝干姜汤证，用此原方。因胆管结石，合自拟柴胡排石汤与吴瑭二金汤法加鸡内金、海金沙、茵陈、大金钱草、虎杖利胆排石。

特别提示：二金汤是刘渡舟先生常用温病方之一，此方详见“讨论与小结”之“刘渡舟先生用时方”。

田某某，女，57岁。1998年10月14日初诊。患胆结石，右胁下疼，头晕，失眠，大便溏，日2~3次，腰痛。舌胖大、边有齿痕，苔白腻，脉弦虚。用柴胡桂枝干姜汤。处方：柴胡14g、黄芩3g、干姜12g、桂枝10g、炙甘草10g、天花粉10g、牡蛎30g（先煎）。7剂。

辨证用方思路：胁痛、头晕、脉弦为小柴胡汤证，而见便溏则为柴胡桂枝干姜汤证，用此原方。

7.用于治疗肠胃病

果某某，女，28岁。1999年8月11日。患慢性溃疡性结肠炎，大便稀溏，带脓血，日2~3次，肠鸣，上方用生姜泻心汤加茯苓，效果不明显。口苦，腰痛。舌红，苔白腻，脉弦。用柴胡桂枝干姜汤。处方：柴胡15g、黄芩3g、桂枝10g、干姜12g、炙甘草10g、天花粉10g、牡蛎30g（先煎）。7剂。

辨证用方思路：便溏、肠鸣是典型的生姜泻心汤证，但效果不明显。再诊抓主证口苦、脉弦、便溏，辨为柴胡桂枝干姜汤证，改用此方。

张某某，女，45岁。1999年8月26日。腹泻如水，肚脐隐疼，矢气多，腹胀，乏力，不打嗝，心烦、口苦。舌偏红，苔白，脉弦。用柴胡桂枝干姜汤。处方：柴胡15g、黄芩3g、干姜10g、桂枝10g、天花粉10g、炙甘草10g、牡蛎30g（先煎）、红人参6g。7剂。

辨证用方思路：口苦、心烦、脉弦为小柴胡汤证，而见腹泻、腹胀则为柴胡桂枝干姜汤证，用此方。因乏力，加红参。

李某某，女，36岁。1997年10月29日初诊。胸脘憋闷，嗳气，纳呆，大便稀溏，日3~4次。舌红，苔白，脉沉弦。用柴胡桂枝干姜汤。处方：柴胡16g、黄芩3g、干姜10g、桂枝14g、天花粉10g、炙甘草10g、牡蛎30g（先煎）。7剂。

辨证用方思路：胸脘憋闷，嗳气为小柴胡汤证，而见大便溏则为柴胡桂枝干姜汤证，用此原方。

黄某某，男，38岁。1999年3月3日初诊。腹胀疼，大便溏，日3~4次。腰痛，胸部锥刺样疼，心烦，失眠。舌红，苔白，脉弦。用柴胡桂枝干姜汤。处方：柴胡15g、黄芩3g、桂枝12g、干姜12g、炙甘草10g、天花粉10g、牡蛎30g（先煎）。7剂。

辨证用方思路：心烦、失眠、胸痛为小柴胡汤证，而见腹胀、便溏则为柴胡桂枝干姜汤证，用此方。

徐某某，男，23岁。1999年5月26日初诊。胃溃疡，胃痛，大便稀，日3~4次，全身无力。口苦、心烦。舌红嫩，苔白，脉弦。用柴胡桂枝干姜汤。处方：柴胡14g、桂枝10g、干姜12g、炙甘草10g、黄芩3g、天花粉10g、牡蛎30g（先煎）、党参15g。7剂。

辨证用方思路：虽胃溃疡胃痛，但大便溏而脉弦、口苦，则为柴胡桂枝干姜汤证，用此方。

申某某，女，40岁。1999年3月3日初诊。自述胃病多年，腹胀，大便稀，背疼，心悸，心率慢，左胸疼。视力下降，月经量少、色黯。舌淡红，苔白，脉弦。用柴胡桂枝干姜汤。处方：柴胡14g、黄芩3g、干姜12g、桂枝10g、天花粉10g、炙甘草10g、牡蛎30g（先煎）、香附8g、郁金8g。7剂。

辨证用方思路：从腹胀、便溏、背疼、心悸、脉弦辨为柴胡桂枝干姜汤证，用此原方。因胸痛显著，合颠倒木金散（木香、郁金）法，加香附、郁金。

柳某某，女，40岁。1999年7月21日。身肿，乏力，上方用春泽汤。现食后胃痛，腹痛，大便稀，日3~4次。腰麻，手麻。舌胖正红，苔白，脉弦。用柴胡桂枝干姜汤。处方：柴胡16g、黄芩3g、干姜12g、桂枝12g、天花粉10g、炙甘草10g、牡蛎30g（先下）。7剂。

辨证用方思路：抓主证大便稀、腰麻、手麻、脉弦，辨为柴胡桂枝干姜汤证，用此原方。

8.用于治疗头痛

赵某某，男，31岁。1999年6月30日。头痛，上方用镇阴煎。仍头疼，多梦，大便溏，日3次，腹不胀。舌黯红，苔薄白而腻，脉弦。用柴胡桂枝干姜汤。处方：柴胡14g、黄芩3g、干姜10g、桂枝10g、天花粉10g、生牡蛎30g（先煎）、苍术10g、厚朴14g、陈皮10g、炙甘草6g。7剂。1999年7月14日。头已不痛，仅仅感到头部拘紧，大便溏好转。舌红，苔白，脉弦。用柴胡桂枝干姜汤。处方：柴胡12g、黄芩3g、干姜14g、桂枝12g、炙甘草10g、天花粉10g、牡蛎30g（先煎）。7剂。

辨证用方思路：一诊抓主证大便溏、脉弦，辨为柴胡桂枝干姜汤证，用柴胡桂枝干姜汤。因苔腻，仿雷头风专方清震汤（苍术、升麻、荷叶）法合平胃散化湿以升清阳。二诊得效，但大便溏好转而未愈，故继续用柴胡桂枝干姜汤。

特别提示：镇阴煎、清震汤是刘渡舟先生最喜欢用的时方，此两方详见“讨论与小结”之“刘渡舟先生用时方”。

9. 用于治疗妇人月经病产后病

曹某某，女，30岁。1997年6月18日。经闭3个月，上方用血府逐瘀汤加桂枝10g，7剂。服后月经来潮，经量少，经色黑。肩背疼虽减轻而仍痛，大便溏，日2~3次。舌正红偏胖，苔白，脉弦沉。用柴胡桂枝干姜汤。处方：柴胡14g、黄芩3g、干姜12g、桂枝12g、炙甘草10g、天花粉10g、牡蛎30g（先煎）、苏梗6g。7剂。

辨证用方思路：抓主证大便溏、肩背痛、脉弦辨为柴胡桂枝干姜汤证，用此方。适逢经期，经量少、色黑，加紫苏梗。

徐某某，女，28岁。1999年7月28日。产后受风身疼、腰痛，上方用肾着汤，腰痛愈。但出汗，恶心，尿黄，大便溏，日2次。舌淡红，苔白，脉弦。用柴胡桂枝干姜汤。处方：柴胡14g、黄芩3g、干姜10g、桂枝12g、天花粉10g、炙甘草10g、牡蛎30g（先煎）。7剂。

辨证用方思路：恶心、脉弦为小柴胡汤证，而见便溏则为柴胡桂枝干姜汤证，用此方。

二、临摹实践与体会

遵照刘渡舟先生的经验，我们在临床上也如法运用此方，不论何病，但见胆热脾寒而便溏、腹胀者，辄用之，也每能取良效。此介绍治验几则如下。

1. 用于治疗胆囊炎

商某某，男，38岁。2004年11月05日初诊。慢性胆囊炎，咽中不适，如有物阻，咽痒不痛，痰中带血，已有2年，近来恶心，口苦，夜间口渴欲饮，饮不解渴，大便稀溏，日2~3次，小便利，心烦，肢麻背痛。舌红绛，苔水滑，脉沉弦滑。用柴胡桂枝干姜汤。处方：柴胡24g、黄芩3g、干姜8g、桂枝10g、天花粉12g、炙甘草6g、生牡蛎30g（先煎）、清半夏10g、茯苓15g。7剂。2005年3月16日患者的夫人赵某来诊，告知其丈夫服上方效果非常好，仅7剂则诸证痊愈而安。（王建红医案）

辨证用方思路：口苦、便溏、口渴并见，是典型的柴胡桂枝干姜汤证，用此方。因口苦、心烦等少阳郁热证显著，故柴胡用24g、干姜用8g。因恶心，加半夏；因舌苔水滑，加茯苓，合桂枝为苓桂术甘汤法以温化水气。

2. 用于治疗糖尿病

王某某，男61岁。2004年3月26日初诊。糖尿病，前列腺肥大，口渴，大便溏，日2次，小便不利。空腹血糖7.1mmol/L，夜尿频数。舌黯，苔薄白。脉左沉缓，右弦。用柴胡桂枝干姜汤证。处方：柴胡12g、黄芩4g、干姜6g、桂枝10g、天花粉10g、炙甘草6g、生牡蛎30g（先煎）、党参10g、茯苓10g。4剂。2004年3月30日复诊。大便已正常，夜仍尿频，自觉身体较前舒适，空腹血糖6.9mmol/L。舌胖质黯、苔薄白，脉弦细。守法继用柴胡桂枝干姜汤。处方：柴胡12g、黄芩4g、干姜10g、桂枝10g、天花粉10g、炙甘草10g、生牡蛎30g（先煎）、党参10g、金樱子10g。7剂。2004年4月21日三诊。症情平稳，大便日1次，成形，小便利，夜尿次数减少。舌黯红、苔薄白。脉左关弦。继用上方加覆盆子10g，7剂。（王建红医案）

辨证用方思路：一诊抓主证大便溏、口渴、小便不利，辨为柴胡桂枝干姜汤证，用此方。小便不利，仿五苓散法加茯苓；口渴明显，加党参。二诊仍用柴胡桂枝干姜汤，小便已利而夜尿频，去茯苓加金樱子。三诊再加覆盆子固肾缩尿。

3.用于治疗腹泻

刘某，男，52岁。中基公司职工。2007年4月20日初诊。大便溏稀不成形多年，日1~2次，饮食稍不注意或吃一点凉东西则腹泻。疲乏无力，背肩疼，经常感冒，总觉身体不舒服，情绪不好，心烦，不想活动。舌淡红，苔薄白腻。脉弦缓。用柴胡桂枝干姜汤。处方：柴胡24g、黄芩3g、桂枝10g、干姜6g、天花粉12g、生牡蛎30g（先煎）、炙甘草6g、苍术10g。7剂。2007年4月27日复诊。服上方3剂，突然大便暴下，泻下大量黏稠便2次，遂自觉身体轻松，体力明显改善，遂大便成形。舌淡红，苔薄白，脉缓弦稍软。继用上方加红人参3g。10剂。2007年5月13日三诊。服药期间发热1次，大便又暴下1次，均未作任何治疗而自愈。服药后背肩疼消失、心烦除。舌胖大、质淡青、苔薄白，脉缓软无力。用附子理中汤。处方：红人参6g、干姜8g、苍术10g、炙甘草6g、制附子8g、茯苓15g、陈皮3g、肉桂3g、生姜10g、大枣7枚。7剂。2007年8月4日四诊。身体疲乏好转明显，大便成形，日1~2次，精神大为改观，继以上方加减调治。（王建红医案）

辨证用方思路：一诊抓主证心烦、情绪不好，脉弦，而腹泻，辨为柴胡桂枝干姜汤证，用此方。苔腻，加苍术。二诊仍用原法，另加红参扶脾。三诊据舌胖大、质淡青，脉缓软无力，辨为附子理中汤证，用此方。遵李克绍先生经验，合入张介宾圣术煎（白术、干姜、肉桂、陈皮）加肉桂、陈皮、茯苓温中祛湿；另加姜、枣调和脾胃。

特别提示：李克绍先生在《胃肠病漫话》胀满中详细论述了虚胀之证，举例介绍了用张介宾圣术煎治疗虚胀的经验。李先生的用量为：白术（微炒）30g，陈皮3g，干姜（微炒）6g，上肉桂3g。水煎服。我们依照李克绍先生用法，用此方治疗反复用行气消导而胀满益甚的虚胀，屡用屡效，故特别提出以与同道们分享。

4.用于治疗高血压病

朱某某，女，51岁。北京崇文区安乐林路。2007年7月26日初诊。素有高血压，脂肪肝。身体疲乏无力，精神差，嗜睡，但夜里又睡不好，或不能入睡，每夜要起坐，在房间行走2~3次。心烦急躁，头汗多，口苦，右胁肋不舒，心慌。时有冲气发作，发作则自觉一股气上至咽喉或气管处，此时颈部发憋，好像有绳子把脖子绑住了一样。经常关节肌肉疼痛，身体怕冷怕风，手凉，上肢发麻，腿肿，面目浮肿。大便稀，小便黄少有气味。舌淡、边略红，苔薄白润滑，脉沉缓无力。用柴胡桂枝干姜汤。处方：柴胡20g、黄芩4g、桂枝12g、干姜8g、天花粉12g、生牡蛎30g（先煎）、炙甘草6g、茯苓15g、苍术10g。6剂。2007年8月1日复诊。服上方后大便溏好转，小便量增多，排尿比前有力，未再发生冲气上逆。仍疲乏无力，胃脘胀，胸憋气短，夜里仍要坐起，出汗多，面目浮肿。舌胖质淡红，苔薄白滑，脉沉滑。用附子理中汤证与苓桂术甘汤证。处方：制附子8g、干姜10g、红人参6g、苍术10g、炙甘草6g、桂枝12g、茯苓30g、厚朴12g。7剂。2007年8月8日三诊。服上方精神好转，身体轻松，排尿痛快，腿肿、面目浮肿减轻，仅午后腹胀，大便已成形。舌淡红嫩，苔薄白滑，脉沉滑。用实脾饮加减。处方：茯苓30g、苍术15g、炒白术15g、木瓜10g、炙甘草6g、木香10g、大腹皮15g、草豆蔻2g（后下）、厚朴12g、生姜10g、制附子10g、红人参6g、生黄芪15g、粉防己10g。7剂。（王建红医案）

辨证用方思路：本案病症虽然复杂，但一诊抓主证口苦、胁肋不舒、冲气上逆、便溏，辨为柴胡桂枝干姜汤证，用此方。苔白滑，加苍术、茯苓祛湿。二诊据舌胖质淡、脉沉，辨为附子理中汤证；据前诊有明显冲气上逆症，辨为苓桂术甘汤证。用两方合法。另加厚朴消胀。三诊从腹胀、浮肿考虑，改实脾饮化裁调治。

5.用于治疗抑郁症

胡某某，男，28岁。2006年7月1日初诊。患抑郁症多年，服药症情缓解。现检查肝功谷丙转氨酶62.2U/L，谷草转氨酶170.2U/L。精神差，情绪抑郁，身体疲乏，头疼，颈强，出汗多，口淡，纳差，胃脘痞塞，肠鸣，腹泻，日1~2次，小便黄。舌黯红，苔薄白，脉细弦。用柴胡桂枝干姜汤。处方：柴胡24g、黄芩4g、桂枝8g、干姜

6g、炙甘草10g、天花粉12g、生牡蛎30g、苍术10g、红人参4g。6剂。2006年7月29日二诊。药后症状减轻，头疼除，腹泻好转，仍疲倦，肠鸣，腹部隐疼，出汗。舌边红，苔薄白，脉沉弦。用桂枝加附子汤。处方：桂枝10g、白芍18g、炙甘草6g、生姜10g、大枣20g、制附子3g、黄芪10g、茯苓15g、川芎6g。7剂。2006年9月23日三诊。服药后眼干涩减轻，大便已成形，日1次，腹痛除，偶有肠鸣，矢气多，身体疲乏，出汗，夜眠差。舌尖边红，苔薄白，脉弦软。改用柴胡桂枝汤合吴茱萸汤调治。处方：柴胡12g、黄芩8g、法半夏10g、红人参6g、桂枝6g、白芍6g、吴茱萸6g、生龙骨30g、生牡蛎30g、炙甘草6g、生姜10g、大枣12g、海螵蛸30g。7剂。（王建红医案）

辨证用方思路：一诊从情绪抑郁而腹泻，辨为柴胡桂枝干姜汤证，用此方。疲乏，加红参；腹鸣，加苍术。二诊抓主证汗出、脉沉，辨为桂枝加附子汤证，用此方。另加黄芪固表，加茯苓利湿。三改用柴胡桂枝汤合吴茱萸汤调治。

6.用于治疗甲状腺结节

杜某某，男，46岁，2004年10月7日初诊。曾因甲状腺结节行手术治疗。气短2年余，西医检查未查明原因。头晕，午后明显，胸闷气短，吸气费力（甲状腺结节术后），大便溏，日2次，小便利。心情抑郁，善太息，胃脘痞满，呃逆，夜间心悸。舌淡红，苔薄白腻，脉左沉数结代，右弦。用柴胡桂枝干姜汤。处方：柴胡20g、黄芩10g、桂枝10g、干姜8g、生牡蛎30g（先煎）、天花粉12g、炙甘草6g、茯苓15g。7剂。2004年10月14日二诊。服药大便成形，1日1次。仍胸满，气短，头晕，手心出汗，小便黄。舌黯红，苔薄白。脉寸滑、结代。改用柴胡桂枝汤继续调治。处方：柴胡20g、黄芩10g、清半夏12g、党参6g、桂枝10g、白芍10g、炙甘草6g、生姜10g、大枣4枚、茯苓30g。7剂。（王建红医案）

辨证用方思路：心情抑郁，善太息，呃逆，为小柴胡汤证，而便溏、心悸，则为柴胡桂枝干姜汤证，用此方。另加茯苓宁心。二诊抓主证胸满，头晕，气短，脉结代，辨为柴胡桂枝汤证，用此方。

三、讨论与小结

（一）刘渡舟先生用柴胡桂枝干姜汤的思路与手法

刘渡舟先生认为，柴胡桂枝干姜汤中的干姜、甘草是半个理中汤。理中汤可治太阴脾寒下利、腹胀。柴胡桂枝干姜汤是小柴胡汤与理中汤的合法，主治少阳郁热小柴胡汤证与太阴脾寒理中汤证并见之证。少阳郁热证如口苦、往来寒热、胸胁满微结等；太阴脾寒证如下利便溏、腹胀等。他将此方证的病机概括为“胆热脾寒”，把此方证的辨识要点简化为“口苦、便溏”。

仲景原方证无下利、腹胀，刘渡舟先生补入“下利”“腹胀”两症，并将之作为辨识柴胡桂枝干姜汤证的要点，甚至认为：“尽管柴胡桂枝干姜汤在临床上治疗有千变万化，只要我们抓住它的主证——下利，则左右逢源而万变不离其宗。”（《刘渡舟医学全集·结合临床论柴胡桂枝干姜汤的应用》）

从我们跟师抄方的记录来看，刘渡舟先生应用此方的手法可归纳为三点。

第一，多用仲景原方，基本方为：柴胡15g、黄芩3g、桂枝10g、干姜12g、牡蛎30g、天花粉12g、炙甘草10g。

第二，各药用量有严格要求：黄芩用量最小，仅仅用2g、3g，偶尔用4g。因已见太阴脾寒的阴证机转，故减少黄芩用量（仲景原用三两，合今用量9g），以防苦寒再伤脾阳。干姜用量增大，多用12g，或14g（仲景原方用二两，合今用量6g），意在加重理中汤法以温太阴、散脾寒。桂枝用10g，或用12g，以加强温阳散寒、通阳化气的作用。增加牡蛎用量，多用30g（仲景原用二两，合今用量6g），目的一是用其开胁下痞结，二是仿吴瑭《温病条辨》一甲煎法，以其治便溏。其中黄芩用量尤其严格，记得有一次，我们帮先生写处方时误将黄芩写成10g，刘渡舟先生审查处方时竟然发了脾气，严厉地说：“脾寒拉肚子，黄芩还能用10g？”

第三，据证略作加减：如兼中气虚，少气、脉软者，仿小柴胡汤原法与理中汤法，加红参3~6g；如兼水气，舌苔水滑者，仿苓桂术甘汤法，加茯苓20g等。

临床上，先生只要见到便溏、腹胀属太阴脾寒而兼见小柴胡汤证如口苦、胸胁苦满者，辄用此方。按照刘渡舟先生的说法，就是用其治“少阳病有阴证的机转”，出现了太阴病的脉证。他用此方治疗的病例很多，归纳起来主要有以下五点。

其一，最多者是慢性肝炎、肝硬化等肝病。因肝病早期最容易被误治，这就是过用清热解毒而导致脾阳损伤。脾阳伤则腹泻、便溏、腹胀；肝胆郁热存则口苦、心烦、胁痛。遇此，只有用柴胡桂枝干姜汤一面清疏肝胆郁热，一面温脾阳、散中寒，才能契合这种肝脾寒热错杂的病机。

其二，是糖尿病。此病被归属为消渴，医者多用寒凉清滋药，往往损伤脾阳，导致太阴脾家寒而出现便溏、腹胀。此病口干或渴的伴随症多见心烦、口苦、胸胁不适等，表现有小柴胡汤证，如再显便溏、腹胀者，就是典型的柴胡桂枝干姜汤证。而且，此方有天花粉可生津止渴，有桂枝可通阳化气布津，颇能切合糖尿病肝胆郁热，津液不布，又脾阳损伤，脾家生寒的复杂病机。

其三，是肠胃病。慢性结肠炎、肠易激综合征等脾胃病多以腹泻为主症，此类病与精神因素密切相关，精神压力过大则腹泻加重，从而出现肝胆郁热与太阴脾寒并见之证。刘渡舟先生常用此方治疗具有这一病机的腹泻。

其四，是心脏病。冠心病、风心病、肺心病多会有心悸，柴胡桂枝干姜汤含桂枝甘草汤，可温心阳、止动悸。心血管病不仅多见心阳不足，而且更多见心阳、脾阳俱伤之证，表现为心悸、便溏、腹胀等。此证如兼见口苦、心烦、胸闷胁胀之小柴胡汤证者，刘渡舟先生则用柴胡桂枝干姜汤调治。

其五，是肩背痛手指麻。多见于慢性肝病，患者往往先见胁痛，痛向后拽，进而向下牵掣到腰，向上牵掣到肩背，疼痛难忍，而且手指发麻。腹多胀，脉弦而缓。此由肝脾不调，导致少阳经脉与太阳经脉不利而成。柴胡桂枝干姜汤在两调肝脾之中，有柴胡可以疏利少阳，有桂枝可以疏利太阳，有天花粉可以柔润经脉。用此方后，肝脾调和，太、少经脉通畅，则肩臂痛手指麻自愈。

刘渡舟先生在“结合临床论柴胡桂枝干姜汤的应用”一文中介绍自己用此方的治验2则，有王姓工人，肝炎便溏案；李姓妇，“乙肝”，缠绵不愈，右胁苦痛，大便溏薄、腹胀案。在《刘渡舟医学全集·医案篇》介绍治验1则，为刘某某，男，“乙肝”突发腹胀案。在《经方临证指南》中介绍治验5则，有郑某某，女，胁脘疼痛案；刘某某，男，腹胀案；齐某某，男，慢性腹泻案；史某某，女，心悸案；刘某某，男，消渴案。这些医案是刘渡舟先生自己整理讲解的治验，已经发表，此不再重复介绍。

（二）学习理解与临证感悟

1.方证对应与抓方证的特征性症

柴胡桂枝干姜汤方　柴胡桂枝干姜汤是小柴胡汤（柴胡、黄芩、半夏、生姜、人参、甘草、大枣）的变化方，因不呕，去半夏、生姜；因渴，加栝蒌根；误治邪陷“未解”，为急祛其邪，故不用参、枣。外邪“未解”，故取柴胡桂枝汤法加桂枝，桂、柴配伍以解外邪；胸胁满微结，加牡蛎合柴胡以开结散郁。误下伤阳，水气不利，加干姜合桂枝温阳以化水气。

柴胡桂枝干姜汤证　往来寒热，心烦，头汗出，胸胁满等小柴胡汤证兼见胸胁微结（牡蛎证），小便不利（干姜、桂枝证），口渴（瓜蒌根证）者。

柴胡桂枝干姜汤证的特征性症（主证）　本方证的特征性证有三个方面，一是小柴胡汤证，如胸胁苦满，或胸胁痛，或胸胁不舒，口苦等。二是阴证转机，太阴脾寒，如便溏、腹满等。三是阴证机转，心阳不足，或兼冲气上逆，如心悸者。

2.辨方证的疑难点

关于本方证的口渴：胡希恕先生认为，本方是《金匮》柴胡去半夏加瓜蒌汤的变剂，即去人参、大枣，加干姜而成。认为瓜蒌根所治之渴为津液枯燥所致，是虚热而渴，常伴有疲劳倦怠之证，与石膏所主之渴不同，石膏所主之渴为实热烦渴。因此，柴胡去半夏加瓜蒌汤证以小柴胡汤证不呕而渴，困倦乏力者为特点。（《经方传真》）柴胡桂枝干姜汤证即柴胡去半夏加瓜蒌汤证，气上冲有微结或外不和者。陈慎吾先生也认为：瓜蒌根治虚热口渴，而有组织枯燥，身体强直性痉挛，口燥渴者。其所治口渴与石膏略同，但有虚实之分也。（《陈慎吾伤寒论讲义》）

3.方的结构与拓展证——扩展应用的思路一

从方的结构来看，本方有五组药寓五法：第一组药为基础方，用柴胡、黄芩、甘草。这是小柴胡汤去半夏、生姜、人参、大枣法，可和解清透少阳邪热，或清疏肝胆郁热，其对应证为半个小柴胡汤证，具体是：往来寒热，胸胁苦满，口苦，咽干，目眩、心烦等。第二组药是干姜、甘草。这是甘草干姜汤法，可治“肺痿吐涎沫不咳者”“不渴，必遗尿，小便数”“肺中冷，必眩，多涎唾”（《金匮要略·肺痿肺痈咳嗽上气病脉证治》，甘草干姜汤）。又为理中汤的核心药组，可治“利下不止，心下痞硬”（《伤寒论》163条，桂枝人参汤）；“喜唾，久不了了，胸上有寒”（《伤寒论》396条）。第三组药是桂枝、甘草。这是桂枝甘草汤法，可治“其人叉手自冒心，心下悸，欲得按者”（《伤寒论》64条）。第四组药是干姜、桂枝。这是小青龙汤的重要药组，也是桂苓五味甘草汤、苓甘五味姜辛汤的关键药，这两味药重在温化水饮，可治水饮所致的咳喘、眩晕、心悸、小便不利、水肿等。第五组药是牡蛎、栝蒌根。仲景用牡蛎治“胁下痞硬”（《伤寒论》96条），用瓜蒌根治“渴”（《伤寒论》40条，《金匮要略·消渴小便不利淋病脉证并治》，栝蒌瞿麦丸），治痉，“身体强”（《金匮要略·痉湿暍病脉证治》，栝蒌桂枝汤）。两药合用，仲景有栝蒌牡蛎散，治“百合病渴不差者”（《金匮要略·百合狐惑阴阳毒病脉证治》），有牡蛎泽泻散，治“腰以下有水气者”。说明这两味药合用，可散结，治胸胁痞结，可止渴，治口渴，可逐水，治水气，可柔润经脉，治身体强。

综合分析，本方可治疗小柴胡汤证兼理中汤证而见太阴脾寒，下利、腹胀者，刘渡舟先生推崇此法，主用此方治疗胆热脾寒之证。或者治小柴胡汤证兼甘草干姜汤证而见肺中冷，吐涎沫、喜唾、遗尿者。或者治小柴胡汤证兼桂枝甘草汤证而见心阳虚损，心悸、心下动悸者。或者治小柴胡汤证兼水饮内停而见咳喘、胸胁痛、眩晕、心下逆满、小便不利者，陈慎吾先生推举此法，主用此方治疗小柴胡汤证而兼水饮者。或者治小柴胡汤证兼牡蛎、瓜蒌根证如胸胁微结、口渴、腰以下水肿、身体强者。

掌握了此方的结构及各组药对应证的特点，就可以拓展用本方治疗既有肝胆郁热之小柴胡汤证的基础证，又兼见太阴脾阳虚脾寒证，或兼见肺阳虚肺中寒冷证，或兼见心阳虚心动悸证，或兼见水饮聚结冲逆证等诸寒热错杂、阳证阴证互见的复杂病症。

4.方证所寓病机与拓展证——扩展应用思路二

在《皇汉医学》柴胡桂枝干姜汤“先辈之论说治验”中，汤本求真记载了一系列运用本方的治验案。杂病如郁冒、癫痫、惊恐、郁病、尿闭、肩背强痛、口吃等；妇人病如经水不利、癥瘕，胎前脚气痿弱、小便不利，产后恶露虽尽而血热挟蓄饮、头眩等。其中引用《类聚方广义》曰：“凡劳瘵、肺痿、肺痈、痈疽、瘰疬、痔漏、结毒、梅毒等症，经久不愈，渐就衰惫，胸满干呕，寒热交作，动悸烦闷，盗汗自汗，痰嗽干咳，咽干口燥，大便溏泄，小便不利，面无血色，精神困乏，不耐厚味者，宜本方。”又载：“虚劳之初，多由风邪感召……又留饮家数被微风，遂成劳状者，此等症，总宜柴胡姜桂汤。”（《皇汉医学·柴胡桂枝干姜汤之注释》）

分析这些治验，或由肝胆郁热而水饮聚结冲逆所致，或由肝胆郁热而心阳虚怯所致，或由肝胆郁热而肺中冷所致，或由肝胆郁热而太阴脾寒所致。这些种种复杂的病症，均可用方证所寓的病机来作解释。临床上不管什么病，只要辨析病机，但见胆热而脾寒、胆热而肺寒、胆热而心阳虚寒者，均可用本方治疗之。

（三）少阳病“阴证机转”与柴胡桂枝干姜汤

陈慎吾《伤寒论讲义》提出：“本方主治属饮家有阴证之机转者”。关于“阴证机转”问题，刘渡舟先生有具体的说明：“陈慎吾先生生前对我说，柴胡桂枝干姜汤治疗少阳病而又兼见‘阴证机转’者，用之最恰。”(《刘渡舟医学全集·结合临床论柴胡桂枝干姜汤的应用》)从刘渡舟先生所述可知，陈慎吾先生首先提出了“阴证机转”之说，当时说的是“少阳病有阴证机转”。查阅小金井信宏硕士论文《陈慎吾教授学术思想整理研究》，其中说：陈教授将柴胡桂枝干姜汤证总括为“少阳证有阴证机转之人用之”。从而提示，陈慎吾先生《伤寒论讲义》所写的“饮家有阴证机转”实际上就是指“少阳病有阴证之机转者”或“少阳证有阴证之机转者”。

刘渡舟先生在辨治肝病的临床中感悟到，陈慎吾先生所说的“阴证机转”，具体而言正是指少阳郁热，又见太阴寒证。(《刘渡舟医学全集·结合临床论柴胡桂枝干姜汤的应用》)刘渡舟先生进而讲：少阳病有阴证的机转，就是见有太阴病了。少阳邻近太阴，少阳是阴阳之枢，少阳之邪过渡就到太阴，临床就有少阳证而又有太阴病的，什么下利、肚子胀满，这个可以用柴胡桂枝干姜汤。”(《刘渡舟伤寒论讲稿》)

从上述“方的结构与拓展证”分析可知，我们认为，陈慎吾先生所说的“阴证机转”应该有更加广泛的含义：其一是少阳小柴胡汤证而有太阴脾阳虚脾寒证(太阴证机转)；其二是少阳小柴胡汤证而有少阴心阳虚证(少阴证机转)；其三是少阳小柴胡汤证而有心、脾阳虚，寒饮水气证(少阴太阴机转)；其四是少阳小柴胡汤证而有肺寒痰饮咳喘证(太阴机转)；其五是少阳小柴胡汤证而有厥阴寒热错杂、上热下寒证，如消渴、气上撞心、心中疼热、下之利不止等症(厥阴机转)。这些，均属于少阳病见“阴证机转”之证，均可以用柴胡桂枝干姜汤论治。

(四)关于陈慎吾用柴胡桂枝干姜汤治小柴胡汤证而见水饮问题

陈慎吾先生认为，柴胡桂枝干姜汤证“注家多解伤津，然本方治饮甚效，见证中如微结、小便不利、渴，俱属水饮之征。不呕者，以水在胸胁，不在胃也；出汗者，邪气上壅之候；往来寒热、心烦，并上述胸胁满微结者，属柴胡证也。”“干姜温散寒饮，牡蛎、瓜蒌根并逐水饮，故本方主治属饮家有阴证之机转者。”(《陈慎吾伤寒论讲义》)

从陈慎吾先生所述分析，本方可治小柴胡汤证而见水饮在胸胁，或痰饮在肺之证。从临床实际来看，素有痰饮(咳喘)之人，兼见肝胆郁热者，或外感、内伤少阳郁热而兼见痰饮(咳喘)者非常多见。从而提示，陈先生的见解具有重要的临床意义。

陈慎吾先生在《陈慎吾伤寒论讲义》该条“附注”中指出：“本方证胸中有炎性

渗出者多半属结核性胸膜炎，故见症若有胸中疼痛、肩背强痛、干咳者多能取效。”（《陈慎吾伤寒论讲义》）

根据陈慎吾先生对柴胡桂枝干姜汤的认识，我们在临床上试用此方治疗小柴胡汤证而见痰饮咳喘者，或治水饮而见小柴胡汤证者，均收到理想的疗效。此介绍治验1则如下。

梁某某，男，61岁。香港人。2012年2月7日初诊。素患慢性支气管炎（阻塞性肺病），肺功能不好。最近因春节烦劳，饮食不节而发病。咳嗽气急，晨起咳甚，咳白黏痰，量多，时喘，上楼梯、台阶则气喘加重。每晚需习惯性张开口呼吸睡觉，清晨起床后则咽干口燥，口苦，心烦急躁，胸闷。饮食、大小便尚可。舌黯红偏绛，苔黄白相间略腻。脉弦长浮滑而有力。此患者脉象颇有特点，弦长滑大有力、偏浮，据此，结合口苦、胸满，辨为肝胆郁热的小柴胡汤证，但宿疾咳喘痰饮发作，又类似小青龙汤证。由此联想到陈慎吾先生对柴胡桂枝干姜汤的认识，辨为柴胡桂枝干姜汤证。处方：柴胡24g、黄芩10g、干姜10g、桂枝10g、天花粉12g、生牡蛎6g、炙甘草6g、法半夏10g、五味子10g。6剂。2012年2月14日二诊。服药后咳嗽气喘平息，仅有轻微气喘。口干，微苦。舌黯红略绛，苔黄白相间薄腻，脉弦大滑，尺部小。处2方。处方一：上方加生石膏30g，4剂。处方二：生地黄24g、生山药15g、山萸肉10g、茯苓15g、丹皮10g、泽泻10g、桂枝6g、制附子5g、五味子10g，4剂。嘱先服用处方一，再服用处方二。患者后来陪老伴来诊时说，服完二诊两方后，自觉效果很好，加之考虑到诊金（挂号费）太贵，就自行再配药2次，两方各服8剂。咳喘控制得很好，上台阶不再气喘，找自己的私人医生（西医）测试肺功能，结果肺功能已有改善。（张文选医案）

（五）关于胡希恕先生论柴胡桂枝干姜汤通便治大便硬问题

胡希恕先生对柴胡桂枝干姜汤证的认识与刘渡舟先生截然相反。他紧紧抓住证中“微结”二字，认为“胸胁满”同“胸胁苦满”，为小柴胡汤证；“微结”是指误下邪热内陷，“里微有所结”，虽结的不厉害，不像阳明病里结或结胸病那样结的凶，但是阳明之里已有所结。

“此方与小柴胡汤不同，里头不虚，不用人参，不呕，也不用半夏，但是渴，所以用花粉、牡蛎。”此二药解渴的力量很强。花粉本身有润下的作用，再加上咸寒的牡蛎，有通大便的作用。方中花粉量也大，此药苦寒治消渴，解热有缓下的作用。”

胡希恕先生强调，“这个柴胡桂枝干姜汤利于大便干，这也奇怪，有人一看又有干姜，又有桂枝，就认为偏温，其实这个药（指方），大便稍溏，用它是要泻的。”（《胡希恕伤寒论讲座》）他在讲四逆散方证时又说：“我们治肝病有大便不好的，我常用四逆散……肝区痛得厉害的，加郁金、香附。从哪儿来呢？就是根据这条（318条），就是下利腹痛。……它要是下利，你用柴胡桂姜汤就不行，柴胡桂姜汤它是治大便干，你用这个（四逆散）倒是很好。”（《胡希恕伤寒论讲座》）

如何理解刘渡舟先生与胡希恕先生两位大师的关于此方证大便问题的完全相反的意见？我们认为，两位大师的认识并不矛盾。其关键是要看他们所用方中各药的用量。刘渡舟先生用此方治少阳郁热而脾家有寒的便溏、腹胀，故黄芩用量很小，仅仅用2g、3g；柴胡量也相应减少，不用24g，多用14g、15g。与此相对，干姜、桂枝之量加重，用10g、12g；增加牡蛎量，用30g（牡蛎可止泻）。从而使全方温脾阳散中寒的作用增强而苦寒清热作用大大减弱，故可治疗胆热脾寒的下利便溏。胡希恕先生强调原方用量，柴胡用24g，黄芩用10g，天花粉用12g，干姜仅用6g，牡蛎仅用10g，桂枝用10g。这样，柴胡、黄芩、天花粉三药用量达46g，桂枝、干姜量只有16g。全方偏于寒凉清泻，故可治疗少阳小柴胡汤证而兼阳明里有微结的大便干燥证。

我们遵从胡希恕先生的讲解，试用柴胡桂枝干姜汤治疗少阳郁热兼阳明里有微结大便干硬的患者，发现确有缓泻作用。此举治验1例如下。

曲某某，女，60岁。2004年6月3日初诊。原有胆囊炎，胰腺坏死已切除。现自觉全身发热，手足心发热尤甚，恶寒出汗，手足心与头部汗出更多，恶心，心下痞硬，按之不舒，胸胁苦满，胃中不舒，不欲食，大便干，2日1次，小便灼热不利，口干口渴，心烦，头晕，肩背痛。舌嫩红，苔薄白，脉弦缓。辨为柴胡桂枝干姜汤证。处方：柴胡20g、黄芩10g、桂枝10g、干姜6g、天花粉12g、生牡蛎20g、炙甘草6g。5剂。2004年6月9日二诊。服药后诸症均见好转，手足心热除，心下痞硬消失，大便已不再干硬，排便通畅，小便已利，小便时灼热感消除。唯觉头晕，身寒热仍在，心烦，骨节酸痛。舌尖红、质嫩，苔薄白少，脉右弦缓。改用柴胡桂枝汤调治。处方：柴胡16g、黄芩10g、清半夏10g、党参6g、桂枝12g、白芍12g、炙甘草6g、生姜6g、大枣7枚、姜黄10g。7剂。2004年6月30日三诊。服药后手足发热除，恶寒发热解，骨节酸痛明显减轻，心烦除，以前心下痞满，胃不知饥饿，不想吃饭，服药后均已消除，食欲大增。大便略干，2~3日1次，小便黄有灼热感。舌黯红嫩、中前部无苔且水润、后部苔薄白，脉弦滑。改用大柴胡汤。处方：柴胡16g、黄芩10g、清半夏14g、枳实10g、白芍10g、大黄4g、大枣4枚、生姜10g、草河车10g、滑石10g、苏木10g、茵陈10g。7剂。（王建红医案）

（六）柴胡桂枝干姜汤与大柴胡汤

刘渡舟先生对柴胡桂枝干姜汤与大柴胡汤做比较指出：此两方遥相对应而成掎角之势，体现了仲景论治少阳枢机不利，横逆犯土所导致的寒热虚实不同的两大病机与治法。大柴胡汤是小柴胡汤与承气汤的合法，治少阳枢机不利而兼阳明胃家热实之证，临证以小柴胡汤证而见大便燥结为辨识要点；柴胡桂枝干姜汤系小柴胡汤与理中汤的合法，治少阳枢机不利而兼太阴脾阳虚寒之证，临证以小柴胡汤证而见下利、腹满为辨识要点。（《刘渡舟医学全集·结合临床论柴胡桂枝干姜汤的应用》）刘渡舟先生的这一见解点出了少阳小柴胡汤证的病机转化，具有重要临床意义。

（七）尚待验证的经验

胡希恕先生认为，柴胡桂枝干姜汤中合用了桂枝甘草，多少有点解表的作用，"在临床上有无名的低热，用此方很好。"这种热没有其他表证，但显有柴胡证，"我用此方治低热，治的很多，找不出什么原因。"（《胡希恕伤寒论讲座》）"桂枝甘草汤治气上冲，也就是小柴胡汤证，里不虚而不呕，渴，有时气上冲，有微发热，即有表证，此方可以用。"（《胡希恕伤寒论讲座》）

由胡希恕先生的论述可以体悟到，此方一是可以治疗无名低热，二是治疗小柴胡汤证见气上冲者。这两种情况在临床上很常见，但我们尚没有临摹试用过，这将有待于在今后的临床上试验应用。

（八）刘渡舟先生用时方

在柴胡桂枝干姜汤的运用中，刘渡舟先生合用或转用的时方主要有以下几首，此介绍如下。

1.脾肾双补丸与双补汤

脾肾双补丸　出自于缪希雍《先醒斋医学广笔记》泄泻门，主治肾泄。原方为：

人参（去芦）一斤，莲肉（去心，每粒分作八小块，炒黄）一斤，菟丝子（如法另末）一斤半，五味子（蜜蒸烘干）一斤半，山茱萸肉（拣鲜红肉厚者，去核，烘干）一斤，真怀山药（炒黄）一斤，车前子（米泔淘净，炒）十二两，肉豆蔻十两，橘红六两，砂仁六两（炒，最后入），巴戟肉十二两（甘草汁煮，去骨），补骨脂（圆而黑色者佳，盐水拌炒，研末）一斤。为细末，炼蜜和丸如绿豆大。每五钱，空心饥时各一服。如虚而有火者，火盛肺热者，去人参、肉豆蔻、巴戟、补骨脂。忌羊肉、羊血。（《先醒斋医学广笔记·泄泻》）。

双补汤　出自《温病条辨·下焦篇·湿温》第64条。吴瑭根据叶桂变通应用缪仲淳脾肾双补丸的医案（《临证指南医案·痢》蒋，五一案），制定出双补汤方证。组成为：人参、山药、茯苓、莲子、芡实、补骨脂、苁蓉、山萸肉、五味子、巴戟天、菟丝子、覆盆子。其原条文谓："老年久痢，脾阳受伤，食滑便溏，肾阳亦衰，双补汤主之"。

刘渡舟先生常仿缪仲淳脾肾双补丸法用吴瑭双补汤治疗脾肾两虚的便溏、腹泻。其辨方证的要点为：久泄或长期便溏，而有脾气、肾气两虚，不能收摄见证者。

2. 二金汤

二金汤　出自《温病条辨·中焦篇·湿温》第70条，组成为：鸡内金五钱、海金沙五钱、厚朴三钱、大腹皮三钱、猪苓三钱、白通草二钱。水八杯，煮取三杯，分三次温服。吴瑭称此方为"苦辛淡法"。其原条文谓："夏秋疸病，湿热气蒸，外干时令，内蕴水谷，必以宣通气分为要，失治则为肿胀，由黄疸而肿胀者，苦辛淡法，二金汤主之。"

刘渡舟先生为肝病大家，常遵吴瑭之论用二金汤治疗肝病或湿热黄疸，也用此方治疗脂肪肝属于湿热者。具体手法是用二金汤加射干、茵陈、柴胡。其辨识此方证的要点为：湿热黄疸而湿重于热，一身面目悉黄，肿胀，身重，头如裹，食欲不振，便溏、腹胀，舌红苔黄白相间而腻者。

刘渡舟先生对此方的运用，我已在《温病方证与杂病辨治》二金汤方证中有具体介绍，可参阅。

3. 镇阴煎

镇阴煎　出自《景岳全书·新方八阵》卷五十一。组成为：熟地一二两，牛膝二钱，炙甘草一钱，泽泻一钱半，肉桂一二钱，制附子五七分或一二三钱。水二盅，速煎服。如兼呕恶者，加干姜炒黄一二钱。如气脱倦言而脉弱极者，宜速速多加人参，随宜用之。“治阴虚于下，格阳于上，则真阳失守，血随而溢，以致大吐大衄，六脉细脱，手足厥冷，危在顷刻而血不能止者，速宜用此，使孤阳有归，则血自安也。如治格阳喉痹上热者，当以此汤冷服。

刘渡舟先生将此方作为引火归元法之代表方，常用其治疗下焦阳虚而虚火上逆所致的头痛、鼻衄等病症。

4.清震汤

清震汤　录自《医宗金鉴·杂病心法要诀·头痛眩晕》。其歌括载：风热便利茶调散，雷头荷叶苍与升，痰热滚痰芎作引，虚寒真痛附参芎。此方组成为：荷叶、苍术、升麻。主治雷头风痛，头面疙瘩，耳闻雷声。

刘渡舟先生常用此方治疗湿浊蒙蔽头面清阳所致的头痛。其辨识此方证的要点为：头痛，舌苔白厚腻者。曾见一例头痛多处求医无效的山西患者，找刘渡舟先生看诊时，先生见其舌苔白厚腻，处清震汤三味药，14剂而愈。

5.白玉消胀汤

白玉消胀汤　为刘渡舟先生自订的经验方。组成为：茯苓30g、玉米须30g、白茅根30g、抽葫芦12g、冬瓜皮30g、大腹皮30g、益母草15g、车前草15g、土元10g、茜草10g、川楝子10g、元胡10g、紫菀10g、枳壳10g。主治肿胀。此方遵清人吴谦对肿胀病的认识，所谓“因而勤求博采，对肿胀大证，补攻两难之时，自制白玉消胀汤，服之为佳。”（《水证论》）刘渡舟先生又说：此方通气行水，活血通络，上利肺气以行治节，下开水府而利三焦，虽然属于逐邪消水之一类，然无伤正损人之弊端，施诸补药以后，而肿胀不减者，不妨一试。（《水证论》）

柴胡加龙骨牡蛎汤

柴胡加龙骨牡蛎汤　出自《伤寒论》第107条，组成为：柴胡四两，龙骨、黄芩、生姜（切）、铅丹、人参、桂枝（去皮）、茯苓各一两半，半夏二合半（洗），大黄二两，牡蛎一两半（熬），大枣六枚（擘）。上十二味，以水八升，煮取四升，内大黄，切如棊子，更煮一两沸，去滓。温服一升。本云：柴胡汤，今加龙骨等。

仲景原条文谓："伤寒八九日，下之，胸满烦惊，小便不利，谵语，一身尽重，不可转侧者，柴胡加龙骨牡蛎汤主之。"

一、先师应用心法

刘渡舟先生对柴胡加龙骨牡蛎汤方证有两点与众不同的阐发：一是认为"烦惊"以惊为主，"烦惊"是指"惊"的厉害；"烦"指加重之意，如146条柴胡桂枝汤证之"支节烦疼"，是说骨节疼得厉害。二是认为本条排序在106条桃核承气汤方证之后，具有特殊意义。桃核承气汤证讲"狂"，"其人如狂"；柴胡加龙骨牡蛎汤证讲"惊"，其人"烦惊"，均是精神方面的问题。但前者是"少腹急结"；后者是"胸满"，上下有别。前者是"小便自利"；后者是"小便不利"，膀胱气化功能受影响不同。前者是病在血分，热与血结；后者是病在气分，少阳气机不利。前者治用下瘀热之桃核承气汤；后者治用疏利少阳气机之柴胡加龙骨牡蛎汤。

认为本条少阳兼表里三焦俱病，又为三阳同病而重在少阳。太阳膀胱之气不和则小便不利；阳明之气不和则谵语；少阳枢机不利则胸满而烦。"一身尽重"也与太阳、阳明有关。柴胡加龙骨牡蛎汤可以疏利少阳枢机，又和解表里，行太阳之气，清泻阳明之热结，故可治疗本病。(《刘渡舟伤寒论讲稿》)

临床上，柴胡加龙骨牡蛎汤可治疗癫痫、精神分裂症、小儿舞蹈病、因精神原因所致的肢体震颤等病。

此整理我们跟师学习记录中先生运用柴胡加龙骨牡蛎汤的典型医案作介绍如下。

1.用于治疗癫痫

张某某，男，57岁。1999年4月22日一诊。中风（脑血栓形成）后遗症，并发癫痫，手足抖动不停，胆小，血压不稳定，大便憋不住。舌嫩红、苔薄白，脉弦。用柴胡加龙骨牡蛎汤。处方：柴胡15g、黄芩6g、半夏15g、红人参10g、桂枝10g、茯苓20g、龙骨30g、牡蛎30g、大黄3g、铅丹4g（布包扎紧，同煎）、大枣6枚、生姜3g。7剂。1999年5月13日二诊。心中仍害怕，手脚不停地抖动。从慢脾风考虑，用温胆汤加味。处方：半夏20g、陈皮10g、枳实8g、茯苓20g、竹茹30g、炙甘草10g、生姜10g、当归20g、白芍20g、党参20g、黄芪30g、全蝎6g、钩藤12g、天竺黄10g、龙齿15g。7剂。1999年6月3日三诊。癫痫小发作减少，过去5分钟发作1次。反应较前清楚，走路不稳见好，大便每天1次。用圣愈汤加味。处方：当归10g、白芍10g、熟地30g、川芎10g、党参20g、黄芪30g、炙甘草10g、何首乌10g、枸杞10g、全蝎10g、僵蚕8g、生石决明30g、珍珠母30g、丝瓜络10g。7剂。1999年6月17日上午四诊。仍抽搐，但抽搐次数减少，抽搐时自己不知道。胆小、害怕明显减轻。说话没底气，出虚汗，大便憋不住，有时1天4次。舌淡红，苔白。用柴胡加龙骨牡蛎汤合理中汤加减。处方：柴胡10g、黄芩3g、半夏12g、红人参10g、茯苓20g、桂枝10g、龙骨30g、牡蛎30g、铅丹4g（布包扎紧，同煎）、干姜10g、白术30g、黄芪10g、大枣6枚、生姜3g。7剂。1999年7月1日五诊。患者自述服5月13日处方（温胆汤加味）效果较好。现出汗多，走路不稳好转，能较清楚的和他人对话。还有小抽搐。舌正红，苔白。用理中汤合温胆汤。处方：红人参10g、白术20g、干姜5g、半夏16g、陈皮10g、竹茹20g、枳壳6g、生姜5g、黄芪30g、当归15g、茯神15g、炙甘草10g、全蝎8g、天竺黄10g、龙齿20g。7剂。1999年7月29日六诊。抽风减少、减轻，嘴已不歪，下肢有力。舌正红，苔薄白。用六君子汤加味。处方：红人参10g、白术12g、炙甘草10g、茯神15g、陈皮10g、半夏15g、黄芪15g、当归10g、白芍10g、朱砂粉1.5（冲服）、琥珀3g、钩藤10g、全蝎6g、炒枣仁20g、合欢皮15g、龙齿15g、石菖蒲12g。7剂。1999年8月19日七诊。癫痫最近又大发作一次，胆小害怕，腿不肿。血钾偏低。舌淡红，苔白。用柴胡加龙骨牡蛎汤。处方：柴胡15g、黄芩8g、半夏15g、红人参10g、茯苓30g、桂枝6g、龙骨30g、牡蛎30g、铅丹6g（用布包扎紧，同煎）、大黄4g、生姜8g、大枣7枚。7剂。

辨证用方思路：一诊抓主证癫痫频繁发作，手足抖动，胆小，辨为柴胡加龙骨牡蛎汤证，用此方。因大便憋不住，黄芩仅用6g。二诊根据心里害怕，辨为温胆汤证，用此方；又根据手足不停地抖动，而大便憋不住，辨为慢脾风，取四物汤、四君子汤、当归补血汤、圣愈汤意，加归、芍、参、芪补脾之气血。另加全蝎、钩藤、天竺黄、龙齿息风定惊。三诊仍从慢脾风考虑，用圣愈汤加味。四诊抓主证抽搐，再用柴胡加龙骨牡蛎汤；另据大便憋不住，一日4次，遵《医宗金鉴》慢脾风治法，合入理中汤。按柴胡加龙牡汤原法去甘草，另加黄芪治补脾气，御脾风。五诊用温胆汤治胆小、言语不利；合理中汤治慢脾风。六诊用六君子汤、圣愈汤、当归补血汤法继续治慢脾风。七诊癫痫大发作一次，又改用柴胡加龙骨牡蛎汤原方治疗癫痫。

特别提示：在1999年6月3日为患者诊脉中刘渡舟先生给我们讲：中医对内风的分类儿科比较细，儿科分急惊风、慢惊风、慢脾风。急惊风属肝，慢惊风属脾。本案汗多、大便憋不住，要按慢惊风、慢脾风治，用四君、四物、八珍、圣愈之类。在1999年6月17日先生为患者诊脉处方后对我们讲：这次白术为什么用量这么大？肝风有急、慢惊风之别：急者，肝之阳气有余，阴气不足；慢者，土不能培肝，而肝气不调。这个患者大便憋不住，是脾虚土不培木，木气旺而动风，因而要按慢脾风治法，用红人参、干姜、白术，即理中汤温补脾气脾阳。

《医宗金鉴·幼科杂病心法要诀》治慢惊风用醒脾汤（人参、白术、茯苓、半夏、橘红、天麻、全蝎、僵蚕、炙甘草、木香、仓米、胆南星、生姜）、缓肝理脾汤（桂枝、人参、白茯苓、白芍药、白术、陈皮、山药、扁豆、炙甘草、生姜、大枣）、柴芍六君子汤（六君子汤加柴胡，白芍，钩藤，姜、枣引）。关于慢脾风，《医宗金鉴》原文谓：慢脾风一证，多缘吐泻既久，脾气大伤，以致土虚不能生金，金弱不能制木，肝木强盛，惟脾是克，故曰慢脾风。闭目摇头，面唇青黯，额汗昏睡，四肢厥冷，舌短声哑，频呕清水，此乃纯阴无阳证。逐风则无风可逐，治惊则无惊可治，唯宜大补脾土，生胃回阳为主。吐泻亡阳者，温中补脾汤主之；大病后成者，固真汤主之；四肢厥逆者，理中汤加附子主之。其歌括云："慢脾温中补脾汤，参芪白术共干姜，陈半茯苓缩砂桂，白芍甘草共丁香。""固真汤治慢脾风，人参白术桂茯苓，山药黄芪煨甘草，附子浸泡最宜精。"刘渡舟先生正是根据《医宗金鉴·幼科杂病心法要诀》慢惊风、慢脾风的治法论治此案的。

于某某，男，22岁。1999年6月30日初诊。癫痫，怕热，胸满，兴奋激动即发作，热天亦易发作。舌红嫩，苔白，脉弦滑。用柴胡加龙骨牡蛎汤。处方：柴胡14g、黄芩10g、半夏15g、党参12g、桂枝10g、茯苓20g、大黄4g、龙骨30g、牡蛎30g、铅丹4g（布包扎紧，同煎）、生姜10g、大枣6枚。7剂。1999年7月8日二诊。癫痫，上月犯病1次。刘渡舟先生问："胸闷不闷"？患者答："不闷"。先生问："大便怎么样？"患者答："大便正常"。舌正红，苔白薄。用柴胡加龙骨牡蛎汤。处方：柴胡15g、黄芩10g、半夏15g、生姜10g、红人参4g、桂枝6g、茯苓20g、大黄3g、铅丹5g（布包扎紧，同煎）、龙骨30g、牡蛎30g、大枣6枚。7剂。

辨证用方思路：一诊根据癫痫而胸满，怕热，兴奋激动即发作，辨为柴胡加龙骨牡蛎汤证，用此方。二诊问"胸闷不闷"，意在确认柴胡加龙骨牡蛎汤证；问大便干还是稀，意在辨别是柴胡加龙骨牡蛎汤证还是慢脾风理中汤证。大便正常而不稀溏，故虽无胸满，也参考一诊脉症用柴胡加龙骨牡蛎汤。

2.用于治疗精神分裂症

冯某某，男，25岁。1997年4月30日初诊。患精神分裂症6年，“乙肝”，“小三阳”，恶心，呕吐，夜寐不安，胆小易惊，有恐惧感。舌红苔白。用柴胡加龙骨牡蛎汤。处方：柴胡12g、黄芩3g、半夏15g、党参12g、桂枝10g、茯苓30g、干姜10g、炙甘草10g、龙骨30g、牡蛎30g、竹茹20g。7剂。1997年5月7日二诊。上方见效，睡眠好转。手足抽搐，胡思乱想，恶心，胸中有蚁行感，尿频，腰痛。舌黯红，苔白，脉弦。用柴胡加龙骨牡蛎汤。处方：柴胡16g、黄芩10g、半夏15g、生姜10g、红人参8g、桂枝10g、茯苓30g、龙骨30g、牡蛎30g、当归15g、白芍20g、大枣7枚。7剂。1997年5月14日三诊。服药精神好转，睡眠差，手肿，咳嗽，少痰。苔黄厚腻。用芩连温胆汤。处方：黄芩10g、黄连10g、陈皮10g、半夏14g、茯苓15g、炙甘草6g、枳实12g、竹茹20g、生姜10g。7剂。1997年5月21日四诊。精神进一步好转，阴囊水肿。舌苔黄厚腻。用胃苓汤。处方：苍术10g、厚朴15g、陈皮10g、炙甘草3g、白术10g、茯苓30g、猪苓15g、泽泻20g、桂枝10g。7剂。1997年5月28日五诊。口苦，多思虑，头晕，惊恐。用柴胡加龙骨牡蛎汤。处方：柴胡14g、黄芩12g、半夏16g、党参10g、桂枝6g、茯苓20g、大黄4g、铅丹3g（布包扎紧，同煎）、龙骨30、牡蛎30g、生姜8g、大枣7枚。7剂。

辨证用方思路：一诊根据精神分裂症见恶心、呕吐，胆小易惊，夜寐不安，辨为柴胡加龙骨牡蛎汤证，用此方。从方中加干姜、炙甘草，即合入理中汤，而不用大黄、铅丹来看，其证当有腹满、大便溏等，这是由慢性“乙肝”脾阳损伤所致。呕吐，加竹茹。二诊仍用柴胡加龙骨牡蛎汤，但不再用理中汤。手足抽搐、胸中有蚁走感，从血虚动风考虑，加归、芍补血柔肝。三诊抓主证舌苔黄厚腻，睡眠差，用芩连温胆汤。四诊抓主证阴囊水肿、舌苔厚腻，用平胃散合五苓散。五诊抓主证口苦，辨为小柴胡汤证，而惊恐，则为柴胡加龙骨牡蛎汤证，用此方。

3.用于治疗狂躁症

曹某某，女，42岁。1998年9月16日初诊。患狂躁症，表情抑郁，出汗，气短叹息，夜不安寐，便秘。生活能自理。用柴胡加龙骨牡蛎汤。处方：柴胡14g、黄芩10g、半夏14g、党参10g、桂枝8g、茯苓20g、大黄4g、铅丹3g（布包扎紧，同煎）、龙骨30g、牡蛎30g、生姜10g、大枣7枚。5剂。隔日1剂。1998年9月23日二诊。服药见效，躁狂减轻。手麻，指冷，周身颤动。舌红，苔水滑，脉沉。用柴胡加龙骨牡蛎汤合四物汤。处方：柴胡10g、黄芩6g、半夏14g、桂枝6g、茯苓20g、大黄4g、铅丹3g（布包扎紧，同煎）、龙骨20g、牡蛎20g、生姜3g、大枣6枚、炙甘草8g、枳实10g、当归12g、白芍12g、生地12g、川芎10g。7剂。1998年11月18日。上诊方用防己地黄汤。悲喜无常，大便数日不解，烦躁不寐。用增液承气汤合至宝丹。处方：大黄5g、芒硝5g（后下）、炙甘草10g、生地30g、玄参30g、麦冬30g、龙骨30g、牡蛎30g。7剂。局方至宝丹2丸，1日1丸。1998年11月25日。上方用增液承气汤加龙、牡，合至宝丹，现已能入睡。手指麻。继续用增液承气汤加味。处方：大黄4g、芒硝6g（后下）、炙甘草10g、生地30g、麦冬30g、玄参30g、白芍20g、龙齿20g、石决明30g（先煎）。7剂。1999年6月2日。经治疗，精神突然清醒，愿意说话，手足麻减，全身僵硬，双手握拳握不紧，手指不停伸屈，下肢较前有力，大便干结。舌红，苔白，脉沉滑。用增液汤合紫雪丹。处方：生地30g、麦冬30g、玄参30g。7剂。1日1剂。紫雪丹1瓶。每次3g，每日2次。用温开水化匀服之。连续服用2天。

辨证用方思路：一诊根据狂躁、抑郁、夜不安寐、便秘，辨为柴胡加龙骨牡蛎汤证，用此方。因方中有铅丹，故隔日1剂。二诊继续用柴胡加龙骨牡蛎汤。手指冷，合四逆散。手麻，合四物汤。1998年11月18日的前一诊未做记录。而防己地黄汤是刘渡舟先生治疗精神性疾病最常用的经方之一。本诊根据大便数日不解，烦躁不寐，辨为增液承气汤证；另据精神悲喜无常，辨为热闭心包之至宝丹证。用两方合法。11月25日继续用前方，去至宝丹；另加白芍滋阴，龙齿、石决明平肝安神。1999年6月2日，再用增液汤滋阴凉血，合紫雪丹透络开窍。

特别提示：之一，防己地黄汤出自《金匮要略·中风历节病脉证并治》，组成为：防己一钱、桂枝三钱、防风三钱、甘草二钱。上4味，以酒一杯，浸之一宿，绞取汁，生地黄二斤，㕮咀，蒸之如斗米饭久，以铜器盛其汁，更绞地黄汁，和，分再服。“治病如狂状，妄行，独语不休，无寒热，其脉浮。”刘渡舟先生常用此方治疗精神性疾病，此案即是一例。

之二，用紫雪丹、至宝丹清心开窍治疗精神性疾病是刘渡舟先生的心法之一，先生用仲景经方和温病方治疗杂病，可在两者之间自由切换，神明变化随心所欲，值得认真研究。

之三，增液承气汤、紫雪丹是刘渡舟先生最常用的温病方，此二方详见“讨论与小结”之“刘渡舟先生用时方”。

4.用于治疗小儿多动症

彭某某，男，13岁。1999年2月24日初诊。小儿多动症，烦躁不安，情绪易冲动。舌红。用柴胡加龙骨牡蛎汤。处方：柴胡10g、黄芩6g、党参6g、半夏14g、桂枝6g、茯苓15g、大黄3g、龙骨30g、牡蛎30g、朱砂粉1g（分冲）、生姜5g、大枣7枚。7剂。

辨证用方思路：根据多动症而烦躁不安，辨为柴胡加龙骨牡蛎汤证，用原方，因是儿童，故去铅丹，以朱砂代之。

5.用于治疗抽动秽语综合征

霍某，男，16岁。1998年10月28日。抽动秽语综合征，上方用柴胡加龙牡汤见效。胸满，自觉胸闷不通。舌红，苔白腻，脉弦。用柴胡加龙骨牡蛎汤。处方：柴胡14g、黄芩10g、党参10g、半夏20g、桂枝10g、茯苓20g、龙骨30g、牡蛎30g、铅丹5g（布包扎紧，同煎）、大黄4g、生姜10g、大枣7枚。5剂。

辨证用方思路：1998年10月28日的前一诊记录缺如。本诊，据病用方，并抓主证胸满，辨为柴胡加龙骨牡蛎汤证，用此方。

6.用于治疗心境障碍

李某某，男，29岁。1997年6月4日初诊。精神病，多疑，多惊，心悸，烦躁不安，失眠，大便干。舌边尖红，苔白，脉弦滑。用柴胡加龙骨牡蛎汤。处方：柴胡14g、黄芩10g、党参6g、半夏14g、桂枝6g、茯苓20g、铅丹3g（布包扎紧，同煎）、大黄4g、龙骨30g、牡蛎30g、生姜3片、大枣5枚。7剂。

辨证用方思路：抓主证多惊、烦躁不安，辨为柴胡加龙骨牡蛎汤证，用原方。

7.用于治疗惊悸

吴某某，女，27岁。1997年3月12日。头晕，便溏减。仍头、脚发木，气短，易惊悸，口渴。舌红，苔黄，脉细弦。用柴胡加龙骨牡蛎汤。处方：柴胡14g、黄芩10g、党参10g、半夏14g、桂枝6g、茯苓10g、大黄2g、朱砂粉1g（冲服）、龙骨30g、牡蛎30g、生姜3片、大枣7、栀子8g。14剂。

辨证用方思路：刘渡舟先生认为“心烦”为小柴胡汤已有之证，柴胡加龙骨牡蛎汤证之“烦惊”以“惊”为主，因此“惊”是柴胡加龙骨牡蛎汤证的主证之一。本案即据“惊悸”辨为此方证。因患者前一诊有大便溏，故大黄仅用2g，并用朱砂代替铅丹。方中加栀子，是取栀子豉汤意，证中当有心烦甚。

张某某，女，53岁。1997年3月12日。胆小易惊，胸闷满，夜里睡觉常说梦话，做恶梦，心烦，小便不利。用柴胡加龙骨牡蛎汤。处方：柴胡14g、黄芩10g、党参6g、半夏14g、桂枝10g、茯苓20g、铅丹2g（布包扎紧，同煎）、大黄4g、龙骨30g、牡励30g、生姜3片、大枣7枚。7剂。

辨证用方思路：抓主证易惊、胸满，辨为柴胡加龙骨牡蛎汤证，用原方。

二、临摹实践与体会

遵从刘渡舟先生用柴胡加龙骨牡蛎汤的手法，我们在临床上也常用此方，现整理有关医案介绍如下。

1.用于治疗入夜恐惧不安

王某，女，45岁。住北京甜水园。2008年1月3日初诊。胸膈憋闷，心慌气短，心烦欲哭，情志郁闷3天。入夜则恐惧不安，大便偏干，小便不利。头晕头疼，不愿饮食，体疲乏力。已闭经7～8年（因肾病服激素引致）。舌淡红，苔白腻，脉沉细滑。用柴胡加龙骨牡蛎汤加减。处方：柴胡12g、黄芩10g、法半夏12g、红人参6g、桂枝10g、茯神15g、生大黄5g、生龙骨30g、生牡蛎30g、生姜10g、大枣4枚、砂仁6g（后下）、石菖蒲15g。4剂。2008年1月7日复诊。服上药诸证减轻，恐惧症减缓，晚上已能安静入睡，心烦欲哭之症显著好转。想吃饭了，大便通畅，小便利。舌红，苔薄黄，脉沉缓。继续用柴胡加龙骨牡蛎汤加减。处方：柴胡12g、黄芩10g、法半夏15g、红人参6g、桂枝10g、茯神15g、生大黄2g、生龙骨30g、生牡蛎30g、生姜10g、大枣4枚、远志10g、石菖蒲10g。7剂。（王建红医案）

辨证用方思路：一诊根据胸憋闷、心烦欲哭、恐惧不安，辨为柴胡加龙骨牡蛎汤证，用此方。因药房无铅丹，故以石菖蒲代之。苔腻，加砂仁。二诊守法守方，大便通畅，减大黄用量；苔已不腻，去砂仁。另加远志安神。

2.用于治疗失眠

黄某某，男，50岁。住北京望京南湖中园。2008年3月13日初诊。患高血压病1年余，血压常在170～120/110～80mmHg，服用西药“硝苯吡啶”“脑心通”等。去年12月因右侧肢体麻木，口角歪斜住望京医院诊断为“中风”，经治疗月余出院。现心慌、心烦、急躁，血压高130/96mmHg，右侧肢体麻木明显，睡眠极差，常整夜不眠，口苦，大便干，小便正常。舌黯紫，苔薄白，脉细弦。用柴胡加龙骨牡蛎汤。处方：柴胡12g、黄芩10g、法半夏10g、党参6g、桂枝10g、茯苓15g、生龙骨30g、生牡蛎30g、生大黄2g、生姜6g、大枣4枚、白芍10g、钩藤15g。7剂。2008年3月20日复诊。服药睡眠明显好转，心慌心烦减轻，大便已通畅，小便利。偶有出汗。舌淡青紫，苔白微腻，脉弦数。继续用柴胡加龙骨牡蛎汤。处方：柴胡12g、黄芩10g、法半夏10g、党参6g、桂枝10g、茯苓15g、生大黄2g、生龙骨30g、生牡蛎30g、生姜6g、大枣2枚、石菖蒲15g。7剂。2008年3月27日三诊。服药夜眠已安，出汗止，偶有心慌，肠鸣时作。舌黯红，苔白厚腻，脉缓滑。用半夏泻心汤。处方：法半夏15g、黄芩10g、黄连10g、红人参6g、干姜8g、大枣5枚、炙甘草6g、茯苓15g、草果2g、枳实10g、石菖蒲15g。7剂。2008年4月3日四诊。夜眠好，能睡踏实，肠鸣除，心已不慌，不烦，现口苦，足冷，大小便正常。舌边红，苔白厚腻，脉沉滑。改用柴平汤化裁调理。（王建红医案）

辨证用方思路：一诊抓主证口苦、心烦，辨为小柴胡汤证，而严重失眠、急躁则为柴胡加龙骨牡蛎汤证，用此方。药房无铅丹，故减之。因肢体麻木明显，故合柴胡桂枝汤法，加白芍。另加钩藤平肝息风。二诊继续用柴胡加龙骨牡蛎汤，失眠愈。三诊抓主证肠鸣时作，辨为半夏泻心汤证，改用此方。苔白厚腻，加草果、茯苓、枳实、石菖蒲。

特别提示：我们在临床上体会到，半夏泻心汤有很好的治疗失眠功效。对此，我们在《温病方证与杂病辨治》半夏泻心汤去人参干姜大枣甘草加枳实生姜方方证中已有较详细介绍。本案三诊用半夏泻心汤，既治肠鸣，也治失眠。

3. 用于治疗强迫症

李某某，女，63岁。住北京太阳宫。2006年7月12日初诊。因精神受刺激致神情恐惧紧张不安，心烦，有精神强迫现象已半年。心悸，心慌，胸闷，头出汗多，夜眠不安，常常看见一些莫名其妙的东西（幻视），每晚必须服“安定”2片才能勉强入睡。饮食欠佳，大便通畅，小便利。舌淡红，苔薄白腻，脉沉滑大而无力。有血压高病史。用柴胡加龙骨牡蛎汤。处方：柴胡12g、黄芩10g、法半夏10g、红人参3g、桂枝6g、茯苓15g、大黄3g、生龙骨30g、生牡蛎30g、生姜6g、大枣7枚、合欢皮15g、远志10g、五味子10g。7剂。2006年7月17日二诊。服药第5天解大便数次，解出黏腻黑色大便许多，心烦、紧张等症随之减轻，幻视止。但心里仍有空虚恐惧感，夜里睡觉时害怕，心悸。舌淡，苔薄白，脉沉缓结代。用炙甘草汤。处方：炙甘草15g、生地30g、麦冬15g、红人参6g、桂枝10g、生姜10g、阿胶珠6g、火麻仁10g、大枣10枚、生龙骨30g、生牡蛎30g、珍珠母30g、远志10g。7剂。2006年7月24日三诊。药后心慌减轻，心悸止。夜眠仍不安，心中恐惧，白天症状已不明显，解大便比以前顺畅，日2~3次，排气多，小便正常。舌淡红，苔薄白，脉沉滑结代。用仁熟散。处方：柏子仁30g、熟地15g、枸杞子10g、五味子12g、山萸肉10g、桂枝10g、红人参6g、茯神15g、菊花10g、枳壳6g、炒枣仁30g、远志10g、石菖蒲10g。7剂。2006年7月31日四诊。服药心情好转，心里平静许多，夜间恐惧感减轻，身出汗多，疲乏无力，昨天解大便4次，解出大便发黑，小便黄。舌淡黯，苔薄白，脉沉缓无力结代。用百合地黄汤合桂枝加龙骨牡蛎汤。处方：百合30g、生地15g、桂枝15g、白芍15g、炙甘草6g、生龙骨30g、生牡蛎30g、生姜10g、大枣7枚、红人参6g、珍珠母30g、炒枣仁30g、石菖蒲10g。7剂。2006年8月7日五诊。服药汗出减少，能控制住心情，恐惧感减轻，但遇烦心事则会加重，胃脘有时痞满不舒服，大便1日3次，黏腻不畅，小便正常。舌黯红，苔薄白腻，脉沉缓结代。用半夏泻心汤。处方：法半夏12g、黄芩8g、黄连6g、干姜8g、红人参8g、炙甘草6g、大枣4枚、枳实10g、茯苓30g、紫苏叶10g、乌药8g、苍术10g。7剂。2006年8月14日六诊。服药体力增加，恐惧心情显著减轻，疲乏感缓解，现仅仅遇着急事会心悸、心烦，大便稍硬，小便黄。舌红，苔薄白，脉沉弦。用柴胡加龙骨牡蛎汤。处方：柴胡12g、黄芩10g、法半夏10g、红人参3g、桂枝6g、茯苓15g、大黄5g、生龙骨30g、生牡蛎30g、生姜6g、大枣7枚。7剂。2006年8月21日七诊。服药大便通畅，心情平稳，睡眠安稳，恶梦与幻视未再出现，已停用“安定片”。舌淡红，苔薄白，脉沉缓。改用小柴胡汤调治。此后继续用柴胡加龙骨牡蛎汤、半夏泻心汤、温胆汤等方调治而渐愈。（王建红医案）

辨证用方思路：一诊根据胸闷、心烦，以及精神症状辨为柴胡加龙骨牡蛎汤证，用此方。因药房无铅丹，故去之；另加合欢皮、远志、五味子解郁安神。二诊见解出多量黏黑大便，说明药已见效。再据心悸、脉结代，辨为炙甘草汤证，用此方。另加生龙骨、生牡蛎、珍珠母、远志宁心安神。三诊抓主证夜里恐惧，辨为仁熟散证，用此方。另加炒枣仁、远志、石菖蒲安神。四诊根据小便黄与精神症状，辨为百合地黄汤证；再根据出汗多与精神症辨为桂枝加龙骨牡蛎汤证。用两法合方。疲乏，加红人参；神志不宁加珍珠母、炒枣仁、石菖蒲。五诊抓主证脘痞、大便1日3次而黏滞不爽，辨为半夏泻心汤证，用此方。另据叶桂变通半夏泻心汤手法加枳实治脘痞；仿正气天香散加紫苏叶、乌药行气解郁。苔腻，加苍术、茯苓。六诊根据心烦、大便干，辨为柴胡加龙骨牡蛎汤证，用此方。

特别提示：之一，本案用仁熟散、桂枝加龙骨牡蛎汤、百合地黄汤的思路均来源于刘渡舟先生，先生常用这些方治疗精神性疾病。这是我们临摹先生手法的案例。

之二，我们在临床上体会到，半夏泻心汤有很好的治疗精神性疾病的功效，其与温胆汤均是治疗这类疾病的良方。

4.用于治疗精神抑郁症

蔡某某，女，45岁。住山西太原。2009年1月22日初诊。患风湿性心脏病、“房颤”多年，行换瓣膜术后。现口苦、咽干，常心烦，心情郁闷欲哭，身体总感觉有说不清的难受，夜眠差。头眩晕，心悸。体疲，四肢无力，腿肿，胃脘不舒。月经不调，周期时长时短，经量正常。大便干，小便利。舌淡，苔薄白，脉沉细结代。用柴胡加龙骨牡蛎汤。处方：柴胡12g、黄芩10g、红人参6g、法半夏12g、桂枝10g、茯神15g、大黄3g、生龙骨30g、生牡蛎30g、生姜10g、大枣12g、远志15g。30剂。2009年3月14日二诊。服药后心烦、心情郁闷欲哭之症消除，身体轻松多了，已无难受之感，睡眠转佳，头晕、口干、口苦减轻。大便通畅不干，日1次，小便利。腿仍肿。舌淡红，苔薄白，脉弦滑结代。用柴胡加龙骨牡蛎汤。处方：柴胡15g、黄芩10g、红人参6g、法半夏15g、桂枝10g、茯苓15g、生龙骨30g、生牡蛎30g、生姜10g、大枣12g、苍术10g、制附子3g、石菖蒲15g。10剂。2009年3月26日三诊。全身舒服多了，身上有了力气，头晕偶作，口干口苦减轻。现仍有腿肿，下肢静脉曲张，静脉曲张局部发痒，面部时有肌肉跳动。舌胖大质黯红，苔薄白，脉沉细结代。用附子汤合鸡鸣散。处方：制附子6g、茯苓15g、苍术10g、红人参6g、紫苏叶12g、吴茱萸6g、桔梗10g、生姜10g、木瓜10g、陈皮6g、焦槟榔10g、炙麻黄0.5g。30剂。（王建红医案）

辨证用方思路：一诊根据口苦、心烦、眩晕及精神症状，辨为柴胡加龙骨牡蛎汤证，用此方。去铅丹，加远志宁心安神。因山西太原来北京不方便，故根据患者的要求，一次开药30剂。二诊继续用柴胡加龙骨牡蛎汤。腿肿，加苍术、附子，合茯苓，为真武汤法，温阳逐水。另加石菖蒲开窍安神。三诊根据面部肌肉跳动辨为寒湿郁于肌肤之附子汤证，用此方。下肢仍肿，遵北京中医药大学宋孝志教授用鸡鸣散治疗心性水肿的手法，合入鸡鸣散。另加少许麻黄合苓、术、附，宣散肌肤水湿。

特别提示：中药配伍“十八反”中虽有半夏反乌头的记载，但并无半夏反附子的记载。另外，《金匮要略》附子粳米汤就有附子配半夏的先例，因此我们在临床上常将附子与半夏同方运用，尚未见有不良反应。本案二诊方即是一例。

三、讨论与小结

（一）刘渡舟先生用柴胡加龙骨牡蛎汤的思路与手法

1.关于用方手法

基本用法：刘渡舟先生用柴胡加龙骨牡蛎汤的最基本的手法是用原方，其中各药基本用量为：柴胡15g、黄芩10g、半夏15g、红人参10g、桂枝10g、茯苓20g、龙骨30g、牡蛎30g、大黄3g、铅丹4g（布包扎紧，同煎）、大枣6枚、生姜10g。

方中铅丹有毒，多用3g、4g，或5g，也有仅用2g者。此药必须用布包，扎紧，再与群药同煎，以防铅丹药渣被误服下去。另外，铅丹不能久服，以防积蓄中毒，因此，刘渡舟教授用柴胡加龙骨牡蛎汤多先用7剂，即是有效，也要转方，隔一段时间再用。在一般药房难以购买到铅丹，而刘渡舟先生坐诊的医院药房会为先生专门进购此药，以供先生专用。其中黄芩用量需根据大便情况来决定：大便偏溏者，仅仅用3g，或4g，甚至还要将生姜改为干姜，用量10g。半夏用量较大，用15g。其中红参用量，体弱气津明显虚者用10g，稍弱者，用4g、3g；普通者，用党参，多用10g。其中大黄用量多为3g或4g。

加减应用：大便稀、溏者，去大黄，或再用干姜代替生姜。小儿或女性体虚者，多去铅丹，而以朱砂代之。

合方应用：癫痫发病过程会有肢体抽搐，抽搐属于动风，刘渡舟先生多根据《医宗金鉴·幼科杂病心法要诀》之慢脾风论治，合入或交替运用理中汤、附子理中汤。肢体麻木，属于血虚者，合入四物汤。脾气虚者，合入或交替使用圣愈汤、六君子汤、当归补血汤。

2.关于用方思路

刘渡舟先生认为，柴胡加龙骨牡蛎汤是小柴胡汤去甘草加三组药而成。“小便不利”，是太阳经气不和，故加桂枝、茯苓，和太阳之气而行津液。“谵语”，是阳明里热，因而加大黄，泻里热而和胃气。惊，为肝胆气逆，加龙骨、牡蛎、铅丹，镇惊而和胆气。三阳合病的重点在少阳，胸满、而烦，故用小柴胡汤和解表里，和解少阳，利枢机。临床上凡是癫痫、精神分裂症、狂躁症、心境障碍、恐惧症、小儿多动症、小儿抽动——秽语综合征、惊悸等精神性疾病而见少阳枢机不利，兼太阳表气不和，又兼阳明里热者，辄用柴胡加龙骨牡蛎汤治疗。

3.关于辨方证

柴胡加龙骨牡蛎汤证的主证主要有两点：一是小柴胡汤证，如胸满、心烦、口苦、目眩等；二是精神症，如惊、谵语，狂躁、妄语、癫痫、小儿多动症等，其中“惊”是最关键的主证。临床上但见小柴胡汤证而兼精神症状者，则可辨为柴胡加龙骨牡蛎汤证。

（二）学习理解与临证感悟

1.方证对应与抓方证的特征性症

柴胡加龙骨牡蛎汤方 本方是小柴胡汤去甘草，加桂枝、茯苓、大黄、龙骨、牡蛎、铅丹。因已见阳明里实证“谵语”，故去甘缓之甘草，加大黄泻下阳明实热。因兼水气不行证“小便不利”“一身尽重，不可转侧”,故加桂枝、茯苓，平冲逆、利水气。因阳明里热与水气上冲，出现了烦惊、谵语之神志不宁证，故加龙骨、牡蛎、铅丹镇静安神。

柴胡加龙骨牡蛎汤证 “胸满”、心烦；“小便不利”“一身尽重，不可转侧”；惊悸不安，“谵语”；大便偏干者。

柴胡加龙骨牡蛎汤证的特征性症（主证） 小柴胡汤证见烦惊、谵语等精神症而二便不利者。

2.方的结构与拓展证——扩展应用的思路

从方的结构分析，柴胡加龙骨牡蛎汤中有桂枝、茯苓，这是苓桂术甘汤的基础药组，能够治疗水气上冲之心悸、眩晕。因此，本方能够治疗小柴胡汤证兼精神症，而心悸、眩晕者。另外，桂枝茯苓丸含桂、苓，如在柴胡加龙骨牡蛎汤中加入芍药、桃仁、牡丹皮，即合入了桂枝茯苓丸，可治疗水毒、瘀血互结，上冲心脑所致的精神性疾病。

柴胡加龙骨牡蛎汤中有大黄，类似于大柴胡汤，可治疗小柴胡汤证兼里实，不仅上见烦惊、谵语，而且可兼心下急、大便干燥等里实者。另外，大黄、桂枝是此方中的关键药组，如再加桃仁、芒硝，即合入了桃仁承气汤，可治疗柴胡加龙骨牡蛎汤证与桃仁承气汤证（其人如狂、少腹急结）并见者。

（三）陈慎吾与胡希恕运用柴胡加龙骨牡蛎汤

陈慎吾先生认为，“烦惊、谵语、身重皆属于痫证”（《陈慎吾伤寒论讲义》），提示本方可治疗癫痫。又指出：本方治小儿连日壮实，滞不去，寒热往来而惊悸者。小柴胡汤证胸腹有动，失精者。（《陈慎吾伤寒论讲义》）

胡希恕先生认为本方治“小柴胡汤证见气冲心悸、二便不利、烦惊不安者。”并有验案一则如下。关某，男性，28岁，某部队干部，1965年10月18日初诊。原有肝大、肝功不正常。近半年来，性情急躁，不能入睡，自言妄想不休，语无伦次，口苦欲饮冷，头痛头晕欲呕，胸闷身痒，大便成形日二行。舌苔黄腻，脉弦数有力。证属邪居少阳而致心烦神不安。治以和解少阳，佐以安神定志。与柴胡加龙骨牡蛎汤加减。柴胡12g、生龙骨30g、生牡蛎30g、黄芩10g、半夏10g、党参6g、桂枝6g、生姜6g、茯苓10g、大黄3g、大枣3枚、生铁落15g。结果，服三剂，已能入睡，精神好转，已不欲呕，但心下堵闷，继服9剂，精神基本好转。（《经方传真》）

（四）关于铅丹的使用

《神农本草经》谓：铅丹，味辛，微寒，治吐逆，胃反，惊痫，癫疾，除热，下气。

张廷模教授在中药学讲稿中讲：铅丹，即氧化铅，亦称樟丹、东丹、虢丹等。此药由铅加热氧化而成。铅丹作为一种药材，因为有很多种氧化铅，有氧化铅、有二氧化三铅、三氧化四铅、过氧化铅等等，有五六种。由于含氧化铅的比例不一样，其颜色深浅就不一样，有的为橘红色比较深，有的比较浅，但这不影响此药的作用，一般都可以作为铅丹使用，都是人工生产的。铅丹外用，有多方面的功效：攻毒、杀虫、收湿、生肌、止痒，可以广泛用于多种疮痈或者皮肤瘙痒，或者皮肤寄生虫，或者湿疹等。局部少量使用，铅丹也是安全的。

胡希恕先生强调，铅丹有毒，“能不用可以不用”（《胡希恕伤寒论讲座》），从上面介绍的医案来看，他用生铁落代替了铅丹。

刘渡舟先生用经方喜欢遵照仲景原证、原方运用，因此，他用柴胡加龙骨牡蛎汤就大胆地使用了铅丹。但从安全性用药考虑，他曾反复地强调，铅丹有毒，一是用量不能大，一定要小剂量。仲景原用一两半，按计算我们应该用一钱半，3g、4g、5g就可以了。二是不能长期连续使用。先生一般用7剂1周，不管有效无效，都会停用柴胡加龙骨牡蛎汤而转用他方。三是取药时要另包，煎药时用布包，扎紧，放入群药中一起煎。

（五）刘渡舟先生用时方

刘渡舟先生在运用柴胡加龙骨牡蛎汤中，合用或交替运用的时方主要有以下几首。

1.增液承气汤

增液承气汤 出自《温病条辨·中焦篇》风温温热第17条，组成为：增液汤（元参一两、麦冬连心八钱、细生地八钱）内，加大黄三钱，芒硝一钱五分。水八杯，煮取三杯，先服一杯，不知再服。其原条文谓："阳明温病，下之不通，其证有五……津液不足，无水舟停者，间服增液，再不下者，增液承气汤主之。"

刘渡舟先生常用此方治疗阴液不足，大便干燥之证。上列医案则用增液承气汤合至宝丹治疗血分郁热之狂躁症而大便干结不下者。

2.紫雪丹

紫雪丹 原名紫雪，出自孙思邈《千金翼方》卷第十九，杂病中，压热第六。主治"脚气毒遍内外，烦热，口生疮，狂叫走，及解诸石、草、热药毒发，卒热黄等瘴疫毒。"组成为：石膏、寒水石、磁石、犀角屑(今用水牛角代替)、羚羊角屑、青木香、沉香、玄参、升麻、炙甘草、丁香、朴硝、硝石、麝香、朱砂、黄金，共16味药。唐《外台秘要》卷第十八，"脚气服汤药色目方"收载苏恭方紫雪比《千金翼方》紫雪多滑石一味。"疗脚气毒遍内外，烦热，口中生疮，狂易叫走，及解诸石、草、热药毒发，邪热卒黄等，瘴疫、毒疠、卒死、温疟、五尸、五注、心腹诸疾，绞刺切痛，蛊毒鬼魅，野道热毒，小儿惊痫，百病最良方。"宋代《太平惠民和剂局方》遵《外台秘要》含滑石，共17味药。但《本事方》紫雪比《外台秘要》方少黄金、犀角(今用水牛角代替)、沉香。吴瑭《温病条辨》遵《本事方》减去黄金，但保留了犀角(今用水牛角代替)、沉香；另外把《外台秘要》方中的青木香改成了木香。

刘渡舟先生常用紫雪丹治疗杂病营血分郁热，心包内闭之证，如围绝经期综合征、精神性疾病狂躁不安、中风舌謇言语不利等。

四逆散

四逆散　出自《伤寒论》第318条，组成为：甘草（炙），枳实（破，水渍，炙干），柴胡，芍药。上四味，各十分，捣筛。白饮和服方寸匕，日三服。咳者，加五味子、干姜各五分，并主下利；悸者，加桂枝五分；小便不利者，加茯苓五分；腹中痛者，加附子一枚，炮令坼；泄利下重者，先以水五升，煮薤白三升。煮取三升，去滓，以散三方寸匕，内汤中，煮取一升半。分温再服。

仲景原条文谓："少阴病，四逆，其人或咳，或悸，或小便不利，或腹中痛，或泄利下重者，四逆散主之。"

一、先师应用心法

刘渡舟先生认为，"少阴为枢"，少阴枢机不利，阳气被郁，不能通达于四末，即可导致四肢厥逆。四逆散是治疗少阴阳气郁遏，枢机不利而致四肢厥冷的主方。四逆散用柴胡、枳实解郁开结以疏达阳气；芍药配甘草利血脉以和阴气。即所谓"治其阳者，必调其阴，理其气者，必调其血"。临床上四逆散所治的"四逆"多见两种情况：一是外感热病，过服寒凉药，阳气被冰伏而形成。二是情志所伤，发怒、生气，气郁阳结而导致四逆。（《刘渡舟伤寒论讲座》《经方临证指南》）此介绍跟师出诊记录中先生用四逆散的主要医案如下。

1.用于治疗肝郁阳不达四末的四肢凉冷

吴某某，女，33岁。1999年2月24日初诊。心烦，心情抑郁，两胁胀痛，四肢凉。舌红，苔薄白，脉弦。用四逆散合颠倒木金散。处方：柴胡16g、白芍10g、枳实10g、炙甘草5g、木香10g、郁金10g、香附10g、川芎10g、栀子10g。7剂。

辨证用方思路：抓主证四肢凉，心烦，心情抑郁辨为四逆散证，用此方。两胁胀痛甚，合颠倒木金散。另取越鞠丸法加香附、川芎、栀子疏散气血火热之郁。

芭芭某，女，36岁。1998年7月1日初诊。困倦，嗜睡，精神不振，手足凉，头痛，腰疼，尿不利，大便干。舌红，苔白，脉弦。用四逆散合化肝煎。处方：柴胡14g、白芍14g、枳实12g、炙甘草4g、栀子10g、丹皮10g、青皮10g、陈皮10g、泽泻

20g、土贝母10g、茯苓30g。7剂。

辨证用方思路：抓主证手足凉，脉弦，辨为四逆散证，用此方。因肝郁化火，头痛、便干，合入张介宾化肝煎。因小便不利，加茯苓。

黄某某，男，26岁。1999年4月7日初诊。逢冬季手冷，上肢冷疼，遇热则面部发热，春秋季晨起手凉，阴囊发凉。用四逆散。处方：柴胡16g、白芍10g、桂枝10g、枳实12g、炙甘草6g。7剂。

辨证用方思路：抓主证手冷、上肢冷、阴囊发凉辨为四逆散证，用此方。因上肢冷痛，加桂枝。

许某，女，61岁。1997年7月23日初诊。半身麻木1月，手足发凉、麻木。舌大质红，脉弦。用四逆散。处方：柴胡14g、白芍16g、枳实12g、炙甘草4g、鸡血藤15g。14剂。

辨证用方思路：抓主证手足发凉，脉弦，辨为四逆散证，用此方。半身麻木、手足麻木，加鸡血藤。

2.用于治疗肝郁郁火证

王某某之子，男，30岁。2000年1月5日初诊。夜间胸闷，易上火、起急，心烦。用四逆散。处方：柴胡14g、枳实10g、白芍15g、炙甘草6g、佛手10g、香橼10g。7剂。

辨证用方思路：根据心烦、起急，辨为肝郁四逆散证，用此方。因胸闷，加佛手、香橼。此二药并用是刘渡舟先生的特殊用法。先生的体验是，佛手、香橼行气而不燥，用于气滞兼郁火伤阴者最为适宜。

3.用于治疗诸病出现的四逆散证

（1）硬皮病见四逆散证

任某某，女，38岁。1999年7月21日初诊。硬皮病，1996年发病，当时全身肿胀，皮肤发紫，上肢冷。现头疼，手臂冷，腰背疼，月经量少，色黑如咖啡。舌紫黯、有瘀点，苔白，脉涩。用桃红四物汤合四逆散。处方：柴胡14g、枳实10g、白芍20g、炙甘草6g、桃仁14g、红花10g、当归10g、生地30g、川芎10g。7剂。1999年7月28日二诊。上肢凉，腰背疼，肢体酸困，白带多色发黄，阴道灼热，同房即阴道疼甚。用柴胡桂枝汤合当归贝母苦参丸。处方：柴胡16g、黄芩10g、半夏10g、生姜10g、党参6g、桂枝14g、白芍14g、炙甘草4g、大枣12枚、浙贝母10g、苦参10g、当归14g。

7剂。1999年8月4日三诊。带下减少，腰背痛减轻，上肢冷。舌黯红有瘀点，苔白，脉涩。继续用一诊方。处方：桃仁14g、红花10g、当归10g、白芍20g、生地30g、川芎10g、枳实10g、柴胡14g、炙甘草6g。7剂。1999年8月11日四诊。上方桃红四物汤和四逆散有效，诸症均减。舌红黯，苔白，脉涩。用四逆散、桃红四物汤、当归贝母苦参丸、二妙散合法。处方：柴胡14g、枳实10g、白芍16g、炙甘草6g、桃仁12g、红花10g、川芎10g、生地30g、当归15g、浙贝母10g、苦参10g、茜草10g、苍术10g、黄柏6g。14剂。2000年3月8日五诊。适逢月经来临，经量少。舌黯红，苔白，脉涩。用桂枝茯苓丸合当归贝母苦参丸。处方：桂枝10g、茯苓30g、赤芍10g、桃仁14g、丹皮10g、当归15g、浙贝母10g、苦参10g、生甘草12g。7剂。

辨证用方思路：一诊抓主证手臂冷，辨为四逆散证，用此方。根据硬皮病，皮肤发紫，月经量少、色黑如咖啡，舌紫黯有瘀点，脉涩等，辨为瘀血之桃红四物汤证，合入此方。二诊腰背痛明显，为柴胡桂枝汤证；带下多而发黄、阴道灼热，为当归贝母苦参丸证。用两方合法。方中有柴胡、白芍、炙甘草，也含四逆散法。三诊继续用一诊方。四诊更用四逆散、桃红四物汤、当归贝母苦参丸合法。带下、阴道灼热为湿热下注，再合二妙散；久病入瘀，取旋覆花汤意仿叶桂手法加茜草通络。五诊来经量少，脉涩，用桂枝茯苓丸通经，合当归贝母苦参丸治带下。

（2）练气功走偏见四逆散证

刘某，女，29岁。1999年5月6日初诊。练气功走偏，自觉全身气窜，手足发凉，口苦。舌嫩红，苔黄略腻，脉弦。用四逆散合小柴胡汤。处方：柴胡16g、黄芩10g、半夏10g、党参6g、生姜10g、大枣12枚、白芍15g、枳实12g、炙甘草6g。7剂。1999年5月13日二诊。上方效果明显，全身气窜减轻，手足凉好转，仍口苦。舌正红略嫩，苔黄略腻，脉细滑。继续用上方，7剂。1999年5月20日三诊。气窜进一步减轻，胸闷，气憋，气喘，不思食。舌红，苔薄黄，脉弦。改用小柴胡合越鞠丸。处方：柴胡16g、黄芩10g、半夏10g、党参6g、生姜10g、大枣12枚、炙甘草6g、苍术10g、香附10g、川芎10g、栀子10g、神曲10g。7剂。1999年6月23日四诊。仍气窜，气喘，少食，胸闷气憋。舌淡红，苔白，脉弦。用四逆散。处方：桂枝8g、柴胡15g、枳实10g、白芍16g、炙甘草6g。7剂。

辨证用方思路：刘渡舟先生对气窜症多从“肝气窜”入手，用小柴胡汤或柴胡桂枝汤论治。此案一诊有手足凉，为四逆散证，故用四逆散合小柴胡汤。二诊守法用一诊方。三诊见胸闷、不思食，七情内郁显著，改用小柴胡汤合越鞠丸。刘渡舟先生常用此两方合法，称此方为“柴越合方”。四诊气喘，不仅气窜，也有气冲，故用四逆散合桂枝甘草汤以平气冲。

（3）癫痫见四逆散证

安某某，女，64岁。1999年8月11日初诊。患癫痫，全身抽动，肌肉颤抖，气不往下走，腿冷，腿麻，胸腹满，头疼。舌黯红，苔薄白，脉弦。用四逆散合仙方活命饮。处方：柴胡14g、白芍14g、枳实10g、炙甘草6g、炒穿山甲8g、皂角刺10g、当归尾15g、乳香4g、没药4g、天花粉10g、桂枝10g、桃仁8g、红花8g、鸡血藤12g。7剂。1999年8月18日二诊。口苦，二便不利。用泻青丸合四逆散。处方：龙胆草6g、大黄4g、当归15g、川芎10g、夏枯草12、钩藤10g、枳实10g、柴胡10g、白芍12g、炙甘草3g。7剂。1999年8月25日三诊。头及脚抽动，胁胀气冲。小柴胡汤合芍药甘草汤。处方：柴胡16g、黄芩10g、半夏10g、生姜10g、党参6g、炙甘草10g、大枣7枚、白芍40g。7剂。1999年9月1日四诊。癫痫，腿冷，腿麻木，咳嗽有痰，气短。舌红，苔白，脉弦。用柴胡加龙骨牡蛎汤。处方：柴胡16g、黄芩10g、半夏12g、党参6g、大枣7枚、生姜10g、茯苓30g、桂枝10g、大黄3g、龙骨30g、牡蛎30g、朱砂1g（分冲）。7剂。

辨证用方思路：一诊抓主证腿冷，辨为四逆散证，用此方。腿麻甚，用仙方活命饮。刘渡舟先生常用仙方活命饮治疗股骨头坏死髋关节疼痛，其心法是，此方活血通络，可治久病顽疾络脉不通，血气不荣之证。因癫痫与脑窍有关，故取王清任通窍活血汤法加桃仁、红花。因气不下行，加桂枝。二诊口苦，二便不通利，肝火为甚，故用钱乙泻青丸（龙胆草、大黄、当归、川芎、防风、羌活、山栀）合用四逆散化裁。三诊脚与头抽动明显，故用芍药甘草汤，白芍用40g，炙甘草用10g，另合小柴胡汤清疏肝胆。四诊改用柴胡加龙骨牡蛎汤调治癫痫。

（4）高血压病见四逆散证

赵某某，男，37岁。1999年6月23日实初诊。高血压病。头晕，失眠，心急，心烦，心慌，健忘，手颤，四肢无力，大便干。舌黯红，苔黄燥厚腻，脉弦滑。用栀子金花汤合四逆散。处方：栀子10g、黄芩10g、黄连10g、黄柏10g、大黄4g、石菖蒲10g、郁金10g、柴胡10g、白芍12g、枳实10g、炙甘草10g。14剂。

辨证用方思路：刘渡舟先生对高血压病多从火盛动风立论，用三黄泻心汤或栀子金花汤论治，此案即是一例。因四肢无力，考虑为四逆散证，合用此方。因健忘，取《温病全书》菖蒲郁金汤法加石菖蒲、郁金以开窍。

（5）颈椎病见四逆散证

张某某，女，26岁。1999年1月6日初诊。颈椎病，颈累，活动有响声，肢凉。上方用桂枝加葛根汤效果不显，大便正常。用四逆散。处方：柴胡16g、白芍10g、枳实10g、炙甘草6g、焦山楂10g。7剂。

辨证用方思路：抓主证肢凉，辨为四逆散证，用此方。另仿叶桂手法加焦山楂，合白芍以活血柔肝，也柔润筋脉。

（6）耳鸣见四逆散证

张某某，女，60岁。1999年12月15日初诊。耳鸣昼夜不停，手足凉。舌胖淡红，苔白，脉弦。用四逆散合息风和阳汤。处方：柴胡10g、枳实12g、白芍30g、炙甘草4g、珍珠母30g、石决明30g、龙齿20g、川石斛10g、玄参30g、牛膝10g、黄柏3g。7剂。

辨证用方思路：抓主证手足凉，辨为四逆散证，用此方。但耳鸣昼夜不停，为下焦阴亏，亢阳上逆之证，故用自制的“息风和阳汤”加减，滋阴潜阳息风。

特别提示：息风和阳汤是刘渡舟先生自制经验方，此方详见“讨论与小结”之“刘渡舟先生用时方”。

（7）眩晕见四逆散证

赵某某，女，45岁。1999年1月20日。头晕，头沉闷，头脑不清醒，心烦，心里发空，睡眠差，手凉，大便数日1次，不干。舌红，苔薄白，脉沉弦滑。处方：柴胡12g、枳实10g、白芍15g、炙甘草8g、水红花子10g。7剂。

辨证用方思路：抓主证手凉，辨为四逆散证，用此方。因大便不干而数日一行，加水红花子消积导滞。水红花子是赵绍琴先生最喜欢用的一味药，刘渡舟先生与赵绍琴先生常有交流，故取赵绍琴先生经验用法加用此药。

（8）足跟痛凉见四逆散证

王某某，女，36岁。1998年12月8日复诊。头晕，头痛，耳鸣，失眠多梦，腰痛，四肢麻木，带下多。舌尖红，苔白。上方用东垣半夏白术天麻汤，头晕、头痛愈。四肢麻，足跟痛，足凉。用四逆散。处方：柴胡16g、白芍14g、枳实12g、炙甘草6g、桂枝6g、薤白4g。7剂。1998年12月16日三诊。足凉减轻，足跟胀疼。舌尖红，苔薄白。用芍药甘草汤。处方：白芍30g、炙甘草12g。7剂。1998年12月23日四诊。足仍凉，足跟胀痛。舌淡红、胖大，苔白。用芍药甘草汤合四逆散。处方：白芍30g、炙甘草12g、枳实10g、柴胡10g、木瓜8g、薏苡仁16g。7剂。1999年1月13日五诊。足跟疼减，仍有腿痛，两腿膝下无力。用四逆散合四物汤。处方：柴胡12g、枳实10g、白芍20g、炙甘草10g、当归20g、熟地20g、牛膝10g。7剂。

辨证用方思路：一诊方用东垣半夏白术天麻汤治疗头眩、头痛。再诊见足凉、足跟痛，为四逆散证，用此方。从合入枳实薤白桂枝汤分析，症中当有胸闷。三诊抓主证足跟胀痛，辨为芍药甘草汤证，用此方。四诊足又凉，足跟痛，辨为四逆散证与芍药甘草汤证，用两方合法，另仿加味苍柏散法加木瓜、仿吴瑭中焦宣痹汤法加薏苡仁以舒筋。五诊继续用芍药甘草汤合四逆散。因两腿无力，合四物汤法加归、地、牛膝养血活血。

（9）治外伤性截瘫见四逆散证

金某某，女，34岁。1999年6月23日初诊，外伤性截瘫5个月，胸12~腰1脊髓损伤，小便不能自解，必须导尿，腰以下麻木，背疼，腹疼则大便，便干。舌胖质黯，苔白。用通气散加桃仁。处方：木香10g、沉香3g、穿山甲10g、延胡索10g、小茴香8g、黑丑6g、白丑6g，炙甘草3g，桃仁12g。7剂。1999年6月30日二诊。外伤性截瘫，上方通气散，二便失控，腰以下麻木，有尿急感，但尿不下。舌黯红，苔白。用荆防肾炎汤合桃红四物汤化裁。处方：草河车10g、虎杖14g、金钱草16g、枳壳10g、桔梗10g、紫菀10g、桑白皮6g、当归15g、白芍15g、红花6g、桃仁6g、延胡索10g、川楝子10g、柴胡10g、前胡10g、茵陈10g、半枝莲14g。7剂。1999年7月7日三诊。小便无知觉，尿频，腿足肿胀、麻木，小腹胀，大便先干后溏。舌黯，苔白。用千金犀角汤合肾沥汤。处方：竹沥12g、桑皮8g、前胡10g、栀子8g、大黄4g、水牛角20g（先煎）、羚羊角粉1.8g（分冲）、升麻3g、五加皮10g、杜仲8g、羊肾1枚（去筋膜）。7剂。1999年7月14日四诊。用上方导尿管已拔掉，尿急尿频，腿麻，腰背酸疼，小腹憋满而疼。舌红，苔白。脉细数。用肾沥汤。处方：水牛角20g、杜仲10g、麦冬20g、五加皮10g、赤芍12g、桔梗8g、前胡8g、黄芩10g、竹沥20g、桑白皮10g、羊肾1枚（去筋膜）。7剂。1999年7月21日五诊。尿黄不利，憋不住尿，足踝肿，口不渴，大便稀。舌红，苔薄白。用真武汤。处方：制附子3g、白术12g、茯苓30g、白芍10g、生姜10g。7剂。1999年8月4日六诊。尿急尿频，腹胀，尿黄，足肿，汗多。舌红偏黯，苔薄白。用附子理中汤。处方：红参10g、白术12g、炙甘草10g、干姜12g、制附子10g、生龙骨30g。7剂。1999年8月11日七诊。足肿，尿频，尿少，夜口渴，大便干。用《金匮》肾气丸。处方：熟地30g、山萸肉15g、山药15g、茯苓10g、泽泻10g、丹皮10g、制附子3g、肉桂3g、益智仁10g。7剂。1999年8月25日八诊。自觉尿不净，但已能憋住尿，下肢有出血点。用济生肾气丸。处方：肉桂4g、制附子4g、山药20g、熟地30g、茯苓10g、山萸肉15g、丹皮10g、泽泻10g、车前子12g、牛膝10g。7剂。1999年9月22日十诊。外伤性截瘫，上方荆防败毒散加味（上诊记录缺），下肢凉而无知觉，二便失禁，大便干如球，足不能动，臀以下无知觉。舌红，苔白。用荆防败毒散合四逆散加减。处方：荆芥穗6g、防风6g、羌活4g、独活4g、茯苓30g、川芎10g、前胡10g、柴胡6g、枳壳10g、桔梗10g、生姜1片、薄荷2g、炙甘草6g、白芍10g、木瓜10g、牛膝10g。7剂。1999年9月29日十一诊。上方荆防败毒汤和四逆散加味，下肢无知觉，尿不利，大便干。用荆防败毒汤加味。处方：荆芥穗6g、防风6g、炙甘草6g、茯苓30g、川芎10g、羌活3g、独活3g、柴胡10g、前胡10g、枳壳10g、桔梗10g、生姜2片、薄荷2g、防己14g、薏苡仁20g、滑石16g、苍术10g、生石膏20g、半枝莲15g、草河车10g。14剂。1999年10月13日十二诊。腿凉，无知觉，尿黄。舌红，苔白。用荆防败毒散合四逆散。处方：荆芥穗6g、防风6g、炙甘草6g、茯苓30g、川芎10g、羌活3g、独活3g、柴胡10g、前胡10g、枳壳10g、桔梗10g、生姜2片、薄荷2g、白芍15g、草河车15g、半枝莲15。7剂。1999年10月27日十三诊。二便少，小便不尽，大便时干，2天1次。舌红，苔白。用荆防败毒散加味。处方：荆芥穗6g、防风6g、炙甘草6g、茯苓20g、川芎10g、羌活4g、独活4g、前胡10g、柴胡10g、枳壳10g、桔梗10g、生姜2片、薄荷2g、半枝莲15g、草河车15g、木瓜10g、薏苡仁15g。7剂。1999年11月3日十四诊。手足凉，腿冷，大便干，右眼颤动。舌红，苔白。用四逆散合调胃承气汤。处方：柴胡16g、枳实12g、白芍16g、炙甘草8g、大黄4g、芒硝4g。7剂。1999年11月10日十五诊。大便干减轻，下肢无知觉，自觉受凉。用大柴胡汤。处方：柴胡16g、黄芩10g、半夏15g、大黄4g、枳实12g、白芍16g、生姜10g、大枣7枚。7剂。1999年11月17日十六诊。服药大便已解，足趾出汗，下肢无知觉，背疼。舌红，苔白。脉不详。用四逆散合桃红四物汤。处方：柴胡15g、枳实12g、炙甘草6g、白芍15g、川芎10g、当归15g、生地12g、桃仁14g、红花8g。14剂。

辨证用方思路：本案为外伤性截瘫，病情重而复杂，刘渡舟先生据证用方，颇能开发人之心思。一诊用通气散加味，这是先生治疗外伤的心法，他常脱口背《医宗金鉴》歌括曰："气滞闪挫通气散，木陈穿索草茴牵。"血瘀重，加桃仁。二诊抓尿急感迫，但尿不下，用自拟荆防肾炎汤合桃红四物汤变通，开提肺气、清利湿热、解毒活血以求通尿。三诊抓主证腿足肿胀、麻木，辨为热毒流入四肢，历节肿痛的千金犀角汤证；抓主证小便无知觉，辨为肾沥汤证。用两方合法。四诊继续用肾沥汤治小便无知觉。五诊根据"憋不住尿，足踝肿，口不渴，大便稀"，辨为真武汤证，用真武汤。六诊抓腹胀、多汗，辨为太阴虚寒附子理中汤证，用此方。多汗，加龙骨。七诊抓主证尿频，尿少，辨为肾气丸证，用肾气丸。另加益智仁缩尿。八诊抓主证自觉尿不净，辨为济生肾气丸证，用此方。九诊、十诊、十一诊、十二诊、十三诊均从小便不利入手，用荆防败毒散加味，其中因腿凉明显者，合入四逆散。刘渡舟先生治慢性肾炎、肾衰小便不利者，有一经验方，曰"荆防肾炎汤"，就是荆防败毒散加赤芍、生地榆、丹皮等。借此经验，在本案也用荆防败毒散加味治疗小便不利。十四诊手足凉，用四逆散；大便干，合调胃承气汤。十五诊患者自觉受凉，即有感冒症，而大便仍干，据此辨为大柴胡汤证，用大柴胡汤。十六诊抓主证下肢无知觉，辨为四逆散证，用此方。有瘀血，合桃红四物汤。此案足可见刘渡舟先生据证变化用方的功夫，故详细介绍如上。

特别提示：通气散、肾沥汤、附子理中汤、济生肾气丸均是刘渡舟先生常用时方，这几方详见"讨论与小结"之"刘渡舟先生用时方"。

4.用于治疗四肢关节痹痛

（1）类风湿关节炎见四逆散证

李某某，女，35岁。1998年10月14日初诊。患类风湿关节炎5年，恶寒，怕冷，肌肉发紧，四肢关节疼痛，口干渴不欲饮，胸憋闷，尿黄，大便调。舌红，苔黄，脉沉滑小数。用四逆散合加减木防己汤。处方：柴胡12g、枳实12g、白芍16g、炙甘草4g、防己15g、桂枝12g、生石膏30g（先煎）、杏仁10g、薏苡仁30g、滑石15g、通草8g、海桐皮12g、晚蚕沙10g、石见穿10g。7剂。1998年11月4日二诊。服药后口已不渴，胸憋闷除，四肢关节痛减轻。舌红苔黄，脉滑略数。用加减木防己汤加藏红花。处方：藏红花1.5g、防己15g、桂枝12g、生石膏30g、杏仁10g、薏苡仁30g、滑石15g、通草10g、晚蚕沙10g、海桐皮12g、片姜黄12g、石见穿10g。7剂。

辨证用方思路：此为湿热痹，故用吴瑭加减木防己汤，这是刘渡舟先生最喜欢用的治痹经验方。因四肢关节痛为主，故合入四逆散以祛湿通阳。二诊仍用加减木防己汤，据吴瑭方后加减法，痛甚，加片姜黄、海桐皮。加藏红花是刘渡舟先生的经验用法，络瘀久者，加此药。石见穿也是刘渡舟先生治痹喜用之药，多在治关节疼痛方中加用之。

（2）下肢关节痹痛见四逆散证

张某某，女，45岁。1998年12月8日。上方用加减木防己汤。心脏病室性早搏，血压高，膝关节与足疼痛，下肢发凉。用四逆散合加减木防己汤。处方：柴胡16g、枳实10g、白芍10g、炙甘草6g、防己15g、桂枝10g、生石膏30g（先煎）、杏仁10g、薏苡仁20g、晚蚕沙10g、滑石15g、通草10g、海桐皮12g、片姜黄12g、石见穿10g。7剂。

辨证用方思路：根据膝关节与足跟痹痛，辨为湿热痹，用加减木防己汤。下肢凉，为四逆散证，合入此方。

（3）上肢痛见四逆散证

孙某某，女，78岁。1997年9月17日。上肢疼痛，上方用吴瑭加减木防己汤见效。现右上肢无力、胀疼，近日又胃脘不舒，嗳气。舌黯、苔白，脉弦滑。用四逆散合加减木防己汤。处方：防己15g、桂枝10g、生石膏30g（先煎）、杏仁10g、薏苡仁30g、滑石15g、通草10g、晚蚕沙10g、海桐皮12g、片姜黄12g、石见穿10g、鸡血藤15g、桑枝10g、秦艽10g、柴胡10g、枳实10g、白芍10g、炙甘草3g。14剂。1997年10月8日。关节疼减轻。舌红，苔白，脉弦滑略数。用加减木防己汤。处方：防己15g、桂枝12g、生石膏30g（先煎）、杏仁10g、滑石15g、薏苡仁30g、通草10g、桑枝10g、秦艽10g、海桐皮12g、片姜黄10g、忍冬藤15g、鸡血藤12g、穿山甲8g、藏红花1g。7剂。

辨证用方思路：此案是湿热痹，故用吴瑭加减木防己汤，因病在上肢，故合入四逆散疏郁结、祛湿通阳。

（4）足大趾痛见四逆散证

赵某某，女，40岁。1999年6月6日。上方用小柴胡汤加味。夜间胸憋闷，胸冷痛，背部也觉冷痛，足大趾疼。舌红，苔白。用当归拈痛汤合四逆散。处方：当归15g、茵陈15g、茯苓30g、泽泻15g、猪苓15g、白术10g、羌活4g、防己15g、党参10g、升麻3g、黄芩3g、炙甘草6g、苦参10g、知母10g、葛根10g、苍术10g、柴胡12g、白芍12g、枳实10g。7剂。

辨证用方思路：当归拈痛汤是刘渡舟先生治疗疼痛证的经验方之一，本案足大趾痛，背也痛，故用此方。病在足趾，与四末有关，加之胸闷，有肝郁气滞证，故合入四逆散。

5.用治男子阳痿性功能低下或阳强不倒

（1）男子阳痿性功能低下见四逆散证

许某某，男，50岁。1998年8月26日。初诊。性功能下降。处方：柴胡15g、炙甘草6g、枳实12g、白芍15g、蜈蚣1条。7剂。

辨证用方思路：四逆散治肝郁阳遏、肝脉不通的阳痿是不少临床家的经验，刘渡舟先生也用此法治疗阳痿或性功能低下。

吴某，男，40岁。1999年4月7日初诊。无性欲，阴茎不举，血压不稳定，手指麻，口渴欲饮，大便日3~4次，干稀不调。舌红，苔薄，脉弦数。用四逆散合黄连解毒汤。处方：柴胡14g、枳实12g、白芍15g、炙甘草6g、黄芩8g、黄连8g、黄柏8g、栀子10g、当归16g。7剂。

辨证用方思路：刘渡舟先生曾撰写《火证论》，提出火郁脉络不通，可发为阳痿。此案虽为阳痿，但有典型的火郁证，故用黄连解毒汤泻火，合四逆散散郁通阳。加当归也是经验用法，先生常用四逆散加当归、蜈蚣治肝郁阳痿、肝郁性功能低下证。

邢某某，男，43岁。1998年4月29日初诊。性功能低下，体疲乏力。舌黯，苔黄腻，脉沉滑数。用四逆散合三黄泻心汤。处方：柴胡14g、枳实12g、白芍20g、炙甘草6g、黄芩8g、黄连8g、大黄2g、蜈蚣1条。7剂。

辨证用方思路：根据脉沉滑数，辨为火郁证，用三黄泻心汤；性功能低下，合四逆散加蜈蚣。

殷某，男，27岁。1999年5月26日初诊。腰疼，无性欲，胃灼热，大便正常。舌红，苔黄腻。用四逆散加味。处方：柴胡16g、白芍15g、枳实12g、炙甘草6g、龙胆草8g、车前子14g。7剂。

辨证用方思路：此肝郁遏阳，故用四逆散。苔黄腻，提示肝经湿热，故取龙胆泻肝汤法加龙胆草、车前子。

孙某，男，35岁。1998年10月14日初诊。性功能低下，失眠，尿频，大便干，心烦。舌红，苔白腻，脉弦。用栀子金花汤加味。处方：黄芩6g、黄连6g、黄柏6g、栀子10g、大黄3g、车前子12g、猪苓20g、竹叶12g、白芍16g、当归15g、生地15g。

7剂。1998年10月28日。失眠，性功能低下，服药好转，但性功能仍差，大便调。乙肝“小三阳”。舌尖红，苔白，脉弦数。用黄连解毒汤合四逆散。处方：黄连10g、黄芩10g、黄柏10g、栀子10g、柴胡16g、枳实10g、白芍12g、炙甘草6g。7剂。

辨证用方思路：火郁致性功能低下，故用黄连解毒汤合四逆散泻火疏郁。

（2）男子阳强不倒见四逆散证

蒋某，男，35岁。1998年9月16日。阳强不倒，舌黯红，苔薄白。用归芍小柴胡汤。处方：当归15g、白芍15g、柴胡15g、半夏14g、党参8g、炙甘草8g、黄芩10g、生姜8g、大枣7枚。14剂。1998年9月30日。阳强，神经衰弱，上方用归芍小柴胡汤。神经衰弱、腰疼减轻，而阳强，同房无快感未变化。用四逆散。处方：柴胡14g、枳实12g、白芍16g、炙甘草6g。14剂。

辨证用方思路：火郁可致阳强，故用四逆散。

蒋某某，男，35岁。1998年8月5日。阳强不倒，上方用桂枝加龙牡汤，舌红，用四逆散。处方：柴胡15g、枳实10g、白芍15g、炙甘草10g。7剂。

辨证用方思路：刘渡舟先生治阳强不倒常用桂枝加龙骨牡蛎汤，或者用四逆散，或者用三黄泻心汤，本案二诊改用四逆散。

二、临摹实践与体会

1.用于治疗腹泻腹痛大便急

杨某，男，26岁。2006年11月4日初诊。腹泻1个月，检查血，大便正常，服整肠生好转。现胃脘胀痛，食后明显，遇冷腹疼，大便前肚子也痛，解大便急，肠鸣，解大便后腹痛减，小便利。舌红，苔薄白，脉弦细。用四逆散合痛泻要方。处方：柴胡10g、枳实10g、白芍15g、炙甘草6g、防风10g、苍术10g、陈皮10g、木瓜10g、紫苏叶15g、生姜10g、大枣7枚。7剂。2006年11月13日二诊。服药后腹痛即除，解便亦不急了，日1~2次，大便成形，小便正常，唯觉身体疲乏。舌红，苔薄白，脉细弦。用柴芍六君子汤加味。处方：柴胡10g、白芍12g、红人参4g、白术15g、茯苓10g、陈皮10g、法半夏10g、炙甘草6g、生姜2g、大枣6g、神曲10g。7剂。（王建红医案）

辨证用方思路：据原方证“或腹中痛”“或泄利下重”，抓主证腹泻、大便急，辨为四逆散证；大便前腹痛，便后痛减，为痛泻要方证。用两法合方。另仿鸡鸣散法加紫苏叶、木瓜化湿和胃。

特别提示：胡希恕先生认为，四逆散可治疗腹泻、便溏，大便急迫，腹痛之证，本案即根据胡希恕先生的经验而用之。

2.用于治疗大便黏滞不爽

郑某某，男，49岁。住北京西坝河。2005年12月2日初诊。大便黏腻不畅，便物粘于便池难以冲掉，肛门胀坠。胃脘痞塞，左胁下有水气声不断已10年。小便黄，口不渴。患严重骨质疏松症，已发生多次多处骨折，长期服用钙剂药品。舌体大、舌质黯红，苔水滑，脉弦有力。用四逆散。处方：柴胡12g、枳实12g、白芍18g、炙甘草6g、防风10g、白术12g、陈皮6g、茯苓15g。5剂。2007年8月30日二诊。上方服药后大便黏腻愈，大便偏干，3~4天1次。左胁下水气声基本消失，小便正常。目前唯看书时间一长则头后枕部发木。舌淡黯、苔薄白，脉弦滑。改用小柴胡加葛根汤法调治。处方：柴胡20g、黄芩10g、法半夏15g、红人参6g、炙甘草6g、生姜10g、大枣4枚、葛根12g、藁本10g、川芎10g。7剂。（王建红医案）

辨证用方思路：大便黏滞不爽、肛门坠胀，为四逆散证，方用四逆散。另合痛泻要方加防风、白术、陈皮，泻肝祛湿。二诊用小柴胡加葛根汤法治头枕部发木。

特别提示：李克绍先生认为，四逆散善治湿郁大便黏滞不爽之证，本案即根据李克绍先生的经验而用之。

卢某，女，25岁。2004年6月21日初诊。胃脘胀满，引及左胁下胀，食后尤著，但又有饥饿感，晨起胃隐痛，偶有灼热感，无呃逆，大便黏腻，有滞下感，1日1~2次，白带多，小便不黄。舌红，苔薄黄腻，脉弦滑。处方：柴胡15g、枳实10g、白芍10g、炙甘草6g、清半夏14g、全瓜蒌20g、黄连6g、焦槟榔10g、大黄3g。5剂。2004年6月30日二诊。服药后胃脘胀满消除，大便已转正常，白带减少。面部有痤疮。舌红，苔薄黄，脉弦滑。用小柴胡汤合四物汤。处方：柴胡15g、黄芩10g、清半夏10g、当归10g、川芎6g、赤芍10g、连翘10g、炙甘草6g、香附10g、元胡10g。5剂。（王建红医案）

辨证用方思路：根据大便黏腻，辨为四逆散证；胃脘胀、隐痛、灼热，为小陷胸加枳实汤证。用两法合方。大便有滞下感，加槟榔与少许大黄通大肠之滞。二诊改用柴胡四物汤加味调治痤疮。

3.用于治疗大便黏滞带有油腻物

张某某，女，25岁。住北京朝阳劲松。2008年5月19日初诊。胃脘痞胀疼痛，尤以气胀明显，痛时欲呕已1周，头不痛但恶心，不呃逆，胃中灼热，口干不苦，大便

2~3天1次，黏腻不畅带有油腻物，小便黄。舌偏红苔薄白，脉细弦。用四逆散。处方：柴胡10g、白芍15g、枳实10g、炙甘草6g、乌梅6g、天冬10g、麦冬10g、黄连6g、淡豆豉10g、焦山栀10g、苍术10g、陈皮6g、厚朴12g。4剂。2008年5月26日复诊。药后胃脘痛减，恶心呕吐止，大便黏腻减，油便消失。现大便1日1次，但肛门有灼热感，小便黄，口渴。舌边红苔薄白，脉细弦。用葛根芩连加石膏汤合四逆散。处方：葛根30g、黄芩10g、黄连10g、生石膏45g（先煎）、枳实10g、白芍15g、柴胡10g、炙甘草10g、苍术10g、厚朴10g、陈皮10g。4剂。病愈。（王建红医案）

辨证用方思路：一诊据根据李克绍先生经验，抓主证大便黏腻不畅辨为四逆散证，用此方。根据刘渡舟先生治大便后泻出油脂用益胃汤加乌梅、黄连的经验（《经方临证指南》），合此法，加入麦冬、天冬、黄连、乌梅。胃脘痛而胃中灼热，为栀子豉汤证，再合入此方。胃脘痞胀，合平胃散法加苍术、厚朴、陈皮。二诊继续用四逆散、平胃散巩固疗效，另抓主证肛门灼热、小便黄，辨为葛根芩连汤证，合入此方。口渴，加石膏。

4.用于治疗脑鸣耳鸣

陈某，女，50岁。住北京三里河。2007年12月13日初诊。脑鸣2周多，双耳亦鸣，昼夜不停，耳中有闭塞感，心烦急躁，头皮发麻，颈项后背拘紧不舒，大小便正常，月经按期而至。舌淡红，苔薄白，脉细弦。用小柴胡汤合栀子豉汤。处方：柴胡15g、黄芩10g、法半夏10g、红人参6g、炙甘草6g、生姜10g、大枣4枚、淡豆豉15g、焦山栀10g、蝉蜕10g、僵蚕10g、全蝎3g。7剂。2007年12月3日复诊。服上药脑鸣、头晕、双耳鼻塞感减轻，头皮麻消失。现仍心烦，易发火，双侧乳房刺疼，月经应来而未潮。舌淡红，苔薄白，脉弦滑。用四逆散合金铃子散、升降散化裁。处方：柴胡10g、枳实10g、白芍10g、炙甘草6g、川楝子10g、延胡索12g、五灵脂10g、香附10g、郁金10g、蝉衣10g、僵蚕10g、姜黄6g。7剂。2007年12月24日三诊。上药共服12剂。服2剂，脑鸣、耳鸣、耳中闭塞感明显减轻，服至7剂，上症消失，且月经来潮，经量不多，经血黯红有血块，小腹隐隐作痛，3天月经干净。舌淡红，苔剥脱欠润，脉弦滑。继续用四逆散加味。处方：柴胡10g、枳实10g、白芍10g、炙甘草6g、川楝子10g、延胡索12g、香附10g、郁金10g、蝉衣10g、僵蚕10g、姜黄6g、苏梗10g。7剂。2008年1月7日四诊。服药耳鸣脑鸣消失，现小腹有轻微坠疼，月经前皮肤出片状紫癜。舌淡红，苔薄白，脉弦滑。用桂枝茯苓丸合当归芍药散。处方：桂枝10g、茯苓15g、丹皮10g、赤芍20g、桃仁10g、当归12g、川芎10g、苍术10g、泽

泻12g、香附10g、小茴香6g、乌药10g。7剂。（王建红医案）

辨证用方思路：一诊根据耳鸣而心烦，辨为少阳郁热小柴胡汤证；心烦急躁为栀子豉汤证，用两法合方。另仿升降散法加蝉蜕、僵蚕、全蝎升清阳而通络息风。二诊根据心烦、易发火，从肝郁考虑，用四逆散。乳房刺痛，月经延期，合金铃子散加香附、郁金行气活血止痛。脑鸣、耳鸣，合升降散升清降浊。三诊守法加苏梗以巩固疗效。四诊根据经后小腹坠疼，辨为桂枝茯苓丸证与当归芍药散证，用此两方加味。

5.用于治疗咽喉痛耳内痛

梁某某，女，44岁。2005年3月29日初诊。咽喉痛，耳内痛，容易上火，心烦。去年八月去节育环，月经量少，色黑有小块，睡眠不好。舌红偏赤、有瘀点，苔薄黄，脉极沉细略滑。用四逆散。处方：柴胡20g、白芍20g、枳实15g、炙甘草10g、当归15g、茯苓20g、栀子10g、丹皮10g、黄芩10g、夏枯草15g、泽泻20g、怀牛膝15g。7剂。2005年4月5日二诊。咽喉痛、耳痛消失，而且睡眠好转，月经来潮，色好转，血块减少。舌正红、有瘀点，苔白薄，脉极沉细滑。用四逆散。处方：柴胡20g、白芍30g、枳实15g、炙甘草6g、当归15g、白术10g、茯苓30g、清半夏12g、丹皮10g、栀子10g、桃仁10g、生姜6g。5剂。（王建红医案）

辨证用方思路：一诊根据心烦，易上火，辨为肝气郁结四逆散证；月经不畅，合丹栀逍遥散。咽痛、耳内痛，加黄芩、夏枯草清泻肝火。郁火在上，加泽泻引水下行，加牛膝引血下行。二诊守法以巩固疗效。

三、讨论与小结

（一）刘渡舟先生用四逆散的思路与手法

1.关于用方手法

基本用法：刘渡舟先生用四逆散很少用原方，多加味应用或合方应用。处方用量偶尔遵仲景法四味药等量，各药用10g。多数据证变化。其基本方：柴胡12g，或14g、16g；枳实10g，或12g；白芍12g，或14g、16g、30g；炙甘草6g。腹中痛，或见肝阳、肝风证者，白芍用30g。

2.关于用方思路

刘渡舟先生用四逆散的思路主要有以下几方面。

第一，遵仲景原法治疗阳郁不达四末的四肢冷，或凉者。兼胸胁痛合颠倒木金散，肝气郁合越鞠丸，如“吴某某，女，33岁”案；兼肝郁气逆动火，合化肝煎，如“芭芭某，女，36岁”案；兼手足发麻，加鸡血藤，如“许某，女，61岁”案。兼上肢冷痛，加桂枝，如“黄某某，男，26岁”案。

第二，根据此方疏散阳郁的机理，治疗火郁病，但既非栀子豉汤证又非小柴胡汤证者。如“王某某，男，30岁”案。

第三，用于治疗阳郁男子阳痿、性功能低下，或阳强不倒属于阳郁不伸者。阳痿或性功能低下者，加蜈蚣，如“许某某”案；兼火证者，合黄连解毒汤，或三黄泻心汤，或栀子金花汤，如“吴某某，男，40岁”案，“邢某某，男，43岁”案，“孙某，男，35岁”案。

第四，根据此方作用部位在四末的特点，用于湿热痹，关节疼痛而偏于四肢，并兼肝郁病机者，多合加减木防己汤，如“李某某，女，35岁”案，“张某某，女，45岁”案，“孙某某，女，78岁”案；如兼当归拈痛汤证者，合入此方，如“赵某某，女，40岁”案。

第五，广用此方治疗多种病症中出现的四逆散证，如合桃红四物汤治硬皮病见四逆散证，如“任某某，女38岁”案。合小柴胡汤治练气功走偏见四逆散证，如“刘某，女，29岁”案。合仙方活命饮、通窍活血汤治疗癫痫见四逆散证，如“安某某，女，64岁”案。合栀子金花汤治高血压见四逆散证，如“赵某某，男，37岁”案。合通气散治疗外伤截瘫见四逆散证等。

（二）学习理解与临证感悟

1.方证对应与抓方证的特征性症

四逆散方　四逆散是大柴胡汤去黄芩、大黄、半夏、生姜，加甘草而成。因证无呕吐，故去半夏、生姜；因无“热结在里”的“往来寒热”（136条），心下痞硬（165条），“按之心下满痛”（《金匮要略·腹满寒疝宿食病脉证治》第12条），故去大黄、黄芩。因腹中痛，加甘草，合芍药为芍药甘草汤以止腹痛。方中枳实、芍药，为《金匮要略》枳实芍药散，可治“腹痛，烦满不得卧”。从仲景或然证“或泄利下重者”分析，芍药甘草汤合枳实芍药散不仅治腹痛，也治下利，或泄利下重。

四逆散证　其一，类似大柴胡汤证（心下急、郁郁微烦）但不呕（无姜夏证），既无心下痞硬、心下满痛等可下之证（大黄证），又无少阳阳热证如往来寒热、口苦（黄芩证）者。其二，下利、腹痛，或泄利下重者。其三，肝郁阳不宣达而见四肢冷者。

四逆散证的特征性症（主证） 湿郁遏阳，腹痛，泄利下重，或大便黏滞，下出不爽者；或肝郁病，胸胁苦满，胸中烦，四肢冷者。

2.辨方证的疑难点

关于四逆散证的下利 四逆散所治的下利主要是湿郁，其表现以大便黏着不爽，或重坠难出，腹痛有下坠感，小便不利等为特点。这种下利与葛根芩连汤所主之下利不同，后者下利主要是热壅内外，其特点为：腹泻时肛门灼热（小儿可见肛门潮红），下利色黄臭秽，大便急迫，或腹痛则泻，伴有口渴，口干，心烦等。如兼外感，则并见发热、汗出、口渴等。

3. 方的结构与拓展证——扩展应用的思路

第一，从方的结构分析，本方四药可分为两组：一是柴胡、白芍；二是枳实、甘草。柴、芍组主调肝胆，枳、草组主调胃肠。第一组药总调肝胆而具体有别，柴胡可疏肝、解郁、升阳、散郁热；白芍可补肝之阴血，柔肝，兼活血治肝血之瘀。第二组药总调胃肠而也具体有别，枳实行胃肠气滞，导水湿下行；甘草用炙，甘补脾胃之气。全方成两调肝（胆）、脾（胃）之法，可以治疗肝胆气郁、肝血肝阴不足，或兼肝血瘀滞的肝胆证与脾胃气滞、水湿不行的胃肠证两方面证并见的病证。肝胆证如心烦、郁闷、胁痛、胸满等；胃肠证如脘痞、腹痛、腹满、下利或便溏黏滞不爽等。由于木与土的特殊关系，木郁不达，则可横逆克土，形成木土不和、不调之证。如脾主四肢，肝郁克脾，脾气不能通达，则可出现仲景列为主症的"四逆"。肝郁克脾，还可以出现脾络挛急的腹痛，脾胃运化失常之下利或泄利下重等。

正是由于本方的这一配伍特点，后世在此方的基础上加减制定出两首两调肝（胆）与脾（胃）的经世名方。其一，在第一组药中加川芎、香附；在第二组药中加橘皮，制订出柴胡疏肝散。其二，在第一组药中加当归，在第二组中加白术、茯苓而去枳实，制定出了逍遥散。此两方的出现，几乎取代了四逆散而成为两调肝（胆）脾（胃），治疗肝郁气滞，犯及脾胃证的代表方。从柴胡疏肝散与逍遥散的新用还原性分析，四逆散所主之证是十分广泛的，可以说，凡是肝胆与脾胃失调，表现为肝郁气滞，木横克土，脾胃升降失调的诸种病症，均可用四逆散加减调治。用好此方，则会变通出更多更新的逍遥散、柴胡疏肝散类方。

第二，从所含方分析，四逆散含芍药甘草汤，此方主治“脚挛急”。推而广之，凡是上、下肢，手、足挛急，肌肉、经脉挛急，均可用此方，刘渡舟先生就擅用芍药甘草汤两味药治疗股骨头坏死髋关节及腿痛，也用此方治疗坐骨神经痛等病证。此方合入柴胡疏利枢机，合入枳实行气滞，更可治疗四肢挛急疼痛性病症。观上述刘渡舟先生的医案，其中就有用此方合加减木防己汤治疗痹证四肢疼痛，或足跟痛，或上肢疼痛的病例。其思路不外两个方面：一是四逆散可疏通肝郁，通达四肢阳气。二是芍药甘草汤加柴胡、枳实，可以解四肢筋肉挛急性疼痛。

另外，四逆散含枳实芍药散，此方主治“产后腹痛，烦满不得卧”。方中枳实行气滞祛水湿，芍药和血止腹痛，两药合用，不仅治产后腹痛，也可治一切气滞血脉不和的腹痛。枳实芍药散与柴胡、甘草配伍，则增加了疏解肝郁，缓急止痛的作用，用于治疗肝郁气滞，腹中经脉不通，挛急的腹痛有更好的疗效。

（三）陈慎吾先生论四逆散方证

陈慎吾先生对四逆散方证的见解主要有三点：第一，此方为柴胡剂的变方，兼寓小柴胡汤与大柴胡汤两方之义，用于治疗郁热有柴胡剂证，但既非小柴胡汤证，又非大柴胡汤证者。其二，四逆散证非功能衰竭之阴证，是阳气内郁不得宣通之阳证。此证多由七情内郁所发，即后世所说的肝郁病。第三，此证的特点多外望似阴，实有郁热。（《陈慎吾伤寒论讲义》）

由于陈慎吾先生的讲稿是提纲性的写法，文字十分简单，有必要细细地研究，我们读后有三点感悟：第一，陈慎吾先生辨伤寒方证有首辨阴证、阳证的思路，这一点胡希恕先生与之如出一辙。具体而言，四逆散虽然排列在少阴篇，但其证绝非阴证，而是阳证（少阳证），其方属于柴胡剂，是柴胡剂的变方。第二，所谓非小柴胡汤证，是指既没有人参、大枣所对应的胃气虚证，也没有半夏、生姜对应的胃气上逆的呕吐。所谓非大柴胡汤证，是指没有大黄所对应的腑实热结证。第三,四逆散证为：七情内郁，肝胆郁热，发为肝郁病，或木郁进而影响胃肠之病，其症如胸胁苦满，胸中烦（或郁郁微烦），心下（腹中）急、四肢冷等。临床但见此证，就可用此方。

（四）胡希恕先生论四逆散方证

胡希恕先生对四逆散方证有四点独特的见解：第一，认为这不是少阴病，根本就是少阳病。第二，四逆散是大柴胡汤的变方，不呕，故不用半夏、生姜；没有可下之证，故不用大黄。（胡希恕先生没有讲，但我们自己进而感悟出：没有寒热往来，故不用黄芩。）凡大柴胡汤证（心下急，郁郁微烦）不呕，无可下之大黄证者，用四逆散就没有错。第三，此方枳实、芍药，为枳实芍药散法，可治腹中痛；芍药、甘草，为芍药甘草汤，可治下利或泄利下重。枳实芍药散与芍药甘草汤合在一起，就治下利、腹中痛，又有柴胡，柴胡主清热疏利，因此所治下利为热利。热利兼心下痞塞者，此方也治。第四，此方虽然名四逆散，但"四逆"在临床上很少见，故"四逆"不是必然证。（《胡希恕伤寒论讲座》）

胡希恕先生没有介绍自己用此方治疗下利腹痛的医案，仅仅在讲座中提到："我们治肝病有大便不好的，我常用四逆散……肝区痛得厉害的，加郁金、香附。从哪儿来呢？就是根据这条（318条），就是下利腹痛。……它要是下利，你用柴胡桂姜汤就不行，柴胡桂姜汤它是治大便干，你用这个（四逆散）倒是很好，就是这个方子合用当归芍药散加减，肝功不好的，你可以加丹参、人参。"（《胡希恕伤寒论讲座》）在《经方传真》中，先生曾介绍一则用四逆散合桂枝加龙骨牡蛎汤治疗阳痿的医案，因是已经报道的医案，此不重复介绍。

（五）李克绍先生论四逆散证病机为"湿郁遏阳"的意义

在验证胡希恕先生的经验用之有效的基础上，我们进一步探讨了四逆散治疗下利的特点与机理问题，发现李克绍先生对此方治疗下利具有更加深刻的认识，他在《伤寒串解》中指出："四逆散见证虽多，但以腹痛和泄利下重为主证，二者必见其中之一。小便不利虽亦常见，但有的患者并不明显。其余四逆、咳、悸等症，或见或不见，都不是四逆散的主要依据。"他认为，四逆散证的基本病机是"阳被湿郁"，因"湿滞大肠，传导不畅，能致腹中作痛，或泄利下重。"这种下利与真正的少阴虚寒下利不同，因湿郁，"常见小便不利。尤其不同的是，湿性黏着，下出不爽，所以其腹痛是绵绵下坠，其下利是重坠难出。"四逆散功在"升阳导滞"，故可治疗湿滞大肠的泄利下重。（《伤寒串解·少阴病》）

我们从四逆散治疗大便溏，黏滞不爽之证有特效的临床事实中体会到，李克绍先生的见解是来源于临床实际的经验之谈。那么，如何理解此方证的"湿郁"问题？李克绍先生没有作具体的解释。我们认为，此方中含有治湿之法：第一是枳实，此药善于行气，作用部位在胃和大肠，可治疗胃肠气滞，脘腹胀满以及痢疾里急后重。《名医别录》谓其“逐停水，破结实”。吴瑭在《温病条辨》小陷胸加枳实汤自注中指出，枳实“苦辛通降，开幽门而引水下行。”第二是白芍，《神农本草经》谓其“利小便”。除枳实、白芍能够逐水湿外，我们感悟到，本方治湿郁的主要机理在于，它是柴胡汤剂，具有疏利枢机，开畅气机郁滞的功用，借此功用则可以开畅湿郁治疗湿郁之证。

（六）关于叶桂四逆散合小柴胡去参草枣加杏仁竹茹汤

叶桂在《临证指南医案·肿胀》载有一则用四逆散的医案。此案如下。

唐氏，紫菀、杏仁、通草、郁金、黑山栀。又，三焦不通，脘痹腹胀，二便皆秘。前方用开手太阴肺，苦辛润降，小溲得利，兼进小温中丸，泄肝平胃，胀势十减有五，但间日寒热复来，必是内郁之气，阳不条达，多寒战栗。议用四逆散和解，其小温中丸仍用。生白芍、枳实、柴胡、黄芩、半夏、杏仁、竹茹、生姜。（《临证指南医案·肿胀》）

叶氏在此案中指出“议用四逆散和解”，明确将四逆散归属于和解少阳剂。认为此案“必是内郁之气，阳不条达”。治疗阳郁气机闭塞，非四逆散莫属。但此案寒热复来，小柴胡汤证仍在，叶氏则实事求是的在四逆散中加入黄芩、半夏、生姜，即合入小柴胡汤，以加强和解功用。因兼湿郁脘痹，故加杏仁开达上焦肺气以求气化湿亦化，加竹茹合枳实畅中和胃开化湿郁。

叶氏用四逆散合小柴胡汤去参草枣加杏仁竹茹的方法，颇具新意。此方为小柴胡汤增加了开达上焦肺气的杏仁，开畅中焦助胃气通降的枳实、竹茹，缓肝止腹中痛的芍药，从而使小柴胡汤具有了开破降泄与宣化湿热的新功效。除此之外，方中黄芩与半夏、枳实配用，具有类似于变通半夏泻心汤的苦辛开泄湿热的作用，白芍与黄芩配伍，可酸苦泻热并泻厥阴。此方用于治疗湿热内郁三焦少阳，湿郁遏阳，枢机不利所致的胸脘痞满，腹胀，二便不利，或寒热往来，苔腻之证具有理想的疗效。鉴于此证在临床上非常多见，因此，我在《叶天士用经方·四逆散》中将之命名为“四逆散合小柴胡去参草枣加杏仁竹茹汤”，以期引起学术界的重视。至于叶桂用四逆散的其他经验，我们在《叶天士用经方》中有详细论述，此不重复介绍。

（七）刘渡舟先生用时方

刘渡舟先生在四逆散应用中，合用或交替使用的时方有以下几方。

1.息风和阳汤

息风和阳汤 是刘渡舟先生根据叶桂《临证指南医案》肝风案，新订的经验方，组成为：石决明30g、珍珠母30g、钩藤10g、生地黄15g、白芍10g、羚羊角粉2g（分冲）、桑叶10g、菊花10g、丹皮10g、白蒺藜10g、牛膝10g。主治肝阳化风，风阳上冒之证。刘渡舟先生《肝病证治·肝风证治》辨识此方证的要点为：头目昏眩，手足抽搐，或头痛不止，或猝然倒地等。

2.通气散

通气散 录自《医宗金鉴·杂病心法要诀》腰痛门。组成为：木香、陈皮、穿山甲、元胡索、甘草、小茴香、白牵牛。其歌括云："气滞闪挫通气散，木陈穿索草茴牵，血瘀不移如锥刺，日轻夜重活络丹。"

遵照《医宗金鉴》用法，刘渡舟先生主要用此方治疗气滞闪挫所致的腰痛，使用频率非常高。经临床验证此方治疗扭伤、闪挫等腰痛有神效。此特别点出，以与读者分享。

3.肾沥汤

肾沥汤 有两方：一方出自《备急千金要方》卷十九方。组成为：羊肾一具，桂心一两，人参、泽泻、甘草、五味子、防风、川芎、黄芪、地骨皮、当归各二两，茯苓、玄参、芍药、生姜各四两，磁石五两。为粗末，先煮羊肾，去肾入药，再煎，分三次服。治劳损，咳逆短气，四肢烦疼，腰背引痛，耳鸣面色黧黯，心悸目眩，小便黄赤等症。另一方出自《圣济总录》卷五十三方。组成为：桑螵蛸（炙令黄色）十枚，犀角（今用水牛角代替）、麦冬、五加皮、杜仲（酥炙）、木通、炒桔梗各一两，赤芍药三分。为粗末，每服五钱匕，入羊肾一只，去脂膜切，竹沥少许，水煎，空腹顿服，日二次。治胞痹，少腹急痛，小便赤涩。

刘渡舟先生所用肾沥汤为后者，即《圣济总录》方。以之治疗类似于胞痹之病症。

4.附子理中丸

附子理中丸 出自《太平惠民和剂局方》卷五。此方是在《伤寒论》理中丸方中加入附子一味而制订。组成为：附子（炮，去皮脐）、人参（去芦）、干姜（炮）、甘草（炙）、白术各三两。上为细末，炼蜜为丸，每两作十丸。每服一丸，以水一盏化开，煎至七分，空心、食前稍热服。

刘渡舟先生非常喜欢用此方，多在辨识为太阴病，有理中丸方证与四逆汤方证时运用本方，如腹满，便溏，下利，脉沉缓，舌淡等。先生临床治病的重点之一是肝病，肝病早期或因滥用清热解毒而损伤太阴、少阴之阳，或因素体脾肾阳虚、寒气凝滞而患肝病，以及肝病后期脾阳、肾阳自伤而阴寒内生者，多率先用理中汤、附子理中汤扶阳散寒。

5.济生肾气丸

济生肾气丸　原名加味肾气丸，因首载于严用和《严氏济生方》卷四，故后世称之为济生肾气丸。此方是在《金匮要略》肾气丸中加入车前子、牛膝而成。严氏认为肾气丸为“少火生气”之剂，温阳之力不足，因此调整方中温阳药与滋阴药的比例：加大附子量为两枚，改桂枝为官桂；改干地黄为熟地黄，并减少其量为半两。另加车前子、牛膝渗湿导下。在不改变“阴中求阳”之制的前提下，又增加了温阳利水之效，使之成为温阳利水的专方。

刘渡舟先生常用此方治疗阳虚水肿小便不利之证。

第三章　大黄黄连泻心汤类代表方

泻心汤与大黄黄连泻心汤

泻心汤　出自《金匮要略·惊悸吐衄下血胸满瘀血病脉证治》第17条，组成为：大黄二两，黄连、黄芩各一两。上三味，以水三升，煮取一升，顿服之。

仲景原条文谓："心气不足，吐血、衄血，泻心汤主之。"

此方后世多称为"三黄泻心汤"。

大黄黄连泻心汤　出自《伤寒论》第154条，组成为：大黄二两，黄连一两。上两味，以麻沸汤渍之，须臾，绞去滓。分温再服。

仲景原条文谓："心下痞，按之濡，其脉关上浮者，大黄黄连泻心汤主之。"

一、先师应用心法

刘渡舟先生对泻心汤与大黄黄连泻心汤有深入地研究，他曾撰《火证论》一文，精辟地论述了此两方的方证特点以及临床应用等问题。关于临床应用，先生曾"不厌其详"地介绍了自己用三黄泻心汤、大黄黄连泻心汤论治火证的医案，这些医案分见于《刘渡舟医学全集》《伤寒论临证指要》《经方临证指南》《刘渡舟临证验案精选》等著作中，因已发表，此不重复介绍。现仅将我们跟师出诊时所记录的典型医案选择有代表性者，整理并介绍如下。

1.用于治疗火痛牙痛

保某，女，30岁。1999年12月15日初诊。胃脘不舒，呃逆，大便干，头晕，牙疼遇热则甚。舌红赤，苔腻，脉沉弦滑。用大黄黄连泻心汤。处方：大黄4g、黄连8g。3剂。开水泡，代茶饮。禁食鱼、肉及油腻物。

辨证用方思路：胃脘不适类似心下痞。抓主证胃脘不适、牙痛、大便干、舌红赤，辨为大黄黄连泻心汤证，用原方。

特别提示：“火痛”是刘渡舟先生提出的火证概念之一。他认为，火烁经络肌肉可发为火痛，如牙痛、头痛、关节肌肉红肿热痛等。这类疼痛，要用三黄泻心汤、大黄黄连泻心汤、黄连解毒汤等泻火以治之。

2.用于治疗火热痞脘痞便溏

孙某某，男，28岁。1998年11月4日。胃脘痞满而胀，大便稀。上方用半夏泻心汤加桔梗、枳壳、木香。7剂。胃胀满略减，但仍痞满不适，口干，大便稀，日1~2次。舌红赤，苔薄黄，脉弦滑。用大黄黄连泻心汤。处方：大黄3g、黄连6g。3剂。开水渍3分钟，代茶饮。

辨证用方思路：抓主证脉弦滑、舌赤、口干，辨为火热痞大黄黄连泻心汤证，用原方并如法泡服。

特别提示：刘渡舟先生曾在《火证论》中提出“火热痞”的概念，以与半夏泻心汤所主的“但满而不痛者，则为痞”做出鉴别。本案初诊见脘痞而胀，大便稀，是典型的半夏泻心汤证。但7剂而无效。二诊细细“辨奸”，才发现“脘痞”“便稀”为“藏奸”之证，而“舌红赤、苔薄黄、脉弦滑”为“识机”之证。故遵“火热痞”法，改用大黄黄连泻心汤论治。

3.用于治疗火郁胸满

季某，男，40岁。1999年7月1日。上方用厚朴大黄汤，服后大便通畅，但心烦，头昏，胸中难受，胸中堵，不敢看刺激性画面，心电图提示室上性心动过速、有T波改变，心慌，头沉如泰山压顶，腿不能久站。舌红赤、偏黯，苔少。处方一：黄连10g、大黄5g。7剂。滚开水泡服。处方二：熟地30g、山茱萸15g、山药20g、丹皮10g、泽泻10g、茯苓10g、生石决明30g、珍珠母30g。7剂。水煎服。1999年7月8日。服上方心烦比以前好多了。胸闷堵，怕事，心慌难受，头顶有被大石压住之感，头晕，晕时天旋地转，心里难受则头晕。舌红，苔白，脉弦滑。用小柴胡汤合栀子厚朴汤化裁。处方：柴胡16g、黄芩10g、半夏16g、生姜10g、栀子12g、枳实10g、厚朴16g。7剂。水煎服。

辨证用方思路：本案长期请刘渡舟先生诊治。1999年7月1日，根据舌红赤、心烦、胸中堵（类胸中痞），辨为大黄黄连泻心汤证；根据舌红赤少苔，辨为火邪伤阴的六味地黄丸证。处两方同时用。1999年7月8日，舌已不赤，心烦好转，抓主证头眩晕，辨为小柴胡汤证；根据胸闷堵，辨为栀子厚朴汤证。用两方合法。因胸闷堵，故去甘补药人参、甘草、大枣。

特别提示：之一，刘渡舟先生在《火证论》中精辟地论述了火证的病机，其中之一是火盛日久，可以伤阴，造成火旺水亏的病机。对此，或者在泻心汤、大黄黄连泻心汤中加入滋阴药如白芍、生地、阿胶等；或者先泻火，尔后补水。本案大黄黄连泻心汤合六味地黄丸的手法即是其用法之一。

之二，六味地黄丸是刘渡舟先生常用时方之一，此方用法详见“讨论与小结”之“刘渡舟先生用时方”。

4.用于治疗火湿带下便秘

吴某，女，30岁。1999年4月29日初诊。白带多，肠鸣著，大便干，怕冷，服以大黄为主的承气汤则大便稀，不服则大便不下。舌红，苔白厚腻。用平胃散合大黄黄连泻心汤。处方：苍术10g、厚朴12g、陈皮10g、茵陈12g、黄连3g、大黄1.5g。7剂。1999年5月6日二诊。服上方白带少多了，大便通畅，肠鸣愈。舌淡红，苔白腻。用四君子汤加味。处方：党参10g、白术20g、茯苓15g、炙甘草6g、柴胡15g、陈皮10g、车前子10g。7剂。

辨证用方思路：本案火湿内郁，方用平胃散加茵陈祛湿，用大黄黄连泻心汤泻火。二诊见效，火证已去，改用四君子汤健脾祛湿，仿完带汤法加柴胡、陈皮、车前子疏肝除湿止带。

5.用于治疗尿毒症

渠某某，女，77岁。患“肾衰”，尿毒症，长期请刘渡舟先生诊治，坚持服中药多年。1999年7月1日初诊，大便干，解不出来，腹微痛、微胀，口苦，恶心。舌红，苔薄白，脉实。用大柴胡汤。处方：柴胡15g、黄芩6g、大黄4g、枳实10g、白芍14g、半夏15g、生姜10g、大枣4枚、桔梗10g、紫菀10g。7剂。1999年7月8日二诊。服药见好，大便每天1次，大便时无腹痛，腹不胀，自觉挺好。舌红，苔薄白。处方：香砂六君子汤原方。1999年7月22日三诊。口干口苦，大便不通，小便热，血色素低。舌红，苔白，脉滑弦。用三黄泻心汤。处方：大黄5g（后下）、黄芩10g、黄连10g。5剂。2天1剂，水煎服。1999年7月29日四诊。口苦见好，仅早晨有轻微口苦，大便干燥减轻，尿黄稠，喝水比以前多了，刘渡舟先生问：“睡觉好吗？”答：“还可以”。舌红，苔白，脉弦滑。用栀子金花汤合增液汤。处方：大黄3g、黄连10g、黄芩10g、黄柏10g、栀子10g、麦冬20g、生地20g、玄参20g。7剂。1999年8月12日五诊。尿化验白细胞+++，蛋白++，红细胞+。小便黄，大便不干，2天1次，身痒。舌淡红，苔白偏老，脉弦滑。用荆防肾炎汤。处方：荆芥6g、防风6g、羌活6g、独活6g、柴胡6g、前胡6g、枳壳6g、桔梗6g、薄荷6g、川芎6g、茯苓6g、炙甘草6g、半枝莲15g、草河车15g、白茅根30g、地丁10g、茜草10g、丹皮10g、槐花10g、生地榆15g。7剂。

辨证用方思路：一诊抓主证大便难、腹微胀痛、口苦、恶心，辨为大柴胡汤证，用原方，加桔梗、紫菀开达肺气以治大便难。刘渡舟先生对于大便困难者，常加用紫菀、桔梗开肺气以使大肠气降便畅。二诊得效，改用香砂六君子汤调治。三诊抓主证口干口苦、大便不通、小便热、舌红、脉滑弦，辨为火热三黄泻心汤证，用原方。两天服1剂，缓治之。四诊根据尿黄稠、脉弦滑，仍辨为火证，从喝水较以前增多，考虑火已伤阴，故问睡眠意在辨别是不是黄连阿胶汤证。方用栀子金花汤合增液汤，泻火凉血滋阴，此法为吴瑭《温病条辨》冬地三黄汤法，“甘苦合化阴气”，主治小便不利。五诊抓主证身痒，尿化验见红细胞、白细胞、蛋白，辨为荆防肾炎汤证，用此方加味。

特别提示：荆防肾炎汤为刘渡舟先生自拟方，详见小柴胡汤之“讨论与小结”。增液汤、冬地三黄汤是先生常用时方。其运用心法详见“讨论与小结”之“刘渡舟先生用时方”。

6.用于治疗糖尿病或糖尿病肾病

刘某某，男，50岁。1999年10月13日初诊。糖尿病，上诊感冒，用玉屏风散愈。今口干，舌不舒，大便稀。舌红，苔白腻。用三黄泻心汤加黄芪。处方：黄连3g、黄芩3g、大黄1g、黄芪10g。7剂。1999年11月3日二诊。血糖高，口干欲饮，咳嗽，大便软。舌红，苔薄黄，脉弦滑。用三黄泻心汤。处方：黄连6g、黄芩4g、大黄3g。7剂。

辨证用方思路：一诊抓主证口干、血糖高、舌红，辨为三黄泻心汤证，用此方小剂调治。因前诊用玉屏风散后感冒初愈，故10月13日诊时再加黄芪以补卫固表。二诊再用三黄泻心汤，并倍用三黄之量。

特别提示：本案虽然大便稀，刘渡舟先生仍用三黄泻心汤。临床上先生常用这一手法治疗糖尿病、高血压、中风等病症。其辨识泻心汤的心法在于脉，只要见到脉实，即是大便稀，也用大黄、黄连、黄芩治疗之。

李某某，男，42岁。1999年7月29日。小便颜色有时发紫色，有时像黑水，腿肿，睡觉好，血糖高，肌酐高，尿素氮高。舌红，苔白腻，脉沉滑数。处方：黄芩8g、黄柏8g、黄连10g、栀子10g、大黄3g、半枝莲15g、草河车12g、茵陈12g、炒蒲黄10g、冬葵子12g。7剂。

辨证用方思路：本案为糖尿病肾病。抓主证小便发紫或如黑水，舌红、脉沉滑数，辨为火证三黄泻心汤证，火证重，用栀子金花汤。另加半枝莲、草河车解毒，加茵陈、冬葵子利湿毒；加炒蒲黄止尿血。

7.用于治疗出血

赵某某，女，55岁。1999年5月20日初诊。鼻衄，舌红赤，苔薄黄。用三黄泻心汤合犀角地黄汤。处方：黄芩8g、黄连8g、大黄3g、生地30g、丹皮10g、白芍20g、水牛角25g。7剂。

辨证用方思路：抓主证鼻衄、舌赤，辨为火证火入血分之三黄泻心合犀角地黄汤证，用原方。何廉臣《重订广温热论》有黄连解毒合犀角地黄汤，此法与之雷同。

特别提示：三黄泻心汤或黄连解毒汤合犀角地黄汤是刘渡舟先生非常喜欢用的时方。其犀角地黄汤详见“讨论与小结”之“刘渡舟先生用时方”。

金某某，女，16岁。1999年8月11日初诊。头痛，目眩，恶心欲吐，口不苦，鼻出血，大便干。用三黄泻心汤。处方：大黄4g、黄芩10g、黄连10g、柴胡10g、半夏12g、陈皮10g。7剂。

辨证用方思路：抓主证鼻衄、大便干，辨为火证三黄泻心汤证，用原方。症见目眩，恶心欲吐，颇似小柴胡汤证，但口不苦，故简化其方，用柴胡、半夏、陈皮和胃疏利肝胆。

8.用于治疗血小板减少性紫癜

王某某，男，36岁。1999年9月2日。1996年确诊为原发性血小板减少性紫癜，最近血小板10000/L，口腔出血，脖子发硬，头昏沉，口苦，大便黏稠。舌红，苔薄黄，脉浮弦大略数。用三黄泻心汤。处方：黄连10g、黄芩6g、大黄3g、红人参5g、生地30g。7剂。

辨证用方思路：抓主证口腔出血、口苦、大便黏稠、脉浮弦大略数，辨为火证三黄泻心汤证，用原方。另取犀角地黄汤法加生地30g凉血止血；根据头昏沉、血小板减少加红参补气生血。

9.用于治疗痤疮

黄某某，女，21岁。1997年10月8日。痤疮，心烦心急，大便干。舌红赤。用三黄泻心汤。处方：大黄3g、黄连10g、黄芩10g、枇杷叶16g。7剂。

辨证用方思路：抓主证心烦心急、大便干、舌红赤，辨为三黄泻心汤证，用原方。另仿《医宗金鉴》枇杷清肺饮法，加枇杷叶。

凌某，女，25岁。2000年1月19日。痤疮，上方用三黄泻心汤痤疮好转，大便日1次。舌赤，苔薄黄。用三黄泻心汤合犀角地黄汤。处方：黄芩10g、黄连6g、大黄4g、水牛角20g、生地20g、白芍12g、丹皮10g、玄参20g、枇杷叶16g、连翘10g。14剂。

辨证用方思路：抓主证舌赤，辨为火证血热，用三黄泻心汤合犀角地黄汤加枇杷叶。热毒甚，加连翘；血热甚，加玄参。

特别提示：三黄泻心汤合犀角地黄汤是刘渡舟先生特别喜欢用的合方之一，详见“讨论与小结”之“刘渡舟先生用时方”。

孙某某，女，19岁。1997年7月23日初诊。痤疮七八年，局部疼痛，时而烘热。舌红赤，苔薄白。用三黄泻心汤合犀角地黄汤。处方：黄芩10g、黄连10g、大黄3g、水牛角16g、丹皮10g、玄参16g、枇杷叶16g。7剂。1997年7月30日二诊。服药后痤疮好转。舌红，苔薄白略腻。继续用上方化裁。处方：黄芩10g、栀子10g、连翘10g、地丁10g、枇杷叶16g、丹皮10g。7剂。

辨证用方思路：根据痤疮局部疼痛，时而烘热，舌红赤，辨为火证三黄泻心合犀角地黄汤证，用此方。舌苔略腻，去生地、白芍。二诊见效，故减其制。从二诊处方分析，患者应大便偏软，故泻火不用大黄、黄连，仅用黄芩、栀子；凉血不用生地、水牛角，仅用丹皮。

徐某某，女，22岁。1997年5月7日初诊。痤疮，大便干，舌红，苔薄黄。用三黄泻心汤合犀角地黄汤。处方：黄芩10g、黄连3g、大黄3g、水牛角15g、生地10g、丹皮10g、白芍10g、枇杷叶16g。7剂。1997年5月21日二诊。药后大便稀，痤疮疼痒。舌红，苔薄黄。用大黄黄连泻心汤。处方：大黄4g、黄连10g、桃仁10g、枇杷叶16g、地丁10g、蒲公英10g、丹皮10g。7剂。

辨证用方思路：一诊抓主证大便干、舌红、苔薄黄，辨为三黄泻心合犀角地黄汤证，用此方。另加枇杷叶清肺。二诊痤疮痛痒，瘀热较重，故用大黄黄连泻心汤泻火，取桃仁承气汤法加桃仁活血，取犀角地黄汤与大黄牡丹皮汤法加丹皮凉血散瘀，取枇杷清肺饮法加枇杷叶清宣肺热，另加地丁、蒲公英解毒疗疮。

刘某某，女，33岁。1998年12月8日初诊，面部痤疮，月经量少色深。舌红，苔薄黄。用栀子金花汤合犀角地黄汤。处方：大黄3g、黄芩8g、黄连8g、栀子8g、水牛角20g、生地20g、丹皮10g、白芍10g、枇杷叶15g、地丁10g。7剂。1998年12月16日二诊。服药后见效，痤疮减轻，大便干。舌红，苔薄黄。用三黄泻心汤合犀角地黄汤。处方：黄芩6g、黄连6g、大黄3g、水牛角20g、生地15g、丹皮10g、枇杷叶16g、连翘10g、地丁10g。14剂。1998年12月30日三诊。服药后痤疮减轻，月经色转正常，大便干。舌红，苔白腻。用栀子金花汤。处方：大黄3g、黄芩8g、黄连8g、黄柏6g、栀子10g、枇杷叶16g。7剂。

辨证用方思路：一诊根据面发痤疮、月经量少色深、舌红、苔薄黄，辨为火证三黄泻心汤合犀角地黄汤证，火证重，用栀子金花汤合犀角地黄汤。另加枇杷叶清肺、地丁解毒。二诊守法用三黄泻心汤合犀角地黄汤。三诊用栀子金花汤化裁。

特别提示：之一，刘渡舟先生治疗痤疮有数法，如辨证为火证血热者，辄用栀子金花汤合犀角地黄汤加枇杷叶，此方已经成为先生的经验用方，可称为“枇杷金花犀地汤”。加减手法为：热毒甚痤疮有脓栓者，合五味消毒饮法加连翘、地丁、蒲公英等；血热痤疮红赤者，加玄参；血热瘀血较重痤疮高突，紫黯而硬者，加桃仁；火热甚者，加黄柏。

之二，刘渡舟先生说：日本汉方医生治疗痤疮就两个方子，一个是黄连解毒汤；一个是七味槟榔丸。这两个方子不能忽视。

之三，五味消毒饮、黄连解毒汤、栀子金花汤是刘渡舟先生最喜欢用的时方。详见“讨论与小结”之“刘渡舟先生用时方”。

10. 用于治疗面部火疖

孟某，女，17岁。1999年7月8日。在美国上学，因多肉食，脸上起火疖子，体胖。舌赤，苔白。用三黄泻心汤合犀角地黄汤。处方：黄芩8g、黄连10g、大黄4g、水牛角20g、丹皮10g、生地20g、白芍20g、枇杷叶16g、地丁10g。7剂。

辨证用方思路：抓主证脸上起火疖子、舌赤，辨为火证燎面三黄泻心汤证；火疖为血分热毒，故用三黄泻心合犀角地黄汤。另加枇杷叶清肺，加紫花地丁清热解毒。

马某，女，24岁。1999年9月22日初诊。面部起火疖子，大便干，易健忘。舌红，苔薄黄，脉滑数。用三黄泻心汤。处方：黄芩3g、黄连5g、大黄3g、枇杷叶10g、地丁10g、连翘10g。7剂。

辨证用方思路：抓主证面部起火疖子、大便干、脉滑数，辨为三黄泻心汤证，用原方，皮损在面部，故仿枇杷清肺饮法加枇杷叶。另仿五味消毒饮法加地丁、连翘清热解毒疗疖。

特别提示：之一，刘渡舟先生根据《张氏医通》："饮食不节则胃病，胃病则短气，精神少，而生大热。有时火上行，而独燎其面"的记载，把面部发热，出火疖子、痤疮一类病症称为"燎面"。用三黄泻心汤合五味消毒饮，再仿枇杷清肺饮加枇杷叶治疗之。

之二，枇杷清肺饮、五味消毒饮详见"讨论与小结"之刘渡舟先生用时方。

张某，女，26岁。1999年4月22日。发胖较快，面部起红色疹子。舌红赤，苔黄。用三黄泻心汤合犀角地黄汤。处方：黄芩4g、黄连4g、大黄1g、水牛角20g、生地12g、丹皮10g、茜草10g、枇杷叶14g、连翘10g、地丁10g、青黛6g（布包）。7剂。

辨证用方思路：抓主证面部起红色疹子、舌红赤、苔黄，辨为血分火热三黄泻心合犀角地黄汤证，用此方。为加强凉血活血，故用茜草代替白芍。另加枇杷叶清肺；加连翘、地丁、青黛清热解毒。

11.用于治疗面部黄褐斑

曹某，女，30岁。1998年5月20日初诊。面部黄褐斑，心烦，大便干，月经色黯，带下多。舌红赤，苔白。用用栀子金花汤、犀角地黄汤、黄连阿胶汤三方合法。处方：黄芩8g、黄连8g、栀子10g、黄柏8g、大黄3g、生地30g、白芍15g、阿胶10g（烊化）、丹皮10g。7剂。

辨证用方思路：抓主证心烦、大便干、舌红赤，辨为火证三黄泻心汤证，火证重，用栀子金花汤。舌红赤为血分郁热，合犀角地黄汤法，加生地、白芍、丹皮。据心烦、月经色黯，辨为黄连阿胶汤证，加白芍、阿胶合芩、连泻火除烦，滋补阴血。

12.用于治疗脱发头皮痒

续某，男，28岁。1999年6月3日。脱发，头皮出油，刘渡舟先生问："头皮痒吗？"患者答："有点痒"。用三黄泻心汤合犀角地黄汤。处方：大黄3g、黄连10g、黄芩8g、水牛角20g、生地20g、丹皮10g、白芍20g、当归12g。7剂。1999年6月10日。服药脱发减轻，大便稀。舌红，苔薄白，脉弦滑。用上方去大黄、当归。处方：黄连6g、黄芩6g、水牛角20g、生地10g、丹皮10g、白芍10g。7剂。1999年6月17

日。脱发好多了，头皮出油。舌红，苔薄黄。用三黄泻心汤合犀角地黄汤。处方：黄芩4g、黄连6g、大黄3g、生地30g、丹皮10g、白芍20g、当归20g、茜草10g、紫花地丁10g。7剂。1999年6月24日。头发脱落减少，头皮最初时痒，现已不痒，大便稀，每天1~3次。舌红，苔白薄黄。继续用上方化裁。处方：黄芩3g、黄连6g、水牛角20g、生地30g、丹皮12g、生白芍20g、生侧柏叶30g、紫花地丁10g。7剂。1999年7月1日。头发已不脱了，头皮未再发痒，头油也仅有一点了，大便正常。舌正红，苔薄白，脉沉弦。用大黄黄连泻心汤。处方：黄连10g、黄芩6g、大黄3g。5剂。滚水渍，代茶饮。

辨证用方思路：脱发、头皮出油，而头皮发痒者，为血热三黄泻心合犀角地黄汤证，方用原方，另加当归合白芍、生地养血。服药见效，但大便稀，故去大黄、当归。6月17日，守法复加大黄泻火，加当归养血，另加茜草凉血活血，紫花地丁解毒。6月24日，大便稀，再去大黄、当归，加侧柏叶凉血，紫花地丁解毒。7月1日，为巩固疗效，用三黄泻心汤原方，而煎服法仿大黄黄连泻心汤，用滚水泡服。

朱某，女，21岁。1999年11月17日初诊。脂溢性脱发，头皮痒，头皮分泌物多，月经后期，量少。舌红赤，苔白。用三黄泻心汤。处方：大黄5g（后下）、黄连10g、黄芩10g、生地20g。7剂。

辨证用方思路：抓主证脱发、头皮痒、头皮分泌物多、舌红赤，辨为火证血热三黄泻心汤证，用原方。血分郁热，仿犀角地黄汤法加生地。

许某某，女，25岁。1997年7月16日初诊。脱发，头皮痒，头皮屑多，口干，大便干，月经量少。舌红，脉数。用三黄泻心汤。处方：黄芩8g、黄连8g、大黄3g。5剂。1997年9月3日。脱发，小腹疼，痛经。大便正常。用桃红四物汤。处方：桃仁12g、红花10g、生地15g、白芍15g、当归15g、川芎10g、桂枝6g。7剂。1997年9月10日。月经未潮，小腹疼，乏力，带下不多。用血府逐瘀汤。处方：桃仁10g、红花10g、生地10g、当归15g、赤芍10g、川芎10g、牛膝10g、柴胡12g、枳壳10g、桔梗10g、炙甘草6g。7剂。1997年9月24日。服上方见效，月经来潮，经量增多，小腹痛止，脱发减少。用柴胡活络汤。处方：柴胡15g、黄芩10g、茵陈15g、茯苓15g、凤尾草15g、草河车12g、炙甘草6g、泽兰10g、土元10g、茜草10g、红花8g、当归15g、白芍15g、海螵蛸15g。15剂。

辨证用方思路：一诊根据脱发、头皮痒、大便干，辨为三黄泻心汤证，用原方。9

月3日，虽脱发而经前小腹痛，抓主证痛经，改用桃红四物汤调经活血止痛，另仿桂枝茯苓丸法，加桂枝温通经脉。9月10日，根据月经仍未来潮、小腹痛，改用血府逐瘀汤活血通经。9月24日，月经来潮，痛经止，脱发减少，改用柴胡活络汤疏利肝胆，活血通络。

特别提示：血脉瘀滞，可以引起脱发，活血化瘀可治这类脱发。这是刘渡舟先生的经验用法。

13.用于治疗白发

张某某，女，39岁。1999年7月22日。头发白，心烦起急，头闷，头晕，浑身无力，大便正常。舌红。刘渡舟老师说："脉数，这是火郁伤阴"，用栀子金花汤。处方：大黄2g、黄连10g、黄芩10g、黄柏8g、栀子10g、玄参20g。7剂。

辨证用方思路：抓主证心烦起急、舌红、脉数，辨为三黄泻心汤证，火郁重，用栀子金花汤。阴伤血热，加玄参。

陈某某，男，30岁。1999年5月19日。头发变白，舌红，脉数。用三黄泻心汤。处方：黄芩10g、黄连10g、大黄3g、丹皮10g、生地10g、玄参10g、侧柏叶10g。7剂。

辨证用方思路：抓主证舌红、脉数，辨为三黄泻心汤证证，用原方。血热伤阴，合犀角地黄汤法加生地、丹皮、玄参凉血滋阴，另加侧柏叶凉血。

特别提示：刘渡舟先生认为，火证火郁，不仅伤阴，又多伤血，可形成血分瘀热阴伤的病机。火为阳邪，损伤阴血，则阳亢阴虚，阴阳失调；火热上炎，初多表现为气分火热，进一步可损伤阴血，出现血分瘀热，阴血亏损，则气分血分同病。这就是刘渡舟先生《火证论》所强调的火证气血两伤、阴阳失调的理论。

14.用于治疗高血压

敬某某，女，50岁。1999年7月1日。高血压，头晕，头痛，下午加重，心慌，手麻，手握不住，睡觉不好，大便干。舌红，苔白腻，脉沉弦实。用三黄泻心汤。处方：大黄4g、黄连10g、黄芩8g、栀子10g、生地20g、当归20g、玄参20g。7剂。1999年7月22日。服药后头疼好多了，眩晕减轻，手已不太麻了，仍有痰，血压125/85mmHg。舌红，苔白。用三黄泻心汤。处方：羌活3g、防风3g、当归20g、川芎10g、龙胆草10g、栀子10g、大黄4g、黄芩8g、柴胡6g、夏枯草15g、益母草15g。7剂。

辨证用方思路：一诊抓主证失眠、大便干、舌红、脉沉弦实，辨为火证三黄泻心汤证，用原方加栀子泻火。头晕、手麻，为火郁耗伤阴血，故仿当归六黄汤法，加生地、玄参、当归凉血滋阴补血。服药见效，二诊仍用三黄泻心汤，合入龙胆泻肝汤、三草降压汤化裁调治。其中用极轻剂量的羌活、防风，合川芎，是遵羌活胜湿汤法，以疏通太阳经气血，治疗头痛、手麻，或颈肩臂痛。

赵某某，男，48岁。1997年10月8日初诊。高血压，高脂血症，脂肪肝，耳鸣，心烦，大便正常。舌红赤，脉弦实。用三黄泻心汤。处方：黄芩6g、黄连6g、大黄3g、石决明30g（先煎）、珍珠母30g（先煎）、白芍20g、夏枯草15g、龙胆草10g、益母草15g。7剂。

辨证用方思路：根据高血压、高脂血症，抓主证耳鸣、心烦、舌赤，辨为三黄泻心汤证，用三黄泻心汤。血压高，合三草降压汤。

赵某某，女，45岁。1999年3月24日。头晕，上方用三黄泻心汤，失眠多梦，头脑不清，大便不畅。舌红苔薄白，脉弦滑。用三黄泻心汤。处方：黄芩6g、黄连6g、大黄4g、夏枯草15、益母草15g、龙胆草8g、菊花10g、白蒺藜10g、丹皮10g、生地30g、当归15g。7剂。

辨证用方思路：抓主证头晕、失眠、大便不畅、脉弦滑，辨为火证三黄泻心汤证，用原方。血压高，合三草降压汤。另加菊花、白蒺藜清肝疏风，加生地、丹皮凉血散血，加当归养血。其中当归、生地合用，也是仿当归六黄汤法，以补阴血。

李某某，女，70岁。1999年4月28日初诊。高血压病，血压150/90mmHg，血糖高，血脂高，头晕，失眠，大便干，口不渴。舌紫黯，苔白腻。用栀子金花汤。处方：黄芩8g、黄连10g、大黄4g、栀子10g、黄柏8g、生石决明30g、夏枯草20g。7剂。1999年5月12日。服上药头已不晕，大便每日1次。舌黯红，苔白腻。仍用上方化裁。处方：黄芩8g、黄连10g、大黄4g、栀子10g、黄柏8g、生石决明30g、夏枯草20g、龙胆草6g。14剂。1999年5月26日。服上方血压下降，睡眠好转，大便干。舌红黯，苔白腻。用栀子金花汤合平胃散。处方：苍术10g、厚朴14g、陈皮10g、炙甘草3g、黄芩10g、黄连10g、大黄3g、栀子10、黄柏10g。7剂。1999年6月2日。服上方头疼减轻，大便黏滞不畅，现午后头疼，口苦。舌红，苔薄白腻。用小柴胡汤。处方：柴胡16g、黄芩10g、半夏12g、生姜10g、党参6g、炙甘草6g、大枣7枚。14剂。

辨证用方思路：一诊抓主证大便干、（脉实），辨为火证三黄泻心汤证，火证重，用栀子金花汤。头眩晕，肝阳亢逆，加石决明、夏枯草。5月12日，服药已见效，继续用前方化裁，另取三草降压汤法，加龙胆草清泻肝火。5月26日，抓主证舌苔白腻，辨为湿火，用平胃散合栀子金花汤。6月2日，抓主证口苦，辨为小柴胡汤证，用原方。

特别提示：平胃散是刘渡舟先生常用时方，此方合栀子金花汤、三黄泻心汤是先生仿照《医宗金鉴》清胃理脾汤的用法而发明的经验方。

孙某某，女，56岁。1998年4月15日初诊。高血压，体型肥胖，浮肿20余年，下肢肿为重，大便秘结，腹胀。舌黯红，脉沉滑实。用栀子金花汤。处方：黄芩10g、黄连10g、栀子10g、黄柏10g、大黄5g、车前子16g、白术12g、紫菀10g、枳壳10g、杏仁10g。7剂。1998年4月22日二诊。服上方浮肿减轻，大便仍干，出汗。舌胖大、黯红，脉沉滑。用宣清导浊汤。处方：茯苓30g、猪苓20g、泽泻20g、白术12g、滑石16g、寒水石10g、晚蚕沙10g（包煎）、大黄6g、生石膏12g、炒皂角子10g。7剂。1998年4月29日。服上方浮肿大减，大便通，3日1次。1998年4月29日。用桂苓甘露饮。处方：猪苓20g、茯苓30g、泽泻20g、白术10g、桂枝10g、寒水石10g、滑石16g、生石膏18g。14剂。

辨证用方思路：一诊抓主证大便秘结、脉沉滑实，辨为火证三黄泻心汤证，火证重，用栀子金花汤。浮肿腹胀，加车前子、白术、紫菀、枳壳、杏仁开肺气、利水湿。二诊根据用大黄而大便仍干、汗出、浮肿，辨为宣清导浊汤证，用原方（猪苓、茯苓、寒水石、晚蚕沙、皂荚子）。另加白术、泽泻、滑石宣导湿浊，加石膏清热泻火，加大黄通腑降浊。4月29日，见显效，改用宣清导浊汤的原始方桂苓甘露饮调治。

王某某，男，43岁。1999年5月13日初诊。高血压，身材壮大，但四肢无力，刘渡舟先生问："睡眠怎样？"患者答："睡觉轻，易醒"。舌红偏黯，苔黄白相兼略腻，脉细弦。用三黄泻心汤合归芍六味地黄汤。处方：大黄6g、黄连6g、黄柏6g、栀子6g、白芍15g、当归10g、熟地30g、山药20g、山萸肉16g、茯苓10g、丹皮10g、泽泻10g。7剂。

辨证用方思路：抓主证睡眠不好、苔黄、脉弦，辨为火证三黄泻心汤证；根据脉细，辨为六味地黄丸证，用三黄泻心汤合归芍六味地黄汤。黄柏既可泻实火，也可泻阴虚火旺之虚火，此案有阴虚病机，故用黄柏而不用黄芩。另加栀子以加强清热泻火。

特别提示：本案方泻火滋阴两法并用，以三黄泻心汤清泻心火，以归芍地黄汤滋补肾水。其对应证的病机为：火郁伤阴。火为阳邪，阴伤则水不济火，火盛则更损阴血，由此阴阳失调，水火失调，这是刘渡舟先生在《火证论》中论述的一个深刻的理论。

归芍六味地黄汤为刘渡舟先生常用的经验方。此方用法详见"讨论与小结"之

“刘渡舟先生用时方”。

15.用于治疗中风

姜某某，男，71岁。1999年8月26日初诊。脑血栓，1998年8月5日发病。左侧半身不遂、麻木、酸疼，左眼不舒服、闭不住，大便干燥，睡眠不好，心烦。舌红偏赤，苔薄白，脉沉弦。刘渡舟先生在诊脉中讲：“这是火中生风，旁走经络。要点在火。火可动风，火可动痰，火可旁走经络，火可上冒薄厥。这位病人是旁走经络。今大便干，首先要通腑泻火。”用栀子金花汤。处方：栀子10g、黄芩10g、黄连10g、黄柏10g、大黄4g、丹皮10g、丹参20g、赤芍15g、生地30g、当归15g、钩藤10g、秦艽10g、地龙10g、海风藤10g、羚羊角粉1.8g（冲服）。7剂。

辨证用方思路：抓主证大便干燥、心烦、失眠、舌赤，辨为火中三黄泻心汤证，火证重，用栀子金花汤（栀子、黄芩、黄连、黄柏、大黄）泻火。火入血分，加丹皮、丹参、赤芍、生地，为犀角地黄汤法以凉血散血；火中动风，用羚羊角、钩藤，为俞根初羚角钩藤汤法以凉肝息风。从用此羚、钩分析，其证中当有眩晕、左肢时痉挛等。左侧肢体不遂，且麻木、酸痛，为火中旁走经络证，用秦艽、地龙、海风藤、黄连，为薛雪《湿热病篇》地龙二藤汤法，以疏通经络。因麻木明显，再加入当归。

特别提示：刘渡舟先生讲，本案特点是火中动风、旁走经络，因此，方中用了薛雪《湿热病篇》第4条方（鲜地龙、秦艽、威灵仙、滑石、苍耳子、丝瓜藤、海风藤、酒炒黄连）。我们曾将此方命名为“薛氏地龙二藤汤”，详见“讨论与小结”之“刘渡舟先生用时方”。

刘某某，女，74岁。1999年9月9日初诊。脑血栓，舌强不能语，食不下，口流涎，身无力，气短，大便干燥。舌红赤，苔黄而少，脉弦滑。处方一：黄芩10g、黄连10g、大黄5g、黄柏8g、栀子10g、玄参20g、麦冬30g、生地30g、龟甲15g、炙甘草10g。7剂，水煎服。处方二：安宫牛黄丸2丸。每次半丸，温水研化，用处方一汤药冲服。

辨证用方思路：抓主证舌赤、大便干燥，辨为火中三黄泻心汤证，火证重，用栀子金花汤以泻火；根据大便干燥、舌赤，辨为血分火热伤津的增液汤证，用玄、地、冬以凉血滋阴。其中龟甲、黄柏、生地，为朱震亨大补阴丸法，以滋阴降火。舌强不能言语，为火中内闭心包证，合用安宫牛黄丸以芳香透络开窍。

特别提示：之一，本案特点是火中生风、动痰、闭窍，故合用安宫牛黄丸透络开窍。临床上刘渡舟先生常用安宫牛黄丸治疗火热内闭心包的各类杂病。

之二，安宫牛黄丸是刘渡舟先生最喜欢用的时方之一，详见“讨论与小结”之“刘渡舟先生用时方”。

靖某某，男，65岁。1999年6月10日初诊。中风后遗症，言语障碍，说话吐字不清，痰在喉间。舌绛，苔黄腻，脉弦。刘渡舟先生在诊脉中讲：“此音痱之类，火中生风、生痰，风火交煽，痰阻厥阴心包。”用栀子金花汤。处方：大黄4g、黄芩10g、黄连10g、栀子10g、黄柏10g、苍术12g、半夏16g、陈皮10g、竹茹30g、天竺黄12g、连翘10g、水牛角20g、羚羊角粉1.8g（冲服）、钩藤15g。7剂。1999年6月24日二诊。睡眠好些了，一天吃三顿饭，但吃完饭后总想大便，喝水呛，舌短，伸不出口，说话不灵，喉间不利。舌红赤，苔白。处方一：至宝丹2丸，每天1丸，每次半丸，研开，分两次凉开水冲服。处方二：黄连10g、黄芩10g、大黄3g、水牛角20g、羚羊角粉1.8g（冲服）、钩藤15g、丹皮10g、丹参20g、白芍15g、玄参20g、生地15g、竹叶10g、天竺黄10g、半夏14g。7剂。

辨证用方思路：本案请刘渡舟先生诊治一年多时间，此仅选两次的诊治记录介绍之。一诊抓主证舌绛、苔黄腻，辨为火中三黄泻心汤证，火证重，用栀子金花汤。舌绛、语謇，为热入血分，动风、闭窍，故合入清宫汤法加水牛角、连翘凉血开窍；合入羚角钩藤汤法加羚羊角、钩藤息风。痰阻喉间、苔腻，为痰湿与热交结，故合平胃散、温胆汤法加苍术、半夏、陈皮、竹茹、天竺黄燥湿化痰。二诊已有转机，仍用三黄泻心汤泻火；舌赤，为热在血分，营热动风、闭窍则舌短，语言不利，故改用至宝丹开窍，合清营汤法加生地、丹皮、丹参、白芍、玄参、竹叶清营凉血，合羚角钩藤汤法加羚羊角、钩藤息风。喉间痰阻不利，佐天竺黄、半夏化痰。

特别提示：之一，刘渡舟先生对《温病条辨》方有深刻的研究，临证常用犀角地黄汤凉血散血，用清营汤清营透热，用清宫汤凉营开窍，用至宝丹、安宫牛黄丸、紫雪丹透络开窍，本案即是一例。

之二，清宫汤的运用，详见“讨论与小结”之“刘渡舟先生用时方”。

李某某，女，44岁。1999年6月3日初诊。中风后遗症，反应迟钝，腿肿，大便干。舌红赤，苔白，脉沉弦。用栀子金花汤。处方：黄连10g、黄芩10g、黄柏10g、栀子10g、大黄5g、丹参30g、牛膝10g、石决明30g、白芍20g、当归20g。7剂。1999年6月10日。服药大便通畅，但腿脚肿得厉害，呈凹陷性肿。舌黯、红赤，苔白。用三黄泻心汤合防己茯苓汤。处方：黄连6g、黄芩6g、黄柏6g、大黄6g、丹参30g、防己15g、茯苓30g、玉米须30g。7剂。1999年6月17日。服药后腿肿好些了，消化好转，痰不多，胸闷。舌红赤，苔白腻。用黄连解毒汤合越鞠丸。处方：黄连10g、黄芩10g、黄柏10g、栀子10g、苍术10g、香附10g、川芎10g、神曲10g、郁金10g。7剂。1999年6月24日。反应迟钝。舌紫暗，苔白厚腻，脉沉细。用栀子金花汤合血府逐瘀汤。处方：当归15g、白芍15g、生地20g、川芎10g、桃仁10g、红花10g、牛膝10g、枳壳10g、桔梗10g、柴胡10g、炙甘草6g、大黄4g、黄芩10g、黄连10g、栀子10g。14剂。1999年7月1日。脑子反应迟钝，表情呆滞，大便少。舌红，苔厚，脉沉滑数。处方一：安宫牛黄丸2丸。处方二：黄连10g、黄芩10g、黄柏10g、栀子10g、丹参30g。7剂。

辨证用方思路：一诊抓主证大便干，舌红赤，脉沉弦，辨为火中三黄泻心汤证，火证重，用栀子金花汤。另加丹参凉血活血，加牛膝引火下行，加石决明平肝潜阳，加白芍、当归滋肝之阴血。6月10日大便通畅，而下肢水肿明显，守法用栀子金花汤加丹参，合防己茯苓汤法，加防己、茯苓、玉米须利水。6月17日，根据舌红赤辨为火证黄连解毒汤证；抓主证胸闷，辨为越鞠丸证。用两方合法。另加郁金活血开窍。6月24日，抓主证舌红赤，辨为用栀子金花汤证；据舌紫黯，辨为血府逐瘀汤证。用两方合法以泻火逐瘀。7月1日，抓主证反应迟钝，表情呆滞，辨为火郁闭窍安宫牛黄丸证，用黄连解毒汤泻火，加丹参凉血散血，合安宫牛黄丸清心开窍。

16.用于治疗面部肌肉痉挛

李某某，男，60岁。1998年5月6日初诊。面肌痉挛，大便干，舌红。用栀子金花汤。处方：黄连8g、黄芩8g、黄柏8g、大黄4g、栀子10g、当归20g、生地30g、白芍30g、炙甘草12g。14剂。1998年5月20日。服药大便干好转，面肌仍痉挛。舌红，苔薄黄。用三黄泻心汤。处方：黄芩10g、黄连10g、大黄3g、当归20g、生地20g、蜈蚣2条、羚羊角粉1.8g（冲）、钩藤15g。14剂。

辨证用方思路：一诊抓主证大便干、舌红，辨为三黄泻心汤证，火证重，用栀子金花汤。面部肌肉痉挛与脚挛急病机相同，为芍药甘草汤证，故合入此方。另用当归、生地滋补阴血，滋阴济阳，兼活血通络。5月20日，守法用三黄泻心汤合归、地泻火热，滋阴血。另加蜈蚣、羚羊角、钩藤息风止痉。

特别提示：肌肉痉挛是难治病症，刘渡舟先生则从火证火热损伤经络考虑，用三黄泻心汤、栀子金花汤泻火以治之。从而为这类难治性病的辨治提供了思路。

田某某，男，50岁。1998年4月29日初诊。左面肌不适，时痉挛，左口角流涎。舌红赤，苔黄。用栀子金花汤。处方；黄芩8g、黄连8g、栀子10g、黄柏8g、大黄3g、生地20g、当归20g、竹沥三大匙（后下）。7剂。1998年5月20日。上方有效，左面肌不适与口角流涎减轻。舌红，苔黄略腻。用栀子金花汤。处方：黄连10g、黄芩10g、黄柏10g、栀子10g、大黄4g、羚羊角粉1.8g（冲）、姜黄10g、蝉蜕4g、僵蚕10g、钩藤15g、桑叶10g、菊花10g。7剂。1998年6月3日。左面肌拘紧不利，口舌生疮，有涎流出感。舌红赤、偏胖，苔白。用泻黄散。处方：藿香10g、防风10g、生石膏30g、栀子10g、甘草3g、蒲黄10g。7剂。1998年6月17日。左面肌拘紧不利稍减轻，口角潮湿，耳堵。舌胖大、苔白腻。用栀子金花汤。处方：黄芩10g、黄连10g、栀子10g、黄柏8g、大黄2g、当归15g、荷叶4g、白芷6g、葛根12g、连翘10g。7剂。

辨证用方思路：一诊抓主证舌红赤、苔黄，面肌肉痉挛辨为火证三黄泻心汤证，火重，用栀子金花汤。另加归、地滋阴血，济阳热，兼活血通络；根据口角流涎，辨为夹痰阻经络，故加竹沥清化风痰。5月20日，守方用栀子金花汤，另加僵蚕、蝉蜕、姜黄，合大黄为升降散，升清降浊，发散郁火，兼活血通络。再取羚角钩藤汤法加羚羊角、钩藤、菊花、桑叶平肝息风，疏散肝热。6月3日，抓主证口舌生疮，辨为泻黄散证，用原方。另加蒲黄活血止血以疗口疮。6月17日，守一诊方用栀子金花汤泻火，加当归补血活血。另仿连翘败毒散法加白芷、连翘、葛根疏散面部阳明经热毒；苔腻，加荷叶祛暑化湿。

特别提示：之一，刘渡舟先生常用升降散升清降浊，发散郁火，本案合入此方，还有活血通络的作用。

之二，泻黄散是刘渡舟先生喜欢用的时方，此方应用，详见“讨论与小结”之“刘渡舟先生用时方”。

17.用于治疗颜面神经麻痹

江某，男，45岁。1997年3月26日初诊。右颜面神经麻痹3个月，右侧面颊麻木麻痹，口苦，胸闷，唇干，心烦。舌红，苔薄白，脉弦滑。用三黄泻心汤合小柴胡汤。处方：黄芩10g、黄连10g、黄柏10g、大黄3g、栀子10g、柴胡16g、半夏10g、生姜10g、党参6g、炙甘草6g、大枣7枚、连翘10g、白芷10g、天花粉10g、漏芦10g、牛蒡子10g、葛根14g。7剂。

辨证用方思路：抓主证心烦、口苦、舌红、脉弦滑，辨为火证三黄泻心汤证，火重，用栀子金花汤。另据口苦一症，辨为小柴胡汤证，合入小柴胡汤。病变在面颊一侧，据此辨为连翘败毒饮证，加连翘、天花粉、牛蒡子、白芷、漏芦、葛根，合柴胡以清解疏散少阳、阳明经络热毒。

特别提示：刘渡舟先生对《医宗金鉴·伤寒心法要决·伤寒附法》连翘败毒饮有深刻的研究，凡遇面颊部肿痛、麻痹，属于火热证者，辄用此方。此方用法，详见“讨论与小结”之“刘渡舟先生用时方”。

18.用于治疗大动脉炎

梁某某，男，70岁。1999年11月3日初诊。大动脉炎，左半身麻木而痒，大便干。舌红，苔白腻，脉滑略数。用栀子金花汤。处方：黄芩6g、黄连6g、黄柏6g、栀子10g、大黄4g、忍冬藤30g、鸡血藤12g。7剂。

辨证用方思路：抓主证大便干、舌红、脉滑数、半身麻木而痒，辨为火郁损伤经脉三黄泻心汤证，火重，用栀子金花汤。另加忍冬藤、鸡血藤活血通络。

19.用治脱髓鞘病（demyelination）

邢某某，男，49岁。1997年5月14日初诊。脱髓鞘病，双下肢麻，尚可行走，腿疼，大便不畅。舌红，苔白，脉弦滑数。用栀子金花汤。处方：黄芩10g、黄连10g、黄柏10g、栀子10g、大黄4g、羚羊角粉1.8g（分冲）、钩藤15g、僵蚕10g、片姜黄10g、蝉蜕6g。7剂。

辨证用方思路：抓主证大便不畅、脉弦滑数，辨为火中经脉三黄泻心汤证，火证重，用栀子金花汤。另用僵蚕、蝉蜕、片姜黄，合大黄，为升降散，升清降浊，发散郁火，兼通经络。再取羚角钩藤汤法加羚羊角、钩藤息风止痉。

20.用于治疗痛风

刘某，男，44岁。1999年8月5日。痛风，尿酸高，血尿酸不高，右手腕外侧肿痛不能转动，弯曲不了，左脚底疼，多汗，大便次数多，每天2~3次，但不稀。舌红，苔白，脉弦数。用升麻葛根汤合五味消毒饮。处方：升麻6g、葛根14g、白芍16g、炙甘草3g、金银花14g、连翘12g、紫花地丁10g、蒲公英10g、玄参16g、茜草10g。7剂。1999年8月19日。疼痛减轻，舌红，苔薄白，脉滑弦。用升麻葛根汤合犀角地黄汤。处方：升麻3g、葛根4g、炙甘草3g、水牛角20g（先煎）、生地30g、白芍15g、玄参20g、金银花10g、连翘10g、蒲公英12g、紫花地丁12g。7剂。1999年8月26日。服药疼痛缓解，现手腕关节疼，有走窜感。舌红，苔白略腻，脉滑弦。用三黄泻心汤合犀角地黄汤与五味消毒饮。处方：黄芩8g、黄连10g、大黄3g、金银花10g、连翘10g、蒲公英10g、紫花地丁10g、藏红花1g、丹参15g、水牛角20g（先煎）、生地30g、丹皮20g、赤芍10g、当归15g、鸡血藤12g。7剂。1999年9月2日。肿消多了，疼痛见好，右手腕痛减轻，也有劲了。用四妙勇安汤合犀角地黄汤。处方：当归30g、玄参30g、金银花15g、生甘草10g、丹参20g、丹皮10g、水牛角20g（先煎）、紫花地丁10g、蒲公英10g、藏红花1g。7剂。

辨证用方思路：一诊根据疼痛部位，辨为手阳明经热毒，方用升麻葛根汤疏散阳明经热毒，合五味消毒饮清热解毒。另用玄参、茜草，合金银花、甘草，为四妙勇安汤法，去当归之辛温，加茜草凉血，以清泻血分热毒。8月19日，守法再合入犀角地黄汤凉血散血。8月26日，根据关节痛而有走窜感，辨为火灼经络三黄泻心汤证，用此方。另合犀角地黄汤凉血散血，合五味消毒饮清热解毒，再加当归、丹参、鸡血藤、藏红花活血通络。9月2日，已见显效，改用四妙勇安汤、犀角地黄汤、五味消毒饮合方化裁。

特别提示：之一，刘渡舟先生治疗痛风最注重辨经络，疼痛的经络部位不同，用方则不同，足、踝关节疼痛在足阳明经者，多用白虎汤、白虎加桂枝汤；手指、腕关节痛在手阳明经者，用升麻葛根汤。升麻葛根汤原治痘疹、麻疹，但其中升、葛可疏散阳明经热毒，芍、甘为芍药甘草汤可缓经脉挛急而止痛，故先生拓展用其治疗痛风。另外，四妙勇安汤原治脱疽，先生也常用此方治疗痛风。

之二，升麻葛根汤、四妙勇安汤是刘渡舟先生常用时方，详见“讨论与小结”之“刘渡舟先生用时方”。

21.用于治疗多系统萎缩（multiple system atrophy，MSA）

杨某某，女，57岁。1999年3月24日初诊。多系统萎缩，头晕头胀，全身无力而疼，手颤，失眠，心烦，足热，大便干。舌红，苔白腻，脉细数。用栀子金花汤。处方：黄芩10g、黄连10g、栀子10g、黄柏10、大黄4g、羚羊角粉1.8g（分冲）、钩藤15g、生地30g、当归20g、白芍30g、炙甘草10g。7剂。1999年3月31日。服药头胀减，已能行走，现身无力，活动受限，纳少，不欲食，寐差，大便干。舌红，苔白。用栀子金花汤。处方：黄芩10g、黄连10g、大黄6g、栀子10g、黄柏10g、羚羊角粉

2g（分冲）、钩藤15g、白芍20g、炙甘草10g、当归16g、生地20g、枳实10g、桔梗10g、香附10g、陈皮10g、青皮10g。7剂。1999年4月7日。服药有效，头晕胀，全身僵硬，舌硬，手凉而颤。舌红，苔薄。用三黄泻心汤合三甲复脉汤。处方：龟甲15g（先煎）、鳖甲15g（先煎）、生地30g、麦冬30g、阿胶10g（烊化）、白芍20g、炙草10g、生石决明30g、丹皮10g、大黄3g、黄芩8g、黄连10g。7剂。

辨证用方思路：一诊抓主证心烦、失眠、大便干、脉细数，辨为三黄泻心汤证，火证重，用栀子金花汤。根据手颤，辨为火热生风，故取羚角钩藤汤法加羚羊角、钩藤、生地、白芍，平肝息风；加当归，合生地、白芍，滋阴血而济火敛阳。其白芍、甘草为芍药甘草汤，可止痉挛。3月31日，守法用前方，又根据纳少不欲食，合入化肝煎法，加青皮、陈皮、香附、枳实、桔梗疏利肝胃之气。4月7日，继续用三黄泻心汤，又根据全身僵硬、手颤，辨为三甲复脉汤证，合入此方以滋阴息风。

特别提示：刘渡舟先生临证常用吴瑭《温病条辨》三甲复脉汤、大定风珠治疗肝肾真阴亏损，虚风内动的震颤、心动悸、眩晕等杂病，是其辨方证用时方的常用方。这两方详见“讨论与小结”之“刘渡舟先生用时方”。

22.用于治疗运动神经元损伤

张某某，男，69岁。1998年12月8日初诊。1990年出现肌肉萎缩，经某医院诊断为运动神经元损伤。现肌肉萎缩，下肢无力，肿痛，小便黄，大便结。舌红，苔白腻，脉滑。用加味苍柏散。处方：苍术6g、白术6g、羌活6g、独活6g、生地10g、当归12g、白芍12g、知母10g、黄柏10g、牛膝10g、炙甘草6g、木通8g、防己12g、木瓜12g、槟榔12g、龙胆草10g。7剂。1998年12月23日二诊。服药腿痛好转，双足肿，眠差，大便不干。上方去龙胆草，加忍冬藤20g。7剂。1998年12月30日三诊。足肿消，足不麻，腿痛时好时坏，时心悸。舌红，苔薄腻。用加减术防己汤。处方：防己15g、桂枝12g、生石膏30g、杏仁10g、薏苡仁30g、滑石15g、通草10g、海桐皮12g、片姜黄12g、蚕沙10g、石见穿10g、苍术10g。7剂……1999年11月3日。行走困难，大便难，2天1次，心烦。舌红，苔薄黄、中无苔。用升降散。处方：片姜黄12g、大黄4g、蝉衣10g、僵蚕10g、忍冬藤20g。7剂。1999年12月1日。足肿，腿软无力，有痰，大便干、心烦。舌红，苔薄黄腻。用栀子金花汤。处方：大黄4g、黄芩10g、黄连10g、栀子10g、黄柏10g、忍冬藤15g、鸡血藤15g、丹参15g。7剂。1999年12月8日。服药后足肿消失，大便2天1次，偏干，体疲胸疼，口苦。舌黯红，苔薄黄，脉弦滑。用大柴胡汤。处方：柴胡16g、大黄5g、黄芩10g、半夏15g、枳实10g、白芍16g、生姜12g、大枣7枚、忍冬藤20、丹参15g、栀子10g。7剂。1999年12月22日。口苦减轻，咽中有痰，失眠，大便干。舌黯红，苔灰黑黄腻，脉滑数。用栀子金花汤合大柴胡汤。处方：黄连6g、黄芩6g、黄柏6g、栀子10g、大黄5g、柴胡10g、枳实10g、白芍16g、丹参20g、忍冬藤30g、川芎8g。7剂。2000年1月19日。药后大便已通，睡眠好转，腿疼减轻，腰怕冷，手足冷，咽有痰。舌红，苔薄白，脉弦滑数。用栀子金花汤合四逆散。处方：柴胡15g、枳实12g、白芍16、炙甘草6g、黄芩8g、黄连8g、黄柏8g、栀子10g、大黄5g。7剂。2000年2月2日。药后大便通畅，憋气，咽中有痰。舌红偏胖，苔褐腻。用芩连温胆汤。处方：黄芩8g、黄连8g、半夏16g、陈皮10g、茯苓20g、枳实10g、竹茹30g、炙甘草6g、生姜6g、海蛤壳20g、青黛10g（布包）。14剂。

辨证用方思路：本案从1998年12月8日至2000年2月2日我们有完整的记录，刘渡舟先生曾据证用过加味苍柏散、加减木防己汤、麻黄汤、葛根汤、当归拈痛汤、羌活胜湿汤、芩连温胆汤、柴葛解肌汤、三仁汤、桂枝加瓜蒌根汤、调胃承气汤、小承气汤、猪苓汤、启膈散、白虎加桂枝汤、四妙丸、小柴胡加石膏汤、大柴胡汤、升降散、三黄泻心汤、黄连解毒汤等方。以上仅选与三黄泻心汤有关的几诊作了介绍。在以上几诊中，第一诊抓主证下肢肿痛，小便黄，大便干结，辨为湿热加味苍柏散证，用此方。加龙胆草清泻肝胆经湿热。二诊大便已不干结，去苦寒之龙胆草，加忍冬藤通络。三诊抓主证心悸，腿痛，苔薄腻，辨为吴瑭《温病条辨》加减木防己汤证，用此方。因此方从《金匮》木防己汤变化而出，方中有桂枝配防己，可治支饮喘满、心下痞坚、面色黧黑、心悸之证，吴瑭加减方又主治湿热痹。处方据吴瑭方后加减法，痛者，加海桐皮、片姜黄；据吴瑭另一治湿热痹方中焦宣痹汤法加晚蚕沙；据四妙丸法加苍术合薏苡仁；所加石见穿是先生治痹的经验用药。1999年11月3日，大便难，心烦，苔薄黄，是火郁之升降散证，用此方，加忍冬藤清宣通络。1999年12月1日，抓主证大便干、心烦、舌红，苔薄黄腻，辨为三黄泻心汤证，火证重，用栀子金花汤，另加忍冬藤、鸡血藤、丹参活血通络。1999年12月8日，抓主证口苦，大便干，胸痛，辨为大柴胡汤证，用大柴胡汤，加忍冬藤、丹参活血通络；加栀子合黄芩、黄连，寓黄连解毒汤法泻火燥湿解毒。1999年12月22日，抓主证口苦、大便干，辨为大柴胡汤证；抓主证失眠，舌红，苔黄腻，脉滑数，辨为栀子金花汤证，用两方合法，不呕，去半夏、生姜。另加忍冬藤、丹参、川芎活血通络止痛。2000年1月19日，大便通，抓主证手足冷、腰怕冷，辨为四逆散证；据睡眠不好，舌红，脉弦滑数，辨为三黄泻心汤证，火重，用栀子金花汤。2000年2月2日，抓主证憋气，咽中有痰，舌红偏胖，苔褐腻，结合睡眠不佳，辨为芩连温胆汤证，用此方，另合黛蛤散清热化痰。

特别提示：四妙丸、黛蛤散是刘渡舟先生常用时方，此两方详见“讨论与小结”之“刘渡舟先生用时方”。

23.用于治疗莱姆病

王某，女，42岁。1997年9月10日。莱姆病，浑身疼痛，颈背腰部疼痛尤甚，背冷，手足发麻，舌麻，头皮麻，口渴，饮水甚多，饮不解渴，耳鸣，阴痒，尿灼热，大便干，痛经。舌红，苔白厚腻，脉数。用白虎汤合柴胡达原饮。处方：生石膏30g、知母10g、粳米20g、炙甘草6g、草果6g、槟榔6g、厚朴10g、苍术10g、黄芩8g、柴胡12g、枳壳6g。7剂。1997年9月17日。心烦，口渴喜饮，耳鸣，背凉腰疼，阴痒，尿灼热，大便不爽。舌红，苔白腻。用龙胆泻肝汤合当归贝母苦参丸。处方：龙胆草10g、栀子10g、黄芩10g、柴胡16g、当归15g、车前子12g（包煎）、泽泻12g、生甘草4g、苦参10g、浙贝母14g、蛇床子10g、枳实10g。7剂。1997年10月8日。颈背腰疼痛，手足麻，舌麻，头皮麻，大便不畅，阴痒。舌红，苔白腻。用加减木防己汤。处方：防己15g、桂枝10g、石膏30g、杏仁10g、薏苡仁30g、滑石15g、通草10g、海桐皮12g、片姜黄12g、晚蚕沙10g、石见穿10g、当归15g、浙贝母10g、苦参10g。7剂。1998年4月16日。肌肉发麻，皮下窜痛，身痒，大便不爽，便物秽臭，皮肤出火疖子。舌红，苔黄后腻，脉弦数。用栀子金花汤。处方：大黄3g、黄连10g、黄芩10g、栀子10g、黄柏10g、蒲公英10g、紫花地丁10g、连翘10g、玄参10g。7剂。1998年6月24日。全身发紧，关节、肌肉发胀、发紧、疼痛，头痛，牙龈肿痛、大便黏滞秽臭，小便灼热。舌红，苔白厚腻。用三黄泻心汤合平胃散（清胃理脾汤）。处方：大黄3g、黄连3g、黄芩6g、柴胡12g、苍术10g、厚朴15g、陈皮10g、炙甘草3g。7剂。1998年8月12日。尿热不利，尿频，口干，头昏，舌麻，小腹坠胀，腰及足跟痛，手凉。舌红，苔黄腻，脉弦数。用茵陈蒿汤合四逆散。处方：大黄3g、栀子6g、茵陈15g、柴胡15g、枳实10g、白芍15g、炙甘草6g。7剂。1998年12月30日。月经期，身麻身痛，咽干痛，会阴灼热而痒。舌红，苔腻。用升麻鳖甲汤。处方：当归20g、鳖甲20g、升麻3g、炙甘草8g、炒川椒1g、雄黄1g（布包煎）。3剂。1999年1

月13日。大便干，下半身凉，会阴肛门灼热而痒，小腹坠胀。舌红，苔黄。用栀子金花汤。处方：黄连10g、黄芩10g、大黄3g、黄柏10g、栀子10g。7剂。1999年2月10日。面部痤疮，流黄鼻涕，晨起目及唇肿，口渴，心烦，会阴热痒，二便热。舌红，苔白腻。用杏仁石膏汤。处方：杏仁10g、生石膏30g、半夏12g、栀子10g、黄柏8g、枳实8g、生姜12g、茵陈15g、射干10g、枇杷叶14g。14剂。1999年3月31日。外阴痒减，大便黏滞，小便热，胃脘胀，小腹坠痛。舌红，苔白腻。用三石汤。处方：滑石16g、生石膏20g、寒水石10g、杏仁10g、金银花12g、连翘10g、晚蚕沙10g（布包）、防己12g、薏苡仁14g、苍术10g、枳壳10g、桔梗10g。7剂。1999年9月9日。浑身痛，阴痒，小便灼热。舌红，苔腻。用黄连解毒汤合当归贝母苦参丸与六一散。处方：黄连6g、黄芩6g、栀子6g、黄柏8g、苦参10g、当归16g、浙贝母10g、生甘草3g、滑石16g、竹叶10g、枳壳10g、桔梗6g。7剂。药后大便通畅。2000年2月2日。耳鸣，面部痤疮，皮肤出疖子，大便不爽。舌红，苔黄腻。用栀子金花汤合犀角地黄汤。处方：黄芩6g、黄连6g、大黄3g、栀子6g、枇杷叶15g、连翘10g、芦根30g、生地12g、丹皮10g、赤芍10g、水牛角粉6g（分冲）。14剂。

辨证用方思路：本案经北京某医院确诊为莱姆病，曾多次住院治疗。从1997年9月10日至2000年3月15日一直请刘渡舟先生诊治，我们有详细的记录。本案最终完全治愈，患者至今健康的上班工作。值得一提的是，本案患者在请刘渡舟先生诊治以前曾请另外几位专家诊治，患者每次叙述病状总是说她异常疲累，全身无力，因此专家们均给用黄芪、人参之类的补药，患者也认为自己是大虚而乐于接受，但改由刘渡舟先生诊治时，先生据脉舌证，断然停止补法，重用石膏、知母、三黄泻心汤泻火解毒燥湿，遂逐渐见效，最终而愈。以上仅选用与三黄泻心汤有关的几诊作了介绍，现解释辨证用方思路如下。1997年9月10日，抓主证口渴、饮不解渴，辨为白虎汤证；根据苔厚腻，辨为湿阻膜原之柴胡达原饮证，用两方合法。先生但见舌苔白厚腻如积粉者，辄用吴有性达原饮法，而且更喜欢用俞根初根据达原饮化裁制订的柴胡达原饮，本诊即是一例。1997年9月17日，抓主证心烦、耳鸣、小便灼热，辨为龙胆泻肝汤证；抓主证阴痒，辨为当归贝母苦参丸证。用两方合法。湿盛，不用生地，另加蛇床子止阴痒，加枳实治大便不爽。1997年10月8日，根据颈背腰疼痛、手足麻、舌红苔厚腻，辨为湿热痹加减木防己汤证，用此方。另仿中焦宣痹汤法加蚕沙；遵吴瑭原加减法加海桐皮、片姜黄；根据自己经验加石见穿。仍阴痒，合用当归贝母苦参丸。1998年4月16日，抓主证身痒、大便秽臭不爽、皮肤出火疖，辨为火证三黄泻心汤证，用栀子金花汤，另合五味消毒饮清热解毒，加玄参凉血。1998年6月24日，抓主证牙龈肿痛、舌红、苔厚腻，辨为清胃理脾汤证，用此方。该方由三黄泻心汤合平胃散组成，刘渡舟先生遵照《医宗金鉴·杂病心法要诀》用法，常用其治疗“大便黏秽小便赤，饮食爱冷口舌疮”之火湿、湿热郁结证。加柴胡，等于合入了柴平汤，旨在兼以清疏肝胆湿热。1998年8月12日，抓主证尿热不利、口干、舌苔黄腻，辨为湿热茵陈蒿汤证；根据小腹坠胀、足跟痛、手凉，辨为四逆散证，用两方合法。1998年12月30日，根据身麻痛、咽干痛、会阴灼热而痒，辨为阳毒升麻鳖甲汤证，用原方。1999年1月13日，根据大便干、下半身凉、舌红、苔黄，辨为火郁阳不伸展之三黄泻心汤证，火郁重，用栀子金花汤。1999年2月10日，抓主证口渴、心烦、唇肿、苔腻，辨为吴瑭杏仁石膏汤证，用此原方。另仿甘露消毒丹法加茵陈、射干宣利湿热，仿枇杷清肺饮法加枇杷叶治痤疮。刘渡舟先生特别喜欢用吴瑭《温病条辨》杏仁石膏汤，简称此方名“杏子汤”，其用此方的辨识要点是，上焦湿热，口渴、心烦、苔腻等。1999年3月31日，根据大便黏滞、小便热、胃脘痞胀、苔腻，辨为吴瑭三石汤证，以此方去竹茹、通草、金汁，清宣湿热，合吴瑭中焦宣痹汤法，加防己、蚕沙、薏苡仁、连翘治湿热痹痛，另加苍术燥湿，加枳、桔宣畅气机。刘渡舟先生特别喜欢用吴瑭三石汤治疗湿热蕴郁，热重于湿者，此诊即是一例。1999年9月9日，抓主证身痛、阴痒、小便灼热、舌红、苔腻，辨为黄连解毒汤证、当归贝母苦参丸证、六一散证，用三方合法。另加竹叶清热，加枳壳、桔梗宣畅气机。2000年2月2日，根据面部痤疮，皮肤出疖子，辨为血分热毒壅盛的栀子金花合犀角地黄汤证，用此方，另合枇杷清肺饮加枇杷叶治痤疮，加芦根清热。

特别提示：之一，刘渡舟先生常用《金匮要略》当归贝母苦参丸治疗妇人阴痒，或泌尿道感染小便涩痛，已成为先生的经验用法。

之二，先生特别喜欢用《金匮要略》升麻鳖甲汤，以之治疗上见咽干肿痛，下见阴痒、阴疮等类似阳毒之病症。其创新用法是，用此方加白英、紫花地丁等药治疗牛皮癣、银屑病等皮肤病。

24.用于治疗老年性痴呆

彭某某，男，71岁。1997年5月21日初诊。老年性血管性痴呆，脑梗死，脑萎缩。行走不稳，语言不利，反应迟钝，记忆力差，心烦，大便干，尿黄。舌红，苔黄。

用栀子金花汤。处方：黄连8g、黄芩8g、栀子10g、黄柏8g、大黄4g（后下）、白芍20g、木瓜10g、牛膝10g、菊花10g、龙胆草6g、生地15g、当归15g。7剂。

辨证用方思路：抓主证心烦、大便干、尿黄、舌红苔黄，辨为火证泻心汤证。火重，用栀子金花汤。另加生地、白芍、当归滋肝阴补肝血，加木瓜酸以敛肝柔肝，加牛膝引血下行、引火下行，加菊花、龙胆草清泻肝火。

25.用三黄泻心合温胆汤治疗失眠

吴某某，女，32岁。1998年8月5日初诊。失眠，心烦，头晕，项强，腰酸，大便干。舌红，苔黄腻。用三黄泻心汤合温胆汤。处方：黄芩10g、黄连10g、大黄1g、陈皮10g、半夏15g、茯苓15g、炙甘草6g、枳实10g、竹茹15g、生姜10g。7剂。1998年8月12日二诊。头晕、失眠好转。舌红，苔薄黄，脉滑。用三黄泻心汤合当归六黄汤。处方：当归15g、黄芪20g、生地15g、熟地15g、黄连3g、黄芩3g、黄柏3g、大黄3g。7剂。

辨证用方思路：一诊抓主证心烦、大便干，辨为三黄泻心汤证；失眠，舌苔黄腻，为温胆汤证。用两方合法。二诊苔转薄黄，不腻，改用三黄泻心汤合当归六黄汤调治。

特别提示：三黄泻心汤合温胆汤是刘渡舟先生经方与时方接轨运用的经验方。

马某，男，27岁。1999年12月22日初诊。失眠，多梦，心烦，乏力，大便时干时稀。舌红，苔白腻。用三黄泻心汤合温胆汤。处方：黄芩5g、黄连6g、大黄1.5g、半夏16g、陈皮10g、茯苓15g、竹茹30g、枳实6g、炒枣仁30g。7剂。

辨证用方思路：心烦、失眠，为三黄泻心汤证；失眠，苔腻，为温胆汤证。用两方合法。

26.用于治疗精神性疾病

李某某，女，44岁。1999年7月15日。抑郁症，精神抑郁，情绪不稳定，睡眠不安，大便干燥，数天1次。舌深红，苔薄白偏腻，脉弦略数。用泻心汤。处方：大黄4g、黄芩6g、黄连8g、栀子6g、生地20g、当归20g、朱砂粉1g（冲服）、炙甘草6g。7剂。

辨证用方思路：抓主证大便干燥、情绪抑郁，辨为三黄泻心汤证；根据睡眠不安，辨为朱砂安神丸证。用两方合法。加栀子，即合入栀子金花汤法以加强泻火。

特别提示：刘渡舟老师常用朱砂安神丸治疗心神不宁的失眠、精神不稳定等病症，为其辨方证用时方的常用方。此方详见“讨论与小结”之“刘渡舟先生用时方”。

胡某某，男，34岁。1998年9月23日初诊。精神紧张，烦躁，眠差。舌红，苔白腻，脉大而滑。用黄连解毒汤。处方：黄连10g、黄芩10g、黄柏10g、栀子10g、珍珠粉2g（分冲）。7剂。

辨证用方思路：抓主证烦躁、舌红、脉大滑，辨为火证黄连解毒汤证，用原方。精神紧张，睡眠不佳，为肝阳偏亢，心神不宁，加珍珠粉平肝宁神。

路某某，女，17岁。1999年12月29日初诊。精神强迫症，有“三幻”症，经前加重，心烦，失眠，大便干。舌红，苔黄腻。用栀子金花汤合至宝丹。处方一：黄芩10g、黄连10g、黄柏10g、栀子10g、大黄5g、半夏16g、竹茹30g、天竺黄10g、竹沥2匙、生地30g、当归20g。7剂。水煎服。处方二：局方至宝丹，2丸。每日1丸，分两次温水服。2000年1月5日二诊。服药后大便通畅，幻视、幻听、幻觉减轻，但仍心烦急躁，怕热贪凉，头晕，求偶心切。舌黯红，苔薄白，脉弦滑。用芩连温胆汤。处方：黄芩10g、黄连10g、半夏16g、陈皮10g、竹茹30g、生姜10g、茯苓20g、枳实10g、天竺黄10g、羚羊角粉1.8g（分冲）、钩藤15g、白芍15g、天麻8g。7剂。2000年1月12日，服上方诸证减轻，烦躁好转，求偶心减轻，情绪较前安定，矢气秽臭。舌红，苔薄白，脉细弦。用知柏地黄汤。处方：知母10g、黄柏10g、生地30g、山药15g、茯苓10g、山萸肉15g、丹皮10g、泽泻10g、龟甲12g。7剂。

辨证用方思路：一诊抓主证心烦、失眠、大便干、舌红、苔黄腻，辨为火证泻心汤证，火重，用栀子金花汤。另加生地、当归凉血滋阴血；仿温胆汤法加半夏、竹茹、天竺黄、竹沥化痰开窍。同时，用至宝丹芳香透络开窍。二诊见效，改用芩连温胆汤清胆和胃；另仿羚角钩藤汤法加羚羊角、钩藤、白芍、天麻平肝息风。1月12日，诸证减轻。抓主证细弦，辨为知柏地黄丸证，用此方。另仿大补阴丸法加龟甲滋阴。

特别提示：此案三诊三法三方，据证遣方用药，体现了刘渡舟先生证变则方变，证转则方转的手法。

27.用于治疗性功能低下阳痿

孙某，男，35岁。1998年10月14日初诊。性功能低下，心烦，失眠，尿频不利，大便干。舌红，苔白腻，脉弦。用栀子金花汤。处方：黄芩6g、黄连6g、黄柏6g、栀子6g、大黄3g、车前子12g、猪苓20g、竹叶12g、白芍16g、当归15g、生地15g。7剂。1998年10月28日二诊。失眠、性功能好转，但性功能仍差，大便调，素患乙肝“小三阳”。舌尖红，苔白，脉弦。用黄连解毒汤合四逆散。处方：黄连10g、黄芩

10g、黄柏10g、栀子10g、枳实10g、柴胡16g、白芍12g、炙甘草6g。7剂。

辨证用方思路：一诊抓主证心烦、失眠、大便干，辨为三黄泻心汤证，火证重，用栀子金花汤。加当归、白芍、生地，滋阴血，济火敛阳。尿频不利，加竹叶、猪苓、车前子利尿。二诊大便通调，改用黄连解毒汤泻火，四逆散疏肝郁。

战某，男，35岁。1998年3月18日初诊。夜半失眠2年，遗精、阳痿半年，心烦急躁。舌红，苔白腻，脉大滑。用栀子金花汤。处方：黄连8g、黄芩8g、黄柏8g、栀子10g、大黄3g、酸枣仁30g。7剂。1998年3月25日。身起痒疹，周身皮肤瘙痒，失眠。舌红，苔白，脉弦。用栀子金花汤。处方：栀子10g、大黄3g、黄芩10g、黄连10g、黄柏10g、酸枣仁30g、知母10g。7剂。1998年4月8日。仍失眠，遗精，大便稀，日2~3次。舌红，苔白。用柴胡桂枝干姜汤。处方：柴胡14g、黄芩3g、桂枝12g、干姜10g、炙甘草10g、花粉10g、龙骨30g（先煎）、牡蛎30g（先煎）。14剂。

辨证用方思路：一诊抓主证心烦急躁、舌红、脉大滑，辨为火证三黄泻心汤证，火证重，用栀子金花汤。失眠，加酸枣仁。3月25日，守法用栀子金花汤，合酸枣仁汤法加知母、酸枣仁。4月8日，抓主证大便稀，辨为柴胡桂枝干姜汤证，用此方。失眠、遗精，取桂枝加龙骨牡蛎汤法加龙骨、牡蛎宁心安神。

二、临摹实践与体会

我们遵从刘渡舟先生的经验，临床上应用大黄黄连泻心汤、泻心汤、黄连解毒汤、栀子金花汤治疗疑难怪病，治验颇多。现介绍有关医案如下。

1.用于治疗大腿发凉

韩某某，男，50岁。2005年3月29日初诊。半年以来自觉两大腿前侧面发凉，往外冒凉气，并感到大腿有“咕咚一声”的凉气冲动音。胃脘也觉冷风嗖嗖，冒凉气不断，睾丸发黏发湿。半年来四处寻找名医治疗，所用处方几乎全是黄芪剂、附子剂，但无一方有效。诊时见患者体格健壮，颜面红赤，额部冒汗，目赤、炯炯有神，大便干燥，口干。舌红赤，苔黄燥，脉沉弦滑大略数。据脉舌辨为火证，诸凉感均由火郁阳气不伸所致。用三黄泻心汤、白虎汤化裁，处方：黄连8g、黄芩10g、酒大黄5g、生栀子10g、生石膏50g（先煎）、知母10g、炙甘草10g。7剂。2005年4月5日二诊。服药自觉上部火热之气顿消，脚已变暖，大腿已经不凉，腿部吹凉风、冒凉气感、咕咚声随之消失，睾丸潮湿明显减轻。唯小腿外侧仍微怕凉，面赤红，鼻子根部发红、蜕皮，头皮屑颇多、瘙痒，大便仍然偏干，2日1次。脉滑数，舌红赤，苔偏黄。仍用上法，处方：生大黄10g、黄芩10g、黄连6g、栀子10g、生石膏40g、知母10g、炙甘草6g。7剂。2005年4月12日三诊。服药第一天排出黑色稀便甚多，臭秽，第二天大便转为正常，腿凉随之消失，睾丸潮湿痊愈。唯左侧胸部至胁下胀痛。脉弦滑略数，舌红赤，苔薄黄。改用大柴胡汤，处方：柴胡24g、黄芩10g、白芍10g、枳实10g、生大黄10g、生姜6g、大枣7枚。7剂。胸胁痛等症痊愈。（张文选医案）

2.用于治疗臀以下冰冷

董某某，男，65岁。2006年3月7日初诊。患者自觉臀部、两髋冰冷往外冒凉气，从臀部向下延至大腿后侧也冰冷难忍，右腿为重。睾丸潮湿，阴茎睾丸发凉。四肢发胀，做较强运动则汗出，汗液冰冷，汗后全身发凉。曾多处求医诊治，观前医所用处方均为温阳祛寒、补气升阳方，其中一方附子用30g，黄芪用60g，但毫无效果。舌红赤，苔黄，脉滑大略数。患者自述多年前在黑龙江居住，一年冬天曾在野外雪地工作受寒，认为臀以下冰冷可能与此有关。根据病史脉舌，辨为大青龙汤证，处大青龙汤原方3剂，嘱患者服药后多饮热水并覆被发汗。2006年3月11日二诊。如法服药后，汗出，臀部下肢冰冷有所减轻，但效果不明显。脉仍滑大略数，舌仍红赤。细细询问，大便不干，但小便发黄，气味浊臭，眼睛干涩，口气秽浊。从火郁阳遏、火郁生寒考虑，改用三黄泻心汤法，处方：黄连8g、黄芩10g、酒大黄5g。3剂。2006年3月14日三诊。服药1剂，痛快地泻大便1次，排出臭秽大便颇多，臀、髋、大腿后部冰冷顿时变温，第二天大便正常，臀部向下温暖，四肢胀消。上方加生栀子10g、黄柏10g。6剂。臀以下冰冷告愈。（张文选医案）

3.用于治疗前列腺炎

董某某，男，32岁。2005年3月29日初诊。患者素有前列腺炎，最近因长时间开车疲劳后病情加重，自觉肛门与睾丸之间胀痛，大腿根部牵扯性疼痛，大便时尿道滴出白色液体，性功能减退，有时阴茎不能勃起，早泄，心烦急躁。脉弦滑略数，舌红赤而干，苔黄白相兼。从火证论治，用栀子金花汤合当归贝母苦参丸化裁。处方：黄连8g、黄芩10g、酒大黄5g、黄柏10g、栀子10g、浙贝母10g、苦参10g、当归10g。7剂。2005年5月28日二诊。因服药有效，患者遂自行取14剂，共服用21剂，肛门与睾丸间疼痛消失，大便时尿道不再滴白。诊脉弦长大滑，舌红，苔薄白。守法用上方合龙胆泻肝汤化裁。处方：黄连8g、黄芩10g、酒大黄5g、黄柏10g、栀子10g、浙贝母10g、苦参10g、当归10g、龙胆草8g、柴胡12g、生地黄10g、通草3g、车前子10g、泽泻10g、地龙10g。7剂。患者自觉此方服后周身爽快，遂自行取药服30剂，不仅前列腺炎得到控制，而且性功能也恢复正常，阳痿、早泄痊愈。（张文选医案）

4.用于治疗逆经

张某某，女，20岁。北京某大学学生。2016年7月20日初诊。每次月经前与月经期鼻衄，鼻腔出血量很多。诊时适逢月经来临，每天清早鼻子流血，月经正常，大便偏干，心烦，睡眠差。舌红赤，苔薄黄，脉弦略数。用三黄泻心汤。处方：大黄4g、黄连10g、黄芩10g。3剂。服3剂，逆经鼻衄痊愈。1年后随访再未发生鼻衄。（张文选医案）

5.用于治疗口臭

朱某某，男，30岁。2004年10月9日初诊。口臭数年，大便正常，小便黄，面部痤疮较密集。舌红，苔白，脉弦细。用三黄泻心汤加味。处方：黄连5g、黄芩10g、大黄5g、栀子10g、白蔻仁6g、佩兰10g、草果3g、石菖蒲10g、生蒲黄10g、荆芥6g。6剂。2004年10月16日二诊。服药后口臭明显减轻，根据其夫人所定的口臭指数（由1至10），说已经降至3左右。方中虽有大黄，但并未见大便溏。舌偏红，苔中心白腻，脉弦长细略数。用三黄泻心汤。处方：大黄5g、黄连6g、黄芩10g、栀子10g、苍术6g、白蔻仁6g、草蔻仁6g、石菖蒲10g、生蒲黄10g、荆芥6g。7剂。2004年10月23日，口臭已愈。嘱用此方每周服用3剂，再服2周以巩固疗效。（张文选医案）

辨证用方思路：一诊抓主证口臭、小便黄，辨为火证三黄泻心汤证，用此方加栀子泻火。另用白蔻仁、佩兰、草果，芳香化湿辟秽；用荆芥祛风胜湿。石菖蒲、生蒲黄为经验用法，有开窍祛口气臭浊的作用。

6.用于治疗痤疮

唐某，女，23岁。2004年9月25日初诊。痤疮，面部分布密集，皮损红赤，大便干。舌红，水滑、苔白，脉滑数寸关大。用刘渡舟先生经验方枇杷金花犀地汤加味。处方：水牛角10g、生地黄15g、赤芍10g、玄参10g、丹皮10g、枇杷叶10g、黄芩10g、栀子10g、大黄5g、黄连3g、薏苡仁30g、桃仁10g、皂角刺8g、荆芥8g。6剂。2004年10月16日二诊。服用上方有显效，痤疮开始消退，未出现新的皮损。痤疮皮疹头部有脓，大便仍干。舌红，苔白薄，脉弦滑数。用枇杷金花犀地汤合苇茎汤。处方：水牛角15g、生地12g、玄参10g、赤芍10g、丹皮10g、黄连5g、大黄6g、黄芩10g、栀子10g、连翘12g、薏苡仁30g、芦根30g、桃仁10g、冬瓜仁10g、荆芥10g。7剂。2004年10月23日。服用上方痤疮几乎全部消退。舌淡红，苔白薄，脉滑大略浮。继续用上方。处方：水牛角15g、生地12g、玄参10g、赤芍10g、丹皮10g、黄连5g、大黄6g、黄芩10g、栀子10g、连翘12g、芦根30g、薏苡仁30g、桃仁10g、冬瓜仁10g、荆芥10g。12剂。（张文选医案）

辨证用方思路：根据大便干、痤疮，辨为三黄泻心汤证，火重，用栀子金花汤法；痤疮皮损红赤，为血分瘀热犀角地黄汤证，故用刘渡舟先生枇杷金花犀地汤。另加桃仁、皂角刺、活血散结；薏苡仁祛湿排脓，荆芥疏风。二诊仍用枇杷金花犀地汤，痤疮顶部有脓明显，故合千金苇茎汤排脓。

董某某，女，25岁。2002年10月14日初诊。面痤疮密布全脸，色暗红，体疲乏力，口黏腻，胸闷气短，大便干，小便黄，白带多。舌胖舌淡黯红，苔薄黄根部腻，脉沉滑。用三黄泻心汤。处方：黄连10g、黄芩10g、生大黄4g、连翘15g、炙枇杷叶10g、杏仁10g、生薏苡仁10g、丹皮10g、焦栀子10g。7剂。2002年10月28日复诊。药后面部痤疮好转，未见出现新的皮损，旧的大部分已结痂，口中痰涎多，大便软黏腻不畅，一吃生冷瓜果，就立即要上厕所解大便，小便黄。舌黯红，苔白滑腻，脉沉缓滑。用三黄泻心汤。处方：黄连10g、黄芩10g、生大黄4g、炙枇杷叶10g、杏仁10g、生薏苡仁20g、芦根30g、冬瓜仁20g、赤芍10g、苍术8g、藿香6g。7剂。2002年11月11日三诊。面部痤疮大部分已退去，皮肤比以前光亮平滑了很多，大便已成形已不黏腻，小便黄，胸闷气短也减轻。舌偏红，苔黄白相兼，脉沉缓滑。用栀子豉汤合半夏泻心汤。处方：淡豆豉10g、焦山栀10g、黄连10g、法半夏12g、芦根30g、生薏苡仁30g、杏仁10g、苍术10g、茯苓12g、荷叶10g、冬瓜仁30g、枳壳6g。7剂。（王建红医案）

辨证用方思路：一诊根据痤疮，大便干，辨为三黄泻心汤证，用此方。遵刘渡舟先生治痤疮取枇杷清肺饮法加枇杷叶的经验，加枇杷叶、杏仁；另加连翘解毒，薏苡仁祛湿，丹皮、栀子凉血。二诊守用一诊方，另合苇茎汤法排脓；加赤芍凉血，苍术、藿香祛湿。三诊用栀子豉汤、半夏泻心汤、苇茎汤化裁祛湿热以善后。

7.用于治疗全身出红疹

刘某某，男，30岁。住北京西直门。2008年5月8日初诊。全身出红色丘疹，以双上、下肢、肩胛部为多，痒甚，局部灼热已10余天。口渴，大便干结，小便黄。舌边红，苔薄白腻，脉弦滑。用三黄泻心汤合犀角地黄汤。处方：生大黄8g、黄连10g、黄芩10g、水牛角20g、生地15g、丹皮10g、赤芍15g、紫草15g、连翘15g、蒲公英30g、紫花地丁15g、苍术10g。4剂。2008年5月26日复诊。服上方红色丘疹全部消失，近日因吃辣椒过多全身又起红丘疹，痒，大便不干，小便利。舌边红，苔薄白，脉弦滑。继续用上方。处方：大黄3g、黄连10g、黄芩10g、水牛角20g、生地15g、丹皮10g、赤芍10g、栀子10g、野菊花15g、金银花15g、蒲公英15g、紫花地丁15g、荆芥6g、防风6g、土茯苓30g、皂角刺10g。7剂。2008年5月29日三诊。服上方红疹全部消退，皮肤微痒，口渴，大便不干。舌边红，苔薄白，脉弦滑。用上方加生石膏40g、知母10g。7剂调治而愈。（王建红医案）

辨证用方思路：一诊根据全身皮疹、灼热而痒，大便干结，辨为三黄泻心汤证；丘疹红赤，为血分瘀热之犀角地黄汤证；红疹痒赤为热毒壅盛的五味消毒饮证。遵刘渡舟先生用三黄泻心汤合犀角地黄汤与五味消毒饮治疗皮肤红疹、痤疮、皮炎的经验，用三法合方。苔白腻，加苍术。二诊守用原法，加荆芥、防风祛风止痒。三诊据口渴，再加知母、石膏。

特别提示：刘渡舟先生自制三黄泻心汤（或栀子金花汤）合犀角地黄汤，再合五味消毒饮，治疗火热、热毒深入血分所致的痤疮、皮炎、皮肤红疹等皮肤病，有很好的疗效。

8.用于治疗淋巴结肿大

林某，女，27岁。2006年6月15日初诊。双颈及耳后淋巴结肿大，下颌疼，前额泛起红色脓疖，面部油腻，口不渴、不苦，食后牙龈肿疼，腹胀，大便黏腻不畅，小便黄。舌黯红，苔薄白，脉右滑左弦。用三黄泻心汤合仙方活命饮。处方：黄连10g、黄芩10g、生大黄6g、皂角刺10g、制乳香10g、制没药10g、炮穿山甲8g、当归10g、赤芍10g、白芷10g、陈皮10g、浙贝母10g、连翘15g、夏枯草15g、厚朴10g、苍术10g、柴胡10g。7剂。2006年6月22日复诊。药后耳后淋巴结肿大消失，下颌疼除，面脓疖减轻。面部仍油腻，牙龈时疼，大便仍黏腻，小便黄。月经25天1次，量多，色红，行经4~6天，白带正常。舌尖红，边有瘀斑，苔薄白，脉右滑左沉细弦。继续用上方化裁。处方：黄连10g、黄芩10g、酒大黄6g、皂角刺10g、炮穿山甲8g（先煎）、当归15g、赤芍15g、白芷10g、陈皮10g、桃仁10g、红花10g、桔梗10g、野菊花15g、紫花地丁10g、厚朴10g、苍术10g。7剂。诸证愈。（王建红医案）

辨证用方思路：一诊根据大便黏滞不爽，牙龈肿痛、面部油腻辨为三黄泻心汤证；根据额头脓疖，辨为仙方活命饮证。用两法合方。另加连翘代银花解毒，加夏枯草治淋巴结肿；加苍术、厚朴祛湿；加柴胡引经散火。二诊仍用一诊方，稍作化裁，继续调治。

9.用于治疗脂溢性脱发

孙某，女，23岁。住山西长治。2007年7月11日初诊。患脂溢性脱发多年，头发油多，即使每天洗头，头发仍成缕状，头皮痒，后背生火疖，面部油腻。月经周期正常，但经血黯，经量少，腹胀，白带多。大便黏腻不畅，小便黄。舌红苔薄白，脉沉缓滑。用三黄泻心汤合大黄牡丹皮汤。处方：黄芩10g、黄连10g、生大黄6g、焦栀子10g、丹皮10g、桃仁10g、生薏仁60g、败酱草15g、连翘15g、苍术10g、大腹皮15g。14剂。2007年8月4日复诊。服药后大便已不黏滞，但仍秽臭，脱发减轻，头油也已减少，月经将来。舌红，苔薄白滑，脉沉滑。用泻心汤合桃红四物汤（温清散）。处方：黄连10g、黄芩10g、酒大黄3g、当归12g、川芎10g、生地12g、赤芍12g、桃仁10g、红花10g、荆芥6g、防风6g。14剂。2007年8月28日三诊。药后头油显著减少，后背火疖消失，大便不黏，1天1次。舌红，苔薄白，脉弦滑。用三黄泻心汤合四物汤。处方：黄连6g、黄芩6g、酒大黄1g、当归12g、川芎10g、生地12g、赤芍12g、三棱10g、莪术10g、紫花地丁15g、野菊花15g、荆芥6g、防风6g、炙甘草6g。20剂。此后患者母亲来看病，说上方又在当地取了10剂，吃完后脱发已止，头油也不多了。（王建红医案）

辨证用方思路：脱发，头油多，是刘渡舟先生辨识火证的要点之一，据此用三黄泻心汤加栀子；背生火疖，为大黄牡丹皮汤证。用两法合方。另加生薏仁、败酱草、连翘败毒散结；腹胀、白带多，加苍术、大腹皮。二诊月经将来临，故用温清散法，以三黄泻心汤合桃红四物汤解毒活血；另加荆芥、防风祛风止痒。三诊继续用二诊法，合五味消毒饮法解毒；加三棱、莪术活血。

特别提示：温清散出自《万病回春》卷之六妇人科。由当归、白芍、熟地黄、川芎、黄连、黄芩、黄柏、栀子各一钱半组成。主治：妇人经行不住，或如豆汁，五色相杂，面色痿黄，脐腹刺痛，寒热往来，崩漏不止。由于此方是四物汤合黄连解毒汤，清热泻火解毒而养血活血，因此，拓展用于治疗皮肤疮疸皮疹有很好的疗效。

10.用于治疗皮炎

刘某，女，24岁。2004年10月23日。皮肤泛发皮炎，以面部为重，颜面发红，有椭圆形斑，摸之发硬，斑色发红为主，间微发白。下肢小腿外侧有散在皮损。晚上痒，大便不干。舌较红，苔黄白相兼、滑腻，脉弦细滑。用赵炳南除湿丸。处方：生地10g、赤芍10g、丹皮10g、茜草10g、紫草10g、连翘15g、栀子10g、黄芩10g、黄连6g、猪苓10g、泽泻10g、茯苓皮10g、威灵仙10g、白鲜皮10g、苦参10g、薏苡仁30g、荆芥6g、全蝎8g。6剂。2004年11月6日。服药后面部皮肤损害大为减轻，几乎看不到皮损，仅仅颧骨左右各一处皮肤略红。舌较红，苔白略腻，脉滑数。用刘渡舟枇杷金花犀地汤。处方：水牛角15g、生地20g、赤芍10g、丹皮10g、茜草10g、紫草10g、大黄6g、黄芩10g、黄连6g、栀子10g、连翘15g、地丁10g、枇杷叶15g、白鲜皮10g。6剂。2004年11月13日。服药后面部、下肢等处皮损退净，痒止。继续用上方6剂善后。（张文选医案）

辨证用方思路：一诊根据皮损特点与脉舌特点，辨为湿热，用赵炳南除湿丸。另仿赵炳南全蝎丸加全蝎、苦参；仿犀角地黄汤法加赤芍；另加薏苡仁、荆芥祛风利湿。二诊得效，皮损局限于面部，转用刘渡舟先生治疗面部火疖、皮炎、痤疮的经验方枇杷金花犀地汤治疗。

特别提示：除湿丸载于《赵炳南临床经验集》，为赵炳南先生自订的经验方。此方用于治疗急性皮炎、湿疹湿热偏重者，有理想的疗效。枇杷金花犀地汤是刘渡舟先生自拟的治疗面部痤疮、皮炎的经验方，此方详见“讨论与小结”之“刘渡舟先生用时方”。

11.用于治疗火疖

蔡某某，女，43岁。2006年9月20日初诊。面部反复出火疖1个月，面红，火疖疼痛，面部油腻，大便黏滞，1~2天次，小便黄。月经提前，量少质黏有血块。舌红，胖大，苔薄，脉沉缓。用三黄泻心汤合平胃散（清胃理脾汤）。处方：黄芩10g、黄连10g、酒大黄3g、厚朴10g、陈皮10g、苍术10g、炙甘草6g、连翘15g、皂角刺10g、生薏仁30g、桃仁10g、桔梗10g。7剂。2006年10月26日复诊。服上方面部火疖消失，面部油腻减少，大便已通畅。这几天月经来潮又见火疖复起，但没有以前多，月经提前来，量少质黏有血块，色黯，腹微痛。月经期又见个别火疖，小便黄。舌红、胖，苔薄白，脉细弦。用三黄泻心汤合桃红四物汤（温清散）。处方：黄芩8g、黄连8g、酒大黄2g、当归15g、赤芍15g、白芍15g、川芎10g、桃仁10g、藏红花1g、香附10g、延胡索10g、姜黄10g、五灵脂10g。7剂。（王建红医案）

辨证用方思路：一诊根据刘渡舟先生辨识火证的经验，抓主证面部油腻，辨为三黄泻心汤证；大便黏滞、舌胖大，为湿阻平胃散证。故取清胃理脾汤意用两方合法。另加连翘、皂角刺、生薏仁、桃仁、桔梗解毒活血排脓。二诊根据月经特征用温清散法，既治疗火疖，又调治月经。

特别提示：清胃理脾汤出自《医宗金鉴·杂病心法要诀·内伤》，由平胃散合三黄泻心汤组成。治疗大便黏臭，小便赤涩，饮食爱冷，口舌生疮，皆伤醇酒厚味，湿热为病之证者。刘渡舟先生对此方运用独有心得，我们常遵从先生手法而用之。

王某，女，24岁。住北京新店。2007年11月14日初诊。面生火疖7~8年，火疖头有脓栓，反复发生，面红多油。月经周期准，经量中等，痛经，行经3~4天，不易彻底干净，白带不多。大小便正常。舌胖、质黯红，苔薄白腻，脉缓滑。用三黄泻心汤加味。处方：黄连10g、黄芩10g、生大黄3g、炙枇杷叶15g、杏仁10g、桃仁10g、生薏苡仁30g、冬瓜仁30g、赤芍10g、制乳香6g、制没药6g、皂角刺10g、当归10g、苍术12g、厚朴10g、陈皮10g、炙甘草6g。7剂。2007年11月21日复诊。服上方面红减轻，面部痤疮显著减少，脓头全消。现咽喉有痰不利，大便黏腻日1~2次，小便黄。舌胖大、舌质淡红，苔薄白，脉沉滑。用三黄泻心汤合仙方活命饮。处方：黄连10g、黄芩10g、生大黄6g、炙枇杷叶15g、连翘15g、蒲公英15g、紫花地丁15g、炮穿山甲粉3g（冲服）、冬瓜仁30g、苍术10g、赤芍12g、制乳香10g、制没药10g、皂角刺10g、白芷10g、桔梗10g、当归10g、炙甘草6g。7剂。（王建红医案）

辨证用方思路：一诊遵刘渡舟先生辨识火证经验，抓主证面红多油，辨为三黄泻心汤证，用此方。另仿枇杷清肺饮法加枇杷叶；仿苇茎汤法加桃仁、杏仁、薏苡仁、冬瓜仁散结排脓；仿仙方活命饮法加赤芍、制乳香、制没药、皂角刺、当归活血，另合平胃散祛湿。二诊守前法，合入五味消毒饮解毒。

孟某，男，18岁。黑龙江人。2008年2月22日初诊。颜面及前胸、后背泛起脓火疖，脓疖头部红肿，已半年。咽干有黄痰，不易咯出，食后恶心，自觉身热，心烦急躁，大便黏腻不畅，小便黄。舌红，苔薄白，脉滑。用三黄泻心汤合仙方活命饮与平胃散。处方：黄连10g、黄芩10g、生大黄2g、苍术10g、厚朴12g、陈皮10g、炙甘草6g、连翘15g、蒲公英15g、野菊花15g、炮穿山甲粉4g（冲服）、皂角刺10g、冬瓜仁30g、生薏仁30g、制乳香6g、制没药6g、白芷6g。7剂。2008年3月14日复诊。患者因上学，不能来看诊，其姨妈代诊。服上药效果非常好，脸上的脓疖消失，心烦、急躁、身热已无，药后未腹泻，要求再调方。仍用前方化裁。处方：黄连10g、黄芩10g、生大黄3g、苍术10g、厚朴12g、陈皮10g、连翘15g、蒲公英15g、野菊花15g、紫花地丁15g、炮穿山甲粉3g（冲服）、皂角刺10g、冬瓜仁30g、生薏仁30g、制乳香6g、制没药6g、白芷10g。7剂。（王建红医案）

辨证用方思路：一诊根据脓疖头部红肿，辨为三黄泻心汤证；据大便黏滞辨为平胃散证，用清胃理脾汤。另合五味消毒饮、仙方活命饮法治疗疮毒。二诊守法以巩固疗效。

三、讨论与小结

（一）刘渡舟先生用泻心汤与大黄黄连泻心汤的思路与手法

1.对方证的发挥

刘渡舟先生对泻心汤与大黄黄连泻心汤有深入的研究，他曾撰《火证论》一文，精辟地论述了两方的方证以及临床运用问题。此结合我们跟师临证学习的体会介绍先生的主要论点及临床思路如下。

（1）阐明仲景对原泻心汤的两点发展

刘渡舟先生不赞同《伤寒论》大黄黄连泻心汤缺黄芩之说。他根据《史记》所载淳于意用火济汤（泻心汤）治愈“涌疝”“不得前后溲”（大小便不通）的医案，认为泻心汤来源于伊尹《汤液经》，张仲景对其有两方面发展：一是扩大了治疗范围，用其治疗吐血、衄血。二是变化其方，减去黄芩，改为麻沸汤渍泡剂，变制出大黄黄连泻心汤，以之治疗火热痞。

（2）阐发泻心汤两清气分血分而调节阴阳的功效

刘渡舟先生认为，大黄黄连泻心汤与泻心汤一治气分之热，一治血分之热。大黄黄连泻心汤所治的火热痞，“心下痞，按之濡”，为火热内郁气分；泻心汤所治的“吐血、衄血”，为火热内郁血分。这就说明，泻心汤及其变化方既能清气分之热，又能清血分之热，可以两清气、血。从而为泻心汤及其类方治疗郁火深入血分证的治疗提供了理论依据。

刘渡舟先生的另一理论是，“泻心汤能治心的阴气不足，阳气有余，气、血、阴、阳不相协调之病变”。这句话大有深意，是说泻心汤具有泻阳热有余，存阴液不足的功效。火热属阳，火热内郁必然引起体内阳热亢盛，阳热亢盛必然耗损阴液，导致阴阳失调，泻火存阴就能调整阴阳的失衡的状态。这一论点为火热伤阴或阴血虚损，火热内郁一类病症的治疗提供了理论依据。

（3）以临床实例为据论述了火热内郁的病机

刘渡舟先生通过自己的临床实践，详细论述了火证的病机。其中最为重要的理论有以下几点：

第一，火能生风、火能动痰、火能闭窍。这一理论是从泻心汤及其类方辨治中风中提出的，刘渡舟先生把这类中风称为“火中”。临床上凡是高血压、中风等病，只要辨证属于火证者，就用泻心汤及其类方为主治疗。虽然不少学者遵从王清任气虚血瘀论，用补阳还五汤治疗中风，但是，刘老师发现了中风的另一重要病机，就是火热内郁，火盛动风，进而风火动痰，火痰内闭心包络窍而发为中风。上述“先师应用心法”中介绍的用治高血压案、用治中风案，正是根据这一理论辨证治疗的。

第二，郁火生风、郁火动痰、郁火闭窍的理论还可以发生在老年性痴呆、帕金森病。这类病不一定都是虚证，其中不少就是火证，火热生风则震颤痉挛，火热动痰，痰火闭窍则意识障碍。刘渡舟先生用泻心汤及其类方治疗这类病的医案很多。

第三，郁火凝滞经脉，灼伤经络，郁阻经、络、筋、肉气血说。这一病机可以导致不同的病症：其一，火热凝滞经络而发为“火痛”，如火热冲击头面经络，导致牙痛、面颊肿痛、头痛等。其二，火热凝滞经络肌肉，经脉气血不通，可发为复杂难治的神经性病变、血管性病变、内分泌性病变，表现为难治的肌肉疼痛、麻痹、萎缩等。刘渡舟先生根据这一理论用泻心汤及其类方治疗这类病症。如上述用于治疗面部肌肉痉挛案、颜面神经麻痹案、动脉炎案、脱髓鞘病、运动神经元损伤、莱姆病、多系统萎缩、痛风案等。

第四，郁火深入血分，损伤血脉，血络不宁，可以发为吐血、衄血、尿血等出血症，对于这类出血，刘渡舟先生一般不会用止血药，直接用泻心汤及其类方，折其火热。如上述用于治疗出血案、血小板减少性紫癜案等。

第五，火热内郁，冲击心脑神明，可发为精神性疾病，致心神不宁，或抑郁症、强迫症，或心神狂乱等，如发为神志狂乱者，刘渡舟先生则称其为“火狂”。对于火热导致的精神性疾病，先生均以泻心汤为主治疗。如上述用治失眠、抑郁症、强迫症、精神分裂症等医案。

第六，火热内盛，火郁阳气不伸，肝经经脉阳郁不通，可以发为阳痿、性功能障碍、遗精、不育等，对于这类疾病，刘渡舟先生常用泻心汤及其类方泻火通阳，如上述用于治疗阳痿案。

第七，火热内郁，生毒入血，可以导致外科疔疮，如痤疮、面部疖子等，对此，刘渡舟先生或者用泻心汤类方直接泻火，或者合犀角地黄汤凉血散血、泻火解毒。

第八，火热郁于血分，血热血燥，头发不得营养，可发为脱发、白发等。对此，刘渡舟先生辄用泻心汤类方泻火解毒，或合凉血补血方泻火以养血润燥。如上述用于治疗脱发、白发案。

第九，火热内郁，深入营血，壅滞水湿，可以产生热毒，发为尿毒症、糖尿病、高血压、高脂血症等难治性疾病。对于这类病，只要见到火热内郁的蛛丝马迹，刘渡舟先生辄用泻火解毒法以泻心汤类方治疗。如上述用治高血压病、糖尿病等医案。

（4）阐发仲景泻心汤奥义而将其与四逆汤列为“一阴一阳之道”之法

刘渡舟先生推举泻心汤为“火剂”之首方。在《火证论》文末，先生强调指出：“本文不厌其详地罗列医案以资说明，意在示人从大证入手，能用三黄泻心汤治疗疑难大证。此余亲试之验，为了济世活人而不得不大声疾呼。”在这里，刘渡舟先生语重心长地提醒读者，火热内郁可导致种种大病难症，泻心汤治疗火热类疑难大症具有特殊的疗效。在《伤寒论临证指要》自序中刘渡舟先生说：“《火证论》阐发三黄泻心汤独为‘火齐’（火剂）之代表，治疗中风、血证而显示其疗效。”再一次强调了泻心汤在火证治疗中的重要意义。在《伤寒论临证指要》经进一步修订的《火证论》中刘渡舟先生指出：仲景用四逆汤（三味药）驱寒扶阳，用泻心汤（三味药）泻火存阴，“一寒一热，阴阳之道也”；“示人以补阳、保阴之法……然而温阳祛寒之法容易被人接受，而清火、泻火之治，其理较难，多为临床所摈弃。因此，仲景泻火保阴之要妙，也有逐渐失传之危。余不才，粗述圣人阴平阳秘之寒、热两治之法，可谓用心良苦。”

刘渡舟先生的这些话，寓意深刻，只有跟随先生临证抄方学习过的人才可能理解其中的含义。也就是说，三黄泻心汤是先生临证冲锋陷阵，攻城破坚，治疗大病难症的一大利器，依此方，先生治愈了许多大病，积累了丰富的经验。我们要用心留意，认真学习他的这一手法。

（5）拓展“泻火四方”治疗各类火证

刘渡舟先生临证治疗火证以泻心汤为基础而善用四方。其一，泻心汤，也可称为“三黄泻心汤”。其二，大黄黄连泻心汤，由泻心汤去黄芩，并改用滚水渍泡法而成。

其三，栀子金花汤，刘渡舟先生所用者是《医宗金鉴》栀子金花汤。此方由泻心汤加黄柏、栀子而成，治"阳毒热极等证"，或"里实便硬当攻下者"。(《医宗金鉴·伤寒心法要诀·伤寒附法》)其四，黄连解毒汤，王焘《外台秘要》引《崔氏方》，即泻心汤去大黄，加黄柏栀子而成，治三焦实热火毒证，如大热烦躁，口燥咽干，错语不眠；或热病吐血，衄血；或热甚发斑，身热下利，湿热黄疸；外科痈疡疔毒，小便黄赤等。

刘渡舟先生应用此"四方"的指征是，火热在气分，证有心下痞满、胸闷者，用大黄黄连泻心汤。火证火热较重，大便偏干燥者，用泻心汤。辨为火证，但大便不干燥，甚至大便偏软，小便黄赤者，用黄连解毒汤。三焦火热极盛，大便偏干，或大便不爽者，用栀子金花汤。

(6)辨识火证的要点

刘渡舟先生辨识火证主要从三方面着眼。第一是脉。先生最注重的是辨脉，其中最主要的是"实脉"，先生在诊脉中经常会说，"这人脉实，用三黄泻心汤"。脉实、大、弦、数，有力者，不管什么病，甚至有些病人在我们看来容貌一派虚像，但先生却据脉决证，用泻心汤泻火治疗。关于火证之脉，刘渡舟先生在《火证论》中根据历代名家论火脉之言指出："火证脉象，举要而言……沉而实大为实火。洪数见左寸脉为心火，见右寸为肺火，见左关为肝火，见右关为脾火，见两尺为肾经命门之火……大抵火证之脉，但有虚火，按之必空，断无实大之理。然火郁中焦，恶寒战栗，亦有六脉匿小者，此火气郁伏灰烬，不得发光舒焰，反见寒胜之化矣……若洪盛而中按、重按益实，指下累累如寻贯珠薏苡子状者，皆有形之湿热，蕴积于经脉之中，非火证也。"

其次是辨舌。舌红、赤、绛，苔黄者，多辨为火证。

第三是症。二便是最关键的症，凡是来诊者，刘渡舟先生都一定要问大便，大便干燥者，多为火证。另如心烦、口干口苦、小便黄等，也是辨识火证的指征。

(7)辨方证的心得

关于大黄黄连泻心汤证：刘渡舟先生强调：仅仅凭心下痞、按之濡、关脉浮数滑大，尚不能确定诊断。还要加心烦，此方的一个主要证就是心烦，小便黄，大便虽然通，但大便不爽，总觉拉不尽。这样，心下痞，伴有心烦，舌红绛，大便虽通而不爽，小便发黄，才能确诊为热痞大黄黄连泻心汤证。(《刘渡舟伤寒论讲稿》)

关于三黄泻心汤证：先生强调：三黄泻心汤证的辨证要点，除上述"心烦，舌红绛，大便虽通而不爽，小便发黄”外，还要加上大便干，或大便秘结，或大便虽通而不爽。

2.关于用方思路

刘渡舟先生用泻心汤与大黄黄连泻心汤的思路与手法主要有以下几方面。

基本用法：刘渡舟先生用三黄泻心汤与大黄黄连泻心汤的最基本的手法是用原方，其大黄黄连泻心汤仅仅用两味药：大黄3g，或4g，或5g；黄连用6g，或8g，或10g。遵仲景原法，用滚开水泡服。三黄泻心汤各药基本用量为：大黄3g，黄芩4g，黄连6g。或者大黄4g，黄芩10g，黄连10g。水煎服。另一方是用三黄泻心汤与黄连解毒汤合方，名栀子金花汤，其基本用量：大黄3g，黄芩8g，黄连8g，黄柏8g，栀子10g。火证大便偏软者，用黄连解毒汤。其基本用量：黄芩10g，黄连10g，黄柏10g，栀子10g。

合方应用：合方主要以三黄泻心汤为基础，其手法很灵活，所合之方非常广泛，其中最主要的合方用法如下。一是火邪深入血分证，如火热动血出血、痤疮等病症者，合犀角地黄汤。该手法可以根据血热阴伤的程度，或合用增液汤，或仅仅加入生地一味药，但泻火凉血之法已寓其中。如用治脱发头皮痒之“朱某，女，21岁”案。二是火毒导致痤疮、疮疡者，合五味消毒饮；血热者再合入犀角地黄汤。三是火邪动风者，合入羚角钩藤汤，如用治多系统萎缩之“杨某某，女，57岁”案。四是火邪动痰，失眠者，合入温胆汤等。

（二）学习理解与临证感悟

1.方证对应与抓方证的特征性症

泻心汤与大黄黄连泻心汤方　泻心汤用大黄二两为君，苦寒泻火，凉血、止血、活血，《神农本草经》谓其“下瘀血，血闭寒热”；黄连、黄芩各一两为臣，泻火解毒。三药配伍，通泻三焦火热而凉血祛瘀，可使火热下行而血随之清降，故能治疗火热吐血、衄血之证。本方重在泻火，因心主火，故名泻心汤。三药用水煮，顿服。意在取其苦厚之味与沉降之味，以清泻血分之热。

大黄黄连泻心汤用大黄二两为君，攻下积滞，清泻火热，《神农本草经》谓大黄“破癥瘕积聚，留饮宿食，荡涤肠胃，推陈致新，通利水谷，调中化食”；用黄连一两为臣，清泻心胃之火而燥湿。两药合用，通泻脾胃大肠火热而燥湿，故能治疗胃肠火热或湿热阻滞气机之胃脘痞满。两药以沸水渍泡，去滓分服。意在取薄气轻味，以泻中焦无形郁火。

泻心汤与大黄黄连泻心汤证 关于泻心汤证：仲景原方证仅“吐血、衄血”两证，即上窍出血见症。由于吐血、衄血并不是泻心汤证的特异性诊断指征，因此，刘渡舟先生多从其他伴随证入手，以脉实大数，舌红赤，大便干燥，心烦急躁、小便黄赤，为辨识此方证的要点和抓主证的着眼点，从而为临床上运用泻心汤提供了辨证的依据。

据此，我们把泻心汤证的主证确定为：脉实大数而有力，大便干燥，舌红赤、苔黄，心烦急躁，小便黄赤。这是泻心汤相对应的特异性证，是抓主证而辨识泻心汤证的要点，是本方证辨证知机之“机”。临床上，不管什么病，只要见到这一组证，就可以用泻心汤。“吐血、衄血”是泻心汤证的或然证。

关于“心气不足”，刘渡舟先生的解释是“指心的阴气不足”，阴不足则阳独亢，阳热亢盛，迫血妄行而作吐血、衄血。这也提示，泻心汤证多兼有阴液不足与血分郁热之证。

关于大黄黄连泻心汤证：仲景原方证仅一证、一脉：“心下痞，按之濡，其脉关上浮”。刘渡舟先生认为：关脉候中焦病，浮脉泛指阳脉。关上见阳脉，而又不沉不紧，反映中州火热之邪痞塞为病。“心下痞，按之濡”，是指心下痞满而按之不硬不痛。

临床仅仅依靠“心下痞，按之濡，关脉浮”难以认定大黄黄连泻心汤证。刘渡舟先生为此方证补入“大便干，或大便不爽”，“小便赤黄”两证。根据先生的经验，凡是胃病，心下痞满，气机不舒，脉实大数，大便干，或大便不爽，小便黄赤者，则为大黄黄连泻心汤证。临证以此作为辨方证及抓主证的指征。

泻心汤与大黄黄连泻心汤证的特征性症（主证） 关于大黄黄连泻心汤，当遵从刘渡舟先生之论，以心下痞满，大便干，或大便不爽，小便黄赤，脉实大数为特征性证。泻心汤，当遵从胡希恕、刘渡舟先生之论，以吐血、衄血，心悸，烦躁不安，颜面潮红，以及大便干燥，或大便不爽，小便黄赤，舌绛赤为特征性证。

2.辨方证的疑难点

胡希恕先生根据《千金方》的解释，认为“心气不足”应为“心气不定”，表现为心悸、烦躁、颜面潮红等，由血充于上所致。（《胡希恕金匮要略讲座》）陈慎吾也认为“心气不足”盖“心气不定”之误，表现为心悸亢进，血压亢进，身半以上充血等。(《陈慎吾金匮要略讲义》)(注:《陈慎吾金匮要略讲义》作"心气不足,盖心气不实之误"。这可能是整理者或编者们把先生手稿之"定"字,误写为"实"字所致,待考证。)从胡、陈先生的认识来看,本方证吐血、衄血,必兼见烦躁不安、心悸心率增快(脉数急促)、颜面潮红,或血压增高等症。

陈念祖《十药神书》载:"余治吐血,诸药不止者,用金匮泻心汤百试百效。其效在大黄之多,以行瘀也。"这就提示泻心汤所治之上部出血存在血热瘀血的病机。热瘀症可见舌绛赤,或绛而紫黯等。

临床上,只要出血见症兼见舌绛或绛黯,烦躁,面赤,心悸,脉数急促者,就可辨为泻心汤证。

3.方的结构与拓展证——扩展应用的思路

从此方的结构分析,泻心汤君用大黄,大黄苦寒,归大肠、脾、胃、心、肝经。其功效一可攻下积滞,治便秘及其他胃肠积滞证;二可清热泻火,治温热病高热神昏或脏腑火热上炎证;三可清热解毒,治热毒疮疡及烧烫伤;四可凉血止血,治血热妄行的出血证;五可活血祛瘀,治诸瘀血证;六可清泄湿热,治湿热黄疸及湿热淋证。臣以黄芩、黄连。黄芩苦寒,归肺、脾、胃、肝、胆、大肠、膀胱经。其功效一可清热燥湿,治湿温、暑湿及淋证、泻痢、黄疸等湿热病证;二可泻火,治肺热咳嗽及外感热病邪在少阳,寒热往来或气分壮热,因能入肺、胃、肝、胆诸经以清热泻火,也可用以治疗多种脏腑的实热病证;三可清热解毒,治痈肿疮毒、咽喉肿痛等热毒证;四可凉血止血,治血热妄行所致的吐血、衄血、便血、尿血及崩漏等出血证。黄连苦寒,归心、胃、大肠、肝、胆经。其功效一可清热燥湿,治胃肠湿热,泻痢,呕吐等证;二可泻火,治多种脏腑的实热证,尤以清泻心、胃实热见长而治心、胃热盛诸证。三可解毒,治痈疽疔疖。

三味药配伍,其综合为清热泻火解毒,凉血、止血、活血祛瘀,通腑攻下积滞,清热燥湿。这些功效组合在一起,就是此方有了一系列特殊的作用。

第一,大黄活血化瘀、凉血止血的功效与黄芩凉血止血的功效配合,能够下瘀血而凉血止血,故可治疗热瘀互结的吐血、衄血、尿血、便血、脑血管出血等出血见症。

第二,心主血脉,心主神明,心脑机窍与心有关。另外,从《伤寒论》承气汤证来看,神昏谵语狂乱与胃腑大肠积热、瘀热有关。本方大黄凉血逐瘀、攻下胃肠积滞功效与黄芩凉血、黄连清泻心火的功效配合,就形成了清心凉血、逐瘀通络、通腑攻下积热的特殊作用，可以治疗火毒瘀血上冲阻闭心脑络窍所致的心脑血管病变，如中风，阿尔茨海默病、血管性痴呆，帕金森病等。

第三，黄芩善于凉血而泻肝火；黄连善于泻心火，心为肝子，实则泻其子；大黄善于釜底抽薪，通腹泻热。三药配合，可以组成凉血清泻肝火的特殊功效，从而治疗热极生风，肝风内动，风火风阳上冒所致的肝风内动证。如高血压眩晕、头痛、中风等病症。

第四，大黄凉血逐瘀，黄芩凉血，黄连清热解毒，三药配合，能够扭转火毒深入血分，壅阻脉络，阻滞筋经、肌肉的病机，治疗火毒瘀血阻滞局部或全身经脉所致的难治性疼痛、麻痹、肌肉萎缩等病症。

第五,三药均能清热解毒，合大黄、黄芩凉血，则形成清泻气分血分热毒功效，可治疗火毒壅阻气血所致疮疡疖疔、痤疮等外科病症。火毒壅滞，血分瘀热，也可导致血燥脱发、白发，泻心汤凉血泻火解毒以治血燥之因，故能治疗基于这一病机的脱发、白发。

第六，高血压病、糖尿病、高脂血症、尿毒症等病中，不少患者存在情志内郁，郁火由生，火毒深入血分络脉，瘀滞血脉，导致毒与瘀互结的病机。泻心汤三黄并用，泻火解毒、凉血逐瘀，有利于改善这种病机。这也是刘渡舟先生常用泻心汤治疗这类难治性疾病的机理之所在。

第七，此方三药均能燥湿泻火，大黄能通腑逐瘀，由此构成了燥湿逐湿、清热解毒、逐瘀下行的功效，能够治疗湿热下注，湿热与瘀血阻滞下焦或肝肾经脉所致的男子阳痿、遗精、早泄、前列腺炎，女子带下、月经不调等病症。

由于泻心汤三药配伍具有一系列神奇的功效，因此，刘渡舟先生以大量的临床治验为依据，认为此方堪与四逆汤三药媲美，一泻火存阴，一散寒温阳，两方成犄角之势，有一阴一阳之妙，是仲景《伤寒杂病论》心法中之心法。

关于泻心汤的类方，主要有三首。

第一，大黄黄连泻心汤。从方的结构来看，与泻心汤同法，有与泻心汤相类似的功效，因此，可用于治疗泻心汤的轻症，或治疗以脾胃大肠火热、湿热、积滞郁结，气机痞塞，胃脘痞满为主要病机症候的病症。

第二，黄连解毒汤。此方由泻心汤去大黄，加黄柏、栀子组成。黄柏苦寒，归肝、胆、大肠、胃、肾、膀胱经。其功效一可清热燥湿，治黄疸、痢疾、淋证、带下及湿疹、湿疮等多种湿热病证；二可泻火解毒，治疮痈肿毒；三可退虚热，降火以坚阴，治阴虚火旺证。栀子苦寒，归心、肝、胃、肺经。一可泻火除烦，治温热病气分热盛烦躁不安证，以及心、肝、胃等脏腑实热证；二可凉血止血，治血热迫血妄行的出血证；三可清热解毒，治外科疮痈肿毒证；四可清利湿热，治湿热黄疸及淋证。黄柏、栀子与黄连、黄芩配伍，清热泻火、清热解毒、清热燥湿、凉血止血四大功效起协同作用，可以治疗类似于泻心汤的诸般火证而没有大黄证者。

第三，《医宗金鉴》栀子金花汤。此方是泻心汤与黄连解毒汤的合方。既能泻火解毒，又能通腑泻热，可用于治疗泻心汤证的重症。

这三方可称为泻心汤类方，泻心汤及其类方可简称为“泻心汤四方”，或“泻火解毒四方”。这四方就泻火作用而言，以《医宗金鉴》栀子金花汤力量最强，可谓之泻火重剂；黄连解毒汤力量较轻，可谓之泻火轻剂；泻心汤力量居其中，可谓之泻火中剂；大黄黄连泻心汤用泡服法，力量较缓，可谓之泻火缓剂。

（三）刘渡舟先生新订的泻心汤加味方

刘渡舟教授在临床应用泻心汤中发明了一系列加减方，其中最主要的有两法。

1. 枇杷金花犀地汤

枇杷金花犀地汤　由栀子金花汤合犀角地黄汤加连翘、紫花地丁、蒲公英、枇杷叶组成。具有凉血散血、泻火解毒的功效。主治血分热毒郁结所致的痤疮，头面疔、疖，面部过敏性皮炎等病。血热甚者，加玄参；痤疮皮损肿硬，脓栓高突者，加皂角刺。火毒轻者，减栀子、黄柏，即用泻心汤合犀角地黄汤加连翘、紫花地丁、蒲公英、枇杷叶。刘渡舟先生用此方得心应手，为了说明此方的疗效，此介绍我们在《温病方证与杂病辨治》记载的病案一则如下。

曹某某，女，45岁。2000年5月8日初诊。患面部过敏性皮炎，颜面起红斑肿胀，脱屑，瘙痒，中西药治疗月余，竟无寸效。我曾从病发于头面高部，症以风痒为主考虑，用荆防败毒散3剂，也无效。1个月后，病情如故，患者瘙痒难忍，再次来求诊，我遂将其介绍给刘渡舟先生诊治，先生诊完脉，看了一眼患者的面部，问了一下二便，得知大便干燥难解，一周一行，尿黄。随处下方：水牛角15g（先煎）、生地16g、丹皮10g、赤芍10g、玄参16g、黄连6g、黄芩10g、大黄3g、山栀子10g、连翘10g、蒲公英10g、紫花地丁10g、枇杷叶16g。此方仅服1剂，面部肿消，服完3剂，为之痛苦数月的皮炎竟然痊愈。后再未发作。

2.归芍泻心汤

归芍泻心汤 由泻心汤加白芍、当归组成。具有清热泻火，兼滋补阴血、活血化瘀的功效。主治火热损伤阴血，既见火热壅盛，又见阴血损耗的病症。血热阴伤甚者，加生地，或再加玄参。这一手法类似于仲景黄连阿胶汤与吴瑭冬地三黄汤，可一方面泻火以存阴，一方面滋补阴血以济炎火，寓意深刻，值得重视与进一步研究。

（四）前人发明的泻心汤类方

1.冬地三黄汤

冬地三黄汤 出自《温病条辨·中焦篇》风温温热第29条："阳明温病，无汗，实证未剧，不可下，小便不利者，甘苦合化，冬地三黄汤主之。"此方组成为：麦冬八钱、黄连一钱、苇根汁半酒杯（冲）、元参四钱、黄柏一钱、银花露半酒杯（冲）、细生地四钱、黄芩一钱、生甘草三钱。水八杯，煮取三杯，分三次服，以小便得利为度。

吴瑭称此方为"甘苦合化阴气法"。甘苦合化阴气法是吴瑭独创的温病治法。他在中焦篇第29条之后，进而阐明了温病小便不利的禁忌："温病小便不利者，淡渗不可与也，忌五苓，八正辈"。（《温病条辨·中焦篇》风温温热第30条）认为热病有余于火，不足于水，唯以滋水泻火为急务，淡渗药动阳而燥津，故为禁忌。他强调，对于温病阴伤小便不利者，不仅不能用淡渗药，纯粹的苦寒泻火法也为禁例："温病燥热，欲解燥者，先滋其干，不可纯用苦寒也，服之反燥甚。"（《温病条辨·中焦篇》风温温热第31条）并说："举世皆以苦能降火，寒能泻热，坦然用之而无疑，不知苦先入心，其化以燥，服之不应，愈化愈燥……吾见温病而恣用苦寒，津液干涸不救者甚多，盖化气比本气更烈。"吴瑭强调他所制定的"冬地三黄汤，甘寒十之八九，苦寒仅十之一二耳。"意在告诫人们，对于阴津损伤之火证，必须在重用甘寒滋阴生津的基础上再行苦寒泻火。

冬地三黄汤方中黄连、黄芩、黄柏合用为黄连解毒汤法，加金银花露清热泻火解毒；生地、元参、麦冬合用为增液汤，加苇根汁滋阴生津；另用甘草调和诸药。两组药配合共成"甘苦合化阴气"法，主治温病小肠火热郁结与阴液亏损并见之小便不利。如吴瑭自注说："温热之小便不通，无膀胱不开证，皆上游（指小肠）热结，与肺气不化而然也。小肠火腑，故以三黄苦药通之；热结则液干，故以甘寒润之；金受火刑，化气维艰，故倍用麦冬以化之。”在这里，吴瑭提出了小便不利的一种新的特殊的病机，这就是小肠火腑热结，阴津亏竭，且肺津不足，不能化气导致小便不利。根据该病机他拟定了别具一格的“甘苦合化阴气法”，制定了冬地三黄汤，为温病的治法学做出了重要的贡献。

上述刘渡舟先生的一些医案就用了冬地三黄汤法，故特别介绍之。

2. 黄连解毒合犀角地黄汤

黄连解毒合犀角地黄汤　出自何廉臣《重订广温热论・验方》，治疗温热兼毒中的“温毒发斑”，见“斑色紫者”，或血分火热瘀血证，如神志异常，出血等。此方组成为：小川连二钱、青子芩钱半、焦山栀钱半、川柏钱半、鲜生地一两、白犀角（今用水牛角代替）一钱、粉丹皮二钱、赤芍钱半。

此方以黄连解毒汤泻火解毒，以犀角地黄汤凉血散血，两方合用后，其功效变为清泻血分火毒而凉血散血，可治热伏血分，血热络脉瘀滞而火毒壅盛的病证。

何廉臣在《重订广温热论・验方妙用・清凉法》中，专论“清火兼通瘀”一法，将黄连解毒合犀角地黄汤推举为清火兼通瘀法的第一方，如何氏说：“清火兼通瘀者，因伏火郁蒸血液，血被煎熬而成瘀，或其人素有瘀伤，不得不兼通瘀法以分消之。如黄连解毒合犀角地黄汤……可对证酌用。”（《重订广温热论・验方妙用・清凉法》）可见，本方具有泻火凉血通瘀的作用。

刘渡舟先生的泻心汤合犀角地黄汤法与何廉臣此方如出一辙，故特别介绍之。

（五）刘渡舟先生用时方

刘渡舟先生在运用泻心汤、大黄黄连泻心汤中合用或转方而用的时方很多，此仅介绍主要者如下。

1. 黄连解毒汤

黄连解毒汤　出自《外台秘要方・崔氏方》，组成为：黄连三两，黄芩、黄柏各二两，栀子十四枚，擘。右四味，切，以水六升，煮取二升，分二服。忌猪肉、冷水。原文谓：“前军督护刘车者，得时疾三日已汗解，因饮酒复剧，苦烦闷干呕，口燥呻吟，错语不得卧，余思作此黄连解毒汤方……余以疗凡大热盛，烦呕呻吟，错语不得眠，皆佳。传语诸人，用之亦效。此直解热毒，除酷热，不必饮酒剧者。此汤疗五日中神效。”

刘渡舟先生将黄连解毒汤作为治疗火证主方之一，常用此方治疗各类火证。其辨证要点是有火证见症而大便不干燥甚至偏稀者。

2.栀子金花汤

栀子金花汤 录自《医宗金鉴·伤寒心法要诀·伤寒附法》，由黄连解毒汤加大黄而成，即泻心汤加黄柏、栀子，治疗“阳毒热极等证”“里实便硬当攻下者”。由于栀子金花汤同名者有数方，而组成则有所不同，因此，本书具体称此方为“金鉴栀子金花汤”。

刘渡舟先生将之作为火证主方之一，用于火证之重症。其辨证要点为火证火毒偏盛，大便燥结，既有三黄泻心汤证，又有黄连解毒汤证者。

3.六味地黄丸、三黄泻心合六味地黄丸、归芍六味地黄丸

六味地黄丸 出自钱乙《小儿药证直诀》卷下，组成为：熟地黄八钱，山萸肉、干山药各四钱，泽泻、牡丹皮、白茯苓（去皮）各三钱。上为末，炼蜜为丸，如梧桐子大。每服3丸，空心温水化服。亦可水煎服。原治小儿“五迟”。

三黄泻心合六味地黄丸 刘渡舟先生根据明代薛己以此方“壮水制火”的功用，常用此方治疗杂病阴虚证。先生最为特殊的用法之一是用三黄泻心汤合用六味地黄丸，泻火之中兼以补水，所谓“泻南补北”，治疗火证伤阴之证。

归芍六味地黄丸 用六味地黄丸加当归、白芍，组成归芍六味地黄丸，治疗肝肾阴血、阴精不足之证。先生也常用三黄泻心汤、栀子金花汤合归芍六味地黄汤，上泻心火，下补阴血，治疗火证火热损伤阴血证。

4.增液汤

增液汤 出自《温病条辨·中焦篇》第11条，组成为：元参一两、麦冬（连心）八钱、细生地八钱。水八杯，煮取三杯，口干则与饮，令尽，不便，再作服。吴瑭称此方为“咸寒苦甘法”。其原条文谓：“阳明温病，无上焦证，数日不大便，当下之，若其人阴素虚，不可行承气者，增液汤主之。服增液汤已，周十二时观之，若大便不下者，合调胃承气汤微和之。”本方证还见于中焦篇第15条：“下后数日，热不退，或退不尽，口燥咽干，舌苔干黑，或金黄色，脉沉而有力者，护胃承气汤微和之；脉沉而弱者，增液汤主之。”中焦篇第16条：“阳明温病，下后二三日，下证复现，脉下甚沉，或沉而无力者，止可与增液，不可与承气。”中焦篇第17条：“阳明温病，下之不通，其证有五……津液不足，无水舟停者，间服增液，再不下者，增液承气汤主之。”

刘渡舟先生常用此方治疗杂病血热津液亏损之证，特别是以此方合三黄泻心汤，增液泻火治疗火证与津液损伤并见之证；用增液汤合龙骨、牡蛎，组成增液龙牡汤法，与桂甘龙牡汤成对应之方，前者治心阳虚而心烦惊悸，后者治心阴虚而心烦惊悸。这些用法均是刘渡舟先生的创新用法。由于增液汤含有生地黄、玄参，具有凉血散血而滋阴生津的作用，因此，刘渡舟先生除遵照吴瑭原法治疗津液亏损的大便秘结外，常用此方治疗血分郁热之痤疮、皮炎等，也将此方与紫雪丹合用，治疗血分郁热，热闭心包所致的狂躁症、中风等。关于先生用增液汤的部分经验，我们在《温病方证与杂病辨治》增液汤方证中已有详细介绍，可参阅。

5.冬地三黄汤

冬地三黄汤上已介绍，此从略。本方中的苇根汁可用芦根代替，银花露可用金银花代替。

刘渡舟先生较少用冬地三黄汤原方，但用增液汤合黄连、黄芩、黄柏、栀子的手法却是十分常见的，这是他治疗火证的心法之一。

6.犀角地黄汤、黄连解毒合犀角地黄汤、三黄泻心合犀角地黄汤、栀子金花合犀角地黄汤

犀角地黄汤 载于《备急千金要方》卷十二，吐血门。组成为：犀角（今用水牛角代替）一两、生地黄八两、芍药三两、牡丹皮二两。“治伤寒及温病，应发汗而不汗之，内蓄血者，及鼻衄吐血不尽，内余瘀血，面黄，大便黑，消瘀血方。”方后加减云：“喜妄如狂者，加大黄二两、黄芩三两”。由此可见，孙思邈在唐代就用该方治疗温热病瘀血出血证，且已有了犀角地黄汤加大黄、黄芩的用法。吴瑭《温病条辨·下焦篇》风温温热第20条以此方治疗血分瘀热证，《温病条辨》方组成剂量为：干地黄一两、生白芍三钱、丹皮三钱、犀角（今用水牛角代替）三钱。吴瑭称此方为“甘咸微苦法”。其原条文谓：“时欲漱口不欲咽，大便黑而易者，有瘀血也，犀角地黄汤主之。”

黄连解毒合犀角地黄汤 此方在上述“前人发明的泻心汤类方”中已经介绍，此从略。

三黄泻心合犀角地黄汤 此方为刘渡舟先生的经验用方。

栀子金花合犀角地黄汤 此方是刘渡舟先生的经验用方。

刘渡舟先生对火证有深入的研究，当火热深入血分，表现为血热血脉瘀滞者，则用凉血散血基本方犀角地黄汤治疗之。当血分瘀热而兼火毒壅盛者，则据证用黄连解毒合犀角地黄汤，或三黄泻心汤合犀角地黄汤，或栀子金花汤合犀角地黄汤治疗之。这三方我们在《温病方证与杂病辨治》黄连解毒合犀角地黄汤方证中称之为“凉血泻火解毒三法”。关于刘渡舟先生对犀角地黄汤与凉血泻火解毒三法的具体运用，我们在《温病方证与杂病辨治》“泻心汤、大黄黄连泻心汤、黄连解毒汤方证”与“犀角地黄汤方证”以及“黄连解毒合犀角地黄汤方证”中分别有详细的介绍，可参阅。

7.枇杷清肺饮、五味消毒饮、枇杷金花犀地汤

枇杷清肺饮 录自《医宗金鉴·外科心法要诀·肺风粉刺》。组成为：人参三分，枇杷叶（刷去毛，蜜炙）二钱，甘草（生）、黄连各一钱，桑白皮（鲜者佳）二钱，黄柏一钱。水一盅半，煎七分，食远服。

刘渡舟先生常将此方与三黄泻心汤、黄连解毒汤、五味消毒饮、犀角地黄汤合法化裁，治疗痤疮、粉刺。

五味消毒饮 录自《医宗金鉴·外科心法要诀·发无定处》。组成为：金银花三钱，野菊花、蒲公英、紫花地丁、紫背天葵子各一钱二分。水两盅，煎八分，加无灰酒半盅，再滚二三沸时，热服。渣，如法再煎服，被盖出汗为度。

刘渡舟先生常用此方治疗热毒疔疮。

枇杷金花犀地汤 此方在上述“刘渡舟先生新订的泻心汤加味方”中已有介绍，此从略。

8.薛氏地龙二藤汤

薛氏地龙二藤汤 出自《温热经纬·薛生白湿热病篇》第4条方。薛氏原条文谓：“湿热证，三四日即口噤，四肢牵引拘急，甚则角弓反张，此湿热侵入经络脉隧中，宜鲜地龙、秦艽、威灵仙、滑石、苍耳子、丝瓜藤、海风藤、酒炒黄连等味。”薛雪自注云：“此条乃湿热夹风之证。风为木之气，风动则木张，乘入阳明之络则口噤，走窜太阴之络则拘挛，故药不独胜湿，重用息风，一则风药能胜湿，一则风药能疏肝也。选用地龙、诸藤者，欲其通脉络耳。”

刘渡舟先生将此方称为“薛氏胜湿息风方”，常用其治疗中风肢体麻木、痉挛，头痛自觉经络牵掣，痛风，湿热痹等病症属于湿热在经，肝风内动者。我们在《温病方证与杂病辨治》中将其命名为“薛氏地龙二藤汤”，详细介绍了此方的方证特点以及刘渡舟先生的运用经验。可参阅。

9.清宫汤、安宫牛黄丸

清宫汤　出自《温病条辨·上焦篇》风温温热第16条，组成为：元参心三钱、莲子心五分、竹叶卷心二钱、连翘心二钱、犀角尖（磨冲）（今用水牛角代替）二钱、连心麦冬三钱。热痰盛加竹沥、梨汁各五匙；咯痰不清，加栝蒌皮一钱五分；热毒盛加金汁、人中黄；渐欲神昏，加银花三钱、荷叶二钱、石菖蒲一钱。吴瑭称此方为“咸寒甘苦法”。其原条文谓：“太阴温病，不可发汗，发汗而汗不出者，必发斑疹，汗出过多者，必神昏谵语……神昏谵语者，清宫汤主之，牛黄丸、紫雪丹、局方至宝丹亦主之。”

安宫牛黄丸　出自《温病条辨·上焦篇》风温温热第16条，另外，还见于上焦篇风温第17条（“邪入心包，舌謇肢厥，牛黄丸主之，紫雪丹亦主之。”）、上焦篇温毒第21条（“温毒神昏谵语者，先与安宫牛黄丸、紫雪丹之属，继以清宫汤。”）、上焦篇暑温第31条（“手厥阴暑温，身热不恶寒，清神不了了，时时谵语者，安宫牛黄丸主之，紫雪丹亦主之。”）等条文。

安宫牛黄丸［牛黄、郁金、犀角（今用水牛角代替）、朱砂、黄连、黄芩、山栀、麝香、雄黄、梅片、珍珠、金箔衣］是吴瑭在万氏牛黄清心丸（牛黄、朱砂、黄连、黄芩、山栀、郁金）和局方至宝丹［生乌犀角（今用水牛角代替）、朱砂、雄黄、生玳瑁屑、琥珀、麝香、龙脑、金箔、银箔、牛黄、安息香］的基础上创制的新方。用于治疗热入营血，内闭心包证。

刘渡舟先生常用清宫汤与安宫牛黄丸治疗杂病心窍内闭证，特别是中风属于“火中”者，多用此两方与至宝丹。甚至用清宫汤、安宫牛黄丸、至宝丹治疗围绝经期综合征、帕金森病等病症。其具体用法，我们在《温病方证与杂病辨治》安宫牛黄丸方证、清宫汤方证中已有详细的介绍，可参阅。

10.泻黄散

泻黄散　出自《小儿药证直诀》卷下。组成为：藿香叶七钱，山栀子仁一钱，石膏五钱，甘草三两，防风四两（去芦，切，焙）。上药剉，同蜜、酒微炒香，为细末。每服一钱至二钱，水一盏，煎至五分，温服清汁，无时。原治小儿“脾热弄舌”。

刘渡舟先生常用此方治疗小儿或成人脾热口唇、口舌生疮。

11.连翘败毒散

连翘败毒散　出自《医宗金鉴·伤寒心法要诀·伤寒附法》，“治时毒发颐，高肿焮痛之阳证也。”此方组成为：连翘、天花粉、柴胡、牛蒡子、荆芥、防风、升麻、甘草、桔梗、羌活、独活、红花、苏木、川芎、当归尾。两颐连面皆肿，加白芷、漏芦。肿坚不消，加皂角刺、穿山甲。大便燥结，加酒炒大黄。其歌括云：“连翘败毒散发颐，高肿焮红痛可除，花粉连翘柴胡蒡，荆防升草桔羌独，红花苏木芎归尾，肿面还加芷漏芦，肿坚皂刺穿山甲，便燥应添大黄疏。”

此方已经成为刘渡舟先生临证辨方证抓主证用时方的经验方，常用此方治疗面颊、颐部肿胀、疼痛、抽搐、痉挛等病症。先生对此歌括背得滚瓜烂熟，特别对于“肿面还加芷漏芦”一句运用娴熟，只要面部肿胀、疼痛，如三叉神经痛、牙龈肿痛等，多在基本方中加白芷、漏芦。

12.四妙勇安汤

四妙勇安汤 出自《验方新编》卷上。组成为：金银花、玄参各三两，当归二两，甘草一两。水煎服。主治脱疽。

刘渡舟先生拓展此方用法，以之治疗痛风。有时去当归之甘温，加赤芍、茜草，凉血祛瘀与清热解毒散结并用，治疗热毒壅阻于血分脉络的病症。

13.升麻葛根汤

升麻葛根汤 出自《太平惠民和剂局方》卷二。组成为：升麻十两，芍药十两，炙甘草十两，葛根十五两。上为粗末。每服三钱，用水一盏半，煎取一中盏，去滓，稍热服，不拘时，一日二三次。原治“大人小儿时气温疫，头痛发热，肢体烦疼，及疮疹已发及未发。”

《医宗金鉴·伤寒心法要诀·伤寒附法》载升麻葛根汤，治“阳明表邪不解，或数下利，及斑疹不透者。”其歌括云：“升葛芍草表阳明，下利斑疹两收功，麻黄太阳无汗入，柴芩同病少阳经。”

刘渡舟先生主张六经包括经络，凡是阳明经所过部位出现红肿热痛，或疼痛等症，如痛风、丹毒、结节性红斑、类风湿关节炎等，则从发散、疏通阳明经热毒着眼，用升麻葛根汤或者白虎汤、白虎桂枝汤治疗。

14.三甲复脉汤

三甲复脉汤 出自《温病条辨·下焦篇》风温温热第14条，由加减复脉汤（炙甘草六钱、干地黄六钱、生白芍六钱、麦冬不去心五钱、阿胶三钱、麻仁三钱）加生牡蛎五钱、生鳖甲八钱、生龟甲一两组成。吴瑭称此方为“咸寒甘润法”。其原条文谓：

“下焦温病，热深厥甚，脉细促，心中憺憺大动，甚则心中痛者，三甲复脉汤主之。”本方证还见于《温病条辨·下焦篇·秋燥》第78条：“燥久伤及肝肾之阴，上盛下虚，昼凉夜热，或干咳，或不咳，甚则痉厥者，三甲复脉汤主之，定风珠亦主之，专翕大生膏亦主之。”

刘渡舟先生在应用三甲复脉汤治疗杂病方面积累了丰富的经验，他认为：临床用三甲复脉汤，要紧扣厥阴阴虚，风阳内动这一病理特点，其证以头晕、心悸、肢体抽搐或瘛疭，舌红绛、少苔或无苔，脉弦细或结代为主。或头痛耳鸣，神倦而夜寐不安，或昏眩欲仆，步履不稳，或厥，或舌体颤动，语言不利而肢麻，或大便干秘难行等。治疗范围涉及脑膜炎后遗症、癫痫、小脑病变综合征、帕金森病、心血管病、脑血管病、精神分裂症以及各种以眩晕、抽搐为主要表现的病证。其具体用法，我们在《温病方证与杂病辨治》三甲复脉汤方证中已有详细介绍，可互参。

15.大定风珠

大定风珠 出自《温病条辨·下焦篇》风温温热第16条，组成为：生白芍六钱、阿胶三钱、生龟甲四钱、干地黄六钱、麻仁二钱、五味子二钱、生牡蛎四钱、麦冬（连心）六钱、炙甘草四钱、鸡子黄（生）二枚、鳖甲（生）四钱。水八碗，煮取三杯，去滓，再入鸡子黄，搅令相得，分三次服。喘加人参，自汗者加龙骨、人参、小麦，悸者加茯神、人参、小麦。吴瑭称此方为“酸甘咸法”。其原条文谓：“热邪久羁，吸烁真阴，或因误表，或因妄攻，神倦，脉气虚弱，舌绛苔少，时时欲脱者，大定风珠主之。”本方证也见于《温病条辨·下焦篇·秋燥》第78条。

刘渡舟先生擅用大定风珠治疗杂病，其辨方证的要点是，真阴虚损，肝风内动，如中风、舌颤齿击、抽搐等。具体手法，详见《温病方证与杂病辨治》大定风珠方证，此从略。

16.二妙散、三妙丸、四妙丸

二妙散 出自朱震亨《丹溪心法》卷四痛风门。组成为：黄柏（炒）、苍术（米泔水浸，炒）各五钱。上二味，沸汤，入姜调服。原“治筋骨疼痛因湿热者……痛甚者，加生姜汁，热辣服之……表实气实者，加酒少许佐之。”危亦林《世医得效方》早于《丹溪心法》刊行。《世医得效方》卷九脚气门载一方名苍术散，也由苍术、黄柏两味药组成，只是不用姜调服。此书谓：“苍术散治一切风寒湿热，令足膝痛或赤肿，脚骨间作热痛，虽一点，能令步履艰难及腰膝臀髀大骨疼痛，令人痿躄，一切脚气，百用百效。”

三妙丸　出自《医学正传》卷五。由二妙散加牛膝组成。治湿热下注，两脚麻木，或如火烙之热，痿软无力。

四妙丸　出自《成方便读》卷三。由三妙丸加薏苡仁组成。治湿热下注，两足麻木，痿软，肿痛。

刘渡舟先生常用此三方治疗湿热关节肿痛，具体用法，多在基础方（经方或时方）中合用二妙散、三妙丸，或四妙丸。

17.黛蛤散

黛蛤散　出自《丸散膏丹集成》。由青黛、蚌粉组成。治肝肺火热之痰嗽，眩晕耳鸣，咯痰带血。

刘渡舟先生常用此方，具体用法多在基础方中合用此散，辨此方证的指征是咳嗽痰多而黏，难以咯出者。

18.朱砂安神丸

朱砂安神丸　出自《内外伤辨惑论》卷中。组成为：朱砂（另研，水飞为衣）五钱，甘草五钱五分，黄连（去须，净，酒洗）六钱，当归（去芦）二钱五分，生地黄一钱五分。上药除朱砂外，四味共为细末，汤浸蒸饼为丸，如黍米大，以朱砂为衣。每服十五丸或二十丸，津唾咽之，食后。或用温水、凉水少许送下亦得。原书治“如气浮心乱，以朱砂安神丸镇固之则愈。”《兰室秘藏》卷下称此方为安神丸，治“心神烦乱，怔忡……胸中气乱而有热，有似懊憹之状，皆膈上血中伏火，蒸蒸然不安。”

刘渡舟先生常用此方，将之作为汤剂，用于治疗抑郁症，失眠，心神不宁等证。方中朱砂多用朱砂粉，剂量为1g，另包，分冲。

第四章　苓桂术甘汤类代表方

茯苓桂枝白术甘草汤

茯苓桂枝白术甘草汤　出自《伤寒论》第67条，组成为：茯苓四两，桂枝三两（去皮），白术、甘草各二两（炙）。上四味，以水六升，煮取三升，去滓。分温三服。

仲景原条文谓："伤寒，若吐、若下后，心下逆满，气上冲胸，起则头眩，脉沉紧，发汗则动经，身为振振摇者，茯苓桂枝白术甘草汤主之。"

苓桂术甘汤还见于《金匮要略·痰饮咳嗽病脉证并治》第16条："心下有痰饮，胸胁支满，目眩，苓桂术甘汤主之。"

《金匮要略·痰饮咳嗽病脉证并治》第17条："夫短气有微饮，当从小便去之，苓桂术甘汤主之；肾气丸亦主之。"

一、先师应用心法

刘渡舟先生对苓桂术甘汤方证及其临床应用有深入的研究，曾撰写《水证论》一文，重点讨论了"水气上冲"的病机与苓桂术甘汤方证的有关理论问题，提出了一系列独特的见解，报道了许多临床应用此方的典型医案。这些内容分别见于《刘渡舟医学全集》《伤寒论临证指要》《经方临证指南》《刘渡舟临证验案精选》等著作中，此不重复介绍。现仅将我们跟随刘渡舟先生出诊时所抄录的有关医案择其典型者，整理并介绍如下。

1. 用于治疗冠心病胸闷心慌气短

张某某，男，63岁。1999年5月19日初诊。冠心病，胸闷、心慌、气短半年，舌麻，大便不畅。舌淡红，苔白腻滑。用苓桂术甘汤加红参。处方：茯苓30g、桂枝15g、白术10g、炙甘草10g、红人参8g。7剂。1999年5月26日。上方见效，药后诸症均减。继续用原方。处方：茯苓30g、桂枝15g、白术10g、炙甘草10g、红人参8g。

7剂。1999年6月2日。心悸，上方见效。眠差，不思食，大便溏。舌黯红，苔白滑。用上方加龙骨、牡蛎。处方：茯苓30g、桂枝14g、白术10g、炙甘草10g、人参10g、龙骨30g（先煎）、牡蛎30g（先煎）。7剂。1999年6月30日。上方见效，睡眠好转。舌胖淡红，苔白滑。继续用苓桂术甘汤加红参。处方：茯苓30g、桂枝15g、白术10g、炙甘草10g、红人参8g。7剂。1999年7月14日。上方有效。继续用上方。处方：茯苓30g、桂枝14g、白术10g、炙甘草10g、红参10g。15剂。1999年8月4日。胸闷，气短，出汗，但不多，大便正常。舌黯红，苔薄白滑。上方加五味子。处方：茯苓30g、白术10g、炙甘草6g、桂枝12g、党参15g、五味子4g。7剂。

辨证用方思路：一诊据胸闷、气短、舌麻、苔滑辨为苓桂术甘汤证，用此方。心慌明显，用苓桂术甘加参汤法加红参。此后守法守方，睡眠差，加龙骨、牡蛎；汗出明显，加五味子。此案"效不更方"，颇能给人以启发。

2.用于治疗冠心病胸痛

封某某，男，44岁。冠心病，从1998年4月至2000年3月一直请刘渡舟先生诊治，我们有详细的记录。1998年4月29日。上方用柴胡桂枝汤加茜草、藏红花，胸痛减轻，但仍胸痛，气短、胸闷。舌黯红，苔白滑。用苓桂术甘汤合颠倒木金散。处方：茯苓30g、桂枝15g、白术10g、炙甘草10g、郁金10g、木香10g。14剂。1998年5月20日。胸已不疼，气短，胸闷。舌黯红，苔白滑。用苓桂术甘汤加菖蒲、郁金。处方：茯苓30g、桂枝14g、白术10g、炙甘草10g、石菖蒲10g、郁金10g。14剂。1998年7月1日。胸疼止，胸中发紧、发闷，急躁，面潮红。舌紫黯，苔白滑，脉弦。用上方加香附。处方：茯苓30g、桂枝15g、白术10g、炙甘草10g、石菖蒲10g、郁金10g、香附10g。15剂。1998年7月15日。上方见效，症情好转，唇紫减轻。舌黯红，苔薄黄滑。用上方加木香。处方：茯苓30g、桂枝14g、白术10g、炙甘草10g、菖蒲10g、郁金12g、香附10g、木香6g。15剂。随后继续用柴胡桂枝汤、小柴胡汤合越鞠丸、苓桂术甘汤等方调治。

辨证用方思路：本案我们跟诊记录2年余。1998年4月29日看诊时，根据胸闷、气短、舌滑，辨为苓桂术甘汤证，用此方。以胸痛为主，故合颠倒木金散。1998年5月20日胸痛减轻，而胸闷为甚，从水湿蒙蔽心窍考虑，用苓桂术甘汤加菖蒲、郁金芳香开窍。这是刘渡舟先生的经验用法，他遵从叶桂湿热蒙蔽心窍用清宫汤加菖蒲、郁金的手法，仿照《温病全书》菖蒲郁金汤，对于胸闷、胸痛等症也从湿浊闭窍考虑，用化湿避秽开窍法治疗。1998年7月1日见胸闷、急躁，故取越鞠丸意，加香附行气开郁。1998年7月15日再合颠倒木金散加木香行气开胸止痛。

3.用于治疗冠心病胆小害怕

周某某，女，73岁。1999年4月22日初诊。素有心脏病，最近心悸，胸闷，胆小、害怕。舌偏红，苔微黄、厚腻、略滑，脉弦大滑无力。用苓桂术甘汤。处方：茯苓30g、桂枝15g、炙甘草10g、白术10g、党参15g、生龙骨30g、生牡蛎30g、珍珠粉1g（冲服）。7剂。1999年6月24日二诊。服药后见效，心悸、胆小、害怕明显减轻。怕冷。刘渡舟先生诊脉中说："脉大无力，是参附证，要加人参、附子。"舌红，苔白腻。处方：红人参6g、制附子4g、茯苓30g、白术12g、炙甘草10g、桂枝10g。7剂。1999年4月29日三诊。心慌进一步减轻，但又觉心里害怕，口苦，腿肿。先生问："尿利吗？"患者答："尿很好"；先生问："睡觉呢？"患者答："睡眠很好"。舌红苔黄，脉弦大滑。先生背曰："胆虚气怯用仁熟。"用仁熟散。处方：柏子仁10g、熟地30g、枸杞子10g、五味子10g、山茱萸10g、肉桂6g、红人参6 g、茯神30g、菊花10g、枳壳10g、炒酸枣仁30g、炙甘草10g、桂枝10g、猪苓10g。7剂。1999年5月6日四诊。心里害怕减轻，但感冒了，怕风，须穿厚衣服，并要扣紧脖子的扣子，出汗，咽喉干而发紧，音哑，咳嗽，口渴。舌红赤，苔薄白，脉浮弦滑大略数。用桑杏汤合沙参麦冬汤。处方：桑叶10g、杏仁10g、梨皮2个、沙参20g、麦冬20g、玉竹10g、玄参12g、竹叶10g。7剂。1999年5月13日五诊。感冒、咳嗽好多了，已经不憋气。口干，大便尚可。舌偏红，苔薄微黄，脉略浮数。处方：桑杏汤加玄参10g、玉竹10g、生地10g。7剂。

辨证用方思路：一诊据心悸、胸闷、胆小、害怕，参合舌脉辨为苓桂术甘汤证，方用苓桂术甘汤，仿苓桂术甘加参汤法加党参；仿桂枝加龙骨牡蛎汤法加生龙骨、生牡蛎、珍珠粉，温心阳、制动悸、补心气、宁心神。二诊据脉大无力辨为参附汤证，用苓桂术甘汤合参附汤温心阳、补心气。三诊以害怕为主症，兼下肢肿。方用《医宗金鉴·杂病心法要诀》仁熟散，刘渡舟先生所背歌括为："恐畏不能独自卧，胆虚气怯用仁熟，柏仁地枸味萸桂，参神菊壳酒调服。"先生问"小便利不利？"意在根据腿肿辨识五苓散证；问"睡眠"，意在辨识朱砂安神丸证。因兼有腿肿，故用仁熟散原方合五苓散法，加猪苓、桂枝，合茯神以通阳利水。因心阳虚而恐惧害怕，故合桂枝甘草汤法补心阳、治心悸，另加酸枣仁宁心安神。四诊感冒，出现了《温病条辨》

上焦篇桑杏汤证与沙参麦冬汤证，故用此两方合法处方。五诊感冒燥咳基本痊愈，仍用桑杏汤法加味以巩固疗效。

特别提示：仁熟散、桑杏汤、沙参麦冬汤均是刘渡舟先生常用时方，详见“讨论与小结”之“刘渡舟先生用时方”。

4.用于治疗胸痹

汪某某，男，62岁。1998年9月23日。胸痹。上方用桂枝去芍药加附子汤，胸闷、背疼、腿肿减轻。胸部凉，足跟凉，足肿，咽燥热，每夜4点许胸闷疼。舌胖大，苔白滑，脉沉。用苓桂术甘汤加党参。处方：茯苓30g、白术10g、桂枝15g、炙甘草10g、党参15g。7剂。1998年9月30日。上方有效，胸闷、胸凉、足跟凉好转，足肿见消。口干，眼周肌肉痉挛。舌淡红，苔白腻。用真武汤。处方：附子6g、茯苓30g、白术10g、生姜10g、白芍10g。7剂。

辨证用方思路：本案三诊换三方：一诊胸满闷为主，抓主证辨为桂枝去芍药加附子汤证，这也是刘渡舟先生的常用手法，如他说：“临床上对于胸病，包括《金匮要略》中的胸痹病，只要出现了胸满，或者胸痛彻背，背痛彻胸，或者气短，或者咳逆，只要属于胸阳虚而阴寒之气比较重的，桂枝去芍药加附子汤都是有效的。”(《刘渡舟伤寒论讲稿》)二诊胸凉，足跟凉、足肿，舌胖大，咽喉燥热，不仅心胸阳虚，而且水气上逆、下注，出现了苓桂术甘汤证，故用此方加党参。三诊眼周肌肉痉挛明显，抓此证并结合《伤寒论》第82条“身瞤动”一症，辨为真武汤证，改用真武汤继续调治。

5.用于治疗心肌缺血心悸

宋某某，女，57岁。1999年4月7日初诊。素有心肌缺血、脂肪肝。近来下肢肿，头痛，胸痛，心跳、心慌。舌胖大、苔白滑。用苓桂术甘汤加泽泻、党参。处方：茯苓30g、桂枝15g、白术10g、炙甘草10g、泽泻20g、党参15g。7剂。1999年4月14日二诊。服上方胸疼减轻，头痛除。善太息。舌淡红，苔白腻滑。用苓桂术甘汤加党参。处方：茯苓30g、桂枝15g、白术10g、炙甘草10g、党参15g。7剂。1999年4月21日三诊。上方见效，胸已不疼，心跳心慌已不明显，仍腿肿。舌胖紫黯有齿痕，苔薄白滑。用防己茯苓汤合苓桂术甘汤加附子。处方：防己12g、黄芪30g、茯苓30g、桂枝15g、白术10g、炙甘草10g、附子3g。7剂。

辨证用方思路：一诊抓主证舌滑、心悸，辨为苓桂术甘汤证；据舌胖大，头痛，辨为泽泻汤证。用两方合法。心慌提示心气不足，故仿苓桂术甘加参汤法加党参。二诊头已不痛，胸痛减轻，水气上冲已改善，故去泽泻。三诊据腿仍肿，辨为《金匮要略》治“皮水为病，四肢肿”的茯苓黄芪汤证，用此方合苓桂术甘汤。另仿真武汤法，加一点点附子，温通下焦之阳以逐水湿。

6.用于治疗风湿性心脏病二尖瓣扩张术后

付某某，女，34岁。1999年4月29日初诊。因风湿性心脏病二尖瓣狭窄最近做二尖瓣扩张术。术后易疲劳，易出汗，易心慌，胸闷。舌正红，苔白，脉滑。刘渡舟先生说：“用鸡鸣散”。处方：吴茱萸6g、槟榔6g、陈皮8g、木瓜6g、紫苏叶8g、生姜8g、茯苓15g。7剂。1999年5月6日二诊。血压低（80/50mmHg），头晕，乏力，心慌，白带多，中耳炎化脓耳内流脓。舌正红、苔薄微黄，脉弦。先生讲：“用苓桂术甘汤加泽泻、党参、紫石英。”处方：茯苓30g、桂枝12g、白术20g、泽泻20g、党参15g、紫石英15g。7剂。忌冷饮冷食。1999年5月13日三诊。服上方有效，白带转为正常，耳已不流脓，眩晕、心慌减轻，仅在天气不好时胸闷，容易出汗，口干。舌正红，苔黄白相兼，脉软缓。先生讲：“用清暑益气汤加知母。”处方：生黄芪16g、红人参6g、当归14g、麦冬20g、五味子6g、青皮6g、陈皮10g、苍术10g、白术16g、神曲10g、黄柏6g、葛根3g、升麻2g、泽泻10g、炙甘草10g、大枣7枚、生姜1g、知母6g。7剂。1999年5月20日四诊。服药后汗出、口干、乏力等症减轻，改用小剂补中益气汤继续治疗。

辨证用方思路：本案一诊用鸡鸣散，这是根据宋孝志先生用此方治疗心脏病的经验，专病而用专方。刘渡舟先生辨治思路中有一种方法就是专病用专方，或者叫专方治专病。从先后多诊来看，患者有时下肢有轻度水肿，这则是用此方的指征。二诊抓主证头晕、心慌，辨为苓桂术甘汤证，用此方。加泽泻是合入了泽泻汤，意在治眩晕；加党参是取苓桂术甘加参汤法，意在补心气；加紫石英是遵叶桂手法，意在固带脉。此方服后收到了白带转正常，耳内流脓止，头晕、心慌减轻等特殊的疗效。因汗出、口渴，脉软，三诊改用东垣清暑益气汤。加知母是遵照李杲《内外伤辨惑论》原方后的加减法：“如汗大泄者，津脱也，急止之，加五味子、炒黄柏、知母，此按而收之也。”

特别提示：之一，鸡鸣散对于心性水肿有不可思议的疗效，北京中医药大学东直门医院已故宋孝志教授对此方的运用有独特的经验，刘渡舟先生遵其用法而常用此方，在逐渐积累经验之后，已经变成了刘渡舟先生的经验用方。

之二，三诊出现了汗出、口渴、脉软等清暑益气汤证，虽非暑伤元气，但因诊在夏天，故辨方证而用此方。这也是刘渡舟先生最常用的经验方之一。

鸡鸣散与东垣清暑益气汤的运用，详见“讨论与小结”之“刘渡舟先生用时方”。

7.用于治疗风心病心衰

赵某某，女，78岁。风湿性心脏病心衰，严重水肿、气喘、心慌等，从1998年10月28日一直请刘渡舟先生看诊，曾用苓桂术甘加参附汤、苓桂术甘汤合生脉散、真武汤、防己茯苓汤、防己黄芪汤、柴胡桂枝干姜汤等方化裁调治。1999年2月10日。大便仍稀，1日数次，腿肿，气喘，胸闷。舌红绛，少苔。用人参败毒散。处方：荆芥穗3g、防风3g、炙甘草3g、茯苓20g、川芎3g、羌活2g、独活2g、柴胡4g、前胡4g、枳壳5g、桔梗5g、生姜3g、薄荷2g、红参6g。10剂。1999年2月24日。大便正常，身痒，口干。舌红绛，少苔。用四物汤去川芎加丹皮、苦参、玄参。处方：生地12g、白芍12g、当归10g、丹皮10g、玄参12g、苦参6g。7剂。1999年3月3日。服药后身痒减轻，腿肿，尿少，气喘，气短，心下堵。舌红绛、苔薄白。用苓桂三仁汤。处方：茯苓30g、桂枝12g、杏仁10g、薏苡仁10g、白蔻仁10g。7剂。1999年3月10日。身痒除，胸憋变得短暂，腿肿明显减轻，口干渴。舌绛、少苔。用五苓散。处方：茯苓30g、杏仁10g、桂枝14g、猪苓20g、泽泻20g、白术10g。7剂。1999年3月17日以后，继续用五苓散、真武汤、防己黄芪汤、实脾饮、苓桂术甘汤等方化裁调治。

辨证用方思路：本案很复杂，根据我们的记录，1999年2月10日前因大便稀，曾用防己黄芪汤、柴胡桂枝干姜汤化裁两次治疗仍大便稀，故改用喻昌逆流挽舟法以人参败毒散合荆防败毒散化裁，获效。2月24日诊时见身痒，据此症用生地四物汤去川芎之辛温，加丹皮、玄参、苦参凉血滋阴，祛湿止痒。3月3日抓主证气短、心下堵辨为苓桂术甘汤证，用此方。身仍痒，尿少，腿肿，从湿热壅郁三焦考虑，取治疗湿热白疹的薏苡竹叶散法与三仁汤法，合入“三仁”。3月10日，耳痒除而腿肿明显，据证改用五苓散合苓桂杏甘汤法，去甘守的甘草，以通阳利水。其后的诊治在此为略。

于某某，男，56岁。1999年1月13日。素有心脏病，自诉服“三参苓桂剂”数年均好，现心慌胸闷，左肩背疼，左手麻，头晕。舌淡红，苔薄白滑。用苓桂术甘汤加党参。处方：茯苓30g、桂枝15g、炙甘草10g、白术10g、党参15g。7剂。1999年1月20日。上方见效，诸症均减，仍面晦，舌淡红，苔薄白腻。用苓桂术甘汤加参附。处方：茯苓30g、桂枝15g、白术10g、炙甘草10g、红人参8g、附子3g。7剂。

辨证用方思路：本案第一诊见心慌胸闷、头晕、舌滑，是典型的苓桂术甘汤证，用此方。心慌，加党参。第二诊面仍晦，这是水气之征，故用苓桂术甘汤加红参，另取真武汤法加少少附子振奋真阳以逐水气。

特别提示：本案具有代表性。不少慢性病患者常年请诊服用刘渡舟先生的药，对这类病人先生有两种截然不同的方法：第一种是证不变则守法用一类方剂长期调治，本案即是一例。所谓“三参苓桂剂”，就是前面讲的用苓桂术甘汤加太子参、沙参、丹参方。此法中的太子参可据证换为红参或党参。叫“苓桂剂”，是说苓桂术甘汤4味药多以茯苓、桂枝为基础方，其他2味药可以随证加减，即不是固定的苓桂术甘汤。第二种是据证不断地变换用方，有时每一诊可变一方。这种方法在很多医案中可以看到，此不举例说明。

8.用于治疗心房纤颤

孟某某，女，62岁。心衰、心房纤颤，请刘渡舟先生诊治2年余。1999年8月26日上午，丘器工业北京北方医院就诊记录：心慌，心跳，腹胀，大便稀，晚上气短，接不上气，晨起手、脸肿胀。舌淡黯苔白，脉间歇而沉。用苓桂术甘汤合理中汤。处方：桂枝15g、茯苓30g、白术12g、炙甘草10g、党参15g、干姜12g。7剂。1999年9月2日上午。服药后大便不稀了，肚子已不胀，心里舒服了好多，胃有点胀。用苓桂术甘汤加红参。处方：茯苓30g、桂枝16g、白术10g、炙甘草12g、红人参8g。7剂。

辨证用方思路：本案长期请刘渡舟先生诊治，曾用桂枝甘草汤、真武汤、温胆汤、参附汤等，1999年8月26日诊时腹胀、便溏，出现了典型的理中汤证，故用苓桂术甘汤合理中汤。再诊时腹胀、便溏愈，故不再用理中汤。胃脘有点胀，为类“心下逆满”症，结合“房颤”心慌、心跳用苓桂术甘汤。因晚上气短，有接不上气之感，故加红参。

9.用于治疗心律失常

曹某某，男，80岁。1999年8月19日。心律失常，频发性早搏，心率慢，心慌，近半年来出现心动过速。刘渡舟先生诊脉中问：“胸闷吗？”患者答：“有时闷”；先生问：“口苦吗？”患者答：“不苦”；先生问：“头晕吗？”患者答：“有点晕”；先生问：“胸中疼不疼？”患者答：“不疼”；先生问：“背疼吗？”患者答：“不疼”；先生问：“大便怎么样？”患者答：“正常”；先生问：“胃好不好？”患者答：“胃有时泛酸”。舌黯红，苔白滑。脉弦略大。刘渡舟先生说：“心脏病分两种：一是血液问题

（在血分），二是气机问题（在气分），你的心脏属血分还是属气分？根据你的舌脉，是病在气分。你心情不得舒畅。”“用小柴胡汤和苓桂术甘汤”。处方：柴胡15g、黄芩6g、半夏14g、党参10g、炙甘草10g、生姜10g、大枣7枚、桂枝15g、茯苓30g、白术10g。7剂。

辨证用方思路：心慌、早搏（心跳），胃泛酸，头眩，苔滑，为苓桂术甘汤证；脉弦，头晕，为小柴胡汤证。用两方合法。

特别提示：本案仅一诊，虽然不知道服药后的效果，但却能给人几点启发：第一，刘渡舟先生在诊脉中诊到了小柴胡汤之脉（弦大），据此，围绕小柴胡汤证问了一系列问题。这就是辨方证的思路。第二，关于心脏病分血分、气分的理论具有重要的临床意义。气分气机不利者，多用小柴胡汤、柴胡桂枝汤、小柴胡合苓桂术甘汤等方；血分血脉郁滞者，多用叶桂变通旋覆花汤、先生自拟的苓桂茜红汤等方。第三，此案心律失常，80多岁高龄，却不用补心之方，完全凭脉辨证，先解决心情不得舒畅所致的气机郁滞问题，待药后再据证调方，这是中医临床的要诀。

10.用于治疗哮喘

王某某，女，36岁。1999年5月6日初诊。气喘，每年春天柳絮飞扬时节发病。自觉气短，喘不上气来，心急、心烦。夜尿多。舌淡红水滑，苔白，脉沉弦。刘渡舟先生边诊脉边给我们说：“《金匮》痰饮咳嗽病第17条讲：‘夫短气有微饮，当从小便去之，苓桂术甘汤主之；肾气丸亦主之。’这个病人就是这一条所说的苓桂术甘汤证”。处方：茯苓30g、桂枝15g、白术10g、炙甘草10g。7剂。1999年5月20日二诊。患者服7剂药后自觉气喘、气短减轻，随自己再取7剂，共服药14剂，气喘、气短诸证消失，仅微觉气不够用。舌淡红、苔白滑，脉沉弦。继用上方加党参10g。7剂。

辨证用方思路：刘渡舟先生常在诊脉中脱口背出仲景原条文或者某方的歌括，以示自己当时辨某一方证的思路，本案即是一例。一诊抓主证舌水滑、短气（喘不上气来），辨为苓桂术甘汤证，用此方。二诊仍用苓桂术甘汤，另仿苓桂术甘加参汤法加党参。

11.用于治疗胸闷

季某，男，40岁。1999年7月15日初诊。胸闷，自觉胸部堵塞如压了一块大石头，右肩疼，后背发胀，头晕，胃脘堵，打嗝。舌红，苔薄白、略滑，脉弦，偶有早搏。用苓桂术甘汤。处方：茯苓30g、桂枝15g、白术10g、炙甘草10g。7剂。1999年7月22日二诊。服药后胸闷明显减轻，早搏消失，胃虽堵，但打嗝可消，眩晕减，头脑清，舌正红，苔白，略滑，脉弦。用苓桂术甘汤加党参。处方：茯苓30g，桂枝16g，炙甘草10g，白术10g，党参16g。7剂。1999年8月5日三诊。胸闷、气短进一步减轻，眩晕好转，无力，虽有便意但大便则不易解出来。舌正红，苔白，略滑，脉弦。偶有早搏。用苓桂术甘加参汤。处方：茯苓30g、桂枝16g、白术12g、炙甘草10g、红人参10g。7剂。1999年8月26日四诊。胸闷、气短诸症消失，饮食、睡眠正常，仅有时眩晕，站着腿发酸，大便干而难解。舌红，苔略黄、略滑，脉弦滑寸弱。用苓桂术甘汤加泽泻、大黄。处方：茯苓30g、桂枝15g、白术10g、炙甘草10g、泽泻20g、大黄4g。7剂。

辨证用方思路：本案抓主证胸满、胃脘堵，眩晕，脉见“早搏”，舌滑，脉弦，辨为苓桂术甘汤证，一诊用苓桂术甘汤原方。二诊、三诊仿苓桂术甘加参汤法加入党参或红参。刘渡舟先生常用苓桂术甘汤加人参，或党参。加党参或红参的指征是：苓桂术甘汤证见心悸而颤，自觉胸内发空，气不够用者。此案胸闷、胸中难受，脉见早搏，故加入党参或红人参。四诊加泽泻意在合入泽泻汤法，主治眩晕；加大黄意在合入《金匮要略》治疗“支饮胸满”的厚朴大黄汤法，上治胸满，下治大便干燥难解。

特别提示：之一，春泽汤是刘渡舟先生非常喜欢用的时方之一。详见“讨论与小结”之“刘渡舟先生用时方”。

之二，《金匮要略·痰饮咳嗽病脉证并治》载：“支饮胸满者，厚朴大黄汤主之。”刘渡舟先生常遵此条，用厚朴大黄汤治疗胸满。他曾给我们讲：本条有些注家认为“胸满”当为“腹满”，他在编写《金匮要略诠解》时折中两家之言，提出治“胸腹满”。后来在临床实践中发现厚朴大黄汤治疗胸满非常有效，遂认识到，仲景此条无误，应该是“支饮胸满”。此后，他常用此方治疗胸满之证。

12.用于治疗胃脘堵塞

张某，女，55岁。1999年5月13日初诊。自觉胃胀、胃堵，上下不通，下午常有一股气横堵在胃部下不去，想打嗝但打不上来，若打嗝则舒；有时自觉气上顶到咽喉部而十分不舒。喷嚏多，手凉。刘渡舟先生问：“吐吗？”患者答：“不吐。”先生问：“泛酸吗？”患者答：“不泛酸。”舌淡黯，苔白滑，脉沉、寸关滑。先生在诊脉中说：“这个人是苓桂术甘汤证。《伤寒论》讲：‘心下逆满，气上冲胸，起则头眩’；《金匮要略》讲：‘心下有痰饮，胸胁支满，目眩’。但这人气分郁滞还重，要合四磨汤，这是古今接轨法。”处方：茯苓30g、桂枝16g、白术10g、炙甘草10g、沉香4g、槟榔

6g、乌药8g、红人参8g。7剂。1999年5月20日二诊。服药7剂后诸证减轻，但胃中仍堵，气往上冲则打虚嗝。舌淡苔白滑腻，脉弦。用苓桂术甘汤合平胃散。处方：茯苓30g、白术10g、桂枝15g、炙甘草10g、苍术10g、厚朴15g、陈皮14g。7剂。1999年5月27日三诊。胃堵、打嗝等症消失，但大便干，自觉咽堵。舌淡红苔白滑，脉弦。用苓桂术甘汤。处方：桂枝16g、炙甘草10g、白术10g、茯苓30g、射干10g、石菖蒲10g、枳壳6g。7剂。

辨证用方思路：刘渡舟先生问“吐吗？”是为了与吴茱萸汤证鉴别，吴茱萸汤证有吐，苓桂术甘汤证不吐；问“泛酸吗？”是为了辨识肝火犯胃的病机。一诊见“胃堵，上下不通，下午常有一股气横堵在胃部下不去”，正是“心下逆满”症，见“自觉气上顶到咽喉部”，正是“气上冲胸”的类似症，据此辨为苓桂术甘汤证。从嗳气，辨为四磨汤证。用两方合法。二诊抓主证“胃中堵”，继续用苓桂术甘汤，又根据苔白滑腻辨为平胃散证，用两方合法。三诊据舌苔滑，脉弦，继续用苓桂术甘汤，据“咽堵”，取甘露消毒丹法加射干、石菖蒲，开畅咽中湿结。刘渡舟先生擅用甘露消毒丹治疗湿热喘或咽喉不利。因大便干，取小承气汤法加枳壳，以开达肺与大肠气滞。

特别提示：四磨汤是刘渡舟先生非常喜欢用的时方。此方详见“讨论与小结”之“刘渡舟先生用时方”。

13.用于治疗中风

张某某，女，74岁。1999年6月10日初诊。4年前曾因右侧小脑梗死而中风，现为中风后遗症，血压偏高，160/90mmHg，走路不稳。诊时自述：头眩晕，心跳，口干。刘渡舟先生问：“胃堵吗？”患者答：“不堵。”先生问：“大便干吗？”患者答：“不干。”舌红无苔而水滑，舌边有瘀点，脉弦大。用苓桂术甘汤。处方：桂枝15g、茯苓30g、白术12g、炙甘草8g、泽泻20g。7剂。1999年6月17日二诊。服药后眩晕减轻，血压下降，但走路不稳，有时走路向前仆，心跳得厉害。舌嫩红苔少，脉弦。用东垣半夏白术天麻汤。处方：半夏16g、天麻10g、白术10g、党参10g、黄芪15g、陈皮10g、黄柏4g、干姜3g、茯苓20g、泽泻20g、麦芽10g、苍术10g、神曲10g、生姜6g、大枣7枚。7剂。1999年7月1日三诊。患者自述：口干，头晕，心跳，站不住。舌嫩红无苔，偏滑，脉弦滑。用苓桂术甘汤合泽泻汤加牛膝。处方：茯苓30g、泽泻20g、白术12g、桂枝15g、炙甘草6g、牛膝10g。7剂。1999年8月5日四诊。患者自述：服上方效果很好，眩晕、心跳大为减轻。但吃饭没注意，拉肚子，腹痛，腹一痛就想拉大便，大便稀，头疼。舌红无苔，脉弦滑。用痛泻要方。处方：白芍25g、陈皮10g、防风6g、白术12g。7剂。1999年8月12日五诊。患者自述：服上药腹痛消失，大便好多了，先生问："口发干吗？"患者答："好一些了。"舌红少苔，偏滑，脉弦。用泽泻汤合苓桂术甘汤。处方：泽泻25g、白术14g、茯苓30g、桂枝12g、牛膝10g、益母草10g。7剂。1999年8月19日六诊。患者自述：头晕好多了，但睡觉不好。舌红少苔，脉弦大。用温胆汤。处方：半夏15g、陈皮10g、茯苓20g、枳实10g、竹茹20g、炙甘草10g、生姜6g、大枣7枚、夏枯草16g、益母草12g、龙胆草8g。7剂。1999年9月2日七诊。患者自述：肩膀疼，背动则疼甚。用苓桂术甘汤加片姜黄。处方：茯苓30g、桂枝16g、白术10g、炙甘草10g、片姜黄12g。7剂。

辨证用方思路：本案一诊主证为眩晕，心跳，刘渡舟先生根据《伤寒论》第67条"心下逆满"一症，问患者"胃堵不堵？"意在确认是不是苓桂术甘汤证。口干也是痰饮的表现。问大便干不干，意在与《金匮要略》痰饮篇治支饮胸满的厚朴大黄汤证作鉴别。方用苓桂术甘汤，加泽泻，则合入了《金匮要略》痰饮篇治支饮"其人苦冒眩"的泽泻汤。其中桂枝量重至15g，这是先生用此方的经验手法。二诊抓主证走路不稳、走路向前仆等，从内风考虑，辨为东垣半夏白术天麻汤证，用东垣原方。此方重用半夏量至16g，加生姜，一是合入《金匮要略》痰饮篇治支饮的小半夏汤，二是为了佐制半夏的毒性。加大枣，合生姜意在调和诸药。三诊根据眩晕、心跳再用一诊方苓桂术甘汤合泽泻汤，加牛膝，一是为了降血压。血压高者，加牛膝，是刘渡舟先生的惯用手法。二是为了强筋骨治站不住。四诊时本已收到显效，但饮食不慎，致腹泻，出现了典型的痛泻要方证，故改用此方。其中白芍量独重至于25g，意在缓急止痛止泻。五诊痛泻愈，再改回苓桂术甘汤，加泽泻、牛膝、益母草。加益母草之意也在降血压。六诊头晕再度减轻而睡眠不佳，出现了温胆汤证，故用此方加夏枯草、益母草、龙胆草，清胆化痰以治失眠，并兼平肝降压，用"三草"（夏枯草、益母草、龙胆草）降血压是先生的经验手法，他自制的治高血压病的专方"三草降压汤"就以此"三草"为主药。七诊再守苓桂术甘汤法，因肩膀疼，加片姜黄以止肩痛。

特别提示：东垣半夏白术天麻汤、痛泻要方是刘渡舟先生非常喜欢用的时方。此两方详见"讨论与小结"之"刘渡舟先生用时方"。

14.用于治疗胆结石

郑某某，女，60岁。1999年6月17日初诊。素有高血压（血压150/90mmHg）、脂肪肝、胆结石，右胁下经常不舒，最近右胁下胀痛，背部一阵发冷，一阵发热。舌红苔白，脉弦。用柴胡桂枝汤。处方：柴胡18g、黄芩10g、半夏10g、党参10g、生姜10g、炙甘草6g、大枣4枚、桂枝12g、白芍12g。7剂。1999年6月24日二诊。服药后胆区胀疼明显减轻，背部发冷发热消失，但胃脘部悸动，右胁下跳动如怀孩子一样，更令人不安。舌偏红，苔白略滑，脉弦。用苓桂术甘汤。处方：茯苓30g、桂枝15g、白术10g、炙甘草6g、朱砂1g（冲服）。7剂。1999年7月1日三诊。服上药心下悸动与胁下跳动消失。但腹胀，刘渡舟先生问："大便怎么样？"患者答："大便正常。"舌红苔白略腻，脉沉软。用香砂六君子汤。处方：木香10g、砂仁10g、红人参8g、白术10g、茯苓20g、半夏16g、陈皮10g、炙甘草10g。7剂。1999年7月8日四诊。腹胀愈。自觉挺好，希望治胆结石、脂肪肝。舌红苔白，脉弦滑。用柴胡排石汤。处方：小柴胡汤去大枣，加大金钱草15g、虎杖12g、半枝莲12g、草河车12g、郁金10g、海金沙10g（布包）、茵陈12g、炙皂角3g。7剂。刘渡舟先生解释说："《金匮》有葶苈大枣泻肺汤与皂荚丸，用皂荚去痰垢，扫除痰浊。这里用一点皂荚对胆结石、脂肪肝有好处，这个药可以去油。"

辨证用方思路：一诊抓主证"右胁下胀痛，背部一阵发冷，一阵发热"辨为柴胡桂枝汤证，用柴胡桂枝汤原方。二诊见心下、胁下跳动，是典型的苓桂术甘汤证，用此方。自觉心神不安，加朱砂宁心安神。三诊见腹胀，问"大便怎样？"是根据腹胀进一步辨识是不是理中汤证，如大便溏、腹胀，则是理中汤证。但大便正常而腹胀，则为香砂六君子汤证，故用此方。四诊未见不适，改用自拟的柴胡排石汤治胆结石。

特别提示：之一，本案刘渡舟先生指出，《金匮》皂荚丸，用皂荚去痰垢，扫除痰浊。认为此案用皂荚对胆结石、脂肪肝有好处，以及此药可以去油的认识颇有新意，值得进一步研究。此处又提到葶苈大枣泻肺汤。可能是说葶苈子与皂荚一样也可通过祛痰水而去油脂，治结石与脂肪肝，也值得医家们重视。

之二，本案刘渡舟先生将皂荚丸与葶苈大枣泻肺汤一并提出，但却给我们只介绍了皂荚丸的功效以及皂荚的特殊作用。没有比较葶苈大枣泻肺汤的功效。曹颖甫先生擅用皂荚丸，认为"皂荚丸之功用，能治胶痰，而不能去痰湿。良由皂荚能去积年之油垢，而不能除水气也。"（《经方实验录》中卷，"皂荚丸证其四"）从曹颖甫的解说分析可知，仲景用皂荚丸治胶痰，用葶苈大枣泻肺汤治水气。两方并列在《金匮要略·肺痿肺痈咳嗽上气病》，前者原治"咳逆上气"，后者原治"肺痈"。刘渡舟先生的认识与曹颖甫先生如出一辙。

15.用于治疗短气夜尿多

王某某，女，41岁。1999年5月20日。心烦，心急，气短，夜尿多。舌胖大水滑，苔白。刘渡舟先生边诊脉边说："《金匮》痰饮咳嗽病第17条说：'夫短气有微饮，当从小便去之，苓桂术甘汤主之；肾气丸亦主之。'这个人夜尿多是水气不化。用苓桂术甘汤"。处方：茯苓30g、桂枝15g、白术10g、炙甘草10g。7剂。

辨证用方思路：抓主证舌胖大水滑、夜尿多、气短辨为苓桂术甘汤证，用此方。

二、临摹实践与体会

我们在临床上常遵照刘渡舟先生的用方思路，用苓桂术甘汤治疗水气上冲的病症，现介绍有关医案如下。

1.用于治疗心律失常

郭某某，女，39岁。北京西坝河北里。2007年8月20日初诊。患心律失常。阵发性心慌，出冷汗数月。近1周胸闷气短，喜长出气，心悸，时"早搏"，心易惊，大便干，小便无力。舌淡黯紫，苔水滑，脉沉缓无力。用苓桂术甘汤加味。处方：桂枝12g、茯苓30g、苍术12g、炙甘草10g、红人参6g、制附子3g、生龙骨40g、生牡蛎30g。3剂。2007年8月23日复诊。服上药心慌、冷汗、胸闷、气短诸症明显减轻，心情稳定多了，但小便仍无力，大便正常。舌淡红，苔白黏腻，脉沉缓软。用上方加砂仁。处方：桂枝12g、茯苓30g、苍术12g、炙甘草10g、红人参6g、制附子6g、生龙骨30g、生牡蛎30g、砂仁6g（后下）。4剂。2007年8月30日三诊。心慌减轻，发作次数减少，胸闷明显改善，小便已经有力。现以嗜睡、体力疲乏明显，大便干，2天1次。舌淡红，苔薄白，脉沉滑。用瓜蒌薤白半夏汤合茯苓杏仁甘草汤与枳实薤白桂枝汤化裁。处方：瓜蒌皮15g、薤白12g、法半夏15g、桂枝10g、枳实10g、茯苓30g、杏仁10g、炙甘草6g、生姜10g。3剂。2007年9月6日四诊。胸闷消失，心慌减轻，偶有早搏，嗜睡症状缓解，大便已不干。舌淡红，苔水滑，脉沉缓无力。再用苓桂术甘汤加味。处方：桂枝15g、茯苓30g、苍术12g、炙甘草10g、红人参6g、生龙骨30g、生牡蛎30g。6剂。2007年9月17日五诊。诸症均已不明显。仅小便尚欠力。舌淡红，苔薄白润，脉沉缓软。用上方加丹参10g、制附子10g。7剂。（王建红医案）

辨证用方思路：一诊抓主证舌苔水滑、心悸、心慌辨为苓桂术甘汤证，用此方。

心慌甚，加红参；出冷汗，加附子；心易惊，加龙骨、牡蛎。二诊根据苔腻，用一诊方加砂仁。三诊根据胸闷、嗜睡，辨为湿浊痹塞心阳证，用瓜蒌薤白半夏汤、枳实薤白桂枝汤、茯苓杏仁甘草汤化裁。四诊据“早搏”，再用苓桂术甘汤。心慌加红参；为宁心加生龙骨、生牡蛎。

特别提示：苓桂术甘汤以苍术代白术的用法是胡希恕先生的经验。胡希恕先生在《伤寒论讲座》讲此条时说：“我一般不用白术，用苍术，这我在临床上有个体会……觉得苍术要比白术好，白术好像有点燥似的。”我们临床上也遵照胡希恕先生的经验，用苓桂术甘汤时多用苍术。本案舌苔偏腻，用苍术则更为合适。

2.用于治疗房颤

韦某某，男，70岁。2004年12月29日初诊。患心律失常，房颤。现夜间肢体胀痛麻木，胸闷，心慌，气短，咽中有痰，大便黏腻不畅，1日1次，小便正常。舌胖质淡红，苔白厚腻滑，脉结代。用苓桂术甘汤证合桂枝去芍药加附子汤。处方：桂枝12g、茯苓30g、苍术10g、炙甘草6g、制附子10g、生姜10g、大枣4枚、杏仁10g、生苡仁30g、泽泻12g、片姜黄10g。6剂。2005年1月05日二诊。服上方诸症好转，肢体痛麻减轻，胸闷心慌消失，咽不利愈，大便黏腻减轻。舌偏胖质黯，苔薄白，脉缓结代。继续用上方化裁。处方：桂枝10g、茯苓15g、苍术6g、炙甘草6g、制附子6g、生姜6g、大枣4枚、杏仁10g、生苡仁30g、泽泻12g、枳壳6g。4剂。（王建红医案）

辨证用方思路：一诊据心慌、气短，舌胖，苔滑，辨为苓桂术甘汤证；抓主证胸满，辨为桂枝去芍药加附子汤证。用两方合法。苔白厚腻，加杏仁、薏苡仁、泽泻宣利湿邪；肢体胀痛，加片姜黄。二诊守法用一诊方，大便黏滞，加枳壳。

3.用于治疗冠心病

段某某，女，55岁。河南焦作。2006年11月18日初诊。患高血压、冠心病。头眩晕阵作，心慌心中空虚，心烦重则恶心，肠鸣，容易腹泻。舌淡黯有瘀斑，苔薄白腻滑，脉沉滑、结。用苓桂术甘汤合泽泻汤。处方：桂枝15g、茯苓30g、炙甘草6g、苍术10g、红人参6g、茜草10g、红花10g、泽泻15g。7剂。2006年11月21二诊。头眩晕减轻，心烦也减。时气上冲于头，头部如有戴一紧小帽子样感，片刻即失。胸闷，心胸部不适。多哈欠。大便成形，日1次，小便正常。用苓桂术甘加参汤。处方：桂枝10g、茯苓30g、苍术10g、炙甘草6g、红人参6g、瓜蒌皮10g、薤白10g、杏仁10g、丹参10g、枳壳10g、陈皮10g。7剂。2006年12月7日三诊。头眩晕再减轻，气上冲消失，哈欠除。心胸部仍不适，大便不成形。舌淡黯，苔薄白，脉沉缓。用苓桂术甘加参汤合入颠倒木金散。处方：桂枝15g、茯苓30g、苍术10g、炙甘草6g、红人参6g、郁金10g、木香10g、丹参10g、茜草10g、红花10g、枳壳10g。3剂。2008年1月3日四诊。再次来北京就诊时说，上方服后胸部不适消失，回河南1年多病情稳定。这几天又有胸痛，昨天胸痛1次较重。小便利，大便偏干，日1次。舌淡黯，苔薄白滑，脉缓软无力。用参附苓桂术甘汤合桂枝去芍药加附子汤与颠倒木金散。处方：制附子15g、红人参8g、桂枝12g、苍术10g、茯苓12g、炙甘草10g、郁金10g、木香10g、生姜10g、大枣4枚。6剂。2008年1月10日五诊。服药症状时轻时重，近日感冒，鼻塞，打喷嚏，流清涕。舌淡青紫，苔薄白，脉沉缓。用麻黄附子细辛汤合苓桂术甘汤化裁。处方：炙麻黄6g、制附子12g、细辛3g、茯苓15g、桂枝10g、苍术10g、炙甘草10g、苍耳子6g、辛夷6g。6剂。2008年1月21日六诊。感冒痊愈。停药1周全身不舒，咽喉不利，胸闷，胃痞满不通，口淡无味，后背沉紧，舌淡黯，苔薄白，脉缓。用参附苓桂术甘汤合颠倒木金散。处方：桂枝15g、苍术10g、茯苓15g、炙甘草10g、制附子10g（先煎）、红人参6g、郁金10g、木香10g。6剂。2008年1月28日七诊。服药1剂，后背沉紧顿时轻松，胸闷减轻，胃痞满缓解，大便小便正常。舌黯紫，苔薄白，脉沉缓滑。继续用上方化裁。处方：制附子15g、红人参8g、桂枝15g、苍术10g、茯苓15g、炙甘草10g、郁金10g、木香10g、旋覆花10g（布包）、桃仁10g。6剂。2008年3月31日八诊。春节回河南后共服1月28日处方20剂，左胸疼消失，胃痞满减轻，大便正常，小便利。现双膝关节疼，后背时疼，口渴欲饮。舌淡红，苔薄白，脉沉缓。改用附子汤继续调治。2012年患者带女儿来就诊，自述身体较前明显好转，现在能够帮女儿带小孩。（王建红医案）

辨证用方思路：一诊抓主证头眩、心慌、舌滑，辨为苓桂术甘汤证，用此方。眩甚，合泽泻汤法加泽泻；心慌心中空虚，加红参；舌黯有瘀斑，加茜草、红花。二诊用苓桂术甘加参汤，胸闷明显，合瓜蒌薤白白酒汤与茯苓杏仁甘草汤，加瓜蒌皮、薤白、杏仁。另加丹参、枳壳、陈皮行气活血治胸部不适。三诊仍用苓桂术甘加参汤。心胸部不适显著，舌黯，合入颠倒木金散。另加丹参、茜草、红花活血，加枳壳行气。四诊根据胸痛，舌淡黯，脉缓软无力，辨为参附苓桂术甘汤证，用此方。因胸痛日久，合桂枝去芍药加附子汤与颠倒木金散。五诊感冒，鼻塞，打喷嚏，流清涕而脉沉缓，据此辨为麻黄附子细辛汤证，用此方。考虑病史与之前用方，再合苓桂术甘汤。另加苍耳子、辛夷花通鼻窍。六诊据胸闷，胃痞满不通，后背沉紧，脉缓，辨为水气病参附苓桂术甘汤证，用此方。胸闷，合颠倒木金散。七诊继续用六诊方，另合变通旋覆花汤加旋覆花、桃仁治胸闷痛。

4.用于治疗冠心病房颤

毕某某，女，74岁。北京自动化仪表五厂。2007年12月26日初诊。患高血压、冠心病心律失常阵发性房颤。现心慌心悸，疲乏无力，胃脘胀满，小便无力不利，大便先干后软不畅。舌淡黯，苔薄水滑，脉虚弦数。用参附苓桂术甘汤。处方：桂枝15g、茯苓30g、苍术10g、炙甘草10g、红人参6g、制附子6g。7剂。2007年1月2日二诊。服药后心慌心悸与胃脘胀满减轻。近日感冒，恶寒无汗，咳嗽，咽干，面目浮肿，足肿，大便通畅，小便利。舌淡红，苔薄白滑，脉细弦滑。用麻黄汤合苓桂术甘汤。处方：炙麻黄6g、杏仁10g、炙甘草6g、桂枝10g、茯苓30g、苍术10g、桑白皮15g、生姜10g、大枣12g。7剂。2008年3月8日三诊。患者再次来诊时说，上次药服后感冒咳嗽痊愈，心慌明显减轻，故自行停药。最近活动量大，或上楼梯则易心慌，胸痛，大便时干时稀，小便频。舌淡红，苔薄白滑，脉沉弱结代。用参附苓桂术甘汤合颠倒木金散。处方：桂枝15g、茯苓15g、苍术10g、炙甘草10g、红人参6g、制附子6g、郁金10g、木香10g、五味子3g。7剂。2008年3月22日四诊。心慌再减轻，仅仅活动多时发作心慌，胸痛愈。睡眠差，大便不干，但解出费力，小便频数。舌淡红，苔薄白滑，脉沉弱结代。用参附苓桂术甘汤加龙、牡。处方：茯苓30g、桂枝15g、炙甘草10g、苍术10g、红人参8g、制附子8g、生龙骨30g、生牡蛎30g。7剂。2008年3月29日五诊。心慌气短未再发作，睡眠好转。夜尿频数，大便时干时溏，口干。舌淡红，苔薄白，脉缓软。继续用参附苓桂术甘汤加益智仁、补骨脂调治。（王建红医案）

辨证用方思路：一诊据心悸、心下胃脘胀满、舌滑辨为苓桂术甘汤证，用此方。心慌、乏力，加红参；舌淡黯，加附子。二诊抓主证无汗、恶寒、咳嗽、浮肿，辨为麻黄汤证，用麻黄汤。合苓桂术甘汤以治原证，另加桑白皮治咳嗽。三诊抓主证心慌、舌滑、脉沉弱结代，辨为参附苓桂术甘汤证，用此方。胸痛，合颠倒木金散。小便频，加五味子。四诊继续用参附苓桂术甘汤，睡眠差，加龙骨、牡蛎。五诊守方用参附苓桂术甘汤，夜尿频数，加益智仁、补骨脂。

特别提示：临床上，我们遵从刘渡舟先生的经验，不论什么病，但见舌胖大水滑，辄用苓桂术甘汤，所愈病例不胜枚举，此不一一介绍。

三、讨论与小结

（一）刘渡舟先生用苓桂术甘汤的思路与手法

刘渡舟先生对苓桂术甘汤有独特的见解，认为此方虽药仅四味，却大有千军万马之声势，堪称“水剂”之魁，能与“火剂”三黄泻心汤遥相呼应。他曾撰写《水证论》一文，重点讨论了“水气上冲”的病机与苓桂术甘汤方证的有关理论问题。其中最有意义的是，他根据多年的临床经验，参考仲景的原方证，总结出辨识苓桂术甘汤证的4个要点：一是水色：面部黧黑，甚者可见额、颊、鼻梁、唇周、下颏等处出现类似于“色素沉着”的黑斑，可称之为“水斑”。二是水舌：舌淡嫩、舌苔水滑欲滴。三是水脉：脉沉紧，或沉弦，或脉结，或沉伏无力。四是水证：气上冲胸、心下逆满、胸满、心悸、短气、眩晕等。

刘渡舟先生认为，苓桂术甘汤证的病机要点是心阳虚于上。心阳一虚，坐镇无权，水寒之邪则从下而上，泛逆为病。本方的核心药对是桂枝与茯苓，桂枝温心阳，茯苓利水气。此两药针对心阳虚与水气上冲的两个病机方面，缺一而不可。在心阳与水气这一对矛盾中，心阳占主导地位。由此可以感悟出，在桂、苓两药中，桂枝则更加重要。（《刘渡舟医学全集·水证论》）

刘渡舟先生指出：桂枝既可温通心阳，又可平冲逆之气，治疗水气上冲症必用桂枝。《伤寒论》第29条桂枝去桂加茯苓白术汤也治水饮之证，但其证只有“心下满”，而不是“心下逆满”，它没有上冲的症候。用桂与去桂的不同，关键在于有没有上冲之证。（《刘渡舟伤寒论讲座》）

临床上，不管什么病，只要患者出现水舌，或水色，或水脉，或水气上冲症，刘渡舟先生辄投苓桂术甘汤，治疗范围非常广泛。

具体手法，多用原方4味药，不作加减。但4味药的剂量会根据心阳虚与水气聚结冲逆的孰多孰少或偏轻偏重作适当变化。基本方：茯苓30g、桂枝12g、白术10g、炙甘草6g。心阳虚甚或上冲证明显者，加重桂枝量，用15g；水饮不甚者，减轻茯苓量，用15g。

最常用的加减手法为：第一，兼水冒清阳，眩晕特甚者，合泽泻汤法，加泽泻15g，（名苓桂术甘合泽泻汤）以利水通阳定眩。第二，咳喘、浮肿、小便不利明显者，去白术，合茯苓杏仁甘草汤法，加杏仁10g，（名苓桂杏甘汤）以开宣肺气，通调水道。第三，咳嗽，吐白痰量多，周身酸楚，兼夹湿浊者，去白术、甘草，仿苇茎汤法，加杏仁、薏苡仁，（名苓桂杏苡汤）以开达肺气，利湿祛痰。第四，冠心病胸痛明显，兼瘀血阻滞者，去白术、甘草，仿变通旋覆花汤法与叶桂络病治法，加茜草、红花，（名苓桂茜红汤）以活血通络止痛。第五，兼湿浊内盛，咳嗽、呕吐、不寐、眩晕者，合入二陈汤法，加半夏、陈皮，（名苓桂二陈汤）以化痰湿。第六，心肾阳虚明显，背恶寒、酸楚甚者，加附子，（名苓桂术甘加附子汤）以温阳逐饮。第七，心气虚，心悸而颤，自觉胸中发空、气不够用者，加人参或党参，（名苓桂术甘加参汤）以补心气。第八，心气、心阳俱虚，背恶寒、心中发空者，加人参、附子，（名苓桂术甘加参附汤）以补气温阳。第九，阳虚水泛明显，畏寒肢冷，下肢浮肿，大便溏泻者，合入真武汤，（名苓桂术甘合真武汤）以温阳逐水。第十，兼有肝气乘逆，嗳气、头眩、目胀者，去白术，加白芥子，（名苓桂芥甘汤）以疏肝下气，开阴凝之邪。第十一，兼见心中惊悸，睡卧不安，夜不成寐者，去白术、甘草，仿桂枝加龙骨牡蛎汤法，加龙骨、牡蛎，（名苓桂龙牡汤）以宁心安神镇惊。第十二，兼水饮留于胃肠，心下悸动不安，或吐水、水泻者，去白术，仿茯苓甘草汤法，加生姜，（名苓桂姜甘汤）以温散水气。第十三，兼虚热上浮，见面热、心烦者，仿竹皮大丸法，加白薇，（名苓桂术甘加白薇汤）以清虚热。第十四，兼肾不纳气，脉结代，心悸、喘甚者，去白术，仿桂苓五味甘草汤法，加五味子，（名苓桂味甘汤）以酸温纳气。第十五，兼舌干口燥，舌反红绛者，加太子参、沙参、丹参，（名三参苓桂术甘汤）以滋阴活血。除此之外，兼脉结代甚者，合生脉散；兼血压高者，加牛膝。这些，均是刘渡舟先生加减变化运用苓桂术甘汤的心法。

最常用的合方手法为：根据我们的跟诊记录分析，刘渡舟先生用苓桂术甘汤时最常用的合方（接轨）运用手法如下。

苓桂术甘汤合泽泻汤：治疗苓桂术甘汤证而眩晕，或头痛尤甚者。如“宋某某，女，57岁”心肌缺血心悸案；“张某某，女，74岁”中风案。

苓桂术甘汤合颠倒木金散：治疗苓桂术甘汤证兼见胸痛或胸胁痛明显者，如“封某某，男，44岁”冠心病案。

苓桂术甘汤合理中汤：治疗苓桂术甘汤证而兼见腹胀、大便溏者。如“孟某某，女，62岁”心衰、心房纤颤案。

苓桂术甘汤合小柴胡汤：治疗苓桂术甘汤证兼气分郁滞，并见小柴胡汤证者。如“曹某某，男，80岁”心律失常案。

苓桂术甘汤合四磨汤：治疗苓桂术甘汤证兼自觉气堵胃脘、打嗝打不出来者。如“张某，女，55岁”胃脘堵塞案。

苓桂术甘汤合平胃散：治疗苓桂术甘汤证与平胃散证并见者。如“张某，女，55岁”胃脘堵塞案二诊方。

关于有效医案，刘渡舟先生在《水证论》中介绍了自己用此方的主要治验。如吴妪，颈旁血管胀痛跳动案；陆某某，男，心悸气短，胸中作痛，自觉有气上冲咽喉，则气息窒塞案；山西大同王君，面黑如煤，胸满短气，有时憋闷欲绝案；叶某某，女，心悸，胸中憋气，右手五指麻木案；张某某，男，胸满憋气，后背既凉且麻案；徐水县农民李某某，鼻塞案；昌黎县中学李某，视网膜炎案；徐某某，女，内耳性眩晕案；京西城子矿白姓妇，梅核气案等。关于此方的加减应用，刘渡舟先生列举了自己的主要治验，如用苓桂杏甘汤治一老媪，水气上冲，咳喘、面目浮肿案；用苓桂杏苡汤治李姓老翁，气逆作咳、咳吐白痰、时发胸满案；用苓桂茜红汤治山西曹某，右胸刺痛案；用苓桂二陈汤治北京燕某某，咳而呕恶欲吐案；用苓桂附甘汤治山西郭某某，水饮背寒案；用苓桂术甘加参汤治张某某，心悸而眩、胸中空荡案等。(《刘渡舟医学全集·水证论》)在《伤寒论十四讲》中，先生曾介绍了自己用苓桂术甘汤治疗陈某某，大便秘结、眩晕气冲案；用苓桂芥甘汤治疗曹姓妇女，胸胁发满、头目眩晕、心悸气短、时时作嗳案；用苓桂龙牡汤治疗陆某某，胸痛、恐怖欲死案；用苓桂姜甘汤治疗农民陈某某案等。在《经方临证指南》中，刘渡舟先生曾介绍有关治验，如陈某某，女，水气上冲案；陆某某，男，奔豚案；吴某某，女，鼻不闻香臭案；吴某，女，眩晕案等。以上医案是刘渡舟先生亲自撰写并详细介绍的医案，有先生的原著可查，在此，我们不作重复介绍。

（二）学习理解与临证感悟

1.方证对应与抓方证的特征性症

苓桂术甘汤方　苓桂术甘汤以桂枝甘草汤为基础方，桂枝甘草汤温心阳、平冲逆，主治心阳虚，“心下悸，欲得按”，加白术、茯苓，功专利水，主治水饮阻遏，眩晕，小便不利。四药配伍，可治心阳虚不能镇水，水气聚结、冲逆为基本病机的病症。

苓桂术甘汤证 心下逆满，气上冲胸，起则头眩，脉沉紧者；或胸胁支满，目眩者；或短气，小便不利者。

苓桂术甘汤证的特征性症（主证） 主要有三个方面：一是水气证，如舌胖大水滑，脉沉紧、沉弦，小便不利等。二是气上冲证，如心悸、头眩、心下逆满或胸胁支满等。三是心阳不足之桂枝甘草汤证，主要是气短、胸闷等。临床上只要见到眩晕、短气、小便不利、气上冲证者，就可辨为苓桂术甘汤证。

2.辨方证的疑难点

胡希恕先生在《经方传真》中指出："苓桂术甘汤治疗头晕目眩确有良效，但如果无气冲之候者则不验。"哪些是气冲之证？他进而指出："心下逆满、气上冲咽喉、心下痞硬、胁下痛、气上冲胸、胸胁支满等，皆气冲之候。"因此，辨识苓桂术甘汤证时，一方面要遵从刘渡舟先生的经验，首先要认定有水气证，如舌胖大、水滑，面色黧黑等。另一方面要遵从胡希恕先生的认识，确定有气冲之证。

3.方的结构与拓展证——扩展应用的思路

从方的结构分析：本方以茯苓与桂枝为核心药组。这两味药缺一不可，桂枝温心阳，茯苓利水饮，两药配伍，构成了温心阳平冲逆，利水饮两大基本功效。以苓、桂为基础，本方可分成两组：茯苓领白术为一组，重在健脾利水；桂枝领甘草为一组，重在甘补心阳，平冲逆之气。根据这一结构，本方一可治心阳虚夹水饮内停所致的心悸、气短、胸闷以及心阳虚，寒浊凝滞血脉所致的胸痛、背痛等症。二可治心阳虚与水气不利并见的浮肿、小便不利等症。三可治心阳虚而水饮上逆，阻遏头面清窍清阳的病症，如头面清阳被蒙的眩晕，水气蒙蔽耳窍的耳聋、耳鸣，水气蒙扰眼目的目疾，水气阻塞鼻窍的鼻塞不利，水气阻滞咽喉的咽喉不利、咽堵塞等。四可治心阳虚，水气上冲之证，如奔豚，或自觉腹中气冲上逆，或腹中气冲动悸等。

从类方比较分析：本方白术、茯苓、桂枝，是五苓散的基本用药，此三药加猪苓、泽泻就是五苓散。五苓散主"小便不利"，因此，苓桂术甘汤也有通阳利小便的功效，可以治疗心阳不足，下焦气化不利的小便不利、水肿等病症。

本方去白术加生姜就是茯苓甘草汤。茯苓甘草汤主水饮蓄于胃中，"心下悸""不渴"者，水渍胃中，胃阳受阻，也可见胃脘痞满、呕吐等症。由此可知，苓桂术甘汤加生姜、吴茱萸等药，就能够治疗中焦胃阳不足，水饮寒气互结所致的胃痛、胃脘痞塞、呕吐、吞酸等病症。

本方去白术加大枣就是茯苓桂枝甘草大枣汤。苓桂草枣汤主"脐下悸""欲作奔豚"证。苓桂术甘汤与之仅仅一味药之差，所寓之法基本相同，因此苓桂术甘汤也可治疗类似于奔豚的病症。如刘渡舟先生就用苓桂术甘汤治疗练气功出偏差的气窜、气逆证。

本方去白术、甘草加丹皮、桃仁、芍药就是桂枝茯苓丸。桂枝茯苓丸主妇人瘀血"癥病"。由此可知，凡是阳虚水饮聚结，进而影响血脉不利，出现水气与瘀血互结的病症，如瘀血心脉的心胸痹痛，妇人月经病等，均可用苓桂术甘汤加活血化瘀药治疗。刘渡舟先生所制订的苓桂茜红汤就出于这一思路。

本方加泽泻、生姜就是茯苓泽泻汤。此方主治"胃反，吐而渴欲饮水者"，"朝食暮吐，暮食朝吐"，名曰胃反。由此可知，苓桂术甘汤加止呕药就可治阳虚水饮停蓄胃中的呕吐。

本方去白术加五味子名苓桂五味甘草汤。此方主治支饮咳逆上气有痰饮者，仲景原治症为服青龙汤后，"多唾口燥，寸脉沉，尺脉微，手足厥逆，气从小腹上冲胸咽，手足痹，其面翕热如醉状，因复下流阴股，小便难，时复冒者。"由此可以感悟出，苓桂术甘汤可以温化寒饮，治疗寒饮冲逆犯肺所致的咳嗽哮喘等病症。

（三）关于刘渡舟先生所提出的"水心病"的概念及其意义

刘渡舟先生在《水证论》中以"水气为什么要上冲"为题，提出了"水心病"的概念。如他说："《伤寒论》第67条是论水气上冲证治的"，关于水气上冲"一直叫了几个世纪，似乎应当有所创新加以改革，所以我斗胆把它改称为'水心病'。"

提出这一概念的意义何在？在论述"水心病"概念时，刘渡舟先生提出了一系列极具临床意义的论点。

第一，提出"心主阳气而为先，心主血脉则为后"的论点。强调心阳的主导作用，认为心阳虚是心血管病的根本性病机，如他说："心主阳气而为先，心主血脉则为后。心主血脉，心主神明，必须建立在心阳督守之下而实现，阳生阴长方能完成主宰血脉的作用。"他进而强调："近世医者，只知'心主血脉'，'诸脉系于心'所发生心血管瘀塞，心肌缺血的心绞痛和冠心病一方面，两只眼睛紧紧盯住'心血管'上头，殊不知心的生理特点，第一手资料，是阳气为先，而并非血脉为先。""如心阳一虚，不能消阴化物，中医所谓之水饮、寒气，西医所谓之胆固醇、脂类等发病因子便可一促而上，在心上之脉盘根错节滋生，”从而发为心血管病。这一认识具有重要的临床意义。他纠正了现今人们治疗冠心病一味强调活血化瘀，疏通冠脉的偏见，纠正了人们套用瓜蒌薤白白酒汤及其类方的习俗，矫枉过正地提出了心阳在心的生理功能中的重要作用，阐发了温通心阳法在心血管病治疗中的意义。从刘渡舟先生运用苓桂术甘汤的临床病例来看，其中最多的病种正是心脏病、心血管疾病。这就充分说明了他提出这一论点是来源临床实践的。

第二，论证了心阳与水气的病机关系。他指出：“心阳与寒水，正邪相对峙，为一对矛盾。如果心阳一虚，坐镇无权，而使致病因子的‘水气’疾如风雨从下而上，势不可挡而发病。”他强调，“‘心下逆满’，旧注解为‘胃脘’病证，殊不知为心脏阳虚，而阴气不降所致。”又说：“今心阳虚于上，水寒之邪动于中，故有‘气上冲胸’，直犯离宫之变。……心阳被寒水之邪遏，则自觉胸中满闷，或憋气疼痛。肺居胸中，行使治节之令，水寒凌肺，金寒津凝，则可出现咳嗽、气喘，痰涎较多，面目虚浮等症。”

刘渡舟先生所谓“斗胆”将水气上冲证改为“水心病”，旨在强调苓桂术甘汤证多见于心血管疾病，心血管病发生的关键性病机是心阳虚而水气上逆，苓桂术甘汤治疗心血管病有良好的疗效；旨在纠正现今临床上强调冠心病的病机是瘀血，一味追求用活血化瘀药的偏见；旨在纠正伤寒学界只从文字层面解释第67条，将本方证的部位定在了中焦胃脘，而忽视了上焦心阳以及此方在治疗心病方面的意义问题。

由于学术界并没有对刘渡舟先生提出的“水心病”概念予以足够的重视，因此，我们在这里重新讨论这一问题，希望先生的这一学术思想能够发扬光大而惠泽患者。

（四）刘渡舟先生用苓桂术甘汤治头面五官科病的思路

刘渡舟先生在《水证论》介绍的用苓桂术甘汤的治验中，有鼻塞案、视网膜炎案、梅核气案、内耳性眩晕案等五官科疾病的医案。胡希恕先生《经方传真》中报道用苓桂术甘汤治疗耳鸣耳聋案一则。《皇汉医学》苓桂术甘汤“先辈之论说治验”中介绍了用此方治疗五官疾病的医案多则，如治“眼生赤脉，不能开者”“治耳聋，不仅耳聋，且能治耳鸣也”“治饮家眼目生云翳，昏暗疼痛，上冲头眩，睑肿眵泪多者”“治雀目证，也有奇效。”治“头疮瘳后，两目生翳，卒以失明”；治“一和尚七十余，其耳聋者数年”者等。

苓桂术甘汤为什么能够治疗头面五官病？这些医案颇能给人以启发。从而提示，五官科疾病不仅有热证，而且有寒证，更有心阳虚损，水气上逆，蒙塞头面清阳所致者，这一机理的阐明，对于五官科疾病的辨治开拓了新的思路。

（五）刘渡舟先生制订的加减苓桂术甘汤经验方

刘渡舟先生在应用苓桂术甘汤的临床中，总结出了一系列苓桂术甘汤的加减方，主要有：

苓桂杏甘汤：由苓桂术甘汤减白术加杏仁组成。此方是苓桂术甘汤与《金匮要略·胸痹心痛短气病脉证治》茯苓杏仁甘草汤的合法，治水气上冲，迫使肺之宣降不利，不能通调水道、疏利三焦，而出现咳喘，面目浮肿，小便不利等证。

苓桂茜红汤：由苓桂术甘汤减白术、甘草，加茜草、红花组成。此方是苓桂术甘汤与旋覆花汤法的合法，治苓桂术甘汤证血脉瘀滞，胸痛牵扯后背等。

苓桂二陈汤：用苓桂术甘汤合二陈汤，治疗水气上冲证兼有痰浊，表现为咳、呕者。

苓桂术甘加附子汤：用苓桂术甘汤加附子，治疗苓桂术甘汤证兼后背恶寒、酸楚为甚者。

苓桂术甘加参汤：用苓桂术甘汤加人参，治苓桂术甘汤证心悸而颤，自觉胸内发空，气不够用者。（《刘渡舟医学全集·水证论》）

参附苓桂术甘汤：用苓桂术甘汤加红参、附子，治苓桂术甘汤证与人参证、附子证并见者。

苓桂术甘加龙牡汤：用苓桂术甘汤加生龙骨、生牡蛎，治苓桂术甘汤证兼见惊悸、失眠、心神不安者。

（六）胡希恕先生用苓桂术甘汤的启示

胡希恕先生在《伤寒论讲座》中关于苓桂术甘汤的应用提出了三个值得重视的问题，现讨论如下。

1.苓桂术甘汤合当归芍药散法

胡希恕先生指出，苓桂术甘汤治疗头晕、心慌、心跳，或兼小便不利者效果很好，如果女性患者头眩晕，兼贫血，经血不利者，可以用苓桂术甘汤合当归芍药散。（《胡希恕伤寒论讲座》）虽然胡希恕先生没有列举相关医案详细论述这一心得，但我们感悟到，这一定是胡希恕先生的经验之谈。当归芍药散有茯苓、白术、泽泻，可健胃利水治眩晕，又重用芍药至一斤，合当归三两、川芎半斤（一作三两），可补血而活血治腹中痛。此方6味药配合，能够治疗水与瘀互结，兼有血虚的月经不利、痛经、经闭等病症。若将当归芍药散与苓桂术甘汤合法，就等于在当归芍药散中加入了桂枝甘草汤，不仅可以温心阳、止冲逆，治疗心悸、腹中动悸，而且桂枝温化膀胱，合苓、泽、术则通阳利水，有助于渗泻水湿。另外，桂枝色赤入血，善于温通血脉，合归、芍、芎则温运血脉，有助于补血活血。两方合法，对于当归芍药散而言，增强了其补血活血、镇逆利水的功效；对于苓桂术甘汤而言，不仅加泽泻，合入了泽泻汤法，增强了利水功效，而且新增了补血、活血、通脉的新功效。两方可起协同作用，用于治疗两方证并见之证。胡希恕先生的这一经验非常值得在临床中验证与深入研究。

2.苓桂术甘汤合泽泻汤法

胡希恕先生在《胡希恕伤寒论讲座》中讲到，"我们在临床上一般的头晕多用这个方子（指苓桂术甘汤），尤其心跳。心跳、头晕，小便有时候也不利，但是不很明显，那么这个方子再加上泽泻挺好。"这个方"你要是加上泽泻呢，那么就是泽泻汤与苓桂术甘汤合方。"从我们记录的刘渡舟先生应用苓桂术甘汤的医案可以看出，刘渡舟先生最喜欢用苓桂术甘汤加泽泻法，这一手法与胡希恕先生的经验如出一辙。我们在临床上反复应用两位先师的这一经验手法，发现此法治疗水饮眩晕具有不可思议的疗效，故特别提出，以作推广。

3.苓桂术甘汤以苍术代白术法

胡希恕先生在讲到苓桂术甘汤合泽泻汤法时强调，用苓桂术甘汤合泽泻汤时，"我一般不用白术，用苍术，这我在临床上有个体会，这个白术不如苍术，古人不分白术、苍术，后世给分了，现在在临床上，我觉得苍术要比白术好，白术好像有点燥似的。"这也是胡希恕先生的经验之谈，我们在临床上用苓桂术甘汤时，只要见到舌不仅水滑，而且舌苔偏腻者，就用苍术代替白术，发现的确疗效比较好。与此相对，如果舌苔不太腻，而心慌、气短，心中发空，易出汗，辨证心脾气虚明显者，则用白术，不用苍术，甚至还要加红参，或党参，因白术既可补气，又有止汗功效。

（七）陈慎吾与胡希恕论苓桂术甘汤治神经衰弱或神经症

胡希恕先生在《伤寒论讲座》中指出：古人有句话"怪病当问水"，这个神经症多与停水有关，认为苓桂术甘汤可以治疗神经症。（《胡希恕伤寒论讲座》）

陈慎吾先生在《伤寒论讲义》认为：此方“凡属胃水之冲气皆验，又适用于神经衰弱之病而见本方证者”。(《陈慎吾伤寒论讲义》)

根据两位大师的这一认识，我们感悟到，苓桂术甘汤能够治疗癔病、癫痫、强迫症等精神性疾病属于心阳虚水饮内停者。《皇汉医学》苓桂术甘汤“先辈之论说治验”就记述了《成绩录》中的一则医案曰：“某妇人郁冒上逆，平常善惊，闻足音则跫(qióng)然即惊悸怵惕，故不欲见人，常独处深闺，其家富有，家人咸敷毡以步，使其不闻席音，摄养修治，无微不至，但不见寸效，在床已数年矣。于是请诊于先生，先生予以苓桂术甘汤，积年之病，以之渐愈。”(《皇汉医学》)

阅读两位大师的著作可知，他们对于《皇汉医学》均极为推崇。由此可以推论，他们对苓桂术甘汤运用的这一认识，很可能来源于《皇汉医学》。

从临床实际来看，在有冲气上逆感、腹部动悸感、自觉气窜的患者中，有一部分就有明显的精神症状，对此，用通俗的疏肝理气方往往无效，而用温阳逐水方如苓桂术甘汤或真武汤往往可以取得理想的疗效。这正是我们在此特别提出这一问题进行讨论的目的之所在。

(八)王正宇先生用苓桂术甘汤加吴萸牡蛎治胃病泛酸的经验

先师王正宇先生临证常用苓桂术甘汤，他在临床上体验到，胃溃疡、十二指肠溃疡等胃病，胃中所泛之酸水，就是寒饮。苓桂术甘汤是温化水饮的专方，可治胃中泛酸。具体手法是，用苓桂术甘汤4味药加吴茱萸、牡蛎。此法颇有深意：胃中泛出的酸水本属寒饮，酸与肝有关，其病机为，肝寒克土，冲逆犯胃，胃中寒饮上逆。苓桂术甘汤专化寒饮；牡蛎制酸而止胃痛，又可平肝；吴茱萸温胃燥湿，又善于温肝制肝。全方6味药配伍，颇能切合这一病机。

王正宇先生的体验是，凡胃病泛酸辨证属于寒饮肝逆者，此方有屡用屡效之验。现介绍我们整理的先生治验一则如下。

于某某，男，50岁。于1975年秋患痰饮，口吐清水，带有腐浊酸味，头眩心悸，精神困倦，自觉咽喉至食管刺痒不舒，自己怀疑有食管癌，思想负担颇重。舌淡白润，脉沉迟而弱。辨为寒饮内留，肝气冲逆证。方用：茯苓12g、桂枝6g、白术9g、炙甘草6g、牡蛎12g、吴茱萸6g。2剂。二诊：此药服后诸症大减，食欲增进，情绪转佳，唯觉疲倦，上方加党参12g，服3剂而告愈。(《王正宇医疗经验存真》)

我们遵照王正宇先生的经验，临床上常用苓桂术甘汤加吴茱萸牡蛎治疗慢性胃溃疡或十二指肠溃疡所致的胃痛、吞酸。此介绍验案一则如下。

杨某某，女，32岁。2004年10月30日初诊。胃痛半年，饥饿易发，食凉饮冷则即刻胃痛，自觉心下痞满，堵塞不通，晨起恶心。因工作压力较大而情绪不稳定。舌淡红，苔白略腻，脉沉弦。根据既往治疗胃痛的经验，予加减半夏泻心汤5剂。2004年11月6日复诊。未效。仔细诊查，舌质偏胖，苔白略腻有水滑之象，脉沉弦。结合心下痞满，清晨恶心等，突然联想到苓桂术甘汤证，随即处此方：茯苓30g、桂枝10g、白术10g、生姜10g。6剂。2004年11月13日三诊。1剂胃痛止，6剂诸症消失而愈。（张文选医案）

（九）叶桂对苓桂术甘汤的创新运用

叶桂深得仲景心法，变通苓桂术甘汤广泛应用于各类杂病，叶氏的经验与手法我们在《叶天士用经方·苓桂术甘汤》中作了详细的论述，其中有两法不仅颇具代表性，而且有重要的临床意义，故扼要介绍如下。

1.苓桂术姜汤

叶桂用苓桂术甘汤最基本的手法是，去其中甘壅的甘草，加辛通的生姜，组成“苓姜术桂汤”（即“苓桂术姜汤”）法，叶氏称此为“鼓运转旋脾胃一法”，用其治疗寒湿伤阳之证。此法以桂枝合生姜温通心阳，平冲降逆，温散寒湿；以白术合茯苓健脾祛湿，利水通阳。两组药配合，可外散寒湿；上温心阳，镇水气冲逆；中健脾胃，除湿利水通阳。与原苓桂术甘汤相比，宣通清阳、运转脾胃升降的作用大大增强，用于治疗寒湿水气伤阳证，有更好的作用。如《临证指南医案·湿》莫五十案，因既有外湿在肌表的“寒热”，又有寒湿损伤中阳的“吞酸形寒”，用此方以桂枝配生姜，既能发散水湿之气，解肌透散表湿，又能运转脾胃之阳以治脾胃内湿。另如《临证指南医案·湿》某十六案，症有下肢肿胀，畏寒等，桂枝通阳化气，配生姜开太阳膀胱，发散水气，又合苓、术利水，比苓桂术甘汤原方更为合拍。本法还用于痢疾，痛而痢，痢后复痛，胸痹，饱食则哕等病症。

“苓姜术桂汤”中的生姜也可据证更换为干姜，此法一是合入理中汤法，去甘草，加干姜，治疗中阳虚弱，寒湿下趋肠道的晨泻，如《临证指南医案·泄泻》李氏案。二是合入《金匮要略》治疗肾着的甘草干姜茯苓白术汤法，去甘草，加干姜，治疗寒湿凝聚，损伤脾肾之阳，症见便溏，遗精数年不已，腰髀足膝坠痛麻木，脉迟缓者（《临证指南医案·腰腿足痛》王三五案）；或治饱食则哕，两足骨骱皆痛者（《临证指南医案·腰腿足痛》陆二四案）。

吴瑭深得叶氏心法，根据叶案，在《温病条辨·中焦篇·寒湿》制订出苓姜术桂汤方证，从而发扬了叶桂变通应用苓桂术甘汤的理论。《温病条辨·中焦篇·寒湿》第50条载："寒湿伤脾胃两阳，寒热，不饥，吞酸，形寒，或脘中痞闷，或酒客湿聚，苓姜术桂汤主之。"此方组成为：茯苓块五钱、生姜三钱、炒白术三钱、桂枝三钱。水五杯，煮取八分二杯，分温再服。

2.椒附苓桂术远汤

叶氏根据苓桂术甘汤原法能够治疗水气冲逆的功用，变通此方，将之与许学士椒附散合法，制订出"椒附苓桂术远汤"，用于治疗肾气上逆攻背之证。其案如下。

孙二四，肾气攻背，项强，溺频且多。督脉不摄，腰重头疼，难以转侧。先与通阳，宗许学士法。川椒（炒出汗）三分、川桂枝一钱、川附子一钱、茯苓一钱半、生白术一钱、生远志一钱。凡冲气攻痛，从背而上者，系督脉主病，治在少阴。从腹而上者，治在厥阴。系冲任主病，或填补阳明，此治病之宗旨也。（《临证指南医案·肩臂背痛》）

本法为临床治疗冲气上逆之类的病症提供了新的思路，具有重要的实用价值。

（十）刘渡舟先生用时方

刘渡舟先生在运用苓桂术甘汤时，合用或转用的时方较多，此择其主要者介绍如下。

1.仁熟散

仁熟散　出自《医宗金鉴·杂病心法要诀·神病治法》。组成为：柏子仁、熟地黄、枸杞子、五味子、山茱萸、桂心、人参、茯神、菊花、枳壳。为末，老酒调服。其歌括云："恐畏不能独自卧，胆虚气怯用仁熟，柏仁地枸味萸桂，参神菊壳酒调服。"其注云："恐畏不能独自卧者，皆因气怯胆虚也。"

刘渡舟先生用此方主治"胆虚气怯"之病，他常在用方前讲："这个病，'胆虚气怯用仁熟'，开仁熟散"。辨识本方证的要点为：自觉心里害怕，或有恐惧感者。

2.桑杏汤

桑杏汤　出自《温病条辨·上焦篇·秋燥》第54条，组成为：桑叶一钱，杏仁一钱半，沙参二钱，象贝一钱，香豉一钱，栀皮一钱，梨皮一钱。水二杯，煮取一杯，顿服之，重者再作服。吴瑭称此方为“辛凉法”。其原条文谓：“秋感燥气，右脉数大，伤手太阴气分者，桑杏汤主之。”

刘渡舟先生常用桑杏汤，以之治疗外感风热或燥热之气所致的咳嗽咽痛。辨识此方证的要点为，咳嗽，少痰，咽喉干痛，舌红赤，或兼发热、恶风者。

3.沙参麦冬汤

沙参麦冬汤 出自《温病条辨·上焦篇·秋燥》第56条，组成为：沙参三钱、玉竹二钱、生甘草一钱、冬桑叶一钱五分、麦冬三钱、生扁豆一钱五分、花粉一钱五分。水五杯，煮取二杯，日再服。久热久咳者，加地骨皮三钱。吴瑭称此方为“甘寒法”。其原条文谓：“燥伤肺胃阴分，或热或咳者，沙参麦冬汤主之”。

刘渡舟先生对益胃汤、沙参麦冬汤有深刻的研究，曾撰写《益胃汤临床应用》一文。先生也常用沙参麦冬汤治疗杂病，其具体用法我们在《温病方证与杂病辨治》沙参麦冬汤方证中已有详细介绍，可互参。

4.鸡鸣散

鸡鸣散 出自《类编朱氏集验医方》，录自“淮头老兵方”。组成为：槟榔七枚，陈皮、木瓜各一两，吴茱萸二钱，紫苏茎叶三钱，桔梗半两，生姜和皮半两。上药为粗末，分作八服。隔宿用水三大碗，慢火煎，留一碗半，去滓；用水二碗，煎滓，取一小碗。两次药煎相和，安顿床头，次日五更分二三次服。只是冷服，冬月略温亦得。服了用饼饵压下。如服不尽，留次日渐渐吃亦可。服此药至天明，大便当下一碗许黑粪水，即是肾家感寒湿毒气下来也。至早饭前后，痛住肿消，但只是放迟迟吃物，候药力过。此药不是宣药，并无所忌。原治湿脚气，症见足胫肿重无力等。王焘《外台秘要》卷十九脚气门载唐侍中治脚气攻心方，无方名，而组成与上方仅差一味桔梗。

北京中医药大学东直门医院宋孝志教授在用鸡鸣散治疗心脏病心性水肿方面具有丰富的经验。刘渡舟先生遵其用法常用此方治疗心性水肿。

5.东垣清暑益气汤

东垣清暑益气汤 出自《内外伤辨惑论·暑伤胃气论》，组成为：黄芪（汗少减，五分）、苍术（泔浸去皮）以上各一钱五分，升麻一钱，人参（去芦）、白术、橘皮、神曲（炒）、泽泻以上各五分，甘草（炙）、黄柏（酒浸）、当归身、麦门冬（去心）、青皮

（去白）、葛根以上各三分，五味子九个。右㕮咀，作一服，水二盏，煎至一盏，去渣，稍热服，食远。如汗大泄者，津脱也，急止之，加五味子十枚，炒黄柏五分、知母三分，此按而收之也。如湿热乘其肝肾，形步不正，脚膝痿弱，两足欹侧，已中痿邪，加酒洗黄柏、知母各五分，令两足涌出气力矣。如大便涩滞，隔一二日不见者，致食少，乃血中伏火而不得润也，加当归身、生地黄各五分，桃仁泥、麻仁泥各一钱以润之。

东垣原文谓："时当长夏，湿热大胜，蒸蒸而炽，人感之多四肢困倦，精神短少，懒于动作，胸满气促，肢节沉疼，或气高而喘，身热而烦，心下膨痞，小便黄而少，大便溏而频，或痢出黄糜，或如泔色，或渴或不渴，不思饮食，自汗体重，或汗少者，血先病而气不病也。其脉中得洪缓，若湿气相搏，必加之以迟，迟病虽互换少差，其天暑湿令则一也。宜以清燥之剂治之，名之曰清暑益气主之。"

本方虽曰"清暑益气汤"，但其组成结构颇能代表李杲补脾胃升阳益气、升清、降浊、除湿、泻火的组方手法。刘渡舟先生临证特别喜欢用东垣方，对于清暑益气汤也有深刻的研究。不仅用此方治疗暑湿损伤元气之证，而且也其治疗杂病脾胃气虚，湿、火内郁，升清、降浊失司所致的病症。

关于本方的特点与运用，我们在《温病方证与杂病辨治》东垣清暑益气汤方证中已有详细论述，可互参。

6.春泽汤

春泽汤　录自《证治要诀类方》卷二，组成为：茯苓、猪苓、泽泻、白术、桂枝、人参。即五苓散加人参。治伤暑，泻定仍渴者。

刘渡舟先生特别喜欢运用本方，常爱称其为"春泽煎"。临证凡见五苓散证与人参证并见者，辄用此方。先生辨识此方证的指征是，五苓散证见心悸而颤，自觉胸内发空，气不够用者。

7.四磨汤

四磨汤　出自《济生方》卷二。组成为：人参、槟榔、沉香、天台乌药。上各浓磨水，和作七分盏，煎三五沸，放温服。原治："七情伤感，上气喘促，妨闷不食。"

刘渡舟先生常用四磨汤治疗气郁证。其辨识此方证的要点有二：一是气滞脘腹胀满而有胃气虚之人参证，即虚胀之证，如劳累则胀甚，少气、无力等。二是有沉香证，即气逆证，如喘促，气上冲等。

8. 东垣半夏白术天麻汤

东垣半夏白术天麻汤　出自《脾胃论》卷下。组成为：黄柏二分，干姜三分，天麻、苍术、白茯苓、黄芪、泽泻、人参各五分，白术、炒曲各一钱，半夏（汤洗七次）、大麦蘖面、陈皮各一钱五分。上㕮咀，每服半两，水二盏，煎至一盏，去渣，带热服，食前。原治“痰唾稠黏，湧出不止，眼黑头眩，恶心烦闷，气短促上喘无力，不欲言……目不敢开，如在风云中，头苦痛如裂，身重如山，四肢厥冷，不得安卧。”

刘渡舟先生常用东垣半夏白术天麻汤，以之治疗眩晕、头痛等病。其辨识此方证的要点有二：一是头痛、眩晕，而有类似于补中益气汤证之脾胃气虚清阳不升证，如气短、倦怠、乏力等。二是具有苍术、白术、泽泻、茯苓之类似于泽泻汤的水眩证，如舌胖大水滑等。

9. 痛泻要方

痛泻要方　出自《丹溪心法》卷二，但未出方名。《医学正传》载有本方，云其为刘草窗所拟，名“痛泄要方”。吴昆《医方考》卷二改名为“痛泻要方”。本方组成为：炒白术三两，炒芍药二两，炒陈皮一两五钱，防风一两。上细切，分作八服，水煎或丸服。丹溪原治“痛泄”。

刘渡舟先生常用此方治疗痛泻，其辨识本方证的要点为：腹痛与泄泻并见，或腹痛则泻，脉弦者。

泽泻汤

泽泻汤　出自《金匮要略·痰饮咳嗽病脉证并治》第25条，组成为：泽泻五两，白术二两。右二味，以水二升，煮取一升，分温再服。

仲景原条文谓：“心下有支饮，其人苦冒眩，泽泻汤主之。”

一、先师应用心法

刘渡舟先生把泽泻汤作为水证论治的要方之一，对此方的方证及运用有深入的研究。临床上不仅用此方治疗支饮上犯头目的眩晕，而且推广用其治疗支饮上冒所致的头痛、头沉、耳鸣、鼻塞等。这些医案已见于《经方临证指南》，不再赘述。此整理我们跟师临证抄录的有关医案，介绍如下。

1.用于治疗眩晕

王某某，女，57岁。1999年5月27日初诊。患高血压病，头晕。上方用香砂六君子汤加天麻。行走时头晕加重，平躺时有血向头部涌入感。舌淡、胖大，苔白滑，脉弦。用泽泻汤。处方：泽泻30g、白术15g。7剂。1998年6月3日二诊。服泽泻汤见效，头晕明显减轻，平躺时不再有血向头部涌入感。时头胀，头胀则心悸，二便正常。舌淡胖，苔白滑，脉弦。用苓桂术甘汤合泽泻汤。处方：茯苓30g、桂枝15g、白术10g、炙甘草6g、泽泻20g。7剂。1998年6月10日三诊。头胀、心悸、头晕均减轻。舌淡红，苔白滑，脉沉弦。用上方减甘草。处方：茯苓30g、桂枝15g、白术14g、泽泻25g。14剂。

辨证用方思路：一诊抓主证头晕、舌胖大水滑，辨为泽泻汤证，用泽泻汤原方，泽泻与白术用量为2∶1。二诊抓主证舌淡胖水滑，心悸，辨为苓桂术甘汤证；据眩晕、舌淡水滑，辨为泽泻汤证。用两方合法。因白术量减少，故泽泻量也减少为20g。三诊诸症有减，守法继续用二诊方，减甘草之甘补，以利于通阳利水。

罗某，女，18岁。1998年12月16日初诊。眩晕2个月，曾晕倒，喜睡，无耳鸣。舌淡红、胖大，苔薄略黄水滑。用泽泻汤。处方：泽泻30g、白术15g。7剂。1998年12月23日。头晕减轻，眼胀，心悸，嗜睡。舌胖大，苔水滑，脉沉弦。用苓桂术甘汤合泽泻汤加味。处方：茯苓30g、桂枝12g、白术10g、炙甘草10g、泽泻20g。7剂。

辨证用方思路：一诊抓主证眩晕、舌胖大水滑，辨为泽泻汤证，用此方。二诊眩晕减轻，出现心悸，为苓桂术甘汤证，舌仍胖大水滑，泽泻汤证尚在，故用苓桂术甘汤合泽泻汤。

王某某，男，60岁。1998年10月21日初诊。多发性脑梗死，头眩晕。舌胖大，质淡红，苔薄白水滑，脉沉。用泽泻汤。处方：泽泻30g、白术15g。7剂。

辨证用方思路：本案仅一诊，抓主证头眩晕，舌胖大苔水滑，辨为泽泻汤证，用泽泻汤原方。

2.与桂枝甘草汤交替用于治疗心悸

石某某，男，67岁。1999年5月19日初诊。心悸，气短乏力。舌黯、水滑，苔白腻，脉沉。用苓桂术甘加参汤。处方：茯苓30g、桂枝15g、白术15g、炙甘草10g、党参15g。7剂。1999年5月26日二诊。自觉心颤，头沉，腿酸，睡眠佳。舌胖大黯，苔白腻水滑，脉沉。用泽泻汤与桂枝甘草汤交替。处方一：泽泻20g、白术12g。7剂。处方二：桂枝12g、炙甘草8g。7剂。先服处方一，7剂；接服处方二，7剂。

辨证用方思路：一诊抓主证心悸、舌水滑，辨为苓桂术甘汤证，用此方；气短乏力，用苓桂术甘加参汤法加党参。二诊抓主证头沉，舌胖大水滑，辨为泽泻汤证；抓主证心颤动，辨为桂枝甘草汤证。用两方交替调治。

3.合小半夏汤治疗“心衰”水肿而眩晕呕吐

王某某，男，58岁。1997年4月23日。素患冠心病，心衰，糖尿病，最近下肢浮肿，阴囊水肿，尿少，大便稀，日4~5次，咳嗽无痰，欲喘。用实脾散加红参。处方：茯苓30g、白术10g、炙甘草6g、干姜12g、附子10g、木香6g、木瓜10g、大腹皮10g、厚朴15g、草豆蔻10g、红参10g。7剂。1997年4月30日。服实脾散无明显效果，症同上，小便频，量小。舌淡红，苔腻。刘渡舟先生说：这是“寒湿水气蕴结，三焦不利，”用鸡鸣散。处方：槟榔12g、陈皮10g、木瓜10g、吴茱萸10g、紫苏叶10g、桔梗10g、生姜10g、枳壳10g、茯苓30g、杏仁10g。7剂。1997年5月7日。服鸡鸣散见效，肿见消，胸憋亦轻，小便已利，睾丸仍肿。舌淡红，苔白腻。用上方加薏苡仁15g。7剂。1997年5月28日。阴囊肿退，腿仍肿，大便软。舌淡红，苔白腻。用上方去枳壳、薏苡仁。7剂。1997年6月4日。腿肿，活动后明显，乏力。舌淡胖大，苔白腻，脉弦。用5月28日方，14剂。1997年6月25日。下肢、阴囊水肿渐消，但突然感到恶心、呕吐，头晕，步态不稳。舌淡、胖大，苔白腻，脉沉弦。用泽泻汤。处方：泽泻25g、白术12g、半夏16g、生姜10g。14剂。1997年7月23日。服药后呕吐、眩晕愈。下肢又出现浮肿。舌淡胖，苔白腻，脉沉。用鸡鸣散。处方：槟榔12g、陈皮10g、木瓜10g、吴茱萸10g、桔梗10g、生姜10g、紫苏叶10g、枳壳10g、茯苓30g、藿香10g。14剂。1997年9月17日。浮肿，尿少，动则心悸，头晕。舌淡红，苔白腻，脉沉。用真武汤加参芪。处方：附子12g、白术10g、茯苓30g、白芍10g、生姜10g、红人参10g、黄芪20g。14剂。

辨证用方思路：北京中医药大学宋孝志教授用鸡鸣散治疗“心衰”水肿有丰富的经验，刘渡舟先生仿照宋孝志先生的经验也用此方治疗“心衰”水肿。本案“全心衰”，下肢浮肿，阴囊水肿，是典型的鸡鸣散证，故用实脾散效果不明显而用鸡鸣散有效。1997年6月25日证情变化，遂抓主证眩晕、舌淡胖大，辨为泽泻汤证；抓主证呕吐、恶心，苔白腻，辨为小半夏汤证。用两法合方。1997年7月23日复显鸡鸣散证，故继续用鸡鸣散。1997年9月17日出现心悸、眩晕，舌淡，脉沉，显示为真武汤证，故用真武汤。从加红参、黄芪来看，患者不仅心慌、头眩，还应有汗出、气短等，这是刘渡舟先生加用参、芪的惯用手法。

特别提示：实脾散是刘渡舟先生常用的时方之一。详见“讨论与小结”之“刘渡舟先生用时方”。

4.用于治疗“甲亢”

高某某，女，37岁。1999年7月22日初诊。患“甲亢”，总出汗，急躁，心烦，乏力。舌胖大、偏红，苔黄白相兼而腻，脉沉滑，寸无力。用桂苓甘露饮。处方：生石膏15g、寒水石10g、滑石10g、白术10g、茯苓30g、猪苓20g、泽泻10g、桂枝12g、甘草6g、党参15g、麦冬15g、五味子6g。7剂。1999年7月29日二诊。头晕，心悸，汗出，心烦，四肢无力。舌胖大、偏红，苔白腻滑，脉沉细弱。用泽泻汤。处方：泽泻30g、白术15g、当归15g。14剂。1999年8月26日三诊。头眩、心悸、汗出等症痊愈，最近睡眠不佳，口疮，腰疼。舌胖大、偏红，苔黄白相兼而腻。用温胆汤。处方：半夏12g、陈皮10g、竹茹20g、生姜3g、茯苓30g、枳壳6g、苍术5g、白术10g、藿香4g、佩兰4g、砂仁6g。7剂。

辨证用方思路：一诊在夏暑季节，抓主证汗出多、心烦、急躁，辨为桂苓甘露饮证；据汗出、乏力，辨为生脉散证。用两法合方。二诊抓主证头晕、心悸、舌胖大苔滑，辨为泽泻汤证，用泽泻汤。从方中加当归来看，其证当有肢麻、头晕等证。三诊抓主证失眠、苔腻，辨为温胆汤证。苔腻，为脾湿盛，加苍术、白术、藿香、佩兰、砂仁以芳香化湿。

特别提示：刘渡舟先生常用桂苓甘露饮治疗杂病，辨此方证的要点是，汗出、心烦、口渴、小便不利。桂苓甘露饮是刘渡舟先生最喜欢用的时方之一。本方详见“讨论与小结”之“刘渡舟先生用时方”。

5.合东垣半夏白术天麻汤治眩晕头痛或头沉紧

马某某，女，60岁。1999年4月22日。头脑眩晕，脑子不清楚，左侧头痛以太阳穴处为甚，头痛与眩晕交替出现，心慌，小便泡沫多。刘渡舟先生问：“吐吗？”患者答：“不吐”。舌偏红，苔黄白相间厚腻，脉沉细弱。用东垣半夏白术天麻汤。处方：半夏16g、白术12g、天麻8g、茯苓20g、神曲10g、苍术10g、泽泻25g、黄芪12g、党参6g、陈皮10g、黄柏3g、干姜4g、麦芽10g。7剂。

1999年4月29日。服药头眩晕、头痛减轻。舌红，苔黄白相兼略腻，脉沉细弱。再用上方。7剂。

辨证用方思路：问是否呕吐，是根据眩晕，进一步辨识是不是小柴胡汤证（喜呕）。本案在写完处方后刘渡舟先生说：东垣半夏白术天麻汤中有一个核心药要留心，要学会用，就是泽泻。如果把泽泻量增大，用25g，白术量用12g，就等于合进去了泽泻汤。东垣此方主治证为："眼黑头眩""目不敢开""头苦痛如裂，身重如山"等，本案见证与之相同，故用此方。

刘渡舟先生临证特别喜欢用东垣此方，有时以半夏白术天麻汤为主，合入泽泻汤，有时则以泽泻汤为主，合半夏白术天麻汤主药半夏、天麻于其中，以半夏、天麻合白术、泽泻成法中之法。如以下三案。

宋某某，女，1999年1月20日初诊。头沉，头紧，健忘，注意力不集中，舌淡红胖大，苔白腻滑，脉弦。用泽泻汤。处方：泽泻20g、白术12g、天麻6g、半夏12g。7剂。

李某，女，74岁。1997年7月3日初诊。头晕，足软，如踩棉花，两年。舌胖大，苔白滑，脉沉滑。用泽泻汤。处方：白术14g、泽泻25g、半夏14g、天麻8g。7剂。

于某某，男，51岁。1997年4月16日初诊。头沉如醉酒状，视物模糊。舌淡红胖大，苔白滑，脉弦。用泽泻汤。处方：泽泻30g、白术14g、半夏16g、天麻10g。7剂。1997年4月23日。服药后头晕头沉减轻，健忘，胆小。舌胖，苔白腻滑，脉弦。上方合温胆汤。处方：泽泻30g、白术12g、天麻10g、半夏20g、陈皮10g、茯苓20g、炙甘草6g、枳实12g、竹茹20g、生姜12g。7剂。

6.用于治疗中风后遗症头眩晕

张某某，女，74岁。1999年6月10日。中风（脑血栓形成）后遗症，长期以来，坚持请刘渡舟先生诊治。上次全身难受不适，肩背疼甚，用柴胡桂枝汤加当归、片姜黄，肩背疼止。本次头眩晕，心跳，站不稳，口干。先生问："胃脘堵吗？"患者答："不堵"。先生问："大便怎样？"患者答："大便溏"。舌胖大、偏红有瘀点，苔少水滑，脉弦。用泽泻汤合苓桂术甘汤。处方：桂枝15g、茯苓30g、白术12g、炙甘草8g、泽泻20g。7剂。1999年6月17日。服药后头晕减轻，大便溏愈。舌胖大、偏红有瘀点，苔少水滑，脉弦。用上方加牛膝。处方：泽泻25g、白术14g、茯苓30g、桂枝12g、炙甘草8g、牛膝10g。7剂。

辨证用方思路：一诊问胃脘堵不堵，是根据头眩晕、心悸，进一步确认是不是苓桂术甘汤证（《伤寒论》第67条“心下逆满”）。头眩晕，舌胖大苔水滑，为泽泻汤证，故用两法合方。

7.合当归贝母苦参丸治疗头晕带下

李某某，女，36岁。1999年5月6日。头晕，白带多。舌正红、胖大，苔白厚腻滑。用泽泻汤合当归贝母苦参丸。处方：泽泻30g、白术15g、当归20g、浙贝母12g、苦参12g。7剂。

辨证用方思路：此案诊脉中刘渡舟先生说：“舌胖大、苔腻滑，脉滑尺弱，是支饮，苦冒眩，用泽泻汤；带下多，用当归贝母苦参丸。”刘渡舟先生常用当归贝母苦参丸治疗带下，此案下见白带多，上见眩晕，故用两法合方。

8.合磁朱丸栝蒌牡蛎散治疗头晕耳鸣消渴

蒋某某，男，63岁。1997年5月14日。糖尿病，素有口渴，最近耳鸣，头晕，足肿，小腿抽筋。舌淡红、胖大，苔白滑。用泽泻汤合磁朱丸与栝蒌牡蛎散。处方：泽泻20g、白术10g、灵磁石20g、朱砂粉1g（分冲）、天花粉10g、牡蛎30g。7剂。

辨证用方思路：抓主证耳鸣，辨为磁朱丸证；抓主证头晕、舌胖苔滑，辨为泽泻汤证；据口渴，辨为栝蒌牡蛎散证。用三法合方。

9.合越鞠丸法治疗头晕胃痛

李某某，女，58岁。1997年3月19日。头晕，胃痛，进食则呕，大便偏稀。舌淡红、偏胖，苔白厚腻如积粉而滑，脉沉。用泽泻汤加味。处方：泽泻20g、白术12g、紫苏叶4g、香附10g、川芎4g。7剂。

辨证用方思路：抓主证头眩晕、舌胖苔滑，辨为泽泻汤证，用此方。所加三味药尤其精巧，水郁而气郁、血郁，由此引起胃痛，故仿越鞠丸法，取治气郁之香附、治血郁之川芎，散气、血之郁。呕吐、苔白厚腻，为湿郁而胃气上逆，苍术不治呕，故不用越鞠丸中的苍术，而仿薛雪《湿热病篇》治湿热呕吐的黄连苏叶汤法，以紫苏叶代之以化湿和胃止呕。因有湿无热，故不用黄连。

10.合桂枝汤治头眩半身汗出

张某某，女，36岁。1998年5月20日初诊。半身出汗，久治不愈，头眩晕。舌胖大，苔白滑，脉弦。用桂枝汤合泽泻汤。处方：桂枝15g、白芍15g、炙甘草8g、大枣12枚、生姜10g、泽泻25g、白术12g。7剂。1988年5月27日二诊。服药后半身汗出止，头眩减。脉舌同前。用桂枝汤与泽泻汤交替服。处方一：桂枝15g、白芍15g、炙甘草8g、大枣12枚、生姜10g。处方二：泽泻25g、白术12g。两方各5剂。先服桂枝汤，继服泽泻汤。

辨证用方思路：半身汗出为营卫不调的桂枝汤证；头眩、舌胖苔滑是泽泻汤证，故用两法合方。二诊已得效，改用两方交替服用以善后。

11.合小柴胡汤治头眩口苦

邵某某，女，58岁。1999年4月7日。头眩，口干痛，上方用三仁汤合白虎汤，药后口干痛减。仍头晕，恶心，乏力，口苦，口微干，大便干。舌胖大，苔黄白相兼而腻滑。用泽泻汤合小柴胡汤。处方：白术12g、泽泻20g、柴胡16g、黄芩10g、半夏15g、生姜10g、党参6g、炙甘草6g、大枣7枚。7剂。

辨证用方思路：抓主证头眩、舌胖苔腻滑，辨为泽泻汤证；据头眩、口苦、恶心，辨为小柴胡汤证。用两法合方。前诊用三仁汤合白虎汤也是刘渡舟先生的经验用法，据口干痛用白虎汤，据苔腻用三仁汤。

刘某某，男，68岁。1998年6月9日初诊。高血压，脑梗死，头眩晕，入睡难且易醒，口苦，大便稀，日2次。舌红胖大，白腻，脉滑结代。用泽泻汤合小柴胡汤。处方：白术12g、泽泻20g、柴胡12g、黄芩6g、半夏15g、党参10g、炙甘草10g、生姜10g、大枣7枚。7剂。

辨证用方思路：抓主证口苦，辨为小柴胡汤证；眩晕，舌胖大苔腻，为泽泻汤证。用两法合方。

12.合柴胡桂枝汤治头眩晕背酸痛“室早”

林某某，女，57岁。1998年7月29日初诊。心律不齐，室早，上午头晕多年，胸闷，手颤，出冷汗，背酸疼。苔白腻，脉弦而浮。用泽泻汤合柴胡桂枝汤。处方：柴胡15g、黄芩10g、党参10g、半夏15g、生姜10g、炙甘草10g、大枣7枚、桂枝15g、白芍15g、白术12g、泽泻20g。7剂。1998年8月5日二诊。服药后头晕大为好转，仍有早搏，燥热，盗汗。舌红，苔白。用柴胡桂枝汤合竹皮大丸。处方：柴胡16g、黄芩10g、半夏10g、党参6g、炙甘草6g、生姜10g、大枣12枚、桂枝10g、白芍10g、竹茹20g、生石膏20g、白薇10g。7剂。1998年8月12日三诊。服药后诸症减，面身躁热，心情不畅。用竹皮大丸。处方：竹茹20g、白薇10g、桂枝8g、炙甘草10g、生石膏30g、玉竹20g、龙骨20g、牡蛎20g。7剂。

辨证用方思路：一诊抓主证胸闷，脉弦浮，出冷汗，背酸疼，辨为柴胡桂枝汤证；头眩晕，为泽泻汤证。用两法合方。二诊兼见燥热、盗汗，为竹皮大丸证，合用此方。三诊仅见身面燥热，为竹皮大丸证，用此方。另加玉竹滋阴；加龙骨、牡蛎安神。

13.合羌活胜湿汤治头眩腰痛

杨某某，男，34岁。1999年7月28日。腰痛，以腰骶酸痛为甚，头晕，头脑发空，嗜睡。舌淡红胖，苔白腻滑，脉弦。用泽泻汤合羌活胜湿汤。处方：泽泻20g、苍术10g、羌活8g、独活8g、川芎10g、蔓荆子10g、藁本6g、防风8g、炙甘草6g。7剂。

辨证用方思路：遵东垣《内外伤辨惑论》用法，以羌活胜湿汤治疗“身重，腰沉沉然”，以通气防风汤治疗“肩背痛不可回顾”，已成为刘渡舟先生的经验之法。本案腰骶酸痛、苔腻，为“经中有寒湿”的羌活胜湿汤证；头眩晕、舌胖苔滑，为支饮泽泻汤证。用两法合方。因湿甚，故泽泻汤用苍术代白术。

14.合桂枝加附子汤治疗头颈部空虚感

刘某某，男，41岁。1997年4月23日。左头颈部空虚感，手麻，易出汗，易外感，恶寒。舌淡红偏胖，苔白。用桂枝加附子汤合泽泻汤。处方：桂枝15g、白芍15g、炙甘草10g、大枣12g、生姜10g、附子12g、白术12g、泽泻20g。7剂。

辨证用方思路：根据容易感冒、恶寒、易出汗，辨为桂枝加附子汤证；头颈部空虚感类似于冒眩，舌胖，为泽泻汤证，用两法合方。

15.与真武汤交替治疗眩晕

孙某某，男，72岁。1997年4月30日。头眩晕，自觉头重腿轻，大便日2次，偏溏。舌淡红胖，苔白，脉弦。用真武汤。处方：附子10g、白术10g、茯苓30g、白芍10g、生姜10g。7剂。1997年5月14日二诊。头晕时作，二便已调。舌胖大，苔滑。用泽泻汤。处方：泽泻30g、白术15g。7剂。

辨证用方思路：一诊抓主证眩晕、头重脚轻、大便溏，辨为真武汤证，用此方。二诊据头眩晕时作而舌胖大苔滑，辨为泽泻汤证，用泽泻汤原方。

16.合龙胆泻肝汤治疗带下眩晕

王某某，女，38岁。1998年11月4日初诊。失眠，多梦，耳鸣，头眩，四肢麻木，尿黄、尿少，白带多，色偏黄，腰痛。舌尖红，苔白。用龙胆泻肝汤合泽泻汤。处方：龙胆草10g、栀子10g、黄芩10g、柴胡10g、大黄3g、当归15g、白芍15g、生地15g、车前子10g、通草3g、白术30g、泽泻20g、夏枯草15g。7剂。

辨证用方思路：根据带下多而色黄，尿黄、尿少，辨为龙胆泻肝汤证；耳鸣、头眩，为泽泻汤证。用两法合方。加大黄少许以泻热，加夏枯草平肝；另加白芍合当归、生地滋肝阴肝血，并“甘苦合化阴气”，以滋阴和阳。

17.合三草降压汤治疗高血压

王某某，女，75岁。1999年5月19日初诊。高血压，头眩晕，胸闷，气喘。舌红苔白。用泽泻汤合三草降压汤。处方：泽泻20g、白术12g、夏枯草15g、龙胆草8g、益母草15g、牛膝10g、大黄3g、黄连6g、生石决明30g。7剂。1999年5月26日二诊。服药头晕减轻，嗳气。舌红，苔薄白。继续用上方化裁。处方：泽泻20g、白术12g、夏枯草15g、龙胆草8g、益母草15g、牛膝10g、大黄3g、黄连6g、生石决30g、半夏12g、生姜10g。7剂。1999年6月2日三诊。服药有效，头晕减轻，气喘，嗳气，腹胀，纳差，心悸，心下堵，尿不利。舌淡红，苔白。用苓桂术甘汤合泽泻汤。处方：茯苓30g、桂枝15g、白术12g、炙甘草10g、泽泻25g。7剂。

辨证用方思路：一诊抓主证头眩，辨为泽泻汤证，用此方。高血压，用先生自制专方三草降压汤加石决明降血压。从合入大黄黄连泻心汤来看，其症中当有心烦、尿黄、便秘等火证。二诊仍用一诊方。嗳气，合入小半夏汤。三诊头晕减轻而显嗳气、腹胀、纳差、心悸、心下堵、尿不利等，证转为典型的苓桂术甘汤证与泽泻汤证，故用泽泻汤合苓桂术甘汤。

特别提示：三草降压汤是刘渡舟先生自制的治高血压病的专方。此方详见“讨论与小结”之“刘渡舟先生用时方”。

二、临摹实践与体会

遵照刘渡舟先生的经验，我们在临床上凡是遇到舌胖大满口，苔水滑欲滴者，不论什么病，先用泽泻汤驱逐水饮。如见泽泻汤证与其他方证并见者，则合入他方化裁论治。此举病案几则如下。

1.合苓桂术甘汤治眩晕而脘胀或心悸

马某某，女，18岁。2005年4月16日初诊。眩晕1周余，整天都晕，有天旋地转感。平时胃脘胀满。舌淡红，水滑，苔薄白，脉沉细略滑略数。用泽泻汤合苓桂术甘汤。处方：泽泻30g、白术15g、茯苓20g、桂枝10g、炙甘草6g。6剂。此方服1剂，眩晕即止，服6剂，眩晕未再发作，胃脘胀满也愈。（张文选医案）

辨证用方思路：从舌水滑而眩晕辨为泽泻汤证；抓主证眩晕而胃脘胀满，辨为苓桂术甘汤证。用两方合法。

艾某某，女，43岁。2004年9月20日初诊。头晕，心悸，全身疼痛不适，左半身麻木，左胸腋前痛。舌淡红，苔薄白，水滑，脉沉细弦。用泽泻汤合苓桂术甘汤再与颠倒木金散。处方：桂枝10g、茯苓30g、白术12g、炙甘草6g、泽泻15g、郁金10g、木香3g。4剂。2004年10月21日复诊。服上方头晕、头痛除，左胸腋前疼未发作，肢体麻木减。舌淡红、苔薄白，脉沉细弦。用柴胡桂枝干姜汤合苓桂术甘汤。处方：柴胡24g、桂枝10g、干姜6g、生牡蛎30g、黄芩10g、花粉12g、炙甘草6g、苍术10g、茯苓10g、苏木6g、王不留行6g。7剂。胸痛、肢麻等症痊愈。（王建红医案）

辨证用方思路：一诊从头晕、舌滑辨为泽泻汤证；从心悸辨为苓桂术甘汤证；从胸痛辨为颠倒木金散证。用三方合法。二诊用柴胡桂枝干姜汤合苓桂术甘汤治肢体麻木。

2.合三黄泻心汤治眩晕心烦便秘

徐某，女，19岁。2004年10月23日初诊。头眩晕，自觉眼前冒金星，大便干燥，质硬，2~3日1次。心烦。舌红赤，苔薄黄，水滑，脉弦滑。用泽泻汤合三黄泻心汤。处方：泽泻30g、白术20g、大黄6g、黄连6g、黄芩10g。3剂。眩晕止而大便通、心烦除。（张文选医案）

辨证用方思路：抓主证头眩晕、舌水滑辨为泽泻汤证；据大便干硬、心烦辨为三黄泻心汤证。用两方合法。

3.合减味肾气丸治眩晕头痛

肖某某，女，44岁。2006年3月11日初诊。从2005年10月开始头痛，曾请多位医生治疗，服多种治头痛方而无效。最近头痛加重，有时为剧烈性痛，头发蒙，眩晕，有眼睛睁不开样感觉，以前额发蒙为主，整个头发紧，头痛时不恶心。舌淡苔薄白，水滑，脉极沉极细、尺弱。用泽泻汤合肾气丸。处方：生白术18g、泽泻45g、生地20g、熟地20g、制附子8g、肉桂5g。3剂。2006年3月14日复诊。此方显特效，头痛、头蒙、眩晕均止，但服药后大便1日3次，如同水泻一样，腹不痛。脉沉滞极细，左侧沉滑，尺弱。舌淡红，苔薄白，略滑。继续用前方加减。处方：生白术18g、泽泻45g、茯苓30g、熟地15g、制附子8g、桂枝3g、肉桂3g、干姜2g。6剂。头未再痛而大便正常。（张文选医案）

辨证用方思路：一诊抓主证舌水滑辨为泽泻汤证；据脉沉、尺无力辨为肾气丸证。用泽泻汤合减味肾气丸。二诊头痛、头蒙、眩晕止而水泻，用一诊方去生地加少量桂枝、干姜止泻。

三、讨论与小结

（一）刘渡舟先生用泽泻汤的思路与手法

1.对方证的发挥

刘渡舟先生把泽泻汤作为水证论治的要方之一，对此方的方证及运用有深入的研究，此归纳先师的主要心得如下。

（1）阐明泽泻汤与苓桂术甘汤的区别：刘渡舟先生认为，泽泻汤与苓桂术甘汤均为治水之剂，但两方的治疗思路不同。苓桂术甘汤治“水气上冲”；泽泻汤治“水眩”。两方比较，泽泻汤无桂枝之温化，无甘草之甘缓，以重剂量白术、泽泻两药组方，单刀直入，驱逐饮邪。苓桂术甘汤有甘草，其甘缓之性有碍于快速利水。当水饮过盛，须以利水为要务时，苓桂术甘汤温化、甘缓，并不适用，而泽泻汤药少量大、力专效宏，可使水饮速驱而阳气自达。若服泽泻汤后，水湿之邪已减，则可再用苓桂术甘汤法温化兼以利水。先生认为，仲景虽然没有对两方的运用鉴别作出说明，但立两法两方，“亦意在言外矣”。

（2）补充泽泻汤方证的辨识要点：仲景泽泻汤原证十分简略，仅仅“心下有支饮，其人苦冒眩”数字，临证难以掌握其辨证要点。刘渡舟先生根据自己的临床观察，总结出泽泻汤证的舌、色、脉、症的特征。具体是，诊其脉，或弦，或沉。认为弦主饮；沉主水。观其色，或黧黑，或青黯，或色黄而灰。认为面色黧黑是单纯水饮之征；面色青黯是水饮内夹肝气之象；面色黄而灰是脾湿内困阳气的表现。视其舌，质淡水滑、舌体异常胖大，以至占满口腔。如兼湿邪，为水湿合邪者，则苔白腻而水滑。

以上要点中，舌胖大至占满口腔而水滑是泽泻汤证最核心的辨识依据，先生临证一见到这种舌，就毫不犹豫的用泽泻汤。

（3）阐发泽泻汤证水聚阳郁的病机及泽泻汤利水通阳的功用：刘渡舟先生借助一则验案，深刻地阐发了泽泻汤单刀直入，利水以通阳的功效，阐明了泽泻汤证水饮停聚，阳郁不伸的病机。此案为：1967年在湖北潜江县，治一朱姓患者，男，50岁。因病退休。患病已两载，百般治疗无效。其所患之病，为头目冒眩，终日昏昏沉沉，如在云雾之中。且两目难睁，两手发颤，不能握笔写字，颇为痛苦。切其脉弦软，视其舌肥大异常，苔呈白滑，而根部略腻。方用泽泻24g，白术12g。水煎温服。……患者服药后的情况，说来亦颇耐人寻味。服第一煎后，因未见任何反应，乃语其家属曰：此方仅两味药，吾早已虑其无效，今果然矣。孰料第二煎后，覆杯未久，顿觉周身与前胸后背漐漐汗出，以手拭汗而黏，此时身体变爽，如释重负，头清目亮，冒眩立减。又服两剂，继续出些小汗，其病从此而告愈。或问：朱案服泽泻汤后，为何汗出？殊令费解。答曰：此证为水湿之邪郁遏阳气而不得伸，今用泽泻汤量大而力专，利水行饮为捷。叶香岩说："通阳不在温，而在利小便。"今小便一利，使水湿邪气有路可出，而三焦阳气同时可通，故能表里和畅，汗出而病解。（《刘渡舟医学全书·水证论》）

2.用方思路与手法

刘渡舟先生将"头冒眩、舌胖大满口而水滑"定为泽泻汤的主证，临床见此证即抓主证而用此方。但见泽泻汤证者，用泽泻汤原方。

基本用方：常用原方，仅用两味药。其用量为：泽泻30g，白术15g。

合法运用：若兼见其他方证者，则合入其他方。合方之法，既有经方，也有时方。经方如兼见心悸、气上冲逆者，合苓桂术甘汤；兼见心动悸尤甚者，合入桂枝甘草汤；兼见眩晕，肢体震颤，小便不利，水肿者，合入真武汤；兼见口苦，胸胁苦满者，合入小柴胡汤；兼见呕吐者，合入小半夏汤等。时方如兼见气郁胃痛者，合入越鞠丸；耳鸣者，合入磁朱丸；夹痰湿头痛眩晕甚者，合入东垣半夏白术天麻汤等。

合方中也有寒凉剂，如合入当归贝母苦参丸法治疗眩晕而带下，合小柴胡汤治疗胆热水饮而头眩口苦等。

（二）学习理解与临证感悟

1.方证对应与抓方证的特征性症

泽泻汤方　本方用泽泻五两，白术二两组方，两药剂量比为5∶2。其目的是，重用泽泻，利水逐饮以治冒眩；辅白术补脾制水以除湿。两药配伍，以对应"心下支饮"，"苦冒眩"之证。

泽泻汤证　仲景原方证仅"苦冒眩"一证，即头目眩晕异常。由于此证并非泽泻汤的特异性方证，因此，刘渡舟先生补入“舌胖大满口，舌上水滑”一证，从而使泽泻汤证有了与仲景治疗眩晕的其他类似方证相鉴别的依据。据此，我们把泽泻汤的主证规定为：“眩晕”“舌胖大水滑”。这是泽泻汤相对应的特异性证，是抓主证而辨识泽泻汤证的要点，是本方证辨证知机之“机”。临床上，不管什么病，只要见到眩晕、舌胖大水滑，就可以用泽泻汤。

泽泻汤证“苦冒眩”除表现为眩晕外，还可以表现为“头发愦”“头如蒙”“头沉”“头重”等。极其胖大以至占满口腔之舌多见于淡舌，但也有舌红赤而极其胖大者，上述“徐某，女，19岁”，用三黄泻心汤合泽泻汤案即属一例。关于“滑舌”，刘渡舟先生多描述为“舌苔水滑”。我们在临床上观察到，一些病人舌上无苔，但水滑欲滴；一些病人舌上有苔而舌体两侧水滑显著。因此，我们将水滑舌描述为“舌上水滑”。

方证的兼见证：从“心下有支饮”分析，此方证还可见“小便不利”“胃脘胀满”“身肿”等，可视为或然证或兼见证。

泽泻汤方证的特征性症（主证） 舌胖大水滑欲滴，眩晕。

2.辨方证的疑难点

本方与苓桂术甘汤在《金匮要略》中均治痰饮，两方证均有“眩”。但泽泻汤证为“冒眩”，胡希恕先生认为：“冒者，就是脑袋沉，如戴个重东西似的；眩者，头晕目眩”。(《胡希恕金匮要略讲座》)陈慎吾先生认为：“冒是头昏，神不清晰；眩是头眩。”(《陈慎吾金匮要略讲义》)可见，头沉重如戴重物，或自觉头脑不清晰，再加上头晕目眩，才是支饮泽泻汤证。苓桂术甘汤证为“目眩”，即仅仅头目眩晕。但方中有桂枝甘草，证有上冲证“胸胁逆满”；方中有茯苓，茯苓治眩作用略差而善治心悸。泽泻汤与苓桂术甘汤同治眩而同中有异，尚需鉴别。

3.方的结构与拓展证——扩展应用的思路

从此方的结构分析，本方虽两味药，但寓两法。泽泻性寒味淡，实际滋味苦，长于利水，兼以泻热，可治水郁上蒙头面清阳，郁久生热所致的头沉重、眩晕等病症。白术甘苦温，补脾气，燥湿、利水，由于脾喜燥恶湿，白术于补脾气之中又能苦温燥湿，因此，有人认为白术是补脾健脾的要药。泽泻与白术配伍，一寒一温，一泻一补，尤可用于脾气虚而水湿内盛诸多病症。临床上，如水郁眩晕而脾气虚证明显，见四肢倦怠，便溏，少气乏力者，可加大白术用量，或再配人参、黄芪等药，就可组成大补脾气，除湿利水，兼以泻热之剂，如东垣半夏白术天麻汤，专治“眼黑头眩”“目不敢开，如在风云中，头苦痛如裂，身重如山”之证。如水郁明显，舌胖大水滑欲滴，小便不利，大便溏泄者，可加大泽泻用量，或再配茯苓、猪苓等药，就可组成以利水渗湿为主要功效的方剂，如《丹溪心法》四苓汤，专治小便赤少，大便溏泄之证。

泽泻于利水泻水之中兼以清热，长于引水下行，此药配补脾制水的白术，不仅可以治疗“苦冒眩”，而且可以治疗土不制水，水郁头面清窍的诸多病症，如偏头痛、突发性耳聋、梅尼埃病以及眼科病等，我曾遇一中年女性，患突发性耳聋，耳鸣难忍，听力下降。用此方加葛根、牛膝调治而渐愈。

（三）胡希恕先生对泽泻汤方证的发挥

胡希恕先生对泽泻汤方证有三点发挥：第一，认为泽泻性寒，尤长于治水毒性的头冒眩，其与性味苦温的白术配伍，可治热症不明显的支饮冒眩。第二，认为泽泻汤证心下停饮，以眩晕、小便不利为辨证要点。第三，把此方两药的用量规定为：泽泻45g、白术18g。（《经方传真》《胡希恕金匮要略讲座》）胡希恕先生对仲景方各药用量的换算方法是：仲景一两，为今之一钱，即3g。如桂枝汤中甘草用二两，胡希恕先生换算为6g；桂枝加桂汤中桂枝用五两，胡希恕先生换算为15g。而泽泻汤两药量的换算却大于常规换算法之3倍（泽泻五两，用45g，白术二两，用18g。）这其中到底有什么含义，值得进一步深入研究。我们在临床上常遵照胡希恕先生的用法，泽泻用45g，白术用18g，发现疗效更好，故特此提出，以引起重视。

（四）吴瑭用泽泻汤治验案的启示

《吴鞠通医案》载有泽泻汤治验一则如下：乙酉（1825年）五月初十日，陈，五十一岁。人尚未老，阳痿多年。眩冒昏迷，胸中如伤油腻状。饮水多则胃不快，此伏饮眩冒症也。先与白术泽泻汤逐其饮，再议缓治湿热之阳痿。岂有六脉俱弦细而恣用熟地、久服六味之理哉！冬於术二两、泽泻二两。煮三杯，分三次服。十三日，已效而未尽除，再服原方十数帖而愈。（《吴鞠通医案·痰饮》）

吴瑭辨证用方思路：本案吴瑭用仲景原方，两药剂量为等量而非5：1。病虽为阳痿，但吴瑭却不理会“病”的主要表现，而是辨方证，抓方证的特异证“眩冒昏迷，胸中如伤油腻状，饮水多则胃不快”“六脉俱弦细”，辨识为泽泻汤证。因方与证相对应，故取效显著。其中“饮水多则胃不快”，颇能给人以启发，提示泽泻汤证的特异性证除眩晕、舌胖大水滑外，还有“不喜饮水，饮水多则胃中不适”之证，有待我们在今后的临床中进一步观察研究。

（五）刘渡舟先生用时方

1.实脾散

实脾散 出自《重订严氏济生方》水肿门。组成为：厚朴（去皮，姜制，炒）、白术、木瓜（去瓤）、木香（不见火）、草果仁、大腹子、附子（炮，去皮脐）、白茯苓（去皮）、干姜（炮）各一两，甘草（炙）半两。上㕮咀，每服四钱，水一盏半，生姜五片，大枣一个，煎至七分，去滓，温服，不拘时服。原书主治：“实脾散治阴水，先实脾土。”关于阴水，《重订严氏济生方》载：“阴水为病，脉来沉迟，色多青白，不烦不渴，小便涩少而清，大腑多泄，此阴水也，则宜用温暖之剂，如实脾散、复元丹是也……”

刘渡舟先生常用实脾散治疗慢性肝病，脾阳损伤，寒湿停聚所致的水肿、腹水、腹泻等病症。其辨识此方证的要点为：脉沉迟，舌淡胖、苔白腻，腹胀，水肿或腹水者。

2.桂苓甘露饮

桂苓甘露饮 出自刘完素《黄帝素问宣明论方·伤寒门》。“治伤寒，中暑，胃风，饮食，中外一切所伤传受，湿热内甚，头痛口干，吐泻烦渴，小便赤涩，大便急痛，湿热霍乱吐下，腹满痛闷，及小儿吐泻、惊风。”此方组成为：茯苓一两（去皮）、甘草二两（炙）、白术半两、泽泻一两、桂半两（去皮）、石膏二两、寒水石二两、滑石四两、猪苓半两。右为末，每服三钱，温汤调下，新水亦得，生姜汤尤良。小儿每服一钱，同上法。此药下神金丸，止泻利，无不验也，并解内外诸邪所伤，湿热。又一方，却不用猪苓，或日三服，不计时候。本方中的“桂”，应是桂枝。因为刘完素《伤寒直格》中所载的桂苓甘露饮中就是桂枝半两。（《伤寒直格·诸证药石分剂》）《河间伤寒心要》所载桂苓甘露饮也是桂枝半两，（《河间伤寒心要·汗后烦渴》）从刘完素的论述来看，本方的主要适应证是“湿热内甚，头痛口干，吐泻烦渴，小便赤涩，大便急痛，湿热霍乱吐下，腹满痛闷，及小儿吐泻惊风”。

刘渡舟先生常用桂苓甘露饮治疗杂病。其辨识此方证的要点是，汗出、心烦、口渴、小便不利。不论何病，但见此证，辄用此方。

3.三草降压汤

三草降压汤　是刘渡舟先生创制的经验方。组成为：龙胆草、夏枯草、益母草、白芍、炙甘草。用于治疗高血压肝火证。本方用芍药甘草汤滋肝阴肝血以治下，用三草清泻肝火以治上，故能治疗肝血肝阴不足而肝火旺盛的高血压病。常用的加减手法：肝阳上亢者，加牛膝引火下行，加石决明、珍珠母平肝潜阳；肝火甚者，加黄芩、栀子清泄肝火，或再加大黄降泻火热；血热者，加丹皮凉血散血；肝热化风者，加钩藤、菊花平肝息风。先生也常将此方与龙胆泻肝汤或三黄泻心汤合法运用。

第五章　附子汤类代表方

真武汤

真武汤　出自《伤寒论》第316条，组成为：茯苓三两，芍药三两，白术二两，生姜三两（切），附子一枚（炮，去皮，破八片）。上五味，以水八升，煮取三升，去滓。温服七合，日三服。若咳者，加五味子半升，细辛一两，干姜一两；若小便利者，去茯苓；若下利者，去芍药，加干姜二两；若呕者，去附子，加生姜，足前为半斤。

仲景原条文谓："少阴病，二三日不已，至四五日，腹痛，小便不利，四肢沉重疼痛，自下利者，此为有水气。其人或咳，或小便利，或下利，或呕者，真武汤主之。"

真武汤还见于《伤寒论》第82条："太阳病发汗，汗出不解，其人仍发热，心下悸，头眩，身瞤动，振振欲擗地者，真武汤主之。"

一、先师应用心法

刘渡舟先生把真武汤和苓桂术甘汤列为一类方，均属于治水之剂。认为阳虚动水，一般用苓桂术甘汤治疗，如果病及于少阴，阳气虚衰，心悸头眩，站立不稳，振振欲擗地，则用真武汤治疗。（《经方临证指南》）

关于真武汤证中的"心下悸"，刘渡舟先生认为，从临床看，既有心下胃脘动悸，又有心悸。并讲到，陈慎吾先生用真武汤合苓桂术甘汤治疗水气凌心的心悸，效果非常好。（《刘渡舟伤寒论讲稿》）

此将我们跟诊记录中先生用真武汤的典型医案整理并介绍如下。

1.用于治疗眩晕

孙某某，男，72岁。1997年4月30日初诊。脑供血不足，语謇，头眩晕，腿软，头重腿轻，颈项强不利，背痛，右手右腿麻，大便日2次。舌淡红，苔白，脉沉弦。用真武汤加葛根、桂枝。处方：制附子10g、白术10g、茯苓30g、白芍10g、生姜

10g、桂枝10g、葛根12g。7剂。1997年5月14日二诊。头晕时作，二便调。舌胖大苔滑。用泽泻汤。处方：泽泻30g、白术15g。7剂。1997年6月4日三诊。头晕耳痒，臂麻痛。舌红，苔薄白。用柴胡桂枝汤。处方：柴胡15g、黄芩10g、半夏10g、党参10g、炙甘草6g、生姜6g、大枣6枚、桂枝12g、白芍12g。7剂。

辨证用方思路：一诊抓主证腿软、头重脚轻（类似振振欲僻地）辨为真武汤证，用真武汤。颈项强直不利，为太阳阳明经气不利，仿桂枝加葛根汤法，加葛根、桂枝。二诊抓主证头眩、舌胖大苔滑，辨为泽泻汤证，用泽泻汤原方。三诊抓主证臂麻痛，辨为柴胡桂枝汤证，用此原方。

特别提示：用柴胡桂枝汤治疗手臂、肩臂麻是刘渡舟先生的创新用法与经验。值得重视。

2.用于治疗高血压病

安某某，女，51岁。1999年7月29日。高血压病，头晕，腰痛，腹胀，刘渡舟先生问："大便稀不稀？"患者答："每天干、稀各1次。"先生问："尿多不多？利不利？"患者答："尿少""尿不太利"。先生问："胃脘胀不胀？"患者答："不胀"。舌淡胖大，苔白水滑。用真武汤合泽泻汤。处方：泽泻20g、茯苓30g、白术12g、白芍10g、生姜10g、制附子8g。7剂。

辨证用方思路：问大便，意在判断腹胀是不是理中汤证；问尿多不多、利不利，是根据眩晕判断是不是真武汤证（《伤寒论》316条有"小便不利"）；问胃脘胀不胀，意在鉴别是不是苓桂术甘汤证（"心下逆满"）。抓主证眩晕、小便不利，辨为真武汤证；根据舌淡胖大，苔水滑，辨为泽泻汤证。用两方合法。

3.用于治疗浮肿

张某，女，27岁。1998年3月11日二诊。上方用防己黄芪汤。现心慌，手、足、面部浮肿，痰多，遇冷腰痛，手凉足凉，白带多，月经延迟10天。舌胖，苔薄白。用真武汤合肾着汤。处方：附子10g、白术15g、茯苓30g、白芍12g、生姜12g、干姜6g。7剂。1998年4月1日三诊。浮肿减轻，心慌，手足颤动，手足凉。舌胖，苔白腻。用真武汤合苓桂术甘汤。处方：附子8g、白术12g、茯苓30g、白芍12g、生姜10g、桂枝14g、党参14g。14剂。1998年4月15日四诊。浮肿减轻，手足仍颤动，心慌，大便2~3天1次。舌淡胖，苔白。用真武汤。处方：附子8g、白术10g、茯苓30g、白芍12g、生姜10g、桂枝12g、黄芪20g。14剂。

辨证用方思路：前方用防己黄芪汤治浮肿，二诊抓主证手足冷，结合浮肿辨为真武汤证；抓主证腰冷痛，白带多，辨为肾着汤证。用两法合方。三诊手足仍冷，再用真武汤，另根据舌胖，心慌（心悸），手足颤动，辨为苓桂术甘汤证，用两法合方。心慌甚，加党参。四诊抓主证手足颤动，舌淡胖，辨为真武汤证，用此方。另仿防己茯苓汤法加桂枝、黄芪。

特别提示：刘渡舟先生根据甘草干姜茯苓白术汤治腰中冷，"如坐水中"一症，悟出此方可治妇人白带甚多者。临证凡是白带多如注者，辄用此方，每可获良效。

滕某某，男，46岁。1999年1月20日初诊。腿肿半年，背酸累，恶寒，足凉，腿沉无力，大便溏而少。舌淡红，苔白。用真武汤加防己、黄芪。处方：附子12g、白术12g、茯苓30g、白芍10g、生姜10g、防己12g、黄芪30g。7剂。1999年1月27日二诊。下肢肿胀消，腿有力。舌红，苔白。用真武汤合防己黄芪汤。处方：附子12g、白术12g、茯苓30g、白芍10g、生姜10g、防己15g、黄芪30g、炙甘草6g。7剂。1999年2月10日三诊。未浮肿，诸症见好。用真武汤。处方：附子10g、白术10g、茯苓30g、白芍10g、生姜10g。14剂。

辨证用方思路：一诊抓主证恶寒、足冷、腿沉、便溏，辨为真武汤证，用真武汤。腿肿，仿防己黄芪汤法，加防己、黄芪利水。二诊肿消，继续用真武汤合防己黄芪汤巩固疗效。三诊再用真武汤扶阳利水。

蒋某某，男，65岁。1998年10月7日二诊。腿肿，上方用防己黄芪汤加味，服药后腿肿见消，上肢颤抖。舌淡红，苔白。用真武汤加防己。处方：附子10g、白术10g、茯苓30g、白芍10g、生姜10g、防己15g。7剂。1998年10月14日三诊。下肢浮肿全消，右上肢无力与颤抖减。舌胖大，苔白腻。用防己黄芪汤加茯苓。处方：防己15g、黄芪30g、白术14g、炙甘草4g、生姜10g、大枣3枚、茯苓30g。7剂。

辨证用方思路：前方根据下肢水肿，用防己黄芪汤。二诊抓主证上肢颤抖（类似"振振欲僻地"），结合腿肿，辨为真武汤证，用真武汤。另仿防己黄芪汤法，加防己利水。三诊肿消，再用防己黄芪汤加茯苓巩固疗效。

特别提示：三诊下肢浮肿全消，右上肢无力与颤抖减轻，为什么不守方守法，再用真武汤加防己？这里体现了刘渡舟先生"点到为止"的理论（详见"写在前面"），以防过用真武汤附子剂损伤阴血。

4.用于治疗振颤

庞某某，女，65岁。1999年3月17日。头摇手颤，上方用四物汤加味，效不显。便溏，舌淡红胖，舌边有齿痕，苔薄白，脉沉。用真武汤。处方：附子10g、白术10g、茯苓30g、白芍15g、生姜10g。14剂。

辨证用方思路：前诊从血虚动风考虑，用四物汤加味。本诊抓主证脉沉、舌胖、便溏，辨为真武汤证，用此方。

5.用于治疗眩悸肉颤

何某某，女，51岁。1997年6月25日。头眩晕，心悸，上方用苓桂术甘汤，眩、悸减轻，心惕肉颤，手麻、口角麻。舌胖淡红，苔白。用真武汤。处方：白术10g、茯苓30g、白芍12g、制附子10g（先煎）、生姜20g、桂枝12g、黄芪20g。7剂。

辨证用方思路：前诊抓主证头眩、心悸、舌胖，用苓桂术甘汤得效。此诊抓主证心惕、肉颤（肉颤类似于“身瞤动”），结合心悸，头眩，辨为真武汤证，用此方；另根据手麻、口角麻，辨为黄芪桂枝五物汤证，合入此方。以真武汤治眩、悸、肉颤；以黄芪桂枝五物汤去甘壅之大枣以治麻木。

特别提示：身颤动或肌肉颤动是刘渡舟先生辨识真武汤方证的指征之一。

6.用于治疗“心衰”浮肿

贾某某，女，62岁。1999年4月28日初诊。患高血压病“心衰”，类风湿关节炎，气短，下肢浮肿，面肿，尿少。腹胀，胃脘痞满，有时胀痛。舌淡红，苔白腻。用鸡鸣散加枳壳。处方：紫苏叶8g、木瓜10g、槟榔10g、陈皮10g、生姜10g、桔梗10g、枳壳10g、吴茱萸8g。7剂。1999年5月5日二诊。服药后腿肿略减轻，胸憋闷、胸部胀，气短。舌淡胖，苔白滑。用苓桂术甘汤加党参。处方：茯苓30g、桂枝14g、白术10g、炙甘草10g、党参15g。7剂。1999年5月12日三诊。胸憋闷减轻，腿肿胀，尿少，腿酸沉，怕冷，胃胀。舌胖大紫黯，苔白腻。用真武汤。处方：茯苓30g、白芍10g、白术12g、附子10g、生姜10g、红参6g。14剂。

辨证用方思路：一诊根据面目、下肢浮肿甚，辨为鸡鸣散证，用此方。腹胀脘痞，加枳壳，和桔梗行气消胀。二诊抓主证胸憋闷、舌淡胖苔滑，辨为苓桂术甘汤证，用此方。气短，用苓桂术甘加参汤法加党参。三诊抓主证腿肿胀、尿少、怕冷、腿酸沉，辨为真武汤证，用原方。从加红参分析，其证中必有短气、心慌、心中发空等。

特别提示：本案三诊三法是刘渡舟先生治疗水肿的三部曲，其中用鸡鸣散的手法来源于北京中医药大学东直门医院宋孝志教授的经验。宋孝志教授治“心衰”水肿，擅用鸡鸣散。

7.用于治疗风心病心衰

赵某某，女，78岁。1998年10月21日初诊。风湿性心脏病，心衰，动则喘，手足凉，怕冷，胸憋，心慌，气短，血压90/60mmHg，大便日1次。舌胖，淡红，苔少滑。用苓桂术甘汤合附子理中汤与四逆汤。处方：茯苓20g、桂枝10g、白术10g、干姜6g、红参6g、附子6g、炙甘草10g。7剂。1998年10月28日二诊。大便日2次，仍不成形，腿肿，作喘。舌淡红，苔白，脉沉弦。用真武汤合苓桂术甘汤。处方：白术10g、茯苓30g、白芍10g、附子10g、生姜10g、桂枝10g、红人参8g。7剂。1998年11月4日三诊。足踝肿，尿量增多，心慌、气短，喘，胃脘痞满，手凉、背冷。舌胖淡红，苔少而滑。用苓桂术甘汤加参附。处方：茯苓30g、桂枝15g、白术10g、炙甘草10g、红参8g、附子10g。7剂。1998年11月11日四诊。下肢肿好转，手凉，尿量不少，唇紫。舌胖淡红，少苔而滑，脉沉。用真武汤加红参。处方：附子10g、茯苓30g、白术10g、生姜10g、白芍10g、红参10g。7剂。1998年11月18日五诊。大便成形，腿肿减轻，饮食转好，夜喘不得卧，唇紫黯。舌黯，脉沉。用苓桂味甘汤加参附。处方：茯苓30g、桂枝15g、五味子10g、炙甘草10g、附子10g、红参10g。7剂。1998年11月25日六诊。腿肿，心悸，喘满。用真武加参汤合苓桂味姜汤。处方：附子10g、白术10g、白芍10g、茯苓30g、生姜10g、红参10g、五味子10g。7剂。1998年12月2日七诊。心悸而喘，干咳，唇紫，腿肿，舌黯红，少苔而滑。用苓桂术甘汤加参附。处方：茯苓30g、白术10g、炙甘草10g、桂枝15g、人参10g、附子10g。7剂。1998年12月8日八诊。自觉好转，手凉，腿仍肿，足肿，口干，大便调。舌黯红，脉沉。用真武汤合防己黄芪汤。处方：附子12g、白术10、茯苓30g、白芍10g、生姜10g、防己15g、黄芪30g。7剂。1998年12月16日九诊。腿肿减，干咳，大便不成形。舌黯红，苔少而滑。用真武汤合防己黄芪汤。处方：附子10g、白术14g、茯苓30g、白芍10g、生姜10g、防己12g、黄芪30g、人参6g。7剂。1998年12月23日十诊。腿肿减轻，手凉。舌黯红，苔少、滑。用真武汤加参芪。处方：附子12g、白术10g、茯苓30g、白芍10g、生姜3g、黄芪20g、人参10g。7剂。

辨证用方思路：一诊抓主证心慌（心悸）、动则喘、舌胖苔滑，辨为苓桂术甘汤证；根据胸憋闷、气短，辨为《金匮要略·胸痹心痛短气病脉证治》人参汤证；抓主证手足冷，怕冷，辨为四逆汤证。用三法合方。心慌气短，加红参。二诊守法用苓桂术甘汤，去甘草，加生姜，是叶桂变通苓桂术甘汤法，即苓桂术姜汤。另根据下肢肿，大便溏，脉沉，辨为真武汤证，合入真武汤。喘、心慌，加红参。三诊根据心下痞满、舌胖苔滑，辨为苓桂术甘汤证，守用此方。手足冷，加附子，心慌气短，加红参。四诊抓主证下肢肿，脉沉，辨为真武汤证，用真武汤加红参。五诊抓主证夜喘不得卧，辨为苓桂味甘汤证，用此方，守法加参附。六诊抓主证下肢肿，脉沉，辨为真武汤证；根据喘满，辨为苓桂味甘汤证。方用真武加参汤合苓桂味甘汤的变通方——苓桂味姜汤。七诊再用苓桂术甘加参附汤。八诊根据腿肿足肿，脉沉，辨为真武汤证，用真武汤合防己黄芪汤法加防己、黄芪。九诊守方用真武汤合防己黄芪汤法，加防己、黄芪；另加红参补心气。十诊用真武汤加参芪调治。本案我们的记录至1999年5月26日。其后继续用真武汤、苓桂术甘汤、实脾饮、柴胡桂枝干姜汤、防己黄芪汤等。此不详细介绍。

特别提示：《伤寒论》第82条真武汤证与67条苓桂术甘汤证颇为相似，一为“头眩，身瞤动，振振欲擗地者”；一为“起则头眩，脉沉紧，发汗则动经，身为振振摇者”。但后者为阳证，前者则为阴证，两方治法不同。在这则医案中，刘渡舟先生遵从陈慎吾先生的经验，根据两方证并见的临床事实，将两方合法运用，颇能给人以启示。

8.用于治疗心脏传导阻滞颤抖浮肿

孙某某，女，56岁。1999年2月3日初诊。心脏右束支传导阻滞，背疼恶寒，四肢冷，肌肉颤抖，面浮肿。舌淡红，苔白腻，脉沉。用真武汤。处方：白术12g、茯苓30g、白芍10g、制附子10g、生姜10g、桂枝10g。7剂。1999年2月10日二诊。浮肿见消，尿增多，肌肉颤动，怕冷，心慌。舌淡红，苔白腻，脉沉。用真武汤合桂枝甘草汤。处方：附子14g（先煎）、白术15g、生姜10g、茯苓30g、白芍10g、桂枝10g、炙甘草10g。14剂。1999年2月24日三诊。心慌乏力，腿肿，小便不利。舌淡红，苔白，脉沉。用五苓散合苓桂术甘加参附汤。处方：白术10g、茯苓30g、猪苓20g、泽泻20g、桂枝15g、炙甘草10g、红参8g、附子6g。7剂。1999年3月17日四诊。服上见效，腿肿消，口干，胃胀，头晕，心慌，少寐。舌淡，苔白，脉沉。用苓桂术甘加参附汤合泽泻汤。处方：茯苓30g、白术12g、桂枝12g、炙甘草3g、泽泻20g、红参6g、附子6g。7剂。1999年4月7日五诊。大、小便正常，血压偏高，头眩，浮肿。舌淡，苔白，脉弦。用真武汤。处方：茯苓30g、白芍12g、附子10g、生姜

10g、白术12g。7剂。1999年4月21日六诊。浮肿减轻，胃灼热，泛酸不舒。舌淡红，苔白腻，脉沉滑。用平胃散加味。处方：苍术10g、厚朴12g、陈皮10g、茯苓20g、泽泻20g、防己10g、黄芪20g、附子3g、砂仁8g。7剂。

辨证用方思路：一诊抓主证肌肉颤抖，面浮肿，结合四肢冷，辨为真武汤证，用原方。背痛恶寒为太阳经气不利，加桂枝。二诊守法用真武汤。心慌，合桂枝甘草汤。三诊抓主证腿肿、小便不利，辨为五苓散证，根据心慌、舌淡胖，辨为苓桂术甘汤证，用两方合法，心慌乏力，加人参；脉沉，加附子。此法刘渡舟先生称为“苓桂术甘加参附汤”。四诊腿肿见消，舌淡胖，头晕、心慌明显，故用苓桂术甘加参附汤合泽泻汤。五诊抓主证头眩、浮肿、舌淡，辨为真武汤证，用此方。六诊浮肿减轻而苔白腻，脾胃湿阻，用平胃散加砂仁，合泽泻汤（苍术、泽泻）燥湿利水。仍有水肿，故仿防己黄芪汤法，加防己、黄芪。真武汤症仍在，故加少量附子，合苓、术温阳利水。

9.用于治疗房颤

孟某某，女，63岁。1999年6月17日。房颤，心慌、心跳，手脸发胀，接不上气来。刘渡舟先生问：“腿肿吗？”患者答：“有点肿，主要是腹胀”；先生问：“腿沉吗？”患者答：“沉”；先生问：“手麻吗？”患者答：“接不上气时麻”；先生问：“后背冷吗？”患者答：“过去冷，服你的药后好多了”。舌淡黯胖、边有齿痕，苔白，脉沉略数、结代。用真武汤。处方：附子10g（先煎）、白术12g、茯苓30g、白芍10g、生姜10g。

辨证用方思路：本案患者长期请刘渡舟先生诊治。本次当诊脉沉而结代时，根据心慌、心跳、手脸发胀，刘渡舟先生问腿肿、腿沉两症，旨在确诊真武汤证（真武汤证以下肢沉重、腿肿为辨证要点）。问背冷，旨在确认附子汤证与苓桂术甘汤证。最终，抓主证腿沉、腿肿，辨为真武汤证，用真武汤原方。

10.用于治疗“肾衰”尿毒症水肿

江某某，男，58岁。1998年4月29日初诊。慢性肾炎“肾衰”、尿毒症。面目浮肿，手肿胀，心悸，气短。用真武汤加红参。处方：白术12g、茯苓30g、白芍12g、附子10g、生姜10g、人参8g。7剂。1998年5月20日二诊。服上方体力增加，目肿，腿不肿，尿多，大便干，胸闷，气短，无食欲，食则不易消化。舌淡红，苔白腻。用开胃进食汤。处方：党参12g、白术10g、茯苓15g、半夏12g、陈皮10g、丁香3g、木香3g、藿香3g、莲子10g、厚朴16g、砂仁6g、麦芽10g、神曲10g、炙甘草6g、生姜

3片、大枣5枚。14剂。1998年6月3日三诊。服上方有效，胸闷，气短好转，体力增加，浮肿减轻，有食欲。心慌，视力差。舌淡胖，苔白腻滑。用苓桂杏甘汤加泽泻。处方：茯苓30g、桂枝14g、杏仁10g、泽泻20g、炙甘草3g。7剂。1998年6月17日四诊。尿毒症，全身浮肿，胸闷，嗳气呃逆，呃逆时不能平躺，腿沉，怕冷，身有汗，尿多大便通畅。脉沉滑，舌淡红，苔白。用防己黄芪汤加附子。处方：防己15g、黄芪30g、白术10g、炙甘草6g、生姜6g、大枣5枚、附子4g、砂仁6g、丁香3g。7剂。1998年6月24日五诊。服上方手肿腿肿减轻，头晕，心慌，耳鸣，胸闷，面肿。舌胖大，苔白滑。用苓桂杏苡汤。处方：茯苓30g、杏仁10g、薏苡仁15g、桂枝15g、炙甘草3g。7剂。

辨证用方思路：一诊抓主证心悸、浮肿，辨为真武汤证，用此方。心悸、气短，加红参。二诊根据不欲食、食不易消化，辨为开胃进食汤证，用此原方。三诊抓主证心慌，胸闷，舌胖大、苔滑，辨为苓桂杏甘汤证，用此方。视力差，为水湿蒙蔽头面清窍之阳，仿泽泻汤法加泽泻以利水通阳。四诊根据全身浮肿，自汗，辨为防己黄芪汤证，用此方。腿沉、怕冷，加附子；嗳气呃逆，加丁香、砂仁。五诊抓主证头眩晕、心慌、胸闷、舌胖大苔滑，辨为苓桂术甘汤的变通方苓桂杏苡汤证，用此方。

特别提示：苓桂杏甘汤是刘渡舟先生变通应用苓桂术甘汤与茯苓杏仁甘草汤而制订的经验方，治苓桂术甘汤证水气迫肺，肺失宣肃，不能通调水道所致的咳喘、面目浮肿、小便不利以及胸痹闷、胸中气塞之证。苓桂杏苡汤是刘渡舟先生变通应用苓桂术甘汤的经验方，由苓桂术甘汤去白术、甘草，加杏仁、薏苡仁而成，主治水气上冲苓桂术甘汤证而兼夹湿浊，表现为心悸气短，咳嗽多痰，头重如裹，胸满似塞，周身酸楚，不欲饮食，小便不利者。

11.用于治疗糖尿病

王某某，男，65岁。1998年3月11日初诊。糖尿病，下肢沉重，大腿跟痛，小便不利，舌淡黯，苔白腻，脉沉。用真武汤。处方：附子12g、白术10g、茯苓30g、白芍10g、生姜10g。7剂。1998年3月18日二诊。用上方有效，腿沉重减轻，尿不利，腰痛甚。舌黯，苔白腻，脉沉。用肾气丸加味。处方：熟地30g、山药16g、山萸肉15g、茯苓20g、泽泻20g、丹皮10g、附子8g、桂枝8g、胡芦巴10g、杜仲10g、补骨脂10g。7剂。

辨证用方思路：一诊抓主证下肢沉重、小便不利、脉沉，辨为真武汤证，用原方。

二诊抓主证腰痛、尿不利，辨为肾气丸证，用原方。腰痛甚，合安肾丸法，加胡芦巴、杜仲、补骨脂。

12.用于治疗“乙肝”或肝硬化

孙某某，男，55岁。1998年2月25日。“乙肝”，早期肝硬化，上方真武汤加红参。现腿沉，浮肿，大便日1行，周身疲乏无力。舌淡红，苔白。用真武汤加防己、黄芪、红参。处方：附子10g、白术14g、茯苓30g、白芍12g、生姜10g、红人参10g、黄芪30g、防己15g。7剂。1998年3月11日。上方有效，腿沉、下肢肿减轻，全身有了力气。脉沉。上方去红参。处方：附子12g、白术14g、茯苓30g、白芍10g、生姜15g、防己12g、黄芪30g。7剂。

辨证用方思路：1998年2月25日抓主证腿沉重，浮肿，辨为真武汤证，用真武汤。浮肿明显，合防己黄芪汤法，加防己、黄芪。疲乏无力，加红参、黄芪补脾胃之气。3月11日自觉有了气力，故去人参；脉仍沉，增附子量为12g守法继续调治。

李某，男，67岁。1999年8月19日初诊。肝硬化腹水，大便不规律，每天3~4次，不稀，下午腿稍肿，腿沉。舌黯红、嫩，苔白。用真武汤。处方：附子12g（先煎）、白术12g、茯苓30g、白芍10g、生姜10g。7剂。1999年8月26日二诊。大便见效，日1~2次，腿肿，腿沉，疲乏。舌黯红，苔腻。用真武汤加红参。处方：附子12g、白术12g、茯苓15g、白芍10g、生姜10g、红人参10g。7剂。

辨证用方思路：一诊抓主证腿沉、下肢肿，大便次数多，辨为真武汤证，用真武汤原方。二诊腿仍肿，仍沉，真武汤证在，守方用真武汤。疲乏，加红参。

张某某，男，54岁。1999年5月13日初诊。肝硬化，腹胀，下肢凹陷性水肿，目肿。舌淡胖，苔白。用防己黄芪汤加桂、附、苓。处方：防己15g、黄芪30g、白术20g、炙甘草10g、生姜3g、大枣6枚、茯苓30g、肉桂3g、附子6g。14剂。1999年5月27日二诊。腿肿见消，腿沉，面色黧黑。舌黯红，白苔腻。用真武汤加防己、黄芪。处方：附子10g（先煎）、茯苓30g、白术20g、白芍10g、生姜10g、防己15g、黄芪20g。14剂。

辨证用方思路：一诊水肿明显，据舌淡胖、腹胀等辨为防己黄芪汤证，用此原方。仿防己茯苓汤法，加茯苓，用肉桂代桂枝，以加强温阳；另仿真武汤法，加附子，合术、苓、姜，温阳利水。二诊抓主证面色黧黑，腿沉，辨为真武汤证，用真武汤。另合防己黄芪汤法，加防己、黄芪。

特别提示：肝病用真武汤是刘渡舟先生的一大发明。当“乙肝”、肝硬化出现浮肿、腹水，表现为腹胀、浮肿而见脉沉，面色黧黑，大便溏，四肢沉重者，辄用真武汤。

13.用于治疗帕金森病

陶某某，女，70岁。1998年9月2日初诊。帕金森病，1993年患头眩晕经刘渡舟先生治愈。现手颤，背强，下肢无力，站立、活动困难，睡眠尚可，多汗。舌黯红，苔白厚，脉弦。用桂枝加葛根汤。处方：桂枝15g、白芍15g、炙甘草10g、生姜10g、大枣12枚、葛根16g（先煎去上沫）。5剂。1998年9月23日二诊。服上方出汗减少，仍项僵硬，四肢颤动，下肢沉重。舌黯红，苔白腻。用防己茯苓汤。处方：防己12g、茯苓20g、桂枝12g、黄芪30g、炙甘草10g、当归12g、白芍12g。7剂。1998年9月30日三诊。服上方自觉颈项僵硬有所改善，手颤，四肢沉重无力，站不稳，项强，背、腿、足痛。舌黯红，苔白腻，脉沉弦。用真武汤加味。处方：附子6g、白术15g、茯苓30g、生姜10g、白芍10g、桂枝10g、葛根14g、当归10g。7剂。1998年10月14日四诊。颈项僵直，手颤，站立不稳，起步困难，出汗，大便2天1次。舌红，苔白腻。用桂枝加葛根汤。处方：桂枝15g、白芍15g、生姜10g、大枣12枚、炙甘草10g、葛根16g（先煎去上沫）、当归12g。7剂。1998年10月28日五诊。下肢痛有减，腰痛，足软站立不稳，翻身困难，不恶寒。舌黯红，苔根白。用安肾丸加减。处方：桑寄生30g、杜仲10g、补骨脂10g、胡芦巴10g、山药10g、肉苁蓉10g、巴戟天10g、菟丝子10g、白芍14g、桂枝14g。7剂。1998年11月4日六诊。自觉见效，项强直、伸屈不利见好。用安肾丸加减。处方：桑寄生30g、杜仲10g、补骨脂10g、胡芦巴10g、山药10g、肉苁蓉10g、巴戟天10g、菟丝子10g、桂枝14g、白芍14g、枸杞10g、鹿角胶10g。7剂。1998年11月11日七诊。自觉见效，头渐能抬起，下肢沉软，手颤抖，不能下蹲，坐起困难无力。舌淡红，苔白腻。用真武汤加参芪。处方：茯苓30g、白芍10g、附子10g、白术12g、生姜10g、黄芪20g、党参15。7剂。1998年11月18日八诊。自觉颈椎能逐渐直起，唇颤，站立腿抖，腿沉，抬步困难，胸憋。舌淡红，苔白腻，脉沉。用真武汤。处方：附子12g、白术12g、茯苓30g、白芍10g、生姜10g、红参10g、桂枝10g。7剂。1998年11月25日九诊。小便失禁，舌淡，苔白，脉沉。用四逆汤加红参、五味子。处方：附子12g、干姜10g、炙甘草10g、红参10g、五味子10g。7剂。1998年12月8日十诊。眩晕，颈项不能伸直，腿沉、腿软无力，手颤抖。

舌淡，苔白腻。用真武汤。处方：茯苓30g、白芍10g、白术10g、生姜10g、附子6g、红参6g、桂枝12g、炙甘草6g。7剂。1998年12月16日十一诊。眩晕，尿急，腿软不能站立，大便难。舌淡红，苔白腻。用肾气丸。处方：熟地30g、山药16g、山茱萸15g、茯苓10g、丹皮10g、泽泻16g、桂枝10g、附子10g、白术10g。7剂。1998年12月23日十二诊。头晕，手颤，胸闷。舌淡红，苔白根白腻，脉沉。用真武汤合苓桂术甘汤。处方：茯苓30g、桂枝15g、炙甘草10g、白术12g、附子10g、白芍10g、生姜10g。7剂。1999年1月13日十三诊。头昏好转，行走困难，肢体麻木，心悸，身颤，腿沉，尿急尿频，尿量不多，晨起眩晨，口干不欲饮。舌胖大，苔白腻滑，脉沉。用真武汤加泽泻。处方：附子10g、白芍10g、茯苓30g、生姜10g、白术12g、泽泻16g。7剂。1999年1月20日十四诊。服药后头晕已愈，尿急减轻，现下肢颤，站立难，颈项痛，咳嗽，舌胖大淡红，苔白腻滑。用真武汤加泽泻、桂枝。处方：附子12g、白术10g、生姜10g、白芍10g、茯苓30g、桂枝12g、泽泻15g。7剂。1999年1月27日十五诊。颈项已能抬起，呛咳好转，下肢无力，站立困难。舌淡红，苔白腻。用真武汤合桂枝汤。处方：附子12g、白术10g、白芍10g、桂枝12g、炙甘草6g、生姜10g。7剂。1999年2月3日十六诊。下肢举步难行。先用真武汤加桂枝，继用加味金刚丸。处方一：附子12g、白术10g、茯苓30g、白芍10g、生姜10g、桂枝12g。7剂。处方二：萆薢10g、木瓜10g、牛膝10g、菟丝子15g、杜仲10g、肉苁蓉10g。7剂。

辨证用方思路：一诊抓主证多汗，背强，辨为太阳经气不利，营卫不和的桂枝加葛根汤证，用此方。二诊根据“水在皮肤中，四肢聂聂动”，抓主证四肢颤动，辨为防已茯苓汤证，用原方。项僵硬，加归、芍和血柔筋。三诊根据“振振欲擗地”“四肢沉重疼痛”，抓主证手颤，站不稳，四肢沉重无力，辨为真武汤证，用真武汤。项背强痛，合桂枝加葛根汤法，加桂枝、葛根；背腿足痛，仿当归拈痛汤法加当归和血止痛。四诊抓主证颈项强直，出汗，辨为桂枝加葛根汤证，用此方。另加当归和血柔筋止痛。五诊抓主证腰痛，足软站立不稳，辨为安肾丸证，用此方去茯苓、小茴香、川楝子、川续断、桃仁、杏仁，仿独活寄生汤、青娥丸法加桑寄生、杜仲；仿地黄饮子法加肉苁蓉、巴戟天、菟丝子，以补肾气；另合桂枝汤法加白芍、桂枝调和营卫疏通太阳经脉。六诊继续用五诊法，另仿右归丸法加枸杞子、鹿角胶以补精血。七诊抓主证下肢沉软、手颤抖，辨为真武汤证，用此方。肢软、起坐无力，加参、芪升补阳明。八诊守法用真武汤，胸憋，加红参补心气，加桂枝通胸阳。九诊抓主证小便失禁，脉沉，辨为四逆汤证，用此方，加红参补阳明（阳明主开阖），加五味子收固肾气。十诊抓主证腿沉、手颤抖，辨为真武汤证。用此方。下肢无力，加红参；眩晕，合苓桂术甘汤法，加桂枝、炙甘草通阳逐水。十一诊根据尿急，腿软不能站立，辨为肾气丸证，用此方。眩晕，加白术，合泽泻为泽泻汤法，合桂枝、茯苓为苓桂术甘汤法，以治疗眩晕。十二诊抓主证头眩晕、胸闷，辨为苓桂术甘汤证，根据手颤、腿沉，辨为真武汤证。用两方合法。十三诊抓主证头腿沉、心悸、身颤，辨为真武汤证，用此方。眩晕、舌胖大，为泽泻汤证，加泽泻，合白术为泽泻汤法逐水治眩。十四诊守法用真武汤合泽泻汤。颈项痛，咳嗽，为太阳经气不利之证，故加桂枝合白芍、生姜为桂枝汤法，以疏解太阳。十五诊守法用真武汤合桂枝汤。十六诊在守法用真武汤合桂枝汤的基础上，抓主证下肢举步艰难，用加味金刚丸。

本案我们记录至2000年2月2日，所用方还有黄芪桂枝五物汤汤、补中益气汤、地黄饮子、当归六黄汤、温胆汤、桂枝加附子汤、桂枝附子汤等，此从略。

特别提示：安肾丸、加味金刚丸均是刘渡舟先生最喜欢用的时方，此两方详见“讨论与小结”之“刘渡舟先生用时方”。

14.用于治疗神经症

徐某某，女，53岁。1997年7月3日初诊。神经症，冠心病、高血压，心慌，自汗，恶风、怕冷，生闷气，胸中有烧灼感，腿沉肿胀，肌肉颤动，失眠。舌淡红，苔白，脉沉。用真武汤加龙、牡。处方：茯苓30g、白术12g、生姜10g、白芍10g、附子10g、生龙骨30g、生牡蛎30g。7剂。1997年7月23日二诊。服上见效，恶风、腿沉肿、胸中烧等症均减轻。仍心悸，筋惕肉颤。舌淡红，苔白，脉沉弦。用真武汤合桂枝甘草汤与生脉散。处方：附子12g、茯苓30g、白术10g、生姜8g、白芍10g、炙甘草12g、桂枝12g、红人参10g、五味子10g、麦冬12g。10剂。1997年9月3日三诊。服上方睡眠好转，汗出减少，现心悸，气短。用归脾汤。处方：黄芪15g、当归15g、党参15g、茯苓15g、白术10g、炙甘草6g、桂圆肉12g、酸枣仁30g、远志10g、木香3g、生姜3g、大枣5枚、五味子3g。7剂。1998年4月15日四诊。心悸，肌肉颤，全身麻，二便调。舌淡红，苔白，脉沉。用真武汤加人参。处方：附子10g、红参8g、茯苓30g、白术10g、白芍10g、生姜10g。7剂。

辨证用方思路：一诊抓主证腿沉肿胀、肌肉颤动、脉沉，辨为真武汤证，用原方。失眠、生闷气、自汗、心慌，仿桂枝甘草龙骨牡蛎汤法加龙、牡宁心安神。二诊守法用真武汤，心悸心慌甚，合桂枝甘草汤与生脉散。三诊根据心悸、气短，结合失眠，辨为归脾汤证，用此原方，另加五味子宁心安神。四诊抓主证肉颤，辨为真武汤证，用此方。心悸，加红参。

15.用于治疗前列腺肥大下肢静脉曲张

杨某某，男，70岁。1998年10月7日初诊。前列腺肥大、前列腺炎，小便不利，尿急，口不渴，下肢静脉曲张，下肢肿胀，局部皮肤发紫，轻度溃烂，痒甚。舌红，苔白。用通关散。处方：知母10g、黄柏10g、肉桂2g、苍术10g、半枝莲20g、车前子15g。14剂。1998年10月28日二诊。两腿肿胀与发紫均减轻，静脉曲张部疼痛也减，小便不利，尿色白，腿肿。用防己黄芪汤加茯苓。处方：防己15g、白术12g、茯苓30g、黄芪30g、生姜4g、大枣5枚、炙甘草6g。7剂。1998年11月11日三诊。服上方腿肿减轻。小便不利，口渴。舌淡红，苔白。用五苓散合防己黄芪汤。处方：白术12g、茯苓30g、猪苓20g、泽泻20g、桂枝12g、防己12g、黄芪30g。7剂。1998年12月8日四诊。下肢仍肿。舌淡红，苔白，脉沉。用真武汤。处方：附子10g、茯苓30g、白术10g 、白芍10g、生姜10g、黄芪30g、防己15g。14剂。1998年12月30日五诊。下肢肿全消，仍小便不利，舌黯，苔白，脉沉细。用济生肾气丸。处方：熟地30g、山药16g、山萸肉16g、丹皮10g、泽泻12g、茯苓15g、车前子12g、牛膝10g、附子6g、肉桂6g。14剂。

辨证用方思路：一诊根据前列腺肥大，小便急而不利，口不渴，辨为通关丸证，用此方。妙在加苍术，合黄柏，为二妙散，治湿热下注；下肢静脉曲张而肿胀发紫、疼痛，加半枝莲解毒、加车前子利湿，两药既可帮助通关丸治小便急而不利，又可帮助二妙散解利湿毒。二诊见尿色白，抓主证腿肿，小便不利，辨为防己黄芪汤证，用此方。另仿防己茯苓汤法加茯苓利尿消肿。三诊守法用防己黄芪汤，但口渴、小便不利为五苓散证，故用两方合法。四诊下肢仍肿，脉沉，出现了真武汤证，故用真武汤。另仿防己黄芪汤法，加黄芪、防己。五诊下肢肿全消，但小便不利，改用济生肾气丸调治。

特别提示：通关散为刘渡舟先生常用的时方之一，此方详见“讨论与小结”之“刘渡舟先生用时方”。

16.用于治疗外伤截瘫小便不利

金某某，女，34岁。1999年6月23日初诊。外伤性截瘫5个月，第12胸椎至第1

腰椎损伤，小便不能自解，须导尿，腰以下麻木，背疼，腹痛则大便，便干。舌胖黯，苔白。用通气散。处方：木香10g，沉香3g，穿山甲10g，延胡索10g，小茴香8g，黑丑、白丑各6g，炙甘草3g，桃仁12g。7剂。1999年6月30日二诊。二便失控，腰以下麻木，有尿急感，但尿不出来。舌黯红，苔白。用荆防败毒散。处方：荆芥穗6g、防风6g、茯苓30g、川芎10g、羌活3g、独活3g、柴胡10g、前胡10g、枳壳10g、桔梗10g、薄荷2g、生姜2片、炙甘草6g、半枝莲15g、草河车15g。7剂。1999年7月7日三诊。小便无知觉，腿足肿胀而麻木，小腹胀，大便先干后溏。舌黯。用千金犀角汤合肾沥汤。处方：竹沥12g、桑白皮8g、前胡10g、栀子8g、大黄4g、水牛角20g（先煎）、羚羊角粉1.8g（分冲）、升麻3g、五加皮10g、杜仲8g、羊肾1个（去筋膜）。7剂。1999年7月14日四诊。服上方，导尿管已拔掉，尿急尿频，腿麻，腰背酸疼，小腹憋满而痛。舌红苔白，脉细数。继续用上方化裁，处方：水牛角20g（先煎）、杜仲10g、麦冬20g、五加皮10g、赤芍12g、桔梗8g、前胡8g、黄芩10g、竹沥20g、桑白皮10g、羊肾1个（去筋膜）。7剂。1999年7月21日五诊。尿不利，憋不住尿，足踝肿，口不渴，大便稀。舌淡红，苔薄白。用真武汤。处方：白术12g、附子3g、茯苓30g、白芍10g、生姜10g。7剂。1999年8月4日六诊。尿急尿频，腹胀，大便偏稀，尿黄，足肿，汗多。舌红偏黯，苔薄白。用附子理中汤。处方：红参10g、白术12g、炙甘草10g、干姜12g、附子10g。7剂。1999年8月11日七诊。足肿，尿频，尿少，夜里口渴，大便已干。用肾气丸加益智仁。处方：熟地30g、山萸肉15g、山药15g、茯苓10g、泽泻10g、丹皮10g、附子3g、肉桂3g，益智仁10g。7剂。1999年8月25日八诊。尿不净，已能憋住尿，下肢有出血点。舌正红，苔薄白。用济生肾气丸。处方：附子4g、肉桂4g、熟地30g、山药20g、山萸肉15g、丹皮10g、泽泻10gg、茯苓10g、车前子12g、牛膝10g。7剂。

辨证用方思路：一诊根据外伤，腰以下麻木、背痛等，先用治闪挫专方通气散行气活血。二诊抓主证尿急而尿不出来，用荆防败毒散疏宣肺气，开膀胱气机，加半枝莲、草河车解毒以防泌尿道感染。三诊抓主证腿足肿胀而麻木，用千金犀角汤；根据小便无知觉，用肾沥汤。四诊已初见效，守方用千金犀角汤合肾沥汤化裁。五诊根据尿不利而憋不住尿，足踝肿胀，口不渴，大便稀，辨为真武汤证，用真武汤。六诊抓主证腹胀，大便偏稀，辨为附子理中汤证，用此方。七诊根据尿频、尿少、夜里口渴，辨为肾气丸证，用原方，加益智仁缩尿。八诊根据尿不净，已能憋住尿，改用济生肾气丸既收纳肾气治憋不住尿，又利尿治尿不净。

此案一直坚持找刘渡舟先生治疗，先后一年多时间，此仅介绍前几诊如上。

特别提示：之一，本案二诊用荆防败毒散治疗尿急而尿不出来，这是对荆防败毒散的一种创新用法，先生认为此方可以“给肾松绑”。常用此方治疗慢性肾炎、尿毒症。

之二，通气散是刘渡舟先生非常喜欢用的时方，其用法详见“讨论与小结”之“刘渡舟先生用时方”。另外，刘渡舟先生喜欢用的千金犀角汤，已经见于麻黄汤；先生喜欢用的肾沥汤，已见于四逆散，此从略。

17.用于治疗外伤足底冷痛

张某某，男，29岁。足底外伤，上方用芍药甘草汤加附子，已经见效。1997年5月14日初诊。足底外伤，足底冷痛，自觉腿沉，足底发虚，大便稀。舌淡红，苔白。用真武汤加黄芪。处方：附子10g、白术10g、生姜8g、白芍12g、茯苓20g、黄芪20g。7剂。1997年5月21日二诊。自觉用上方足底冷痛发虚见效，大便仍稀，下肢发凉。用四逆汤合芍药甘草汤。处方：白芍20g、炙甘草12g、制附子10g、干姜6g。7剂。1997年6月4日三诊。足底冰凉而痛，腿无力。舌淡红，苔白。用补中益气汤。处方：黄芪12g、党参12g、白术10g、当归10g、陈皮10g、升麻3g、柴胡4g、炙甘草6g、生姜3g、大枣5枚。7剂。

辨证用方思路：一诊抓主证腿沉、足底冷痛、大便稀（《伤寒论》第316条“自下利”），辨为真武汤证，用此方。自觉足底发虚，加黄芪益气升阳。“发虚”是北京人的口头语，即自觉脚底下没有气力。二诊根据用真武汤后大便仍稀，下肢冷，辨为四逆汤证，用四逆汤。另根据足底疼痛，辨为芍药甘草汤证，合用此方。三诊根据腿无力，改用补中益气汤调治。

二、临摹实践与体会

学习刘渡舟先生应用真武汤的手法，我们在临床上试用此方治疗水肿、眩晕等病症，有了一些心得与体会，现介绍验案几则如下。

1.用于治疗下肢水肿

高某某，男，87岁。2002年5月19日初诊。患者为北京中医药大学一位教授的父亲，住在大学校园内，与我们关系很熟。其年事虽高，但一直坚持研究哲学，著书立说。几年前开始每天下午双腿浮肿，因不乐意吃药，故没有到医院检查治疗。近半年来，下肢浮肿明显加重，以至于午后双脚肿得无法穿鞋。有一天其夫人在校园内碰见我，约我去她家为去其诊治。视其双下肢高度浮肿，浮肿从脚上延至膝下，足和踝部浮肿尤甚，足面肿胀如同一个小馒头放在足面，踝部肿得连袜子的开口部需要剪开才能穿上。浮肿的部位用手指按压即成为一个陷窝，好长时间不能恢复起来。手指冰凉，平时怕冷，即使是夏季也要穿毛背心之类的衣服，大便不干，但较费力，小便频数，量少，夜尿甚多。疲乏，气短，腿沉重，行走腿软无力。舌胖大，质淡黯，苔白厚腻滑，脉沉弦缓。有血压高病史，测血压为170/100mmHg。平时有咯痰。用真武汤加红参。处方：制附子6g（先煎）、白术10g、茯苓20g、白芍15g、生姜10g、红人参6g。2剂。服药后小便增多，周身气力增加，下肢浮肿明显减轻，足踝部浮肿基本消失，已能穿上鞋袜，咯痰量减少。患者也懂中医，看此方有效，就连续服此方直至下肢浮肿全消。并保存此方，只要遇到下肢浮肿复发，就用此方买药自服，随即也能生效。（王建红医案）

辨证用方思路：本案遵照刘渡舟先生用方思路，抓主证腿沉重，浮肿，脉沉，舌胖大苔水滑等，辨为真武汤证，用此方。因行走腿软无力，全身没有劲，遵先师手法，加红参。

2.用于治疗肺大泡

俞某某，男，77岁。2005年8月7日初诊。患者因走路不慎，摔了一跤，发生左腿股骨骨折。当即去北京某医院行外科手术治疗，手术时曾更换一块骨头。术后出现左肺大泡，遂转北京安贞医院，据患者讲，先从胸部打洞手术，效果不理想，又行开胸手术。继后右肺又发生肺大泡，又再次打洞，再次开胸做手术。术后胸膜粘连，出现胸水，咳嗽哮喘，胸痛。有“房颤”史，胸前震动，双手发抖。有肝硬化，全身水肿，下肢凹陷性水肿，腿肿如象腿。曾请两家医院中医科的医生诊治，服中药后发生水泻，至今一直是水性便，1日4~5次。脉沉、结代，舌嫩红少苔，水滑欲滴。用真武汤合小青龙汤。处方：制附子10g、白术10g、茯苓30g、白芍6g、生姜8g、炙麻黄10g、桂枝10g、细辛3g、五味子12g、炙甘草6g、干姜8g。3剂。2005年8月23日二诊。服上方1剂药，水样泄泻止，水肿减轻，“房颤”、咳喘也减轻。服3剂药后，喘咳、胸痛止，颤抖进一步减轻，但下肢仍有凹陷性水肿。舌红少苔，舌面水滑欲滴，脉沉结代。用鸡鸣散合苓桂术甘汤。处方：紫苏叶10g、吴茱萸6g、桔梗10g、生姜

10g、木瓜10g、陈皮10g、炒槟榔10g、茯苓30g、桂枝10g、白术10g、炙甘草6g、杏仁10g、紫菀10g、款冬花10g。4剂。2005年08月27日。此方有特效，服后哮喘止，“房颤”大减，水肿明显减退，尿通利，患者自述尿量很多，要不停地尿，今天早上起来时水肿完全消失，只是较长时间走路到国医堂后下肢又有点肿。胃口也开，以前口中不知道食味，现在味觉已经出现。舌嫩红少苔，水滑，脉沉结代。用上方加桃仁10g，以活血逐瘀治疗胸膜粘连。（张文选医案）

辨证用方思路：一诊遵照刘渡舟先生手法，抓主证脉沉、舌胖大水滑、浮肿、颤抖等，辨为真武汤证；根据咳喘，胸水等，辨为小青龙汤证。用两法合方。二诊遵刘渡舟先生经验，抓主证下肢凹陷性水肿，辨为鸡鸣散证；根据舌水滑、“房颤”，辨为苓桂术甘汤证。用两方合法。另加杏仁、紫菀、款冬花止咳喘，并宣肺以利水。

特别提示：刘渡舟先生用鸡鸣散治疗心性水肿的经验来源于宋孝志先生，宋孝志先生是北京中医药大学教授，在北京中医药大学东直门医院内科任医生，对仲景经方的临床应用有深入的研究，积累了丰富的经验。对鸡鸣散的运用有独特的见解。

3.用于治疗呃逆

谭某某，男，34岁。2004年11月27日初诊。呃逆3年，饥饿后或食后加重，夜间为甚，汗多，头汗更多，每次吃完饭时，汗出如同从水中捞出来一样。胃脘时胀，自觉胃中气逆则打嗝。舌淡嫩红，苔白腻滑，脉弦尺沉软。用苏子降气汤。处方：紫苏子10g、清半夏15g、前胡10g、厚朴10g、陈皮10g、当归10g、肉桂3g、沉香2g（分冲）、茯苓30g、生姜6g、大枣4枚。6剂。2004年12月4日二诊。自觉呃逆略减，表现为打嗝时变得轻松。左侧胁下不舒，一按压或拍打左胁则想打嗝。舌淡嫩红胖大，苔薄白水滑，脉弦尺沉弱。用真武汤。处方：制附子5g、茯苓30g、白术15g、白芍10g、生姜10g。7剂。2004年12月11日。服药后不仅呃逆止，而且多汗也愈，改用越鞠丸调理。（张文选医案）

辨证用方思路：一诊根据苔腻，胃中气逆而呃逆辨为苏子降气汤证，用此方，去甘守的甘草，加淡渗通阳的茯苓。二诊根据脉沉弱，舌淡胖，苔水滑，辨为真武汤证，用真武汤。

4.用于治疗高血压眩晕

张某某，女，62岁。住北京芍药居。2015年6月10日初诊。素有糖尿病、高血压。之前腹泻曾来我处看诊，用附子理中汤而愈。后因腰椎病住北京某院手术。出院后血压高，持续不降，高压在150~170mmHg之间，低压在100mmHg左右，用西药降压药也不能理想降压。其主要症状为眩晕，自觉走路不稳，摇摇晃晃，总怕摔倒，四肢冰凉，腿肿胀，小便次数特别多，夜间尤频，每夜都因小便而睡不好觉。舌淡红、胖大，苔白，脉沉。用真武汤。处方：制附子12g、茯苓30g、苍术15g、白芍10g、生姜10g。5剂。2015年6月16日二诊。服药后眩晕减轻百分之七八十，血压也下降至正常。尿频、下肢肿均有减轻。舌淡，苔白，脉沉。继续用上方。处方：制附子15g、茯苓30g、苍术15g、白芍10g、生姜10g。7剂。眩晕止，腿肿消，尿频进一步减轻。后用甘草干姜汤、香砂六君子汤化裁调理而尿频愈。（王建红医案）

辨证用方思路：一诊抓主证眩晕，走路摇摇晃晃（类似头眩，振振欲擗地），辨为真武汤证，用真武汤原方。

三、讨论与小结

（一）刘渡舟先生用真武汤的思路与手法

1.关于方证辨识

刘渡舟先生认为，真武汤所治水证的特点是，证中既出现了阴寒内盛的附子证，又出现了水气内停的水证。附子证的特征性表现有脉沉（或沉微，或沉细），恶寒，背寒，四肢冷等。水证的特征性表现有舌胖大，苔水滑，小便不利等。

在明确附子证与停水证后，就真武汤证而言，还要辨识本方证的以下主证。

第一是“四肢沉重”。第316条有“四肢沉重疼痛”一症，刘渡舟先生认为，如果仅仅少阴有寒，那么四肢只是疼痛而不会沉重，要是沉重而疼痛，沉重在前，沉重为主者，就不只是寒凝，而是还有停水。因此，临床上但见腿沉，或四肢沉，或全身沉重者，就首先考虑真武汤证。如“孟某某，女，63岁”案。

第二是“水肿”。仲景真武汤两条均没有提水肿，而刘渡舟先生认为，真武汤证“小便不利”提示有水肿，水肿是辨识真武汤证的重要指征，尤其是下肢肿，包括心性水肿、肾性水肿等。临床上凡见水肿而有四肢沉、脉沉少阴阳虚寒盛的附子证者，辄用真武汤。

第三是“小便不利”。第316条有“小便不利”，这是水气不行的特征性表现。临床上凡是小便不利而见附子证者，刘渡舟先生则用真武汤。如“金某某，女，34岁。

外伤截瘫小便不利”案。

第四是“肌肉跳动或振颤”。第82条有“身瞤动”一症，凡是肌肉跳动、振颤或肢体颤动者，刘渡舟先生多从阳虚停水考虑，用真武汤，如前述“何某某，女，51岁”案。

第五是“头眩”“振振欲擗地”。第82条有“头眩”“振振欲擗地”。头眩指头眩晕，“振振欲擗地”，指站立不稳，欲倒，也包括头重脚轻，腿软等。临证但见头眩晕、站立不稳、头重脚轻，或腿软者，刘渡舟先生多辨为真武汤证，如“孙某某，男，72岁”案。

第六是“心下悸”。第82条有心下悸，刘渡舟先生认为，此既指心悸，也指心下胃脘动悸，这是阳虚水气上冲的表现。因此，凡是心悸、心慌，或胃脘动悸者，刘渡舟先生则从阳虚水气冲逆考虑，用真武汤。

2.关于同类方证的鉴别

第一，真武汤证与四逆汤、白通汤证：太阳和少阴为表里，如少阴阳虚寒盛，一般会是四逆汤证，或者是附子汤证，如果不但有寒，而且还有停水，突出的症状就是小便不利和四肢沉重，这是水邪的特征性表现，这时应该祛寒、扶阳、利水，用真武汤。

第二，真武汤证与附子汤证：附子汤能够治疗少阴病骨节疼痛，浑身疼痛，（少阴阳虚有寒，营卫凝滞不通而疼痛）但没有沉重的症状；真武汤不但四肢疼痛，还以沉重为主，沉重在前，疼痛在后，沉重更为突出。疼痛是寒凝，沉重是水聚。

第三，真武汤证与苓桂术甘汤证：第67条苓桂术甘汤证有“心下逆满，气上冲胸，起则头眩，脉沉紧，发汗则动经，身为振振摇者”，这与第82条真武汤证很相似。两方均有“苓、术”证，但前者只是有桂枝证，病尚在阳，后者有了附子证，病已在阴。

苓桂术甘汤治“心下逆满，气上冲胸，起则头眩，脉沉紧，发汗则动经，身为振振摇者”；真武汤治“发热，心下悸，头眩，身瞤动，振振欲擗地者”。两方均主“眩”“悸”“身振振摇”，但轻重不同，阳证阴证有别。

3.关于用方手法

临床上只要辨证属于单纯的真武汤证，刘渡舟先生一般只用原方5味药，其中最关键的是附子，附子用量根据阳虚寒盛的程度决定，或为3g，或为12g等。

最常用的加减手法：一是加红参，用红参的指征是，气津大虚而心慌气短，自觉心中发空，全身乏力，倦卧嗜睡等。刘渡舟先生治水证用苓桂术甘汤时常仿春泽汤法加人参，用真武汤更常加人参。二是加泽泻，眩晕甚者，多加泽泻，合白术为泽泻汤以治水眩。三是加干姜。加干姜有两种思路，一是合理中汤法，治疗真武汤证兼太阴脾寒的便溏腹泻；二是合甘草干姜茯苓白术汤法，治疗湿浊腰痛、妇人白带。

最常用的合方：一是真武汤合苓桂术甘汤。刘渡舟先生介绍陈慎吾先生用真武汤的经验："陈慎吾老大夫用真武汤和苓桂术甘汤合方治疗水气凌心的心悸，效果非常好。"(《刘渡舟伤寒论讲稿》)根据陈慎吾先生的经验，刘渡舟先生非常喜欢合用真武汤与苓桂术甘汤，治疗心脏病表现为水气上冲证者。

二是用真武汤合防己黄芪汤。仲景用防己黄芪汤治"风水，脉浮，身重，汗出恶风者"，刘渡舟先生将之与真武汤合方，治疗水肿，特别是心性水肿。

4.关于发挥运用

(1)用于老年人伤寒发热突发阳证转为阴证的危急病症。

刘渡舟先生在《论发汗解表中的片面性》一文中提出了"空调病"的概念，此病是指夏天因空调冷气引发的感冒、呼吸道感染、肺部感染等类似于伤寒麻黄汤证的病症。其症多见"恶寒、发热、身痛、气喘、无汗等""其脉则见浮弦，或者浮紧。其舌苔则白润不干"。如老年人患"空调病"者，"虽然出现发热，而脉来不浮反沉，"阳证见阴脉为逆，多危机四伏，死人最速。"此证往往伴有痰鸣气喘，指凉不温，精神不振，侧头欲睡"此为"少阴伤寒"，当急用麻黄附子甘草汤(附子12g、炙甘草10g、麻黄3g)，急煎与服，外散太阳之寒，内温少阴之阳。如果出现心悸、头眩、气喘、背寒、小便不利、身肿腿沉，脉来沉弦，舌胖而苔水滑等证者，则由寒伤少阴，心、肾阳虚，不能化气行水所致，可用真武汤与苓桂术甘汤合方，温补心肾阳气，以化水寒之阴邪。(《刘渡舟医学全集》)

(2)用于阳虚水气不行的大便秘结。

刘渡舟先生在《水证论》提出了"水秘"的概念。他说：临床常见大便秘结，数日一行，坚如羊屎。口中干燥，小便短少不利，下肢浮肿，自觉有气从心下上冲，则心悸头晕，胸满气短。舌质肥胖而淡嫩，苔则水滑，脉弦而沉。此证与"水泻"在病理上乃是一个问题而有两种情况出现。"水秘"乃水停而不化津液，胃肠失于濡润，故大便秘结不通。观其主证则是一派"水证"，所以命名为"水秘"，而与"水泻"相对应。治法：温通阳气，利水行津。方药：苓桂术甘汤与真武汤交替服用。利小便，以实大便之法人多能识，而利小便以通大便秘结，此中微奥，不可不知。

（二）学习理解与临证感悟

1.方证对应与抓方证的特征性症

真武汤方 本方以附子温阳驱寒；茯苓、白术利水逐湿。生姜辛温，合附子通阳散寒，配苓、术发散水气。芍药止腹痛，配茯苓利小便，配附子兼制其刚燥之性。全方可温阳、散寒、逐水，以治阳虚寒凝水气泛逆之证。

真武汤证 《伤寒论》第316条为："腹痛，小便不利，四肢沉重疼痛，自下利"；第82条为："发热，心下悸，头眩，身瞤动，振振欲擗地"。在仲景原方证的基础上，刘渡舟先生根据自己的临床体会，提出需从以下五个方面辨识真武汤证：第一，"脉沉"，沉为少阴之脉，可沉细、沉微、沉软、沉缓、沉迟等，均是少阴阳虚寒盛的脉象。第二，舌淡红胖大，苔白水滑，或无苔而舌面水滑。这是"水舌"的特征性表现，见此舌则提示水气内停。第三，浮肿，主要是下肢水肿，也可为头面或全身水肿，浮肿可单独出现，也可与小便不利同时并见。第四，恶寒，手足冷，或背寒。恶寒、手足冷是少阴虚寒附子证的代表性证，背寒冷不仅提示阳虚寒盛，而且提示水饮。第五，肢体、筋肉跳动，振颤，麻痹。这是水饮内郁肌肤腠理，阳郁不通的表现。

真武汤证的特征性症（主证） 脉沉、"水舌"、四肢沉重、背寒、肢冷是辨真武汤方证的要点，也是抓方证特征性表现的着眼点。临床上只要见这些证，或兼见浮肿，或兼见身瞤动，或兼见振颤，或兼见心悸、心下悸动，或自下利，或兼见小便不利，或兼见头眩，或兼见振振欲僻地者，即可确定为真武汤证，用真武汤治疗。

2.辨方证的疑难点

（1）真武汤证与苓桂术甘汤证的区别：真武汤第82条证与第67条苓桂术甘汤证颇为相似，67条有"心下逆满，气上冲胸，起则头眩"，"身为振振摇"者；82条有"心下悸，头眩，身瞤动，振振欲擗地者"。胡希恕先生强调：苓桂术甘汤证与真武汤证均为里有停水而小便不利，但前者尚为阳证中的虚证，而后者则已变为阴证中的虚证。（《胡希恕讲伤寒杂病论》）陈慎吾先生更明确指出："本方与苓桂术甘汤证颇相似，而有阴阳虚实之异。"（《陈慎吾伤寒论讲义》）所谓阴证，是指真武汤已经有阴寒阳虚的附子证，如脉沉，身形怕冷等。

（2）真武汤中的芍药证：关于真武汤中用芍药，胡希恕先生在讲第81条时认为，本方证已陷于阴证，可能出现腹痛，故以芍药缓急止痛。认为本方也可用于里有停饮而见下利、腹痛之机转者。(《胡希恕讲伤寒杂病论》)而第316条已经明确，其证有“腹痛”“自下利”。这则是方中用芍药的指征。胡希恕先生强调：只要有腹痛、小便不利、四肢沉重疼痛、自下利，便可使用真武汤。(《胡希恕讲伤寒杂病论》)

(3)真武汤治痿躄、**麻痹**：胡希恕先生在《经方传真》中指出：参考真武汤证，本方可用于痿躄、麻痹、浮肿等病有效。这可能是胡先生根据《皇汉医学》真武汤治验提出来的认识。我们认为，这种痿躄、麻痹，必须有脉沉，舌胖大，苔白腻水滑等寒湿阻滞，真阳虚损的特征。

(4)关于真武汤证的发热：《伤寒论》第82条载：“太阳病发汗，汗出不解，其人仍发热”。胡希恕先生认为，“太阳病，本宜发汗，但心下有水气，若不兼驱其水，单纯发汗，则虽汗出而病不解，故其人仍发热。”(《经方传真》)这就说明，真武汤可治疗外感发热。这种发热有两个特点：一是病已陷于阴证，出现了少阴阴寒内盛，阳虚的附子证，如脉沉、但欲寐、舌淡等。二是兼水气内停证，如水肿，喘满，“心下悸，头眩，身瞤动”，舌胖大水滑等。这种发热仍属于外感外邪不解的发热，但病已陷于阴证，少阴阳衰，阴寒内盛，又兼水气内停。临床上，老年人特别是素有“肺心病”者，感冒发热往往会陷于真武汤证的发热。对此，治疗既不能用麻黄汤，也不能用麻黄附子细辛汤、麻黄附子甘草汤，而要用真武汤。真武汤中生姜用三两，旨在辛温发汗，可解阴证之表。其合白术、茯苓、附子，则可温阳驱寒利水而解表发汗，治疗这种特殊的发热。我们的临床体会是，如此证表郁不解，表证明显者，用真武汤生姜之力尚嫌不足，可加少许麻黄，3g、2g，则可汗出尿利而热解。

3.方的结构与拓展证——扩展应用的思路

从真武汤的结构分析，方中附子配白术、茯苓，为基本药组，可温阳逐湿利水，治疗阳虚水肿，或寒湿伤阳证，如下利、腹满、苔腻等。其中附子配白术，寓桂枝附子去桂加白术汤法，术附并走肌表而逐水湿，善于治疗肌肉或肢体麻痹，也能逐湿通痹，治疗风寒湿痹痛。其中附子配生姜，可温阳止呕，治疗阳虚胃寒的呕吐。生姜也能温散水饮，两药配合，可温化寒饮，治疗阳虚水寒射肺的喘、咳。叶桂对此方附子配生姜有深刻的发挥，他说：“仲景真武汤法，以熟附配生姜，通阳逐饮立法。”(《临证指南医案·痰饮》戴案)“以仲景熟附配生姜法，扫群阴以逐饮邪，维阳气以立基本。”(《临证指南医案·痰饮》董案)常用真武汤治疗哮喘、咳嗽。(详见《叶天士用经方·真武汤》)真武汤原方生姜用三两，其另一特殊意义则是辛温发散风寒以解表。

生姜与附子配伍，类似于麻黄附子甘草汤、麻黄附子细辛汤中麻黄配附子，能够发散陷于少阴的风寒之邪，治疗老年人、虚人感冒，出现阴证之表证，即少阴表证的发热、恶寒等。真武汤证中的“其人仍发热”，也反证了生姜、附子发散风寒解阴证表热的意义。方中附子、芍药配伍，非常特殊，芍药善解挛急、止腹痛，两药配伍，可治阳虚阴寒凝滞的腹中挛痛。白芍可滋阴补血，与附子配伍，可引火归原，治疗命门火升逆而不归原的病症，如牙痛、龈肿，头痛，鼻衄等。

（三）清代温病学家对真武汤的创新用法（变通真武汤治疗寒湿）

《温热经纬·薛生白湿热病篇》第25条载：“湿热证，身冷脉细，汗泄胸痞，口渴舌白，湿中少阴之阳，宜人参、白术、附子、茯苓、益智仁等味。”本方是真武汤的变通方，湿盛，故去白芍之阴敛；阳伤，故去生姜之辛散发汗；湿重，故加益智仁辛芳燥湿；“脉细”“汗泄”，故加人参补气生津。薛雪自注说：“此条湿邪伤阳，理合扶阳逐湿。”由此创立了“扶阳逐湿”法，为寒湿伤阳证的治疗提供了新法。

叶桂在变通运用真武汤中创用此方治疗寒湿，他精简其方，以附子、白术、茯苓为基础，或加泽泻，或加干姜，或合冷香饮子（草果、甘草、陈皮、附子），治疗寒湿，如他说：“术、苓运中祛湿，佐附迅走气分，亦治湿一法。”（《临证指南医案·湿》韩三一案）有关叶氏的具体用法，详见《叶天士用经方·真武汤》。

叶桂、薛雪用变通真武汤治疗寒湿的经验具有重要的临床意义，此特别提出，以期引起学术界的重视。

（四）刘渡舟先生用时方

刘渡舟先生在运用真武汤的医案中，合用或转方应用的时方主要有以下几首，现介绍如下。

1.安肾丸

安肾丸 有数方，刘渡舟先生所用安肾丸录自《医宗金鉴·杂病心法要诀·腰痛》，由胡芦巴、补骨脂、川楝子、川续断、桃仁、杏仁、小茴香、茯苓、山药组成，盐汤为引。因其歌括曰：“腰痛悠悠虚不举，寄生青娥安肾丸，葫芦骨脂川楝续，桃杏茴苓山药盐。”故刘渡舟先生习惯在安肾丸中取独活寄生汤法加桑寄生，取青娥丸法加杜仲。常用此法治肾气虚弱之腰痛。

宋·陈言《三因极一病证方论·腰痛治法》载安肾丸，治肾虚腰痛，阳事不举，膝骨痛，耳鸣，口干，面色黧黑，耳轮焦枯。组成为：补骨脂、胡芦巴（炒）、茴香（炒）、川楝（炒）、续断（炒）各三钱、桃仁（麸炒去皮尖别研）、杏仁（如上法）、山药（炒切）、茯苓各二两，上为末，蜜丸如梧子大，盐汤五十丸，空心服。《医宗金鉴》治疗腰痛与牙宣的安肾丸即此安肾丸。

《温病条辨·下焦篇·寒湿》第44条载安肾汤，组成为：鹿茸三钱、胡芦巴三钱、补骨脂三钱、韭子一钱、大茴香二钱、附子二钱、苍术二钱、茯苓三钱、菟丝子三钱。水八杯，煮取三杯，分三次服。大便溏者，加赤石脂。久病恶汤剂者，可用二十分作丸。吴氏称此方为“辛甘温法”。其原条文谓：“湿久，脾阳消乏，肾阳亦惫者，安肾汤主之。”

另外，危亦林《世医得效方》卷八载石刻安肾丸，组成为：苍术四两（分四份，一份用茴香一两炒，一份用青盐一两炒，一份用茱萸一两炒，一份用猪苓一两炒，各炒令黄色，取术用），川乌（炮，去皮，脐）、附子（炮，去皮，脐）、川楝子（酒浸，去核）、巴戟天（去心，炒）、白术（炒）、陈皮（炒）、茯苓（炒）、肉豆蔻（煨）、木香、陈皮（焙）、熟地黄（酒浸蒸十次，火焙）、菟丝子（酒浸，炒）、茴香、黑牵牛（半生，半炒）、山药（炒）、晚蚕蛾（去头、足、翅，炒）、胡芦巴（酒浸，炒）、肉桂、石斛（炒）、川牛膝（酒浸，炒）各一两，肉苁蓉（酒炙）、破故纸（炒）、杜仲（炒去丝）各二两。为末，酒煮面糊为丸，梧桐子大，每服四十丸，空腹盐汤送下。功能壮阳益肾，强筋壮骨，生血驻颜，扶老资寿。治真气虚惫，脚膝缓弱，目暗耳鸣，举动疲乏，夜梦遗精，小便频数，及一切虚损之证。

2.加味金刚丸

加味金刚丸　录自《医宗金鉴·杂病心法要诀·痿病》，由萆薢、木瓜、牛膝、菟丝子、杜仲、肉苁蓉组成。主治筋骨痿软。刘渡舟先生常用此方治疗下肢痿软无力者。

3.通关丸

通关丸　出自李杲《兰室秘藏》卷下小便淋闭门。组成为：黄柏（去皮，剉，酒洗，焙）、知母（剉，酒洗，焙干）各一两，肉桂五分。上为细末，热水为丸，如梧桐子大。每服一百丸，空心白汤送下，顿量足令药易下行。主治“热在下焦血分”“不渴而大便燥，小便不通”。

刘渡舟先生多遵《医宗金鉴·杂病心法要诀·小便不通》所载运用本方，其歌括云：“不渴知柏桂通关”，其注云：“阴虚者，宜通关丸”。先生也对陈念祖《时方歌括》背得烂熟：“尿癃不渴下焦疏，知柏同行肉桂扶，丸号通关能利水，又名滋肾补阴虚。”临床上，先生常用此方治疗小便不通利而不渴者。

4.通气散

通气散 录自《医宗金鉴·杂病心法要诀·腰痛》，组成为：木香、陈皮、穿山甲、元胡索、甘草、小茴香、白牵牛。其歌括云：“气滞闪挫通气散，木陈穿索草茴牵；血瘀不移如锥刺，日轻夜重活络丹。”刘渡舟先生特别喜欢用此方，凡外伤闪挫局部疼痛者，必用之，亦多能获显效。

第六章　吴茱萸汤类代表方

吴茱萸汤

吴茱萸汤　出自《伤寒论》第243条，组成为：吴茱萸一升（洗），人参三两，生姜六两（切），大枣十二枚（擘）。上四味，以水七升，煮取二升，去滓，温服七合，日三服。

仲景原条文谓："食谷欲呕者，属阳明也，吴茱萸汤主之。得汤反剧者，属上焦也。"

吴茱萸汤还见于《伤寒论》第309条："少阴病，吐利，手足厥冷，烦躁欲死者，吴茱萸汤主之。"

第378条："干呕，吐涎沫，头痛者，吴茱萸汤主之。"

《金匮要略·呕吐哕下利病脉证治》第8条："呕而胸满者，吴茱萸汤主之。"

一、先师应用心法

刘渡舟先生对吴茱萸汤方证的见解主要有三点：其一，认为《伤寒论》第243条讲的是杂病，所谓"阳明"，实际上是指"胃"，由此强调吴茱萸汤在临床上主要用于杂病。其二，认为吴茱萸汤以治胃寒呕吐为主，309条虽然有下利，但以呕吐为主，呕吐在先，下利在后。其三，指出吴茱萸汤证的病机为肝寒与胃寒，肝、胃寒而内生水饮，发为呕吐、胃痛，或吐涎沫而头痛等，强调用吴茱萸汤治疗这类病非常有效。（《刘渡舟伤寒论讲稿》）基于这三点认识，先生临证用吴茱萸汤治疗呃逆、胃痛、腹痛下利、口多涎唾等病证。此介绍有关用法如下。

1.用于治疗腹痛下利

敖某，女，29岁。1997年5月28日初诊。脐周腹中痛胀，大便稀，手心灼热。舌红，苔白滑，脉弦而缓。用吴茱萸汤。处方：吴茱萸8g、生姜10g、大枣12枚、党参12g。7剂。

辨证用方思路：刘渡舟先生辨证特别重视脉、舌，本案最关键的是脉弦缓，苔白滑，弦缓为肝寒，苔白滑为水饮。据脉舌结合大便稀、脐周痛辨为吴茱萸汤证。方用吴茱萸汤。

2.用于治疗呃逆

李某，男，26岁。1999年6月30日初诊。嗳气，脘不胀，胃痛10余年，泛酸，活动劳累则胃痛加剧。舌淡红，苔白腻，脉弦。用平胃散加减。处方：苍术10g、厚朴16g、陈皮12g、半夏14g、黄连10g、竹茹16g。7剂。1999年7月7日二诊。仍呃逆，胃脘隐疼，食纳可，二便调。舌胖淡，苔薄白。用旋覆代赭汤。处方：生姜15g、半夏15g、炙甘草10g、旋覆花10g（布包）、党参10g、代赭石15g、大枣12枚。7剂。1999年7月14日三诊。仍呃逆，舌淡红，苔薄白，脉弦。用吴茱萸汤。处方：吴茱萸4g、生姜10g、红参3g、大枣4枚、陈皮12g、黄芩6g、黄连8g。7剂。

辨证用方思路：一诊根据舌苔白腻，辨为平胃散证，用平胃散去甘草之甘壅以燥湿。嗳气为肝气犯胃，肝气冲逆，胃气不降，故另仿叶桂加减半夏泻心汤法，加夏、连、竹茹以泄肝安胃。二诊仍呃逆，但舌转淡胖，苔转薄白，湿浊已化，而胃气上逆，方用旋覆代赭汤治呃逆。三诊呃逆仍在，参合胃痛泛酸，辨为吴茱萸汤证，方用吴茱萸汤原方，另加陈皮和胃，加芩、连泄肝。

特别提示：芩连吴茱萸汤是刘渡舟先生创新运用吴茱萸汤的手法，本法用于胃寒呃逆、呕吐、胃痛，而肝有郁火之证，类似连理汤法。

3.用于治疗慢性肾炎口涎多

陈某某，女，27岁。慢性肾炎，双肾弥漫性损害并萎缩。头晕，乏力，腿没劲，胁痛，腰痛，小便不利，大便日2次，偏稀。之前曾用补中益气汤、平胃散合四逆散、桂苓甘露饮、五苓散、荆防肾炎汤、小柴胡汤合越鞠丸等方调治。1999年8月8日初诊。胁痛甚，以肝区痛为主。舌淡红，苔白腻，脉弦。用小柴胡汤合金铃子散。处方：柴胡16g、黄芩10g、半夏14g、党参6g、炙甘草10g、生姜8g、大枣7枚、川楝子10g、延胡索10g、白芍20g。7剂。1999年9月15日二诊。胁痛明显减轻，腰痛，胃脘痛胀不适。舌淡红，苔白腻。用香砂六君子汤。处方：木香8g、砂仁8g、党参15g、茯苓15g、白术10g、炙甘草8g、陈皮10g、半夏14g、生姜3g、大枣5枚。7剂。1999年9月22日三诊。胃胀痛愈，口涎多，目睛疼，大便调。舌淡红，苔白腻。用吴茱萸汤。处方：吴茱萸5g、生姜10g、党参6g、大枣5枚。7剂。1999年9月29日四诊。口涎减少，体疲，膝软，大便干。腰痛，肾区痛甚。尿多泡沫，浑浊。舌红，苔白腻。用荆防败毒散。处方：荆芥穗6g、防风6g、羌活4g、独活4g、柴胡10g、前胡10g、枳壳10g、桔梗10g、茯苓30g、川芎10g、炙甘草6g、生姜1片、薄荷2g（后下）、红参8g、黄芪12g。7剂。

辨证用方思路：本案患者长期请刘渡舟先生诊治，此处仅选数诊如上。一诊抓主证胁痛、脉弦，辨为小柴胡汤证，用小柴胡汤。为止痛，合金铃子散。另加白芍合甘草为芍药甘草汤柔肝止痛。二诊证转胃脘痛胀，苔白腻，辨为香砂六君子汤证，用此方。三诊证见口涎多、目睛痛，抓此两证，根据《伤寒论》第378条，辨为吴茱萸汤证，用吴茱萸汤。四诊腰痛，尿浑浊，多泡沫，据此辨为荆防败毒散证，用此方（败毒散加荆芥、防风）。身体疲乏、膝软明显，加黄芪。

特别提示：之一，刘渡舟先生对于胃脘痛而胀，属于胃虚气滞者，多用香砂六君子汤治疗。此方用法详见“讨论与小结”之“刘渡舟先生用时方”。

之二，刘渡舟先生从喻昌用败毒散“逆流挽舟”治疗下利中悟出此方舒展气机，可“给肾松绑”而治疗慢性肾炎、尿毒症，并以此方加赤芍、茜草、地榆等制定出荆防肾炎汤，专治慢性肾炎、尿毒症。此案即是一例。

4.用于治疗冠心病

汪某某，男，62岁。1998年9月2日初诊。冠心病，以胸闷，背痛，下肢肿，足冷为主诉。刘渡舟先生曾用桂枝加附子汤、桂枝去芍药加附子汤、真武汤、苓桂术甘汤、半夏泻心汤等方调治，病情稳定。至1999年3月3日。胸闷甚。舌淡红、胖、黯，苔薄白。用桂枝去芍加附子汤。处方：桂枝15g、炙甘草10g、大枣12g、生姜10g、附子10g。7剂。1999年3月10日。胸闷减轻。胃脘凉，胃痛，恶心，大便溏。舌胖大、淡红而黯，苔薄白。用丁萸理中汤。处方：丁香6g、吴茱萸7g、干姜12g、红参10g、白术12g、炙甘草10g。7剂。1999年3月17日。服药后见效，胃痛止，大便转正常。现胸闷反复发作，凌晨3点尤著，心慌背痛。舌胖大、黯红，苔白。用桂枝去芍药加附子汤。处方：桂枝15g、炙甘草10g、生姜12g、大枣12枚、附子8g、沉香3g。7剂。1999年3月24日。胸闷有减，胃凉时痛，胃鸣，恶心，吞酸。舌胖大、紫黯，苔薄白。用吴茱萸汤。处方：吴茱萸8g、生姜10g、大枣12枚、红参8g、丁香3g、木香3g。7剂。

辨证用方思路：1999年3月3日抓主证胸闷，辨为桂枝去芍药加附子汤证，用此方。3月10日根据胃脘凉、痛，大便溏，辨为理中汤证，用理中汤。恶心，加丁香、吴茱萸。3月17日抓主证胸闷，再用桂枝去芍药加附子汤。胸闷甚，仿四磨汤法加沉香。3月24日根据胃凉，胃中鸣，恶心，泛酸，辨为中焦寒饮吴茱萸汤证，用吴茱萸汤。恶心，加丁香；胃痛加木香。

特别提示：理中汤加丁香、吴茱萸，可称为“丁萸理中汤”，是刘渡舟先生运用理中汤的常用加味方与经验手法。用于治疗理中汤证而兼胃寒呕吐、呃逆者。

5.用香砂六君子汤与吴茱萸汤交替或合方治冠心病而胃冷痛

杨某某，女，57岁。1998年9月23日初诊。冠心病，开始以胸痛，胸闷，胸堵，心悸心慌，气短，腿肿等为主证，刘渡舟先生用枳实薤白桂枝汤、瓜蒌薤白半夏汤、苓桂术甘汤、小柴胡合越鞠丸、小柴胡合颠倒木金散等方调治，胸痛、胸闷得到控制。至1998年11月11日。语言多则咽与食道不利，气短。舌胖大、黯，苔白腻滑。用苓桂术甘汤。处方：茯苓30g、桂枝15g、白术10g、炙甘草10g、党参15g。7剂。1998年11月18日。气短好转。语言过多则不舒，不敢吃冷食，食之则胃痛。舌胖有齿痕，苔白滑。用苓桂术甘汤和吴茱萸汤。处方：茯苓30g、桂枝15g、白术10g、炙甘草10g、吴茱萸4g、生姜4g、党参15g。7剂。1998年11月25日。自觉见轻，脘腹凉。舌淡红胖，苔白。用吴茱萸汤。处方：吴茱萸6g、生姜12g、人参6g、大枣12枚。7剂。1998年12月16日。胃冷痛，自觉胃中冷气向下肢、腰部窜走。舌紫黯，苔薄白，脉弦滑。用良附丸加味。处方：高良姜10g、香附10g、紫苏梗10g、五灵脂6g、苍术10g、神曲10g。7剂。1998年12月23日。仍胃中冷痛。舌胖大黯，苔白腻。用吴茱萸汤。处方：吴茱萸8g、生姜12g、大枣12枚、红参10g。7剂。1998年12月30日。胃中冷如故，纳食增加，体力增强，恶凉食，大便日1次。舌胖边齿痕，苔薄白。用香砂六君子汤。处方：党参15g、白术12g、茯苓20g、炙甘草10g、半夏15g、陈皮10g、砂仁10g、木香10g、生姜15g。7剂。1999年1月6日。胃痛胃凉好转。守法继续用上方。7剂。1999年1月20日。胃痛胃凉好转，呃逆，右腹发凉走窜至腰腿。舌淡胖，苔白腻。用吴茱萸汤。处方：吴茱萸8g、生姜12g、人参6g、大枣12枚、紫苏叶3g。7剂。1999年2月10日。服药有效，胃痛、呃逆进一步好转。舌黯红，苔薄白腻。用香砂六君子汤和吴茱萸汤。处方：红参10g、白术10g、茯苓15g、炙甘草6g、陈皮10g、半夏10g、木香8g、砂仁8g、紫苏叶3gg、吴茱萸3g、生姜3片、大枣7枚。14剂。1999年1月27日。胃脘凉好转，呃逆除。大便调。舌胖大紫黯，苔薄白滑。用吴茱萸汤。处方：吴茱萸8g、生姜14g、大枣12g、红参10g。7剂。1999年2月24日。胃痛止，继续用吴茱萸汤。处方：吴茱萸6g、生姜10g、大枣6枚、红参8g、紫苏叶5g。7剂。1999年3月24日。劳累后心悸、胸痛，乏力。舌黯红，苔薄白。用香砂六君子汤。处方：木香6g、砂仁6g、党参15g、白术10g、茯苓15g、炙甘草6g、陈皮10g、半夏10g、大枣5枚、生姜3片。7剂。

辨证用方思路：1998年11月11日抓主证气短，舌胖大苔滑，辨为苓桂术甘汤证，用此方。气短，加党参。11月18日食冷则胃痛，为吴茱萸汤证，方用苓桂术甘汤合吴茱萸汤。因方中已有炙甘草，故不再用大枣。11月25日脘腹凉，已不短气，故只用吴茱萸汤温中散寒。12月16日胃冷痛，改用良附丸合越鞠丸化裁温胃行气止痛。12月23日胃仍冷痛，再用吴茱萸汤。12月30日胃冷痛未见明显改善，根据之前乏力、纳食差，辨为香砂六君子汤证，改用香砂六君子汤。1月6日胃冷痛见效，故守方继续用香砂六君子汤。1月20日根据呃逆、右腹发凉走窜至腰腿，再用吴茱萸汤，另加少许紫苏叶舒郁行气。2月10日守前法，用香砂六君子汤合吴茱萸汤。2月24日、3月24日再用吴茱萸汤与香砂六君子汤交替调治。

特别提示：本案据证用吴茱萸汤与六君子汤交替使用或合方使用的手法颇能给人以启示。此案提示，胃中冷痛用吴茱萸汤不效者，有可能存在香砂六君子汤证。

刘渡舟先生特别喜欢用良附丸、六君子汤、香砂六君子汤，此三方详见“讨论与小结”之“刘渡舟先生用时方”。

6.用于治疗腹泻

朱某某，男，33岁。1997年3月26日初诊。肝硬化腹水，大便溏，呃逆。舌正红，苔白，脉沉弦。用柴胡桂枝干姜汤。处方：柴胡16g、黄芩4g、桂枝10g、干姜10g、花粉10g、牡蛎30g、炙甘草10g、刀豆子10g。7剂。1997年4月2日二诊。服上方呃逆减轻，腹胀喜温，大便日2次，量少。脉沉。用丁萸理中汤。处方：红参10g、干姜10g、炙甘草10g、白术10g、丁香5g、吴茱萸5g、木香5g、砂仁10g。7剂。1997年4月9日三诊。服药后大便仍偏稀，苔白。用吴茱萸汤。处方：吴茱萸8g、红人参8g、生姜12g、大枣7枚。7剂。1997年4月30日四诊。服上方腹胀减轻，呃逆不减，面黧。苔白，脉弦缓。用桂枝去芍药加麻辛附子汤。处方：桂枝15g、白芍15g、生姜12g、大枣8枚、制附子10g、麻黄3g、细辛3g。5剂。2日1剂。

辨证用方思路：一诊根据肝硬化而大便溏，用柴胡桂枝干姜汤。这是刘渡舟先生治慢性肝病的最常用的手法。加刀豆止呃逆。二诊抓主证腹胀，辨为太阴理中汤证。有呃逆，用丁萸理中汤；有腹胀，合用香砂理中汤。三诊大便仍稀，结合呃逆，辨为吴茱萸汤证，用此方。四诊抓主证面色黧黑，辨为水气，用桂枝去芍药加麻辛附子汤。因无胸满，故不去芍药；因有水气，故去甘草。

二、临摹实践与体会

遵从刘渡舟先生用吴茱萸汤的手法，我们在临床上也常用吴茱萸汤，现将有关体会结合医案介绍如下。

1.用于治疗头痛

日本横井某某之妻，女，46岁。2001年4月25日突发剧烈性头痛，以左侧头痛为主，头痛时呕吐。入住某医院住院诊治，诊断为血管神经性头痛，医生按照既定方案治疗，但头痛始终不止。医生遂建议回家慢慢调养。当时我在北京中医药大学日本分校任教，经一学员介绍，横井先生打电话给我，希望用中药试治。当时患者的病情是，仍剧烈头痛，为阵发性，头痛发作则在地板上打滚，欲用头撞墙，并伴有呕吐。我建议其到药店买津村制药公司出产的吴茱萸汤颗粒，按照说明书用量再加一倍服用。患者如法服药，服2次，于当天晚上即头痛止，连续服药3天，头痛痊愈，从此再未发作。(张文选医案)

辨证用方思路：本案为问诊，未看脉、舌，也不辨寒热虚实，唯抓主证头痛，伴有呕吐，辨为吴茱萸汤证，用吴茱萸汤治之。因方证对应，故效如桴鼓。

刘某，女，36岁。2005年8月20日初诊。偏头痛5~6年，以左侧眼睛外侧与左眉上部疼痛为甚，左侧头胀，甚则全头痛，头痛剧烈时恶心想吐。舌胖大淡黯，脉沉弱缓。用吴茱萸汤。处方：吴茱萸15g、生晒参3g、生姜10g、大枣4枚、川芎15g。6剂。2005年8月27日二诊。服药1剂后头痛即止，这几天头未再痛。一诊当时不仅偏头痛，而且牵扯整个头痛，与劳累有关。舌淡红，苔薄白，略胖，脉沉弱缓，左沉细滑。继续用上方。处方：吴茱萸15g、生晒参3g、生姜10g、大枣4枚、川芎15g。6剂。头痛痊愈。其后患者经常带其7岁的儿子来诊看感冒、发热、咳嗽等病，随访1年多时间，从此未再发头痛。(张文选医案)

辨证用方思路：一诊抓主证头痛、欲呕，辨为吴茱萸汤证，用吴茱萸汤，另加川芎止头痛。二诊守法守方以巩固疗效。

特别提示：胡希恕先生认为，剧烈头痛而呕吐，或恶心欲吐，无热象者；偏头痛，尤其偏于左侧者，大多属于吴茱萸汤证，可用吴茱萸汤治疗。(《经方传真》)我们的临床实践证明，胡希恕先生的经验是有临床依据的。

董某某，女，49岁。2005年3月15日初诊。头痛，疼痛部位游走不固定，以头两侧与头额部为主，月经前后加重。大便偏溏。舌淡，苔薄白，脉沉细软。用吴茱萸汤。处方：吴茱萸10g、红人参3g、生姜8g、大枣5枚、川芎10g、全蝎8g。6剂。2005年3月22日二诊。服上方1剂，头痛止。服5剂，头再未痛，大便正常，手凉。舌淡，苔薄白，脉沉细。用吴茱萸汤。处方：吴茱萸12g、红人参3g、生姜12g、大枣5枚、川芎10g。6剂。2005年3月29日三诊。未再发头痛。本月来月经3次，每次3~4天。本次月经刚净2天。舌淡红，苔薄白，脉沉细略滑。用温经汤。处方：当归10g、白芍10g、肉桂3g、吴茱萸10g、川芎10g、生姜10g、清半夏10g、红人参3g、炙甘草6g、阿胶10g、丹皮10g、麦冬10g。6剂。(张文选医案)

辨证用方思路：本案头痛虽不伴有呕吐，但大便溏。头痛、下利，则为吴茱萸汤证，用吴茱萸汤，另加川芎、全蝎止头痛。二诊守法增加吴茱萸、生姜量，去全蝎，继续服用。三诊改用温经汤调月经。

徐某某，男，39岁。2005年4月23日初诊。血管神经性头痛，痛在头两则，右侧重，疼痛剧烈时呕吐、浑身发冷、烦躁不安。平时头怕风，现在还戴着帽子，面色红，有烦躁感。舌正红，苔白水滑，脉弦长不数。用吴茱萸汤。处方：吴茱萸15g、红人参3g、生姜15g、大枣5枚、川芎10g。3剂。2005年4月26日二诊。服药期间未发头痛，头仅隐约有一点儿不舒服。今晨起来后感觉很舒服，以前从来没有这样舒服过。以前头胀，右侧头部大筋痛，头痛不舒服时，心率每分钟50~60次。今天右侧太阳穴有如同塞了一个东西一样的感觉。舌淡红，苔薄白水滑，脉弦大而缓。处方一：制附子10g、肉桂6g、熟地30g、怀牛膝10g、泽泻30g、茯苓30g、川芎10g、全蝎10g。5剂。处方二：吴茱萸15g、红人参3g、生姜15g、大枣5枚、川芎10g。3剂。2005年5月10日三诊。5月2日又痛1次，连续痛2~3天。大便不成形。舌淡红，苔黄白相间，脉弦缓。用吴茱萸汤。处方：吴茱萸18g、红人参3g、生姜18g、大枣5枚。4剂。2005年5月17日四诊。上方虽然用18g吴茱萸，但服后平稳，没有不适感。头痛止，仅偶然有点帐。平时无汗，出汗则很舒服。舌红，苔白滑，脉浮甚，有紧感，缓而不数。用葛根汤合麻黄附子细辛汤。处方：葛根15g、炙麻黄9g、桂枝6g、白芍6g、生姜9g、炙甘草6g、大枣5枚、制附子3g、细辛3g。7剂。2005年5月24日五诊。服药后汗出，出汗后感觉很舒服。但最近家里事情多，心情不好，头又痛了起来。用吴茱萸汤。处方：吴茱萸18g、红人参3g、生姜18g、大枣5枚、川芎15g。4剂。2005年5月31日六诊。头未痛。舌偏红，稍胖大，苔薄白润，脉弦滑长。继续用上方。处方：吴茱萸18g、红人参3g、生姜18g、大枣5枚、川芎15g。4剂。2005年6月7日七诊。本周刮大风而受风，浑身发冷，头有点胀，但没有痛起来。舌红偏赤，苔薄白滑，脉浮弦大。上方加羌活10g。4剂。2005年6月14日八诊。本周六参加1次考试，虽紧张，但头未痛。舌淡红，苔白滑，脉弦长缓。用吴茱萸汤。处方：吴茱萸18g、红人参3g、生姜18g、大枣5枚、川芎15g。4剂。2005年6月21日九诊。头未再痛，考虑心情不好，或工作紧张易发作头痛，改用柴胡桂枝汤合吴茱萸汤调和善后。（张文选医案）

辨证用方思路：一诊抓主证头痛剧则呕吐，辨为吴茱萸汤证，方用吴茱萸汤。加川芎止头痛。二诊根据脉缓，从肾阳虚龙雷之火升腾考虑，试用加减肾气丸，以引火归源；又为巩固疗效，再用吴茱萸汤3剂。三诊根据头痛复作，大便不成形，停用加减肾气丸，复改用吴茱萸汤，吴茱萸量加至18g。四诊头痛止，根据平时无汗，出汗则舒服，以及一诊所述平时头怕风，喜戴帽子等，考虑有风邪郁表证，改用葛根汤合麻黄附子细辛汤以发汗祛风。五诊头痛再次发作，仍用吴茱萸汤。六诊守方用吴茱萸汤。七诊因受天气影响，浑身发冷，加羌活。八诊继续用吴茱萸汤。

刘某某，女，27岁。住北京昌平区。2006年5月13日初诊。头痛，以头后顶部为主，呈闷疼，头痛即呕吐，吐出物为胃内食物，胃脘痞塞有水气声，大小便正常。服某医生的药1个月无效。舌淡红，苔薄白腻，脉沉细。用吴茱萸汤。处方：吴茱萸10g、红人参3g、大枣20g、生姜12g、法半夏14g、茯苓15g、枳实12g。7剂。2006年5月20日二诊。药后胃脘痞塞除，胃内水声消失，1周未呕吐，头痛减轻，但头部仍有压抑感，头不晕，大便偏干，日1次，小便利。舌胖质黯红，苔薄白，脉沉弦滑。用吴茱萸汤合小柴胡汤。处方：吴茱萸3g、红人参3g、生姜10g、大枣5枚、柴胡20g、黄芩10g、法半夏12g、炙甘草6g、茯苓30g、川芎10g、蔓荆子10g。7剂。2006年6月3日三诊。偶尔头痛，已不呕吐，仍用吴茱萸汤合小柴胡汤加茯苓。7剂。头痛呕吐愈。（王建红医案）

辨证用方思路：一诊抓主证头痛、呕吐，辨为吴茱萸汤证，用吴茱萸汤。呕吐明显，加茯苓、半夏，合生姜为小半夏加茯苓汤。胃脘痞塞，加枳实。二诊继续用吴茱萸汤合小半夏加茯苓汤。脉弦，合入小柴胡汤。另加川芎、蔓荆子止头痛。

2.用于治疗眩晕

孙某某，女，48岁。住北京西坝河东里。2008年1月7日初诊。头晕，行走偏斜4个月，逐渐加重。伴头痛，头顶有冲动感，不恶心，口干不愿喝水。胃脘不舒，大便溏，小便无力。舌淡红，苔薄白，脉滑软。用吴茱萸汤合苓桂术甘汤。处方：吴茱萸8g（开水烫洗7次）、生姜12g、红人参6g、大枣15枚、茯苓30g、桂枝8g、炙甘草10g、苍术10g。3剂。2008年1月10日复诊。头晕明显减轻，头痛、头顶冲动感消失，行走偏斜也明显好转，偶觉胸闷。舌淡红，苔薄白，脉沉滑。用上方加附子。处方：吴茱萸8g（开水烫洗7次）、生姜15g、红人参6g、大枣15枚、茯苓15g、桂枝10g、苍术10g、炙甘草10g、制附子3g。3剂。诸症痊愈。（王建红医案）

辨证用方思路：一诊抓主证头痛、头顶有冲动感、胃脘不舒、大便溏，辨为吴茱萸汤证；眩晕、头顶冲动、口干不欲饮，为水饮冲逆之苓桂术甘汤证。用两方合法。二诊已经见效，故守法继用前方，更加附子，合苓、术以温阳逐饮。

刘某某，女，62岁。住北京航天桥七机部大院。2009年5月27日初诊。患梅尼埃病、颈椎基底动脉供血不足，经常发生眩晕，数天即发1次，发作时眩晕而身不能自理，伴恶心、呕吐，此次发作从3月16日至今不愈。右脑及前额内有响动声，耳闷，耳鸣无休时，见到光或听到声响就心烦，咽干口苦。舌胖大质淡，苔薄白微腻，脉沉细滑。用吴茱萸汤合小柴胡汤。处方：吴茱萸10g、红人参6g、生姜15g、大枣12g、柴胡15g、黄芩10g、法半夏15g、炙甘草6g、茯苓15g。7剂。2009年6月3日复诊。药后上症均减轻，1周未发生眩晕，生活能自如。舌胖大质淡，苔白黏腻，脉沉滑缓。继续用上方。处方：吴茱萸10g、红人参6g、生姜10g、大枣12g、柴胡15g、黄芩10g、法半夏15g、炙甘草5g、茯苓15g、泽泻12g、川芎6g。14剂。眩晕愈。（王建红医案）

辨证用方思路：一诊抓主证呕吐、眩晕、舌淡胖大苔白腻，辨为吴茱萸汤；口苦、咽干、眩晕，为小柴胡汤证。用两法合方。呕吐，加茯苓合姜、夏，为小半夏加茯苓汤，以逐饮止呕。二诊再合泽泻汤法，加泽泻逐水饮，治眩晕。颈椎基底动脉供血不足，加川芎。

王某某，女，43岁。2006年11月22日初诊。头晕、心慌突发2次，无恶心，无耳鸣，头顶沉而痛，项僵硬，口苦，大便每日1次，小便利。舌边红，苔薄白，脉弦滑。处方：吴茱萸8g（开水烫洗7次）、红人参3g、生姜10g、大枣4枚、柴胡24g、黄芩10g、法半夏14g、炙甘草6g、茯苓15g。3剂。2006年12月13日，患者给孩子看病时告知，此方服完3剂，所有症状全部消失而痊愈。（王建红医案）

辨证用方思路：头晕、口苦、脉弦，为小柴胡汤证；头顶沉痛，为厥阴头痛吴茱萸汤证。用两方合法。加茯苓，合半夏、生姜，为小半夏加茯苓汤，意在祛痰饮而治眩晕。

特别提示：胡希恕先生在《经方传真》中指出：剧烈头痛，或头晕，而呕吐，或恶心欲吐，无热象者（即除外小柴胡加石膏汤证），用吴茱萸汤有捷验。梅尼埃病亦多见吴茱萸汤证。我们临床上常遵胡希恕先生之法，用吴茱萸汤治疗眩晕。

3.用于治疗呕吐

孙某，女，29岁。2006年6月24日初诊。恶心，呕吐，呕出食物及白涎痰，咳甚亦呕。太阳穴处痛，口不苦，咽不干。大便溏，日数次，小便利。舌边红，苔薄白腻，脉细弦。用小柴胡汤合吴茱萸汤。处方：吴茱萸6g、红人参3g、生姜10g、大枣7枚、柴胡24g、黄芩10g、法半夏12g、炙甘草6g、苍术10g。7剂。2006年8月5日二诊。服药后呕吐次数减少，头痛除，大便次数亦减少，每天2次，但解便急，小便正常。舌淡红，苔薄白，脉细弦。用吴茱萸汤合旋覆代赭汤。处方：吴茱萸10g、红人参6g、生姜10g、大枣7枚、旋覆花10g（布包）、代赭石4g、法半夏10g、茯苓15g、黄连6g。7剂。2006年8月23日三诊。服上药至今仅呕吐2次，呕出食物，无痰涎，胃不痛，疲乏减轻，大便日1~2次，急迫感消失，口渴欲饮。舌黯红，苔薄白微腻，脉细弦。用吴茱萸汤合小柴胡汤。处方：吴茱萸8g、红人参6g、生姜12g、大枣7枚、柴胡20g、黄芩10g、法半夏14g、茯苓15g、炙甘草6g。7剂。2006年9月8日四诊。1周多时间未呕吐，口已不渴，仍感觉身体疲乏无力，总想睡觉，大小便正常。舌淡红，苔薄白，脉沉细弦滑。守法用吴茱萸汤合小柴胡汤。处方：吴茱萸8g、红人参8g、生姜10g、大枣7枚、柴胡20g、黄芩10g、法半夏14g、炙甘草6g、茯苓15g、陈皮10g。7剂。2006年8月21日五诊。一直未再呕吐，饮食正常，因月经来临，腹痛，精神不好。大小便正常。舌偏红，苔薄白，脉缓软。用吴茱萸汤合小半夏加茯苓汤与半夏干姜散。处方：吴茱萸8g、红人参10g、生姜10g、大枣7枚、法半夏14g、茯苓15g、枳实10g、干姜6g。7剂。呕吐愈。（王建红医案）

辨证用方思路：一诊抓主证呕吐、头痛、便溏，辨为吴茱萸汤证；根据脉弦、头太阳穴处痛、呕吐，辨为小柴胡汤证。用两法合方。苔腻，加苍术。二诊继续用吴茱萸汤。根据脉弦，辨为肝气冲逆，合入旋覆代赭汤；加茯苓，合半夏、生姜，为小半夏加茯苓汤。另佐少许黄连，合半夏，为半夏泻心汤法以泄肝安胃。三诊改用一诊方，加茯苓，合姜、夏，为小半夏加茯苓汤止呕。四诊继续用三诊方，疲乏，加陈皮，合夏、参、苓、草，为六君子汤法。五诊继续用吴茱萸汤合小半夏加茯苓汤。加干姜，合半夏，为半夏干姜散，以治寒饮。另外，经来腹痛，加枳实，合干姜、吴茱萸以温经止痛。

刘某某，男，78岁。2006年6月23日初诊。胃癌手术后7年，现纳差，食后胃脘不舒，呕吐苦水，不能平躺，曾呕出蛔虫，小腹绞痛，腹泻日无度，甚者1小时泻3~4次，大便呈稀水样，小便少。舌尖红，苔薄白，脉弦缓。用吴茱萸汤。处方：吴茱萸10g、红人参5g、生姜15g、大枣20g、法半夏14g、炙甘草10g、黄连6g。3剂。2006年6月26日复诊。服药后腹泻止，大便成形，日3次，再未出现呕吐，小腹痛缓解，有时能感到隐疼，腹时胀，小便微黄。舌黯红，苔薄白，脉虚缓。用圣术煎合附子理中汤。处方：炒白术30g、干姜8g、肉桂3g、陈皮3g、红人参5g、茯苓15g、炙甘草10g、制附子3g。5剂。2006年7月1日三诊。药后腹胀减轻，平躺胃反流程度减轻，大便成形，日2次，但早上大便有急迫感，腹痛继减。舌红，苔黄腻，脉弦虚大。继续用上方。处方：炒白术40g、制附子3g、肉桂3g、陈皮3g、炙草6g、干姜8g、茯苓15g、红人参5g、炒川椒6g。7剂。2006年7月12日四诊。服药后腹痛止，大便成形，日2次，腹胀除。舌红绛，苔薄白，脉弦无力。用圣术煎化裁。处方：炒白术40g、肉桂3g、制附子3g、炙甘草10g、枳实6g、木香3g、炒川椒6g、小茴香3g、白蒺藜10g。7剂。（王建红医案）

辨证用方思路：一诊抓主证呕吐、腹泻，辨为吴茱萸汤证，用吴茱萸汤。加半夏，合生姜为小半夏汤以止呕吐。舌尖红，呕吐苦水，为肝热乘胃，加黄连，合吴茱萸为左金丸法以泻肝；合半夏，为半夏泻心汤法以治呕利。二诊根据时腹胀，小腹隐痛，辨为虚胀圣术煎证与附子理中汤证，用两法合方。三诊继续用圣术煎合附子理中汤，另合大建中汤（花椒、干姜、人参、胶饴）法加花椒。四诊继续用圣术煎合附子理中汤与大建中汤法化裁。

特别提示：本案二诊用圣术煎是遵从李克绍先生的经验手法。此法载于李克绍

《胃肠病漫话》，在《中医临床家李克绍》中也有记载，是其治疗“虚胀”的代表方。

圣术煎出自《景岳全书》卷五十一《新方八阵·热阵》，组成为：白术（用冬术，味甘佳者，五六七八钱，炒，或一二两），干姜（炒）、肉桂各一二钱，陈皮（酌用或不用）。水一盅半，煎七分，温热服。“治饮食偶伤，或吐或泻，胸膈痞闷，或胁肋疼痛，或过用克伐等药，致伤脏气，有同前证而脉息无力，气怯神倦者。速宜用此。不得因其虚痞虚胀而畏白术，此中虚实之机，贵乎神悟也。”“若用治寒湿泻痢呕吐，尤为圣药。”

4.用于治疗腹泻

田某某，女，62岁。住北京王平村。2007年10月20日初诊。头晕，恶心，腹泻4天，作脑CT检查正常，胃脘痞满不舒，体疲乏，夜间醒后身上出汗多，现正在某医院住院治疗。舌淡红，舌边有齿痕，苔薄白，脉沉。用吴茱萸汤合半夏泻心汤。处方：吴茱萸10g（开水烫洗7次）、红人参6g、生姜6g、大枣7枚、法半夏15g、干姜10g、黄芩10g、黄连10g、茯苓30g、炙甘草6g。6剂。2007年11月3日二诊。服药后头晕、恶心顿消，大便次数减少，日2~3次，食纳增进，夜间已不出汗。现胃脘仍痞满，口苦，心烦，脑鸣。舌尖边嫩红，苔薄白，脉沉弦缓。用小柴胡汤合枳实栀子豉汤。处方：柴胡18g、黄芩10g、法半夏15g、红人参6g、生姜10g、大枣4枚、枳实10g、淡豆豉10g、焦山栀10g。7剂。2007年11月10日三诊。服上药头晕未再发生，胃脘痞满大为减轻，大便转正常，2~3天1次，不干燥，口已不苦。现仅觉头脑不太清爽。舌淡红嫩，苔薄白，脉沉缓滑无力。用瓜蒌薤白半夏汤加味。处方：瓜蒌皮15g、薤白10g、法半夏15g、桂枝10g、茯苓15g、枳壳10g、红人参10g、炙甘草6g、生姜6g、大枣4枚。7剂。（王建红医案）

辨证用方思路：一诊抓主证恶心、腹泻，辨为吴茱萸汤证；脘痞，为半夏泻心汤证；头晕、恶心，为小半夏加茯苓汤证。用三法合方。二诊抓主证口苦，辨为小柴胡汤证；根据心烦、胃脘痞满，辨为枳实栀子豉汤证。用两法合方。三诊针对胃脘痞满、头脑不清爽，从痰饮考虑，用瓜蒌薤白半夏汤合苓桂术甘汤法继续调治。

特别提示：用吴茱萸汤合半夏泻心汤治疗呕吐而肠鸣便溏心下痞是遵从胡希恕先生的经验。胡先生的这一经验详见“讨论与小结”。

姜某某，男，14岁。北京樱花园实验中学学生，住北京酒仙桥。2008年4月7日初诊。感冒1周余未愈，仍身冷，咳嗽。腹泻3天，日泻2次，泻前腹痛，今天持续腹痛半天，以脐上痛为主。呕吐1次，去医院检查未发现异常。舌淡红，苔薄白腻，脉弦滑。用吴茱萸汤合小柴胡汤。处方：柴胡12g、黄芩6g、法半夏10g、炙甘草6g、吴茱萸6g、红人参4g、干姜6g、大枣5枚、木香6g。7剂。2008年4月10日复诊。服上药后腹泻、腹痛、呕吐均止，感冒愈。舌淡红，苔薄白，脉滑略数。用香砂六君子汤。处方：党参10g、茯苓12g、苍术10g、炙甘草6g、陈皮6g、法半夏10g、砂仁6g（后下）、木香6g、生姜2片、大枣2枚、紫苏梗10g、焦三仙各10g。3剂。（王建红医案）

辨证用方思路：感冒1周后身冷、呕吐、脉弦，为小柴胡汤证；呕吐、腹泻、腹痛、苔薄白腻，为吴茱萸汤证。用两方合法。腹泻，腹痛，仿理中汤法以干姜易生姜。干姜合半夏亦为半夏干姜散，可温化寒饮以治呕利。另加木香止腹痛。二诊用香砂六君子汤以善后。

5.用于治疗胃痛

张某某，女，40岁。2010年4月10日初诊。胃痛，泛酸，胃部怕凉，也不敢饮食冷物，遇热胃痛可缓解。呃逆明显，咽喉不利如有物阻，口黏时苦。大便偏稀，矢气多，小便正常。月经正常，白带不多。舌淡红，苔薄白，脉细弦。用吴茱萸汤合柴胡桂枝汤。处方：吴茱萸3g、红人参3g、生姜10g、大枣12g、柴胡15g、黄芩8g、法半夏12g、桂枝10g、白芍10g、炙甘草6g、生牡蛎30g、香附10g。5剂。2010年4月15日复诊。服药后胃痛止，平时已不泛酸，仅在偶尔吃多后胃酸，呃逆、口黏减轻，痰涎减少，矢气减少，大便日1~2次，小便正常。舌偏红，苔薄白，脉细弦缓。继续用上方化裁。处方：吴茱萸3g、红人参3g、生姜10g、大枣12g、柴胡15g、黄芩10g、法半夏10g、桂枝10g、白芍10g、炙甘草6g、生牡蛎30g、香附10g、佛手10g。10剂。胃痛、泛酸、呃逆等证止，大便正常而愈。（王建红医案）

辨证用方思路：一诊抓主证胃痛、泛酸，呃逆，便稀，辨为吴茱萸汤证；根据口苦，呃逆，胃痛，辨为柴胡桂枝汤证。用两法合方。胃痛加香附；泛酸加牡蛎。二诊守法继续用前方，另加佛手以行气。佛手既疏肝理气，又行气理脾，既消胀，又止痛，且能燥湿化痰。其兼有青皮和橘皮两药之效，但性柔和而既没有橘皮那样燥，又没有青皮那样峻猛。刘渡舟先生常用此药。

特别提示：胃痛，泛酸，用柴胡桂枝汤加吴茱萸、牡蛎，是先师王正宇教授的经验。我们遵从之而常用此方治疗胃痛吞酸。

贾某某，男，36岁。来京民工住安贞桥。2007年1月3日初诊。咳嗽，咽喉不利已多年，服药未效。胃脘胀痛，口中白色泡沫样唾液多，口腔内经常溃疡，大便不成形，日2~5次，小便黄。舌红，苔薄白，脉滑。用吴茱萸汤合半夏干姜散与理中汤。处方：吴茱萸8g（开水烫洗7次）、红人参6g、干姜6g、生姜10g、大枣10枚、炙甘草10g、茯苓12g、苍术10g、法半夏15g。3剂。2007年1月6日复诊。服药后咳嗽明显减轻，胃胀痛消失，口中唾液减少，大便已成形，小便黄，口中溃疡未愈。舌红，苔薄白，脉滑数。处方：上方加黄连3g。6剂。2007年5月21日三诊。自从服上次药后已不咳嗽，口中唾液转正常，胃胀痛未再发作。本次因口腔溃疡来就诊，口渴，大便稀，日1~2次，小便黄。舌红，苔薄白腻，脉沉缓。用甘草泻心汤。处方：生甘草6g、炙甘草6g、法半夏15g、干姜10g、黄连10g、黄芩10g、红人参6g、生石膏45g（先煎）、苍术10g、泽泻10g。7剂。（王建红医案）

辨证用方思路：一诊抓主证口中多白色泡沫样唾液，辨为吴茱萸汤证；根据大便不成形，辨为理中汤证，用两法合方。加半夏、茯苓，合生姜，为小半夏加茯苓汤，以逐痰饮。其干姜合半夏，为半夏干姜散可温化寒饮。二诊根据小便黄，口中溃疡未愈，脉滑数，加黄连以泻心肝之火。三诊用甘草泻心汤主治口腔溃疡。

特别提示：胡希恕先生在《经方传真》中指出：胃脘疼，呕而不欲食者，宜用吴茱萸汤。我们在临床上多遵胡先生经验，用吴茱萸汤治疗胃虚寒饮内停的胃痛。

6.用于治疗胃胀

张某某，女，51岁。沈阳市人。2007年12月10日初诊。胃胀，进食饮水则胀甚，左胁气胀明显，已5~6年，自觉有气过水声，拍打胀满部位则易呕吐。打嗝不顺畅，如能舒畅打嗝出气则适，气出不来则胃内有酸热感。胀满上午以胃脘部明显，下午则以腹部明显，矢气不畅，大便软而频，有解不净的感觉，小便利。舌淡，苔薄白，脉沉缓。用附子粳米汤合大黄附子汤化裁。处方：制附子10g、法半夏15g、炙甘草6g、厚朴10g、生大黄4g、红人参6g、干姜10g、茯苓15g、砂仁10g（后下）。3剂。2007年12月13日复诊。服上药无变化，仍嗳气，左胁胀，仅胃中灼热减轻，口喜唾白涎沫痰，吐出白涎沫痰后胃中舒服，大便不畅。舌淡胖大，苔少，舌面水滑，脉细弦。处方一，用吴茱萸汤合甘草干姜汤：吴茱萸10g（开水烫洗7次）、红人参10g、生姜10g、大枣5枚、干姜6g、炙甘草10g。7剂。处方二，用柴胡桂枝汤合吴茱萸汤：柴胡12g、黄芩8g、法半夏15g、红人参6g、桂枝8g、白芍8g、吴茱萸8g（开水烫洗7遍）、生姜10g、大枣4枚、生牡蛎30g、炙甘草6g、木香6g。7剂。先服处方一，继服处方二。2007年12月24日三诊（打电话问诊）：服上方胃脘胀满与胁下胀满明显减轻，口唾涎沫止。用附子粳米汤合理中汤化裁。处方：制附子10g、法半夏15g、砂仁10g（后下）、红人参6g、干姜10g、苍术10g、厚朴15g、枳实12g、炙甘草10g。10剂。2008年4月7日四诊（打电话问诊）。坚持服用上方，胃脘部已不胀，左胁气过水声显著减少，大便正常，小便利。现疲乏，饮水后胃内有下坠感。继续用上法调治。处方：制附子10g、法半夏15g、砂仁10g（后下）、红人参6g、干姜10g、苍术10g、炙甘草10g、枳实12g、厚朴15g。10剂。（王建红医案）

辨证用方思路：一诊根据胃胀、呕吐，用附子粳米汤；根据左胁下偏一侧胀，大便频而不爽，用大黄附子汤。二诊抓主证喜唾白涎沫痰，舌胖大水滑，一方用吴茱萸汤合甘草干姜汤；根据胁胀痛，二方用柴胡桂枝汤合吴茱萸汤。三诊根据用吴茱萸汤合甘草干姜汤后的疗效，断定为寒水之气伤阳证，故用附子粳米汤合理中汤化裁。

7.用于治疗咳嗽哮喘

王某某，男，71岁。北京第一机床厂退休职工。2006年6月16日初诊。咳嗽阵作，咳甚则呕吐，吐出食物与白稀泡沫痰，咳嗽痰多，伴头痛，前后胸痛，胃脘痞满，口苦咽干，口渴欲饮，阵发性出汗，不时遗尿，大便干结。舌大质淡青，苔薄白润，脉弦滑。用吴茱萸汤合小柴胡汤，处方：吴茱萸6g、红人参4g、生姜10g、大枣20g、柴胡24g、黄芩10g、法半夏12g、炙甘草6g。7剂。2006年6月23日复诊。服药咳嗽减轻，呕吐止，口苦、咽干除，痰量减少，胃脘痞满改善，大便软，日1次，小便正常。用射干麻黄汤，处方：射干5g、炙麻黄5g、细辛3g、法半夏14g、五味子12g、紫菀10g、款冬花10g、生姜6g、大枣12g、茯苓15g、陈皮10g、紫苏叶6g、紫苏子6g。7剂。咳嗽痊愈。（王建红医案）

辨证用方思路：一诊抓主证咳甚则呕吐，吐出食物与白稀泡沫痰，辨为吴茱萸汤证，另抓主证口苦、咽干，辨为小柴胡汤证。用两法合方。二诊呕吐、口苦止，故不再用吴茱萸汤与小柴胡汤。抓主证咳嗽、咳痰，辨为射干麻黄汤证，用此方。另加陈、苓，合半夏，为二陈汤法，燥湿化痰；再仿杏苏散法加紫苏叶、紫苏子宣肺止咳。

宋某某，女，25岁。2006年10月16日初诊。感冒20余天，咳嗽初为黄痰，服抗生素后变为白痰，现咳嗽不止，白痰不容易咯出，咳嗽伴有气喘，候中有哮鸣音，入夜明显，不能平躺，口干不渴，喝水则胃胀，恶心，呕吐白色痰涎，胸闷，小便黄，大便正常。舌尖红，苔白黏腻，脉沉滑缓。用射干麻黄汤合吴茱萸汤。处方：炙麻黄10g、射干8g、细辛3g、法半夏15g、五味子14g、紫菀10g、款冬花10g、吴茱萸6g（开水烫洗7次）、生姜10g、大枣7枚、桔梗10g、浙贝母10g。3剂。2006年10月19日复诊。服药后呕吐止，咯痰不黏了，痰量大减，已能饮水，喉中哮鸣音基本消失。胸仍闷，气不够用，咽干，大小便正常。舌红，苔白，脉弦滑。用小柴胡汤化裁。处方：柴胡15g、黄芩10g、法半夏12g、五味子12g、干姜3g、红人参3g、炙甘草6g、生姜10g、大枣4枚、茯苓15g、桔梗10g、浙贝母10g。4剂。咳嗽愈。（王建红医案）

辨证用方思路：一诊抓主证咳喘喉中有哮鸣音，辨为射干麻黄汤证；根据恶心、呕吐白色痰涎，辨为吴茱萸汤证。用两法合方。痰多，去人参，加浙贝母、桔梗。二诊抓主证咽干、胸闷、脉弦，用小柴胡汤加减调和。

特别提示：仲景小柴胡汤方后加减法载："若咳者，去人参、大枣、生姜，加五味子半升，干姜二两。"陈念祖遵此法，常用小柴胡汤加干姜、五味子，治疗久治不愈的难治性咳嗽。如他在《医学实在易·咳嗽续论》中说："余取'上焦得通'三句，借治劳伤咳嗽，往往获效。"本案二诊用小柴胡汤加干姜、五味子，正是仿照了陈念祖的用法。

胡某，女，51岁。北京七星华电有限公司。2007年8月8日初诊。咳嗽6天，静脉点滴抗生素5天，咳嗽缓解，咯白黏痰，咳出不利，无发热，咽痒阵咳，心烦，口干不欲饮水，饮水后胃脘不舒，大便正常，小便灼热。此病前曾患带状疱疹。舌黯红，苔根白腻，脉沉缓滑。用射干麻黄汤。处方：炙麻黄8g、射干10g、细辛3g、法半夏15g、五味子14g、紫菀10g、款冬花10g、生姜10g、大枣7枚、桔梗10g、杏仁10g、浙贝母10g。3剂。2007年8月11日复诊。服药后咳嗽减轻，咳痰较利，平素就咯痰多，口黏，自觉咳嗽时肺内有发空感，头顶沉，口中唾液多，口干明显，小便已不热。舌淡黯青紫、边有瘀斑，苔白黏浊腻，脉缓滑。用吴茱萸汤合半夏厚朴汤。处方：吴茱萸8g（开水烫洗7次）、红人参6g、生姜12g、大枣7枚、法半夏15g、厚朴15g、紫苏叶15g、茯苓15g、陈皮10g、炙甘草6g。4剂。2007年8月22日三诊。患者自己感觉服第2方比第1方效果好，服药后口干明显减轻，口中唾液减少，阵咳明显减轻，痰明显减少。大便成形，日2次。唾液发黏。舌边黯红，苔白厚腻，脉沉缓。改用四逆汤合麻黄附子细辛汤加味。处方：制附子6g、红人参8g、干姜6g、茯苓15g、炙麻黄3g、细辛3g、五味子6g、陈皮10g、炙甘草6g。5剂。2007年8月29日四诊。咳嗽、咯痰愈。胃纳差，胃泛酸，有时呃逆，大便成形，1日1次，小便利。舌淡黯，苔薄白

腻，脉沉缓滑。用六君子汤加味调理。（王建红医案）

辨证用方思路：一诊根据咳嗽咯白黏痰、苔白腻，辨为射干麻黄汤证，用此方加味。二诊抓主证头顶沉、口中唾液多两症，辨为吴茱萸汤证；根据咳嗽，苔白黏浊腻，辨为半夏厚朴汤证。用两法合方。另合二陈汤法加陈皮燥湿化痰。三诊根据脉沉缓，参考前两次用方，辨为四逆汤与麻黄附子细辛汤证，用两法合方。

许某某，女，64岁。北京化工大学教师。患者2006年12月20日曾咳嗽，用射干麻黄汤治愈。2007年11月16日复来诊，主诉近1年都没有咳嗽，近1周因感冒咳嗽复发，咯白色泡沫黏痰，哮喘，每天都须用喷雾剂哮喘才缓解，现胃脘痞塞，食不下，泛酸，有灼热感，呕吐，日进食仅1~2两，大便干结如羊粪，2~3天1次，小便量少。口唇发绀。舌胖大青紫、舌下静脉怒张紫黑，苔薄白秽浊而腻，脉沉缓软。用吴茱萸汤合小半夏加茯苓汤。处方：吴茱萸8g（开水烫洗7次）、红人参6g、生姜15g、大枣7枚、法半夏15g、茯苓15g、枳实10g、厚朴10g、炙麻黄10g、炙甘草10g。3剂。2007年11月19日二诊。咳嗽显著好转，痰量减少，痰比以前变稠，咯痰顺畅，胃脘痞塞减轻，饮食增加，呕吐止，胃灼热感减轻，偶尔泛酸，大便先干后软。舌胖大质黯红、边有齿痕，苔水滑，脉沉细滑。用吴茱萸汤合小柴胡汤。处方：吴茱萸10g（开水烫洗7次）、红人参6g、生姜10g、大枣7枚g、柴胡15g、黄芩10g、法半夏15g、炙甘草6g、茯苓15g、苍术10g、厚朴12g、陈皮10g、紫苏梗10g、生牡蛎30g。7剂。2007年11月26日三诊。已不咳嗽哮喘，仅有少量白痰，胃纳好转，已能吃肉，胃不再泛酸，灼热减轻，大小便正常。舌胖大、青紫，苔薄白润，脉沉缓滑。用香砂六君子汤加味调理。处方：红人参6g、苍术10g、茯苓15g、炙甘草6g、陈皮10g、法半夏12g、砂仁6g（后下）、木香6g、枳壳6g、桔梗6g、生姜2片、大枣2枚。7剂。（王建红医案）

辨证用方思路：一诊抓主证呕吐、泛酸，辨为吴茱萸汤证；根据胃脘痞塞，咯白色泡沫黏痰，辨为小半夏加茯苓汤证。用两法合方。胃脘痞塞食不下，大便干结，加枳实、厚朴；咳喘，加麻黄、炙甘草。二诊继续用吴茱萸汤，因诸症减轻，合用小柴胡汤调和。另合小半夏加茯苓汤法，加茯苓化痰；合二陈汤法加苍术、厚朴、陈皮燥湿；加牡蛎，合吴茱萸治泛酸。三诊用香砂六君子汤善后。

8.用于治疗经前头痛

杨某，女，47岁。2010年4月8日就诊。患高血压病，颈椎病，肾上腺瘤，现左侧偏头痛，月经前加重，以胀痛为主，头枕部遇冷则痛，眉棱骨痛，目珠胀，手心热，颈强，平时咽痒，干咳，口唇发绀，月经正常，末次月经3月12日，月经来时乳房胀，小腹凉，大小便正常。舌淡青，苔薄白，脉弦滑数。用吴茱萸汤合小柴胡汤。处方：吴茱萸3g、党参10g、生姜10g、大枣12g、柴胡15g、黄芩10g、法半夏12g、炙甘草6g、葛根30g、白芷10g、川芎10g、蔓荆子10g。7剂。2010年4月15日复诊。月经12日来潮，胸乳未胀痛，头未痛，眉棱骨也未再痛，干咳、咽痒愈，自觉身体轻松了许多。素有痔疮，常出血，近3天再次出血，量多，色黯，大便偏干，小便利。舌边红，苔薄白，脉细弦。用槐花散加减。处方：荆芥炭10g、防风10g、侧柏炭15g、炒槐花30g、黄连10g、生地榆30g、生甘草10g、枳实10g、桑叶15g、桔梗6g、川楝子6g。7剂。（王建红医案）

辨证用方思路：一诊抓主证头痛、枕部遇冷则痛，辨为吴茱萸汤证；根据月经来时乳房胀，月经期头痛加重，目珠胀，辨为小柴胡汤证。用两法合方。因眉棱骨痛，故仿柴葛解肌汤法加葛根、白芷，疏解阳明；另加川芎、蔓荆子止头痛。二诊头痛止，改用槐花散加减治痔疮出血。

9.用于治疗鼻炎

张某，男，33岁。住北京安贞西里。2008年1月30日初诊。从2002年起经常感觉咽喉有痰不舒，总想吐，流清涕，早上起床即呕吐白涎痰，夹有血丝。在北京某医院诊断为过敏性鼻炎，服药无效，且症状日渐加重。鼻痒，鼻流清涕，且清涕经常倒流，大便干，小便黄，排尿无力。舌胖大青紫，苔薄白滑，脉滑。用吴茱萸汤合小半夏加茯苓汤。处方：吴茱萸8g（开水烫洗7次）、红人参6g、生姜15g、大枣4枚、法半夏12g、茯苓30g。3剂。2008年2月2日复诊。服上方1剂，咽喉痰涎即减少许多，鼻痒减轻，早上呕吐物减少，血丝变淡。现清涕仍多，口苦，大便已不干，小便黄，小便无力。舌胖淡红，苔薄白，脉沉滑。用吴茱萸汤合柴胡桂枝汤。处方：吴茱萸8g（开水烫洗7次）、红人参6g、生姜15g、大枣7枚、柴胡15g、黄芩8g、法半夏15g、茯苓30g、桂枝6g、白芍6g、炙甘草6g。12剂。2008年2月20三诊。服药后咽干、鼻痒减轻，痰涎减少，早上已不呕吐。仍口苦，大便偏干，自觉身上燥热感。舌偏红嫩，苔薄白，脉缓滑。用小柴胡汤调治。处方：柴胡15g、黄芩8g、法半夏12g、红人参6g、生姜6g、炙甘草6g、大枣7枚、浙贝母10g、桑白皮15g、杏仁10g、紫菀10g。12剂。（王建红医案）

辨证用方思路：一诊抓主证早晨呕吐涎痰，辨为吴茱萸汤证；根据舌胖大苔滑、呕吐，辨为小半夏加茯苓汤证。用两法合方。二诊抓主证口苦，辨为小柴胡汤证，而清涕仍多，为桂枝汤证，方用吴茱萸汤合柴胡桂枝汤。舌胖大、小便无力，加桂枝、茯苓通阳利尿。三诊已无吴茱萸汤证，仍口苦，小柴胡汤证仍在，继续用小柴胡汤。咽中有痰，加浙贝母、桑白皮；大便偏干，加杏仁、紫菀。

三、讨论与小结

（一）刘渡舟先生用吴茱萸汤的思路与手法

刘渡舟先生认为吴茱萸汤证最关键的病机是肝寒，他强调："脏寒易生水，脏热易动风"。肝寒及胃，胃寒而水饮由生，肝寒冲逆犯胃，水饮随之上逆则呕吐涎沫。因此，吴茱萸汤证的特点是呕吐，或干呕吐涎沫，头痛，或头晕，也治胃寒胃痛而呕吐，肝气犯胃而泛酸水。其舌质淡，舌苔水滑。其脉弦缓，或弦迟。以此为辨吴茱萸汤证的要点。

从我们跟诊抄录的医案来看，刘渡舟先生用吴茱萸汤所治的病例主要是慢性肾炎、冠心病等慢性病发病过程出现的吴茱萸汤证，如冠心病见胃凉时痛、恶心，吞酸者（"汪某某，男，62岁"案），或冠心病见胃冷痛，呃逆者（"杨某某，女，57岁"案），慢性肾炎见胃胀痛愈，而口涎多者（"陈某某，女，27岁"案）等。另外，也用此方治疗虽无呕吐，但腹痛，大便溏，脉弦而缓，表现为吴茱萸汤证者（如敖某案），或胃痛、呃逆，表现为吴茱萸汤证者。

值得重视的用法是，肝不寒，而肝反热，并见胃寒内饮，肝热冲击犯胃，发为呃逆、呕吐者，刘渡舟先生仿左金丸法，制订芩连吴茱萸汤治之，如"李某，男，26岁"案。这种手法类似半夏泻心汤法，也寒热并用，辛开苦降，颇能给人以启发。

刘渡舟先生用吴茱萸汤各药的量适中而不大，一般用量：吴茱萸最大量用8g，小剂量有4g、5g、6g不等；红人参（或党参）用8g、5g、3g；生姜12g、10g；大枣7枚、6枚、4枚。用原方4味药者较少，合方运用者为多。

（二）学习理解与临证感悟

1.方证对应与抓方证的特征性症

吴茱萸汤方　《神农本草经》谓：吴茱萸"主温中下气，止痛，咳逆寒热，除湿，血痹，逐风邪。”本方用吴茱萸温中下气止呕，又除湿、止痛，佐用大剂量生姜（六两）温中散寒、逐饮止呕。另用人参、大枣甘温补胃气。全方以温中补虚止呕为主，兼可止痛、除湿、逐饮，主治虚寒呕吐，兼治下利，吐涎沫，头痛等。

吴茱萸汤证 胃虚有寒，“食谷欲呕者”（《伤寒论》第243条）；“吐利，手足厥冷，烦躁欲死者”（《伤寒论》第309条）；“干呕，吐涎沫，头痛者”（《伤寒论》第378条）；“呕而胸满者”（《金匮要略·呕吐哕下利病脉证治》第8条）。

吴茱萸汤汤证的特征性症（主证） 本方证的主证是呕吐，或吐涎沫。兼见证或为头痛，或为眩晕，或为胃痛，或为腹泻，或为咳嗽。临床上凡恶心、呕吐、干呕吐涎沫，但见口中和，舌淡苔滑，脉沉弦不数者，即可辨为吴茱萸汤证。

本方证特征性表现之一是干呕，吐涎沫。胡希恕先生认为：干呕，不吐食物，只吐出胃中停饮，而为涎沫。临床上可见不吐涎沫，但口水素多者。（《经方传真》）刘渡舟先生认为：所谓“干呕，吐涎沫”，涎沫不是食物，涎沫是水饮，也是水液。临床常可以看到一些病人总是干呕，总有涎沫，吐之不完，有的就像鸡蛋清。（《刘渡舟伤寒论讲稿》）胡希恕先生与刘渡舟先生的这些经验，可作为辨识吴茱萸汤证的重要依据。

2.辨方证的疑难点

（1）关于头痛：吴茱萸汤所治的头痛必须以呕吐或恶心与头痛并见为特点，我们在临床上体会到，凡是血管神经性头痛不论痛在哪一侧或者全头痛，只要见有吴茱萸汤证者，用之有神效。然而，三叉神经痛所致的单侧头面痛，即使伴有呕吐、恶心，用吴茱萸汤也不会有效。

（2）关于腹泻：理中汤是治疗太阴病下利腹泻的专方，但理中汤证多兼有腹满，而不一定有呕吐、恶心。吴茱萸汤所主治的腹泻属于寒饮，腹不满，但多伴有恶心。刘渡舟先生强调：《伤寒论》309条虽然有吐有利，但应该以吐为主。吴茱萸汤虽然治吐，也治下利，但是治疗的重点是呕吐。（《刘渡舟伤寒论讲稿》）

3.方的结构与拓展证——扩展应用的思路

从方的结构分析，吴茱萸汤以吴茱萸为君药，其“温中下气”的功效，配善于止呕的生姜，可温中散寒止呕，故可治疗中寒饮逆的呕吐。其“除湿”的功效，配善于散水气的生姜，可温中燥湿，发散水气，故可治疗寒湿下利。其“止痛”的功效，配善于散寒的生姜，可散寒止痛，故可治疗头痛、胃痛。其主“咳逆”的功效，配善于化饮止咳的生姜，温肺化饮止咳，可治疗咳喘。

全方分为两组药，一是吴茱萸配生姜，构成以上四方面功效。二是人参、大枣，甘温补中益气生津，主治胃脾气虚。两组药配合，在补脾胃气的基础上，具有温中止呕，散寒止痛，燥湿止泻，温肺化饮止咳平喘的功效，故可治疗脾胃虚寒，寒饮上逆所致的呕吐、干呕吐涎沫头痛、呕吐下利、咳逆上气、呕吐而胸满等病证。

4.几点特别体会

（1）关于吴茱萸与生姜的用量

我们在临床上体会到，对于剧烈性头痛、呕吐等，吴茱萸的用量必须在15g以上，最少用15g，而生姜的量必须在18g以上。另外必须用大枣，大者5枚（20g以上），小者要更多。因此方味辛辣，气浓烈难喝，用大枣可以矫正气味。吴茱萸有毒，须另包，用滚烫的开水烫洗7次，然后与其他药一起煎。

（2）用吴茱萸汤治疗咳喘

《神农本草经》谓：吴茱萸主“咳逆寒热”，其配生姜，更可治“咳逆”。我们在临床中发现，部分咳喘病人有咳甚则呕吐，或咳而吐涎沫等吴茱萸汤证的特征性表现。对此，我们则在治咳主方中合入吴茱萸汤，发现有很好的疗效。如前述用吴茱萸汤合半夏厚朴汤治咳嗽的“胡某，女，51岁”案，用射干麻黄汤与吴茱萸汤合方治疗咳嗽呕吐涎沫的“宋某某，女，25岁”案，用吴茱萸汤合小柴胡汤治疗咳甚则呕吐的“王某某，男，71岁”案，治疗腹泻咳嗽的“姜某某，男，14岁”案，用吴茱萸汤合小半夏加茯苓汤治咳喘的“许某某，女，64岁”案等，均是用吴茱萸汤与其他治咳喘方合法治疗咳嗽哮喘的案例。

通过这些医案可以看出，咳喘病程中可以出现吴茱萸汤证，吴茱萸汤能够治疗咳喘。这是我们拓展运用吴茱萸汤的新体会。由于之前我们较少见到用吴茱萸汤治疗咳喘的报道，因此，这一体会具有比较重要的临床意义。

刘渡舟先生在讲解《伤寒论》第197条（“阳明病，反无汗而小便利，二三日呕而咳，手足厥者，必苦头痛。若不咳不呕，手足不厥者，头不痛。”）时指出：本条不但胃虚，而且还有寒逆，往上攻了，临床上有没有这样的病啊？是有的，连呕带咳嗽，带头痛，这是有的。用什么方治？仲景未明处方。注家七言八语说了很多的方子，根据我个人的意见，应当吃吴茱萸汤。在这里，刘渡舟先生提出了用吴茱萸汤治疗“呕而咳”的经验。我们在临床上常碰到“呕而咳”，或“咳而呕”的患者，遵从刘渡舟先生的这一见解，用吴茱萸汤治疗，发现有很好的疗效。从而验证了刘渡舟先生的这一认识是正确的，如前述治疗咳甚而呕吐的“王某某，男，71岁”案，即是一例。

（三）吴茱萸汤的合方应用

1.吴茱萸汤合小柴胡汤 胡希恕先生在《经方传真》小柴胡汤方后推举一方，即小柴胡加吴茱萸汤。此方实为小柴胡汤与吴萸汤的合方，主治二方的合并证。

我们在临床上遵从胡希恕先生的这一手法，以吴茱萸汤合小柴胡汤，治疗吴茱萸汤证与小柴胡汤证并见之证，发现有很好的疗效。如前述用治突发头晕头痛的“王某某，女，43岁”案，用治腹泻呕吐咳嗽的“姜某某，男，14岁”案，用治呕吐的“孙某，女，29岁”案，用治眩晕而呕吐的“刘某某，女，62岁”案，用治咳甚而呕吐的“王某某，男，71岁”案，用治经前头痛的“杨某，女，47岁”案等，均用小柴胡汤与吴茱萸汤合方。

吴茱萸汤证以胃虚寒饮上逆而见呕吐，或干呕吐涎沫头痛，或呕吐而下利，或呕吐而胸满为主症。小柴胡汤证以胆热枢机不利而见口苦，咽干，目眩，寒热往来，胸胁苦满，嘿嘿不欲饮食，心烦喜呕为主症。两方证前者为寒，后者为热。临床上肝胆、胃肠疾病最多寒热错杂证，更多见两方证的并见证。对此，用小柴胡汤合吴茱萸汤有很好的疗效。

2.吴茱萸汤合柴胡桂枝汤 柴胡桂枝汤证以“发热，微恶寒，支节烦痛，微呕，心下支结”为主。临床上常可见吴茱萸汤证与柴胡桂枝汤证并见之证，用此两方合法，有很好的疗效。如前述用治胃痛泛酸的“张某某，女，40岁”案，用治鼻炎欲呕流清涕，晨起呕吐白涎痰的“张某，男，33岁”案，用治胃胀口唾涎沫的“张某某，女，51岁”案等，治疗过程均曾用柴胡桂枝汤与吴茱萸汤合法处方。

3.吴茱萸汤合半夏泻心汤 胡希恕先生在《胡希恕讲伤寒杂病论》吴茱萸汤方后指出：胃脘痛，呕而不欲食者，宜用吴茱萸汤，若更见腹鸣，大便溏频者，可用半夏泻心汤加吴茱萸治之。此法实为吴茱萸汤与半夏泻心汤的合方，无论胃肠炎，或胃溃疡，但见此两方证并见者，均有良验。遵照胡希恕先生的经验，我们在临床上常用此法治疗吴茱萸汤证与半夏泻心汤并见之证，如用治头晕呕吐腹泻的“田某某，女，62岁”案，用治胃癌术后呕吐腹泻的“刘某某，男，78岁”案等。

半夏泻心汤证以寒热错杂，心下痞，但满而不痛，或呕而肠鸣，心下痞为主；吴茱萸汤证以中寒呕、利为主。在呕吐、下利并见的胃肠疾病中，常可见到吴茱萸汤证与半夏泻心汤证并见之证，对此，用此两方合法，有很好的疗效。

4.吴茱萸汤合小半夏加茯苓汤　小半夏加茯苓汤治支饮“卒呕吐，心下痞，膈间有水，眩悸者。”吴茱萸汤治胃虚寒饮上逆，食谷欲呕，或干呕吐涎沫头痛，或呕吐下利者。两方均善止呕，但小半夏加茯苓汤偏于祛水饮，治眩、悸；吴茱萸汤偏于温中散寒，止头痛、胃痛。两方合用，相得益彰，逐饮，止呕，止痛功效更佳，治呕吐、眩晕、头痛、下利作用更强。我们在临床上常合用此两方，治疗两方证的并见证。如上述用治头痛呕吐的“刘某某，女，27岁”案，用治咳喘的“许某某，女，64岁”案，用治鼻炎见吴茱萸汤证的“张某，男，33岁”，用治呕吐的“孙某，女，29岁”案，用治突发头晕头痛的“王某某，女，43岁”案等。

5.吴茱萸汤合苓桂术甘汤　吴茱萸汤证以胃寒饮逆的呕吐，干呕吐涎沫头痛，眩晕为主症。苓桂术甘汤证以水饮冲逆，“心下逆满，气上冲胸，起则头眩，脉沉紧”，或“下有痰饮，胸胁支满，目眩”为主症。临床上常可见两方证并见之证。对此，用吴茱萸汤与苓桂术甘汤合方治疗，能够收到理想的疗效。如前述刘渡舟先生治冠心病而胃冷痛的“杨某某，女，57岁”案。我们用治眩晕而行走偏斜的“孙某某，女，48岁”案等。

6.吴茱萸汤合理中汤　理中汤治“喜唾，久不了了”，又治下利。吴茱萸汤也治干呕，吐涎沫。两方证均可出现喜唾，但吴茱萸汤证寒饮偏重，寒饮上逆，多见呕吐、头痛、眩晕等偏于向上的病机病症；理中汤证太阴脾阳虚寒偏重，中寒不运，多见腹痛、下利、下血等偏于向下的病机病症。临床上往往上下均病，见此两方证并见之证。对此，用吴茱萸汤与理中汤合方治疗，有很好的疗效。如前述用治胃胀痛多涎沫便溏的“贾某某，男，36岁”案。

7.吴茱萸汤合甘草干姜汤　甘草干姜汤治“肺痿吐涎沫而不咳者，其人不渴，必遗尿，小便数”，“必眩，多涎唾”之证。吴茱萸汤治“干呕，吐涎沫”。两方均治吐涎沫，但前者为胃寒饮逆，后者为肺阳虚，“肺中冷”。临床上常可见两方证并见之证，用两方合法，有相得益彰之效。如前述用治胃胀口唾涎沫的“张某某，女，51岁”案。

8.吴茱萸汤合半夏干姜散　半夏干姜散也治吐涎沫。《金匮要略·呕吐哕下利病脉证治》第20条载：“干呕吐逆，吐涎沫，半夏干姜散主之。”

李克绍先生《胃肠病漫话》认为，涎沫是胃中的水液，大多由于胃寒所致。并认为干呕吐涎沫之涎沫有两种不同类型：一是水饮清稀，不黏不稠，此为寒而清，应当用温性药把寒饮运化开，治疗以干姜为主药，如半夏干姜散。一是满口黏液丝，扯不断，吐不掉，也吐不完，此为寒而浊，应当用温性药把寒饮降下去，以吴茱萸为主，如吴茱萸汤。

我们根据李克绍先生的经验，临床常把此两方合用，治疗寒饮上逆吐涎沫的病症，收到了理想的疗效。如用治胃胀口唾涎沫的“张某某，女，51岁”案，用于治疗恶心呕吐的“孙某，女，29岁”案，用治胃胀痛多涎沫的“贾某某，男，36岁”案等，均在吴茱萸汤中合入了半夏干姜散。

（四）刘渡舟先生用时方

刘渡舟先生在运用吴茱萸汤中，合用或交替运用的时方主要有以下几首。

1.六君子汤、香砂六君子汤

六君子汤 出自《太平惠民和剂局方》，组成为：陈皮一钱，半夏一钱五分，茯苓一钱，甘草一钱，人参一钱，白术一钱五分。上切细，作一服。加大枣二个，生姜三片，新汲水煎服。原书主治以“痰挟气虚发呃”概之。

香砂六君子汤 清代柯琴在六君子汤的基础上加木香、砂仁，创制出了香砂六君子汤，用治脾胃气虚，痰阻气滞之证。

刘渡舟先生临证特别喜欢用六君子汤与香砂六君子汤，其用法主要依据《医宗金鉴》。《医宗金鉴·杂病心法要诀·虚劳》歌括云：“脾胃气虚四君子，脉软形衰面白黄。倦怠懒言食少气，参苓术草枣姜强，气滞加陈异功散，有痰橘半六君汤。肌热泻渴藿木葛，虚疟六君果梅姜。”《医宗金鉴·妇科心法要诀·调经》歌括云：“补养元气四君子，参苓术草枣生姜。异功加陈兼理气，虚痰橘半六君汤。呕吐香砂六君子，渴泻七味藿葛香。”刘渡舟先生对《医宗金鉴》此方证的歌括背得烂熟。临床上用此两方治疗过不少大病难症。其临证辨识六君子汤证的要点为：少气纳呆，胃胀，痞满，心慌，无力，头晕等。辨识香砂六君子汤的要点为：打嗝，饱胀，但舌淡，为虚胀者。

2.良附丸

良附丸 出自《良方集腋》卷上。组成为：高良姜（酒洗七次，焙研）、香附子（醋洗七次，焙研）各等分。上药各焙、各研、各贮，用时以米饮加姜汁一匙，盐一撮为丸，服之立止。原治心口一点痛，乃胃脘有滞，或有虫，多因恼怒及受寒而起之证。

刘渡舟先生常用此方治疗胃脘痛，每以本方两味药加味，或者在基础方中合用良附丸，治疗胃寒肝郁气滞所致的胃脘痛。其辨识此方证的要点为：胃中冷痛，饮食凉物则疼痛加重者。

后　记

论根柢于仲景而广用时方

刘渡舟先生是著名的伤寒学家，他在仲景之学研究与经方实践运用方面所取得的成就无人不知、无人不晓。但是，真正了解他临床用方特点的人却少之又少。其中最突出的是，他不仅擅用经方，更能兼收并蓄，深入研究时方而广用时方。这一点使他在伤寒学领域形成了独具一格的治学风范。

对此，我想略作讨论如下。

程门雪先生在《未刻本叶天士医案》校读记中指出："天士用方，遍采诸家之长，不偏不倚，而于仲师圣法，用之尤熟。近人以叶派与长沙相距……真真奇怪之极……不知叶氏对于仲师之学，极有根柢也。案中所载，历历可征。""……余决从天士入手，以几仲师之室。"

可见，叶氏之学是在根柢于仲景《伤寒论》《金匮要略》的基础上，再遍采唐宋金元诸家之长而形成的。

程门雪先生正是如此，其启蒙老师汪莲石，学宗《伤寒论》而服膺于舒驰远《伤寒集注》《六经定法》，临证擅用经方大剂治疗疑难重症。程门雪曾跟师学习，尽得其心传。继后又在上海中医专门学校教授《伤寒论》《金匮要略》，广用经方重剂于临床，在仲景之学与经方运用方面奠定了坚实的基础。汪石莲晚年，将程门雪介绍给丁甘仁。丁甘仁为孟河四大名医之一，信从叶桂、薛雪的温病之学，善用时方。程门雪遂跟师研究叶氏之学与时方的运用，也深得其心传。由此，造就了名医程门雪先生。

刘渡舟先生也是如此。先生1956年调入北京中医药大学《伤寒论》教研室任教（当时陈慎吾先生任教研室主任），在《伤寒论》教学与实践中，专注于仲景之学的研究，对经方的运用积累了丰富的经验，打下了坚实的基础。在此基础之上，先生又遍采诸家之长，广用时方（这一点，在本书的"写在前面""刘渡舟先生用方"中已有详细的论述），从而形成了刘渡舟先生的独特的临床辨证用方风格。

江尔逊先生与程门雪、刘渡舟先生的治学如出一辙。江先生师从蜀中名医陈鼎三，对《伤寒论》《金匮要略》有深入的研究，推崇“方证相应”，临证善于用经方治疗疑难重证，被誉为“伤寒临床家”。但又特别重视时方研究，临证广用时方，也有深刻的体验。他曾提出要把经方“方证对应”之法“引申”运用于时方。如其说：“留心研究仲景在《伤寒杂病论》自序中所坦露的学术思想和治学方法，不难看出他在创立方证对应时是从两个方面同时工作的：一是在‘博采众方’的基础上进行反复的临床验证与筛选；二是在仔细观察病情和药后反应的基础上，客观、准确地记录了经方的典型的适应证。……倘若我们踏着仲师的足迹，而在‘博采时方’的基础上进行反复的临床验证与筛选，同时客观、准确地记录经筛选后的高效时方的典型的适应证，就能将方证对应逐渐引申到时方的广阔领域。”江先生是将“方证对应”“引申”到时方的积极实践者。例如，他发现《温病条辨》香附旋覆花汤是十枣汤的变化方，遂将其作为治疗悬饮（相似于渗出性胸膜炎、胸腔积液）轻症的主方之一，在临床上反复应用，反复实践，观察其药后的效应与特征性适应证，最终发现其规律：香附旋覆花汤证的胁痛，既不是胀痛，也不是刺痛、隐痛，而是“牵掣作痛”“且移动体位则疼痛加重”。从而在吴瑭原方证的基础上确定了香附旋覆花汤的适应证。（江长康，江文瑜.经方大师传教录·伤寒临床家江尔逊“杏林六十年”.北京：中国中医药出版社，2010：197.）

还有一位教授与刘渡舟先生颇为相似，即李克绍先生。李先生为山东中医药大学教授，在伤寒教研室任教，曾任伤寒教研室主任。对伤寒论的研究卓有成果，著有《伤寒解惑论》，在学术界影响甚大。临证善于用于经方，有丰富的经验。先生在根柢于仲景伤寒之学的基础上，遍读各家之书，也广用时方。其所著的《胃肠病漫话》中就采集了许多有效时方，如用薛雪《湿热病篇》的苏叶黄连汤治疗呕吐，用张景岳圣术煎治疗虚胀，用《苏沈良方》遇仙丹治疗瘀血胃脘痛，用《证治准绳》滋燥养荣汤治疗便秘之风秘等。此书实用价值非常高，我们在临床上曾临摹运用，深刻地体验到，李教授所介绍的论治胃肠病的小方剂，多有极好的疗效。

北京中医药大学宋孝志教授是道地的伤寒学家与经方临床家，先生生前一直在附属东直门医院内科任临床医生，擅用仲景经方治疗疑难重症，疗效显著而深受同道们尊重。但宋教授又广用时方，用时方也能每起沉疴，如用《备急千金要方》朴消荡胞汤（《备急千金要方》卷第二，妇人方上）治疗膜样痛经。我们曾遵宋先生之法治疗膜样痛经数例，经验证的确有效。另外，先生还擅长自创新方，治疗现代难治病，如他创制草河车汤治疗肝炎胁痛，具有很好的疗效。刘渡舟先生就曾采用宋先生草河车汤治疗胁痛，也收到显著疗效（本书中有具体介绍）。

我的启蒙老师陕西中医药大学王正宇教授也是如此，他早年曾跟随一位王姓人称“八先生”的医生学医，“八先生”是深藏于民间的伤寒学家与经方运用的高手。受其影响王正宇先生苦读《伤寒论》，广泛研究各家之注，尤其对陈念祖晚年所著的《伤寒医诀串解》倍加推崇，可通背此书。临证擅于用仲景经方重剂治疗大病难症，如曾用桂枝加附子汤再加白术治愈一寒痹重症，其中生附子竟然用至一两（30g）（《王正宇医疗经验存真·医案医话》）。因放胆用经方大剂而每起沉疴，故名噪陕西西府岐山。以此为契机，先生在陕西中医学院成立初即被推荐至该校任教。然而学校却没有安排他教授《伤寒论》，而任其讲授《方剂学》与《中医各家学说》，这反而给他带来了广泛研究时方的机会。他开始研究唐宋金元各家之说，其中对叶桂、薛雪、吴瑭等温病学家以及李杲、张介宾、陈念祖等尤有深入的研究。在临床上先生也开始广用时方，特别对东垣方、天士治脾胃方、王泰林治肝病方、修园《时方妙用》《医学实在易》《医学从众录》方、吴瑭《温病条辨》方的运用积累了丰富的经验。由此便造就了先生临床擅用经方，并广用时方的用方风格，也使之成了名副其实的西北名医。

这里，有几个问题需要说明。

第一，以上所介绍的程门雪、刘渡舟、江尔逊、李克绍等人均为一代名医，均是名副其实的伤寒学家。他们成名的路径如出一辙。他们均“根柢于仲景”，对仲景之学有深入的研究，对经方的运用有深刻的体验。但又遍采诸家之长，而广用时方。他们的经历，为我们指出了一条中医治学的成功之路，这就是“根柢于仲景”，又“遍采诸家之长”。

第二，我将刘渡舟先生为代表的这些医家的治学特点总结为：“根柢于仲景”，擅用经方；又“遍采诸家之长”，广用时方。他们应该是伤寒学派（或经方学派）中的一个学派，他们均是伤寒学家，但又是时方运用的神手；他们不偏不倚，较少偏见。他们用经方擅于据证变通，用时方则以《伤寒论》“方证对应”的思路为基础，研究时方的方证，也辨方证而用时方。

这一学派以叶桂为代表，追随者如程门雪先生，程氏在《未刻本叶天士医案》校读记中明确指出："余决从天士入手，以几仲师之室"。其治学思路与临床用方思路属于这一学派者，如刘渡舟、江尔逊、李克绍、宋孝志、王正宇先生等。

第三，为什么要"根柢于仲景"。吴瑭在《温病条辨·凡例》中指出："大匠诲人，必以规矩，学者亦必以规矩。是书有鉴于唐宋以来，人自为规，而不合乎大中至正之规，以至后学宗张者非刘，宗朱者非李，未识医道之全体，故远追《玉函经》，补前人之未备，尤必详立规矩，使学者有阶可升，至神明变化出乎规矩之外，而仍不离乎规矩之中，所谓从心所欲不逾矩。"吴瑭认为只有《伤寒论》建立了中医的"规矩"——"大中至正之规"，学者只有掌握了《伤寒论》的"规矩"，才"有阶可升"，才有可能达到用方"从心所欲不逾矩"的极高境界。

吴瑭本人就达到了这种境界，读《吴鞠通医案》中其运用经方的医案则可明之。《温病条辨》朱彬序云："余来京师，获交吴子鞠通，见其治病，一以仲景为依归，而变化因心，不拘常格，往往神明于法之外，而究不离乎法之中，非有得于仲景之深者不能。"所谓"法之外""法之中"，就是指规矩之外，规矩之中。

关于这一点，名医江尔逊先生有深刻的体会，他曾指出：《伤寒论》的方证，"既示人以规矩，又诲人以巧"，余宗仲景之规矩以成临证之方圆，知常达变，弥觉路宽。如重用人参治疗便血危证（宗仲景思路：四逆汤加人参治利止亡血），用桂枝茯苓丸合五苓散治小腹敦满（谨守病机，权变方药：本属大黄甘遂汤证而虑其体弱，故守"水与血并结在血室"之机改用此方），用十枣汤治疗正虚邪盛之顽固性水肿（扩大经方运用范围），用麦门冬汤之变方豁痰丸治肺痿之痰热壅肺伤津危证（重视时方之源于仲景而见卓效者），用当归芍药散合补中益气汤治妊娠急性阑尾炎（冶经方与时方于一炉）等，往往变化因心，不拘常格，神明于规矩之外，而究不离乎规矩之中。（江长康，江文瑜. 经方大师传教录——伤寒临床家江尔逊"杏林六十年". 北京：中国中医药出版社，2010：18～26.）

可见，只有根柢于仲景的伤寒之学，才能掌握"规矩"而以达"方圆"，才能成为一位掌握了高层次辨治方法的临床医生。

第四，为什么要"遍采诸家之长"。刘渡舟先生在《古今接轨论》中指出："伤寒论为方书之祖，比作母亲是方之源，而时方如同子孙，乃是方之流也。有源才能有流，有流才能取之不尽，用之不竭。时方中亦不乏有上乘之品，如《千金要方》《外台秘要》《本事方》《太平惠民和剂局方》等，驰名医坛，与经方并驾齐驱。”古方时方，“应当兼收并蓄”“互相借鉴”。

陈念祖是伤寒学派中“维护旧论”的中坚人物，但他亦兼收并蓄，著《时方歌括》，推举唐宋以后时方108首，在《时方妙用·小引》中指出：“时方固不逮于经方，而以古法行之，即与经方相表里，亦在乎用之之妙而已。”又著《时方妙用》，阐发42种常见病用时方的经验，切合临床实用，堪为后学者师法。晚年著《十药神书注解》，在该书的自序中云：“《伤寒论》《金匮要略》为万古不易之准绳，而此书则以奇取胜也；然奇而不离于正，故可取焉。”在《医学三字经》“若河间，专主火”一句注中指出：“如六一散、防风通圣散之类，皆奇而不离正也。”

临床实践证明，时方中有很多可与经方媲美的特效方。而且，时方与经方有密切的关系，时方的运用可以弥补经方之不足，甚至可以给经方的运用带来新的启示。

第五，关于跟师。我不太愿意追随一生只用时方或师传、家传经验方，而不用经方的名医学医。这样的名医临证用方虽也能达到炉火纯青的境地，疗效显著，求诊者众多。但是，由于他们临证很少用成方，因而即使长期跟诊，也很难掌握其用方的规律，很难学到其心法。有《伤寒论》经方运用经验的医生则不同，他们多以成方（经方或时方）为基础，虽据证变化而有规矩可寻，容易学到其心法。

我也不太愿意跟随偏执于仲景《伤寒论》一家，只主张用经方而反对用时方的医家学医。因为他们的用方是有局限性的。我在北京中医药大学尚未遇到持这一观点的医生。但我知道有一位经方临床家即是如此，如他治中风只推崇《金匮要略》中风门侯氏黑散、风引汤、防己地黄汤等方，而对后世补阳还五汤、地黄饮子、大定风珠等治中风的有效名方却不屑一顾。

其实，真正的伤寒学家、经方大师都不会排斥时方的运用，如曹颖甫先生，他是公认的伤寒学家，但他并不排斥时方。当他得知恽铁樵用羚羊角、犀角治疗脑膜炎奏效时，明确指出：“证以佐景所言，益复可信。足见治危急之证，原有经方所不备，而藉力于后贤之发明者，故治病贵具通识也。”（《经方实验录》上卷，“大承气汤证其三”）所谓“治病贵具通识”，实为至理真言。

具体而言，如《经方实验录》上卷“白虎汤证其一”案。一、二诊用白虎加参汤。三诊时，曹颖甫先生讲到：“至第三日，仍如是，惟较初诊时略安，本拟用犀角地黄汤，以其家寒，仍以白虎汤原剂，增石膏至二两，加赤芍一两，丹皮一两，生地一两，大小蓟五钱，并令买西瓜与食，二剂略安，五剂痊愈。”（上卷，“白虎汤证其一”）此案，先生就用了时方犀角地黄汤。在下卷“阳明衄血”案，姜佐景按中引用《备急千金要方》犀角地黄汤原条文与吴瑭《温病条辨》上焦篇第11条犀角地黄汤合银翘散方证、下焦篇第20条犀角地黄汤方证。甚至认为：“细审本汤，或系仲圣之方，而《伤寒》《金匮》所遗落者。不然，则本方殊足以补二书之未备，弥足珍也。”进而提出：后人在犀角运用的基础上，“以此加神灵之品，如羚羊、牛黄；增香窜之物，如安息、麝香；添重镇之药，如金银、朱砂，扩而充之，乃成紫雪、至宝之属，善自施用，原不失为良方。”（《经方实验录》下卷，“阳明衄血”案）又如，下卷“肠痈其三”，一诊用大承气汤加桃仁，二诊就用了时方千金肠痈汤。下卷“发背脑疽”，用的是阳和汤。曹颖甫在按中强调：“阳和汤一方不惟脑疽发背为宜，即膝盖突然酸痛，为鹤膝风初步，用之亦多效……施之于骨槽风病，亦能一服定痛，真神方也。”

胡希恕先生并不反对用时方，《中医临床家胡希恕》“感冒论治”的第一则医案用的是麻黄汤，第二则医案就用的是桑菊饮。编者按云：“胡老常用经方，但遇感冒、咳嗽初起，阳明里热轻者，常用桑菊饮加减，疗效亦颇佳。实不失六经辨证和辨方证之旨，又善学时方之意。”（冯世伦，等.中医临床家胡希恕.北京：中国中医药出版社，2001：07.）

对于我而言，我则特别敬仰程门雪、刘渡舟、江尔逊这一学派的名医，推崇他们的治学之路，崇尚他们根柢于仲景，又遍采诸家之长，擅用经方，又广用时方的用方风范。

这也正是我从内心尊敬刘渡舟先生，努力跟随其临证抄方学习的原因之所在。

为什么会推崇具有这一特点的医家？北京中医药大学名医如云，为什么只选拜刘渡舟先生为师？这与我曾跟随王正宇先生学医有关。王正宇先生对我的影响极大。我读大学时就遵循先生的治学之路，刻苦研读《伤寒论》，背诵了其中的主要条文，通背陈念祖《伤寒医诀串解》《伤寒真方歌括》。先生也曾从方剂学角度，以方类证的给我们（一直追随先师学习的几位年青教师和学生）比较系统地讲授了《伤寒论》经方的“方”的结构特点与条文中对应“证”特点，以及临床应用的心得。本书之“讨论与小结”中所论述的“方的结构与拓展证——扩展应用的思路”一节，其撰写思路就参考了王正宇先生当时讲课的思路。在临床方面，那时每天晚饭后，学院的老师与先生的熟人就会带病人来请求先生看诊，来诊者很多。我则利用这一大好机会，跟随先生诊脉、看舌、抄方，学习临床。对于先生治疗有效的病案，特别是运用仲景经方的医案，我都会及时整理、总结。由此便对《伤寒论》研究与经方的运用产生了极大的兴趣。大学毕业后，我被分配到宝鸡市中医学校任教。我遂毅然决然地选定了伤寒学教研室，讲授《伤寒论》。课余则在学校附属的中医门诊部出诊，大胆地运用经方，以观察疗效并积累资料。几年下来，我打下了比较坚实的研究《伤寒论》的基础与经方运用的基本功。就在我对《伤寒论》的教学与经方临床研究发奋努力的时候，王正宇先生来信建议我，报考温病学研究生。理由是在中国北方，真正懂温病方临床运用的学者太少，犹如凤毛麟角。只有学明白了叶、薛、吴、王的时方的运用思路，才能感悟到《伤寒论》的真谛，反而有利于仲景《伤寒杂病论》的研究与再提升。接受王正宇先生的指点，我即转而攻读温病学。通过努力，最终考取了温病学发源地江南——南京中医药大学孟澍江教授的首届博士生。由此开始了研究叶、薛、吴、王之学以及时方运用的新里程。

可以说，王正宇先生对我的影响以及自己的治学经历，是我对能“根柢于仲景”，擅用经方，又博采诸家，广用时方的学者们倍加推崇的主要原因。

正是由于有了跟随王正宇先生学习的基础，因此在跟随刘渡舟先生学习时，我就能很快地进入状态。我只需把过去不熟悉的《医宗金鉴·杂病心法要诀》突击背熟，就能很快地理解刘渡舟先生的辨治思路，很快地领悟先生的用方手法。甚至对先生问诊的每一句话、处方所用者为何方、加减变化每一药的思路等，基本上都可以当下理解，甚至心领神会。这也大概是先生对我也比较器重，照顾有加的原因之所在。

刘渡舟先生是名副其实的“大医”，其“抓主证”之锐敏，遣方之出奇，处理病人之果断，无不令人叹服。其“辨证”，则在“辨方证抓主证”的高层次的辨治法中，熟练地掌握了“辨证知机”这一极高级的辨治方法。其“用方”，可以说是真正达到了“至神明变化出乎规矩之外，而仍不离乎规矩之中，所谓从心所欲不逾矩”的境界。跟随其学习，使我层楼更上，眼界大开，大彻大悟。至此，我便不由自主的产生了“观于海者难为水，游于圣人之门者难为言”的感慨……

第六，有志于中医临床的学者们，如果能从程门雪、刘渡舟等学者的治学之路中得到启示，也能“根柢于仲景”，先打下研读《伤寒论》理法与临床运用经方的基础，再“遍采诸家之长”，研究时方的运用，就能进入一个广阔的天地，就可能将自己锤炼为一代具“通识”之才的名医。

我撰写《跟刘渡舟学用经方》的目的之一，正是想通过书中的一条伏线，将刘渡舟先生的治学途径有所展示，以期启迪后学，使年青的中医学家避免“未识医道之全体”，选准治学之路，选对跟诊的导师，以减少走弯路。本书如能在这一方面给年青的中医学者们有所启示，我的心灵将会受到更大的安慰。

张文选

2019年元月于北京

海棠小院桂香书斋

附录　刘渡舟所用方索引

六画

七画

八画

九画

十画

十一画

十二画以上